Michael Herschel

Das KliFo-Buch

Michael Herschel

Das KliFo-Buch

Praxisbuch Klinische Forschung

Mit einem Geleitwort
von Hans-Dieter Klimm

Mit 37 Abbildungen
und 55 Tabellen

Schattauer Stuttgart New York

Dr. med. Michael Herschel
Kellerstraße 16
81667 München
E-Mail: michael.herschel@t-online.de

Bibliografische Information der Deutschen Nationalbibliothek
Die Deutsche Nationalbibliothek verzeichnet diese Publikation in der Deutschen Nationalbibliografie; detaillierte bibliografische Daten sind im Internet über http://dnb.d-nb.de abrufbar.

E-Mail: info@schattauer.de
Internet: http://www.schattauer.de
Printed in Germany

Lektorat: Dr. Marie Teltscher, Stuttgart
Umschlagabbildung: »Motivational Signpost«; RTimages©fotolia.com
Satz: Stahringer Satz GmbH, 35305 Grünberg
Druck und Einband: Druckpartner Rübelmann GmbH, 69502 Hemsbach

ISBN: 978-3-7945-2468-6

Geleitwort

Etwa 90% aller Patienten werden in der ambulanten Praxis ärztlich betreut und behandelt, alleine 60–70% primär durch den Hausarzt bzw. Allgemeinarzt.
Neben dem Gespräch steht das Medikament hierbei an erster Stelle aller ärztlichen Interventionen! So wundert auch nicht, dass Jahr für Jahr in Deutschland mehr als 470 Millionen Rezepte ausgestellt werden.
Bei klarer Indikation ist für den verordnenden Arzt entscheidend, dass seine Medikation die Kriterien von Wirksamkeit, Verträglichkeit, Sicherheit und Stabilität erfüllt, seine therapeutischen Interventionen einem Standard entsprechen, der in wissenschaftlich exakten und evaluierten Studien begründet ist.
In der Medizin werden die Erkenntnisse über Krankheiten und deren Heilung primär aus der Erfahrung heraus gewonnen. Erfahrung aber ist nur dann nutzbar, wenn sie geprüft, evaluiert, diktiert und weitergegeben wird.
Daher steht am Anfang das Angleichen, Vergleichen und auch das Weitergeben der gewonnenen Erfahrung. Ausreichende Kenntnis der Studienlage hat die richtige Anwendung zur Folge. Irgendein, wenn auch noch so signifikantes positives Ergebnis berechtigt noch lange nicht die therapeutische Anwendung.
Die Vorstellungen von moderner Medizin sind einfach: Eine immer effizientere Grundlagenforschung produziert neue Ideen und Rezepte. Daraus werden Therapieverfahren entwickelt, die in klinischen Studien im fairen Wettbewerb gegen andere Verfahren oder gegen vorhandene Literatur ihre überlegene Wirksamkeit und Unschädlichkeit beweisen müssen. Es wurden bisher weltweit mehr als 500 000 vergleichende Studien durchgeführt, jährlich kommen mehr als 13 000 neue Studien hinzu. Ein gewaltiger Wissenspool, doch viele Fragen bleiben immer noch unbeantwortet. Auch genügt es nicht, wissenschaftlich noch so exakt erhobene Daten aus dem Labor oder einen Zentrum einfach, vielleicht sogar minimiert, auf die Praxis zu übertragen, wo andere »Verhältnisse« herrschen, andere Zwänge (nicht nur finanzieller Art) existieren und das Problem der Multimorbidität und Multitherapie mit den daraus resultierenden Fragen eventueller Nebenwirkungen durch Interaktion z.B. sich aufdrängt.
Dass bei etwa 2–3% aller Verordnungen mit unerwünschten Arzneimittelwirkungen zu rechnen ist, die meisten davon durch Interaktionen verursacht, und dass jede 10. stationäre Aufnahme durch Arzneimittelprobleme bedingt ist, ist bedenklich. Alleine in Deutschland entstehen daraus jährlich mehr als 25 Millionen Euro Kosten.
Paul Martini war der erste, der den kontrollierten klinischen Versuch als grundsätzlichen Lösungsweg für den Nachweis der Wirksamkeit neuer Medikamente reell darstellte und der praxisnahe Studien forderte und auch durchführte. Fortschritte in Form valider Studienergebnisse können erzielt werden, wenn alle Beteiligten, Kliniker, Pharmakologen, klinische Pharmakologen und Methodiker intensiv zusammenarbeiten. Aber ohne den Hausarzt, den primär Verordnenden und Therapie zu Verantwortenden, geht es nicht. Arzneimittelprüfungen sollten möglichst unter den Bedingungen erfolgen, unter denen auch die Behandlung der Patienten in der Praxis geschieht. Außerdem gilt es auch dabei zu prüfen, wie dies unter Alltagsbedingungen beeinflusst werden kann; wie sich das zu prüfende Medikament im Kontext anderer, gleichzeitig verordneter Medikamente verhält – und das alles unter Langzeitbedingungen.
Der Primärarzt ist gefordert, sich nicht nur an den Ergebnissen der Arzneimittelforschung zu orientieren, sondern sich selbst aktiv an der Erforschung von Wirkung und Nebenwirkung sowie Verträglichkeit und Sicherheit von Medikamenten zu beteiligen. Seine forscherische Neugier muss ebenso geweckt werden wie sei-

ne forscherische Kompetenz entwickelt und verbessert.
Genau auf diese Fragestellung hinein zielt das vorliegende Buch von Herrn Dr. Michael Herschel. Es beschreibt nicht nur detailliert die Notwendigkeit klinischer Forschung und Arzneimittelprüfungen, es zeigt klar die Möglichkeiten und Grenzen unterschiedlichster Studienverfahren, beschreibt das breite Gebiet der Epidemiologie ebenso wie Studien zu diagnostischen Methoden und Tests, auch Tipps zum Management von Studien allgemein einschließlich der Finanzplanung werden vorgelegt. Durch Aufzeigen häufiger Fehler und deren Vermeidungsstrategien werden Ängste abgebaut und Motivation gefördert. Das Lesen des Buches bereitet nicht nur Spaß, sondern zeigt, dass es auch Spaß machen kann, sich aktiv in die klinische Forschung – auch oder gerade in der Praxis – einzubringen.
Wissen, Können und Verhalten machen bekanntlich einen guten Arzt aus, aber auch einen guten Forscher. Diese Eigenschaften und Fähigkeiten besitzt Herschel, was man leicht erkennen kann, während man sein Buch liest. Ich selbst habe ihn 1982 erstmals kennen lernen dürfen, als er mich als Prüfarzt in Kuppenheim besuchte. In all den Jahren hat er in einer Vielzahl von wissenschaftlichen Untersuchungen und Projekten gearbeitet, sich jene Sicherheit, jene Erfahrung angeeignet, die man in seinem Werk auch nachlesen kann. Er hat sich aber auch jene Begeisterungsfähigkeit, andere zum Mitforschen und Mitmachen anzuregen, beibehalten, eine Eigenschaft, die ich so sehr an ihm schätze; jene Begeisterungsfähigkeit, von der ich mir wünsche, dass sie sich auf viele Leser überträgt. Ich bin mir sicher, dass diesem Buch eine erfolgreiche Verbreitung gelingt und Früchte trägt im gemeinsamen Ziel: die Verbesserung der Arzneimittelversorgung sowie Arzneimittelsicherheit.

Kuppenheim,
im Sommer 2009

Hans-Dieter Klimm

Vorwort

Klinische Forschung beinhaltet alle wissenschaftlichen Untersuchungen an Patienten, die zum allgemeinen Erkenntnisgewinn durchgeführt werden. Deshalb konzentriert sich dieses Buch nicht allein auf Arzneimittelprüfungen, sondern bezieht andere Forschungsfelder wie die Epidemiologie oder die Untersuchung von Diagnostika mit ein. Der Begriff des »Praxisbuchs« ist dabei wörtlich zu nehmen: Es sollen hier nicht Theorien der klinischen Forschung präsentiert werden, und schon gar nicht wird die Biostatistik in den Vordergrund gerückt. So wichtig diese etwa für die Berechnung der Fallzahl ist, so wenig hilft sie, die Gedanken zu ordnen, bevor man ein klinisches Forschungsprojekt konzipiert und beschreibt.

Daher befasst sich dieses Buch ebenso mit den gesetzlichen und regulatorischen Voraussetzungen wie mit der operativen Seite und den organisatorischen Möglichkeiten und Erfahrungsregeln, um eine Studie durchführen zu können. Es gibt nicht vor, den Stein der Weisen dafür gefunden zu haben, wie man es schafft, für eine wissenschaftlich interessante Studie rasch genügend geeignete Patienten zu finden. Nach über 20 Jahren Erfahrung mit solchen Studien habe ich aber genug Fehler machen und daraus lernen dürfen. Die Erfahrung aus diesen Fehlern gehört zu diesem Buch, auch sie gebe ich weiter. Außerhalb dieses Buchs gibt es noch meine Website (www.herschel-health.de), die manchen Gedanken hier weiter beleuchtet und auch Kommentare und Erläuterungen zu aktuellen Entwicklungen enthält.

Dieses Buch lässt sich auf Studien in allen Indikationsbereichen anwenden. Auch die Methodik der klinischen Studien hat sich weitgehend durchgesetzt: Nur wenige glauben noch, ohne sie auszukommen.

Auf einem solchen Weg geht es nicht ohne Anregungen und Hilfe, und ich möchte einige Menschen nennen, denen ich zu besonderem Dank verpflichtet bin: Prof. Dr. Friedrich Vogel, der in mir das Interesse an Forschung geweckt und gefördert hat; Prof. Dr. P. Dieter Lang (ehem. Boehringer Mannheim), der mich in die klinische Forschung einführte, Prof. Dr. Dr. Andreas Barner (Boehringer Ingelheim), der den strategischen Blick und gleichzeitig den Sinn für das Detail geschärft hat, Dr. Thomas Lander (ehem. Medical Director GlaxoSmithKline) und Prof. Dr. Torsten Strohmeyer (GlaxoSmithKline), der mir seit Jahren ein Vorgesetzter und Sparringspartner für Ideen ist.

Dieses Buch wäre ohne meine Frau Sybille nicht entstanden; sie hat den Impuls gegeben und war bei Ermüdungserscheinungen immer da, um mich wieder voran zu bringen – und sie hat als Nicht-Medizinerin manchen Medizinerjargon entlarven können, der dann Dank ihr durch »verständliches« Deutsch ersetzt werden konnte.

Und dann benötigt ein solches Werk eine Hebamme in Form einer Lektorin: Frau Dr. Marie Teltscher vom Verlag Schattauer bin ich zu großem Dank verpflichtet, denn sie hat Weisheit, Langmut und Humor bewiesen.

München,
im Sommer 2009

Michael Herschel

Inhalt

Abkürzungsverzeichnis

A

AMG	Arzneimittelgesetz
AND	Activity Network Diagram
ArbNErfG	Arbeitnehmererfindungsgesetz
ARO	Academic Research Organisation
Art.	Artikel
ASR	Annual Safety Report
AWB	Anwendungsbeobachtung

B

BCPNN	Bayesian Confidence Propagation Neural Network
BDSG	Bundesdatenschutzgesetz
BfArM	Bundesinstitut für Arzneimittel und Medizinprodukte
BfS	Bundesamt für Strahlenschutz
BGB	Bürgerliches Gesetzbuch
BMG	Bundesministerium für Gesundheit
BOB	Bundesoberbehörde
BSC	Balanced Scorecard

C

CCM	Critical Chain Management
CDISC	Clinical Data Interchange Standards Consortium
CE	Communauté Européenne
CHMP	Committee for Human Medicinal Products
CIB	Clinical Investigator's Brochure
CIOMS	Council for International Organizations of Medical Sciences
CONSORT	Consolidated Standards of Reporting Trials
CPMP	Committee for Proprietary Medicinal Products
CRF	Case Record Form
CRM	Customer Relation Management
CRO	Clinical Research Organisation
CSI	Customer Satisfaction Index
CTA	Clinical Trial Application
CTD	Common Technical Dossier
CVMP	Committee for Veterinary Medicinal Products

D

DAE	Deutsche Arbeitsgemeinschaft Epidemiologie
DIR	Dear-Investigator-Letter
DRG	Diagnose-related Groups
DSMB	Data Safety Monitoring Board

E

EBM	Evidence-based Medicine
EBS	Empirical Bayes Screening
EDC	Electronic Data Capture
EFPIA	European Federation of Pharmaceutical Industries Associations
EK	Ethikkommission
EMEA	European Medicines Evaluation Agency
EPAR	European Pharmaceutical Assessment Report
ERP	Enterprise Ressource Planning
EU	Europäische Union

F

FDA	Food and Drug Agency
FPFV	First Patient First Visit
FTE	Full Time Equivalent

G

GCP	Good Clinical Practice
GCP-V	Verordnung zur Good Clinical Practice
GEP	Good Epidemiological Practice
GLP	Good Laboratory Practice
GMP	Good Manufacturing Practice
GOÄ	Gebührenordnung für Ärzte

H

HTA	Health Technology Assessment

I

IB	Investigator's Brochure
IC	Information Component
ICH	International Conference for Harmonisation
ICTRP	International Clinical Trials Registry Platform
IDMC	Independent Data Monitoring Committee
IIT	Investigator-initiated Trials
IMP	Investigational Medicinal Products
IMPD	Investigational Medicinal Product Dossier
IMS	Institute for Medical Statistics
IND	Investigative New Drug
INDSR	Investigational New Drug Safety Report
INN	International Nonproprietary Name
IP	Intellectual Property
IQWiG	Institut für Qualität und Wirtschaftlichkeit im Gesundheitswesen
IRB	Institutional Review Board
IST	Investigator-sponsored Trials
ITT	Intent to Treat
IVRS	Interactive Voice Recognition System

K

KKS	Koordinationszentrum für klinische Studien
KOL	Key Opinion Leader

L

LKP	Leiter der klinischen Prüfung
LPLV	Last Patient Last Visit

M

MABEL	Minimally Adverse Biological Effect Level
MCDA	Multi Criteria Decision Analysis
MDD	Medical Device Directive
MedDRA	Medical Dictionary for Regulatory Activities
MGPS	Multi-item Gamma Poisson Shrinker
MP	Medizinprodukt
MPG	Medizinproduktegesetz
MVZ	Medizinisches Versorgungszentrum

N

NCE	New Chemical Entity
NDA	New Drug Application
NICE	National Institute for Clinical Excellence
NIH	National Institute of Health
NME	New Molecular Entity
NNH	Number Needed to Harm
NNHu	Unmitigated Failure
NNT	Number Needed to Treat
NNTu	Unqualified Success
NOAEL	No Adverse Effect Level

P

PASS	Post-authorization Safety Study
PEI	Paul-Ehrlich-Institut
PharmBetrV	Pharmabetriebsverordnung
PIP	Paediatric Investigation Plan
PISR	Periodic Investigator Safety Report
PLA	Product License Application
PMS	Prescription-Monitoring-System
POC	Proof of Concept
PRR	Proportional Reporting Ratio
PSUR	Periodic Safety Update Report

Q

QA	Quality Assurance
QC	Quality Control
QoL	Quality of Life
QS	Qualitätssicherung
QUALY	Quality Adjusted Life Year

R

RL	Richtlinie
ROC	Receiver Operator Characteristic
ROR	Reporting Odds Ratio
RöV	Röntgenverordnung

S

SAE	Serious Adverse Event
SBA	Summary Basis of Approval
SDV	Source Data Verification
SMO	Site Management Organisation
SOP	Standard Operating Procedures
StGB	Strafgesetzbuch
STIKO	Ständige Impfkommission
StrlSchV	Strahlenschutzverordnung
SUSAR	Suspected Unexpected Serious Adverse Reaction

T

TURBO	Transparent Uniform Risk Benefit Overview

U

UAW	Unerwünschte Arzneimittelwirkung

V

VFA	Verband der forschenden Arzneimittelhersteller

W

WHO	Weltgesundheitsorganisation

1 Einführung

Klinische Forschung umfasst alle Untersuchungen, die an Patienten oder gesunden Probanden zum Ziel der Gewinnung von wissenschaftlicher Erkenntnis durchgeführt werden. Für die klinische Forschung im breiten Umfeld gilt die grobe Unterteilung nach interventionellen und nicht-interventionellen Studien. Bei letzteren wird lediglich beobachtet. Studien an Diagnostika oder epidemiologische Untersuchungen zählen ebenso zur klinischen Forschung. An der Grenze liegen Untersuchungen, die z. B. die Häufigkeit bestimmter Erkrankungen zum Thema haben oder die die Versorgung bestimmter Erkrankungen oder Bevölkerungsgruppen untersuchen. Die klinischen Studien mit Arzneimitteln, die einen großen Teil dieses Buches ausmachen, sind ein Sonderfall der interventionellen klinischen Forschung.

Die klinische Prüfung wurde durch das Arzneimittelgesetz (AMG), 12. Novelle, § 4, erstmals in Deutschland definiert. Es handelt sich dabei um Untersuchungen mit Arzneimitteln, bei denen – zur Diagnostik oder Therapie – systematisch Erkenntnisgewinne gesammelt werden. Damit fallen folgenden Untersuchungen und Forschungsmethoden nicht unter das AMG:

- Studien an Diagnostika
- Reine Beobachtungsstudien
- So genannte Feldstudien

Dieses Buch berücksichtigt bereits die 15. AMG-Novelle, die zum 1. 9. 2009 in Kraft tritt.

In einer Grauzone befinden sich derzeit noch Beobachtungsstudien, bei denen für den Teilnehmer nicht gefährliche Interventionen durchgeführt werden, etwa zusätzliche Fragebögen, zusätzliche Besuchstermine oder eine Cluster-Randomisierung, bei der statt einzelne Patienten ganze Prüfstellen einer bestimmten Intervention zugeschlagen werden. Damit ist nicht die Randomisierung an einer Prüfstelle gemeint, sondern dass eine Prüfstelle eine bestimmte Therapie durchführt, eine andere Prüfstelle eine andere, und dass diese Zuordnung zufällig geschieht.

Für Medizinprodukte gilt das Medizinproduktegesetz (MPG). Zu den Medizinprodukten gehören medizinische Geräte, etwa Defibrillatoren, ebenso wie diagnostische Tests, bei denen bestimmte Substanzen in Blut oder anderen biologischen Proben bestimmt werden. Die Regelungen sind ähnlich, aber nicht identisch. Die Grundsätze der *Good Clinical Practice* (GCP) treffen auch auf Studien mit Medizinprodukten zu. Gelegentlich gibt es Produkte, bei denen sowohl ein Medizinprodukt als auch ein Arzneimittel involviert sind. Ein Beispiel dafür sind Pulver zur Inhalation bei Asthma, wobei das Inhalationsgerät dem Medizinproduktegesetz zugehört, das gesamte Produkt selbst aber in seiner klinischen Prüfung wie ein Arzneimittel zu behandeln ist.

Eine wichtige Aufgabe der klinischen Forschung ist die Erzeugung von Wissen, das den Entscheidungsträgern in der Medizin zur Verfügung steht. Es geht dabei um die Hilfe bei Entscheidungen bei einzelnen Patienten (externe und interne Validität), die Messung der Qualität medizinischer Versorgung, den Vergleich mit etablierten Diagnostika und Therapien und vor allem auch der Zulassung von Arzneimitteln und Medizinprodukten (Tunis et al. 2003). Dabei können auch Analysen großer Datenbanken dort eine Hilfe sein, wo randomisierte Studien nicht durchführbar sind oder zu lange brauchen. So hat man beispielsweise die Effekte verschiedener Medikamente in der Sekundärprophylaxe der Gesamtmortalität bei Patienten mit ischämischen Herzerkrankungen gezeigt (Hippisley-Cox u. Coupland 2005).

Zu den Hauptrollen bei klinischen Prüfungen zählen der Sponsor, der Prüfer, die Behörden und im allgemeinen Sinn der Gesetzgeber.

Ähnlich verhält es sich bei Medizinprodukten. Bei allgemeiner klinischer Forschung ohne ein Arzneimittel sind die Rollen nicht geregelt. Es wird jedoch ein Verantwortlicher für das Forschungsvorhaben benannt, und die ethische Überprüfung des Forschungsvorhabens findet durch die zuständige Ethikkommission statt, wobei diese sich auf eine Beratung beschränkt, deren Ergebnis nicht bindend ist.

Zu den Definitionen im Einzelnen wird auf das Glossar im Anhang (S. 316) verwiesen (CDISC Clinical Research Glossary 2006).

2 Ethisches, juristisches, regulatorisches und organisatorisches Umfeld

Klinische Forschung ist Forschung am gesunden Freiwilligen oder am freiwillig teilnehmenden Patienten. Dies bedeutet, dass die Entscheidung an einer klinischen Prüfung teilzunehmen immer freiwillig sein muss. Ausnahmen gelten für klinische Prüfungen in Situationen, bei denen ein Patient minderjährig oder nicht einwilligungsfähig ist und wo ein Betreuer gesetzlich zu bestimmen sein wird (Abb. 2-1).

Um den Schutz des Patienten zu gewährleisten, hat der Gesetzgeber für Studien mit Arzneimitteln eine doppelte Sicherung eingebaut. Die Ethikkommission (EK) muss eine zustimmende Bewertung abgeben, und die Bundesoberbehörde muss die Prüfgenehmigung erteilen. Bei Studien, bei denen ein Medikament mit Placebo verglichen wird, gilt grundsätzlich die Individualethik, d.h. eine solche Studie darf mit einem Nutzen für Dritte (Fremdnützigkeit) nicht begründet werden; in Ausnahmefällen kann ein Nutzen für die Gruppe aller Patienten dieser Erkrankung (Gruppennützigkeit) herangezogen werden. In die 12. AMG-Novelle sind solche sozialethischen Aspekte, der so genannte Gruppennutzen, eingeflossen: So kann auch Placebo eingesetzt werden, wenn das Prinzip des minimalen Risikos und minimaler Beeinträchtigung eingehalten wird – nicht jedoch bei Minderjährigen. Der einzelne Patient muss keinen Vorteil von der Studie haben. Ein Gruppennutzen bezieht sich auf eine vergleichbare Gruppe von Patienten, die (hoffentlich) später von der Entwicklung des Arzneimittels profitieren werden.

Weitere Veränderungen haben sich ergeben bei Studien mit nicht einwilligungsfähigen Per-

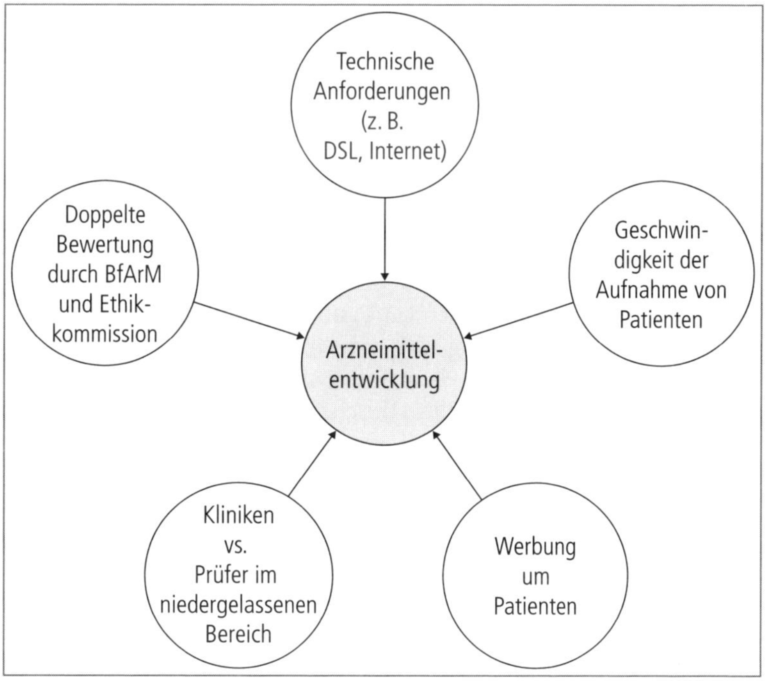

Abb. 2-1 Problemfelder der klinischen Arzneimittelentwicklung.

sonen, insbesondere bei Kindern, bei denen erstmals auch Placebo-kontrollierte Studien erlaubt sind. Die Europäische Union hat seit kurzer Zeit klare Regelungen getroffen, die sicherstellen, dass bei allen neuen Arzneimitteln, die auch oder vorwiegend bei Kindern eingesetzt werden, ein pädiatrischer Entwicklungsplan vorgelegt und auch durchgeführt wird. Dieser pädiatrische Entwicklungsplan ist für jede neue Substanz vorzulegen, wenn eine Anwendung bei Kindern nicht ohnehin ausgeschlossen ist, da die Erkrankung bei jenen nicht vorkommt.

Für die Durchführung der klinischen Forschung unterscheidet man häufig zwischen *Hard Law* und *Soft Law*. Unter dem ersteren sind die nationalen und die internationalen Gesetzeswerke zu verstehen. Unter *Soft Law* sind Vorschläge zusammengefasst, die zwar nicht bindend sind, aber einen akzeptierten wissenschaftlich-ethischen Standard bedeuten. Zu denen gehören die Empfehlungen der *International Conference of Harmonisation* (ICH) oder die des Weltärztebundes, wie sie in der Deklaration von Helsinki ihren Ausdruck finden. Auch die Anleitungen der Weltgesundheitsorganisation (WHO) zur GCP werden zum *Soft Law* gerechnet.

2.1 Ethisches Umfeld

Das ethische Umfeld betrifft die gesamte klinische Forschung, jedoch die Arzneimittelstudien ganz besonders. Hier werden Interessenkonflikte zwischen den teilnehmenden Patienten und den Interessen des häufig auch industriellen Sponsors deutlich. Hier einen Interessenausgleich herbeizuführen ist eine ethische und wissenschaftliche Aufgabe. Dabei ist zu berücksichtigen, dass ein minimaler ethischer Konsens weltweit schwer erreichbar ist und bestenfalls in den entsprechenden Deklarationen der Vereinten Nationen gefunden werden kann. Eine weitere Quelle dieses minimalen ethischen Konsenses findet man in den entsprechenden Unterlagen der WHO, die im Internet zur allgemeinen Verfügung stehen. Diese enthalten praxisnahe Anleitungen zu ethischen Fragen der klinischen Forschung, insbesondere auch der Arzneimittelforschung.

Zu den allgemein akzeptierten Prinzipien der ethischen Überlegungen gehört alles, was im Umkehrschluss die Folge der Deklaration von Nürnberg gewesen ist. Was zu Zeiten des Dritten Reiches an unfreiwilligen Versuchspersonen erfolgt ist, wurde zum Anlass genommen, um eine Deklaration minimaler Erfordernisse zu etablieren. Zu diesen Erfordernissen zählt, dass der Patient einer klinischen Prüfung zustimmen muss und diese Zustimmung – ohne Angabe von Gründen – jederzeit zurückziehen kann. Dadurch dürfen ihm keine Nachteile entstehen. Ein weiterer Aspekt ist, dass die Voraussetzung der klinischen Prüfung ein überschaubares Risiko nach dem jeweiligen Stand der wissenschaftlichen Erkenntnis ist, d. h. nach dem Kenntnisstand der medizinischen Wissenschaft.

Ein weiteres, in den letzten Jahren stärker betontes, ethisches Kriterium ist die Transparenz. Es betrifft nicht nur die Wahrhaftigkeit gegenüber den teilnehmenden Personen, sondern auch die Offenlegung von Informationen für gesamte klinische Prüfungen und Prüfprogramme. Obgleich die Offenlegung einer klinischen Prüfung zu Beginn in einem der internationalen Register nicht bindend ist, stellt sie einen wesentlichen Fortschritt aus ethischer Hinsicht dar. Ähnliches gilt für die Verpflichtung, die Ergebnisse jeder klinischen Prüfung als strukturierte Zusammenfassung der Öffentlichkeit innerhalb von 8 Monaten nach Abschluss der Prüfung zur Kenntnis zu geben. Hierfür kann das Internet mit den entsprechenden Seiten genutzt werden.

In den letzten Jahren ist auch das Prinzip des fairen Marktpreises (*Fair Market Value*) zu den grundlegenden ethischen Aspekten hinzugekommen. Es bedeutet, dass bei den Zahlungen an die Prüfungsteilnehmer Grundlagen der Fairness und Transparenz anzuwenden sind. Dies gilt auch für die Honorare der Prüfer, um bei Patienten nicht das Gefühl einer »Risikoprämie« und bei den durchführenden Prüfern einen finanziellen Konflikt im Sinne eines Korruptionsverdachts aufkommen zu lassen. Als grobe Richtschnur kann gelten, dass dem Prüfer für die studienspezifischen Aktivitäten minimal der einfache Satz und maximal der 3,5-fache (bzw. 2,3-fache bei technischen Leistungen) der Gebührenordnung für Ärzte (GOÄ) gezahlt wird.

Die WHO betont darüber hinaus globale ethische Aspekte. Dies betrifft – schließt aber nicht andere Aspekte aus – die folgenden Punkte:

- **Studien in Regionen mit nicht ausreichend entwickelten Gesundheitssystemen:** Hier soll darauf geachtet werden, dass der medizinische Standard dieser Studien identisch mit denen in entwickelten Industrieländern ist.
- **Verhalten für die Zeit nach der Studie:** Hier legt der Weltärztebund Wert darauf, dass der Sponsor sich Gedanken macht, wie die Prüfungsteilnehmer nach Abschluss der Prüfung betreut werden, und dass Sorge getragen wird, dass sie für die Teilnahme möglicherweise eine »Kompensation« in Form einer besseren Behandlung danach bekommen.
- **»Placebo-Länder«:** Die unterschiedlichen medizinischen Standards führen es mit sich, dass in bestimmten Ländern der Zugang zu moderner Medizin so ungünstig ist, dass Placebo-kontrollierte Studien anders als in entwickelten Industrieländern gesehen werden können. Häufig ist dies dann der Fall, wenn moderne Medizin dort nicht oder nur privilegierten Patienten zur Verfügung steht. Ein Patient in einem solchen Land hätte ohnehin nur die Wahl zwischen keiner Behandlung und der in einer Placebo-kontrollierten Studie, die ihm ein Arzneimittel mit einer gewissen Wahrscheinlichkeit zuordnet. Deshalb könnten diese dort in bestimmten Fällen als ethisch unbedenklich gesehen werden. Da dies im Rahmen einer globalen Ethik ein Problem darstellt, ist für die Platzierung der Studien in solchen Ländern eine ausführliche ethische Begründung notwendig. Medizinisch unnötige Studien sind auch in solchen Ländern natürlich klar abzulehnen.
- **Wirtschaftliche Zwänge:** Die Entscheidung von Sponsoren, Entwicklungsprogramme zu terminieren, weil möglicherweise kommerzielle Aspekte einer weiteren Verfolgung des Programms entgegenstehen, ist unter ethischen Aspekten gelegentlich fragwürdig. Dies betrifft auch den Abbruch einer klinischen Prüfung. Es ist insbesondere problematisch, dass in bestimmten Indikationsgebieten von vielen Firmen keinerlei Forschung mehr durchgeführt wird, obwohl gerade dort gesundheitsökonomisch gesehen mit verhältnismäßig geringen Mitteln Fortschritte zu erzielen wären. Dies betrifft vor allem Erkrankungen in der Dritten Welt, wie einige der immer noch nicht beherrschbaren parasitären Erkrankungen, aber auch bakterielle und virale Infektionen, für die kaum noch Forschung getrieben wird.

Mittlerweile erlauben der *Orphan Drug Act* und seine Entsprechung in der EU, auch bei Indikationen, die zunächst unprofitabel erscheinen, eine wenn auch abgekürzte Forschung und Entwicklung. Der Gesetzgeber »belohnt« in der Regel mit einer Reduktion der Zulassungskosten sowie einer auf teilweise über 10 Jahre beschränkten Marktexklusivität.

2.1.1 Deklarationen von Helsinki und Edinburgh

Die Deklaration von Edinburgh (2000) stellt eine Weiterentwicklung der Deklarationen von Nürnberg (1947) und Helsinki (1996) dar. Ausgehend von den Menschenversuchen im Dritten Reich wurden erstmals Kriterien dargelegt, wie sie bei experimentellen Untersuchungen an Patienten zu beachten sind. Die Deklaration von Nürnberg beschäftigt sich hingegen nicht mit epidemiologischen Untersuchungen, insbesondere nicht mit Beobachtungsstudien und auch nicht mit Untersuchungen an freiwilligen Probanden, sofern sie nicht invasive Methoden und Interventionen benutzen.

Während die Deklaration von Nürnberg vor allem die physische Integrität der Patienten, die möglichen Risiken und vor allem die Einwilligung des Patienten in den Vordergrund stellten, sind im Laufe der Zeit zusätzliche Aspekte in die Deklaration aufgenommen worden. Neben der Erweiterung auf nicht interventionelle Studien und der Präzisierung, dass alle Versuche am Menschen einer Ethikkommission vorgelegt werden müssen, sind bezüglich der Überprüfung eines Forschungsprogramms stärker bindende Regeln hinzugekommen. Während nur die Beratung einer Ethikkommission ursprünglich notwendig war, wird ein positives Votum der Ethikkommission seit der Deklaration von Helsinki als notwendig erachtet. Auch eine Prüfgenehmigung durch eine staatliche Institution wird seit den 70er-Jahren als notwendig erachtet und ist erstmals in den USA einheitlich durchgesetzt worden.

In der Weiterentwicklung der Deklaration von Helsinki hat es um die Deklaration von Edinburgh wegen einiger Aspekte ausführliche Diskussionen gegeben. So fordert sie, dass Placebokontrollierte Studien auf ein Minimum beschränkt werden und dort ein Gruppennutzen nicht erlaubt sei. Auch ein Fremdnutzen wird von der Deklaration von Edinburgh als vollständig ausgeschlossen gesehen. Die Deklaration fordert außerdem, dass der Sponsor eine Zuständigkeit für die Nachbehandlung der Patienten nach der Studie im Sinne eines optimalen Therapiestandards erhält. Vor allem wegen dieser Forderung, die als praktisch nicht durchführbar erscheint, ist die Deklaration von Edinburgh z.B. nicht in die deutsche Arzneimittelgesetznovelle aufgenommen worden, so dass man sich dort auf die vorhergehende Fassung der Deklaration von Helsinki bezieht, die die kontroversen Punkte nicht enthält. Weitere Klarstellungen durch den Weltärztebund 2002 und 2004 sollten jedoch die Hindernisse der Übernahme der neuesten Version aus dem Weg geräumt haben, insbesondere was die Verwendung von Placebos betrifft.

Alle Deklarationen gelten als *Soft Law* und können daher nicht als justiziables Rechtsgut betrachtet werden, auch nicht im Sinne des Völkerrechts. Die wesentlichen Aspekte der Deklarationen sind in das deutsche Arzneimittelgesetz als auch in die GCP-Verordnung aufgenommen worden, so dass sich die Deklaration für Deutschland eigentlich erübrigt.

Besonders schwierig werden die Abwägungen, wenn Kinder (Minderjährige) oder nicht mehr geschäftsfähige Patienten involviert sind. Bei Kindern gilt die Regel, dass sie nur in Studien aufgenommen werden dürfen, wenn sie entweder einen direkten Nutzen haben oder wenn es sich um minimale Risiken und Belästigungen handelt (Wendler et al. 2005). Diese minimalen Risiken, wie sie für den so genannten Gruppennutzen gelten, sind aus den Alltagsrisiken ableitbar, wenn also das Kind »wie üblich« behandelt würde. So liegt das Mortalitätsrisiko für Kinder, durch einen Autounfall zu sterben, bei 0,6 pro eine Million Autofahrten, bei Jugendlichen bei 4 pro eine Million Autofahrten. Selbst beim Baseball gibt es pro eine Million Spiele eines Jugendlichen immerhin 58 schwerwiegende, aus dem Spiel folgende Behinderungen. Bei medizinischen Untersuchungen besteht bei der Blutentnahme ein Risiko von 375 Ohnmachtsanfällen auf eine Million Blutentnahmen. Psychologische Risiken sind noch schwerer zu fassen. Man hat vorgeschlagen, ein Verletzungsrisiko von unter 250 pro eine Million als »minimales Risiko« zu definieren. Allerdings lassen sich auch an anderen Kriterien orientierte Standards definieren: Standards, die sich an dem Risiko orientieren, das sich für jeden in einer Gemeinschaft lebenden stellt, oder die mit Vorteilen der Aktivitäten verglichen werden, aus denen die Risiken erwachsen, wie z.B. einfache und nicht sehr riskante Sportarten.

2.1.2 Ethikkommission

Ethikkommissionen (EK) sind Gremien, die die wissenschaftliche und ethische Qualität einer Studie bewerten. Sie sind meist aus Medizinern und Naturwissenschaftlern sowie Juristen und medizinischen Laien zusammengesetzt. Die Statuten der Ethikkommission regeln die internen Abläufe einschließlich der Sitzungen, Mitgliedschaft und Gebühren. Ethikkommissionen in Deutschland sind nach Landesrecht gebildet und entweder Organe der jeweiligen Landesärztekammern, der Universitäten oder, seltener, des jeweiligen Ministeriums oder seiner nachgeordneten Behörde (z. B. in Berlin). Durch die 12. AMG-Novelle und die Einführung eines bindenden Votums übernehmen die EKs hoheitliche Aufgaben, die auf dem Weg über die Verwaltungsgerichte auch anfechtbar sind.

Die Notwendigkeit von Ethikkommissionen wurde bereits in der Deklaration von Nürnberg, später in den Deklarationen von Helsinki und den Weiterentwicklungen der ursprünglichen Fassung beschrieben. In den USA sind vergleichbare Organisationen schon lange aktiv (*Institutional Review Board*, IRB) und existieren an jeder Klinik. Jedoch ist ihre Entscheidung in den meisten Fällen auf eine Klinik beschränkt, wenn sich nicht mehrere Kliniken auf die Nutzung desselben (professionellen) IRB verständigt haben.

Seit etwa 20 Jahren gibt es eine Arbeitsgruppe, die Vertreter der Zulassungsbehörden, Ethikkommissionen, Universitäten und Industrie sowie weitere Fachleute umfasst. Sie repräsentieren Nordamerika, Europa und Japan – und somit die wichtigsten Märkte. Ihre ständige Aufgabe ist es, technische und wissenschaftliche Standards in der Arzneimittelentwicklung zu vereinheitlichen. Diese Vereinigung wird *International Conference for Harmonisation* (ICH) genannt. Vor allem die Richtlinie zur *Good Clinical Practice* (GCP) hat Vorbildcharakter. ICH/GCP hat die Notwendigkeit, die Aufgaben und die Zusammensetzung von Ethikkommissionen beschrieben. Das deutsche Arzneimittelgesetz hat die Aufgabe der Ethikkommission für klinische Prüfungen seit 1976 definiert, wobei den Ethikkommissionen lediglich eine beratende Stimme zukam. Seit der 5. AMG-Novelle von 1994 haben sie auch die Möglichkeit, ein Veto gegen eine Studie einzulegen.

Nach der Umsetzung der europäischen Direktive für klinische Prüfungen sind die Ethikkommissionen einer der beiden entscheidenden Genehmigenden (»zustimmende Bewertung«) für eine klinische Prüfung. Das Arzneimittelgesetz definiert die Aufgaben der EK nur für klinische Prüfungen. Für Beobachtungsstudien oder andere Forschungsvorhaben beschreibt das Berufsrecht individuell bei den Ärztekammern, ob eine Ethikkommission angehört werden muss und welche Unterlagen einzureichen sind. Bei solchen Forschungsvorhaben hat die Ethikkommission nur eine beratende Stimme, kann also das Forschungsvorhaben selbst nicht stoppen. Bei Anwendungsbeobachtungen (AWB) haben das Bundesinstitut für Arzneimittel und Medizinprodukte (BfArM) und das Paul-Ehrlich-Institut (PEI) kürzlich eine Empfehlung herausgebracht, die noch keinen bindenden Charakter hat. Auch der Verband der forschenden Arzneimittelhersteller (VFA) hat in einer Selbstverpflichtung u. a. die obligatorische Einschaltung einer EK vorgesehen.

Bei Medizinprodukten gilt vergleichsweise ähnliches Recht wie bei Arzneimitteln, nur dass dort immer eine einzige EK, die akkreditiert sein muss, für die Genehmigung notwendig ist. Es gibt auch keine »lokale« EK, die etwa die Eignung des Prüfers oder der Prüfstelle beurteilt. Änderungen könnten sich durch die 4. MPG-Novelle (2010 ?) ergeben.

Seit der 12. AMG-Novelle sind neben der Novelle selbst die GCP-Verordnung sowie die – allerdings nicht bindenden – Beschlüsse der Arbeitsgemeinschaft der Ethikkommissionen für die Arbeit der EK maßgeblich.

Die Ethikkommission hat vor der klinischen Prüfung die Aufgabe, das Prüfvorhaben auf ethische Aspekte zu überprüfen. Während der Studie soll sie die Sicherheit der Studienteilnehmer gewährleisten und nach der Studie den Bericht über die Studie in Empfang nehmen.

Es wird zwischen der Aufgabe der federführenden Ethikkommission, die das Votum ausspricht, nachdem sie sich mit den anderen Kommissionen »ins Benehmen gesetzt hat«, und den mitberatenden Kommissionen unterschieden. Diese Ethikkommissionen können zum Prüfplan Kommentare abgeben, wofür ihnen 20 Tage als Frist gesetzt sind. Der Sponsor erhält diese Kommentare nicht, sie werden von der federführenden Ethikkommission entgegengenommen, diskutiert und übernommen oder abgelehnt. Die primäre Aufgabe der mitberatenden EK ist die Überprüfung der Eignung der Prüfstelle und des Prüfers.

Welches die federführende Ethikkommission ist, richtet sich nach der Zugehörigkeit des Leiters der klinischen Prüfung (LKP). Dies lässt sich auch umgekehrt interpretieren, nämlich dass die Auswahl des Leiters der klinischen Prüfung die zuständige federführende Ethikkommission determiniert. Für den LKP gilt, dass er mindestens zwei Jahre Erfahrung in klinischen Prüfungen nachweisen und selbst Prüfer sein muss.

Alle Ethikkommissionen verfügen über ein Statut, das die internen Prozesse regelt, sowie eine dokumentierte Zusammensetzung, die dem Sponsor spätestens dann bekannt zu machen ist, wenn ein Zulassungsantrag eingereicht wird. Ohne diese Information wäre der Zulassungsantrag nach GCP unvollständig.

Die Antragsunterlagen für die Ethikkommission sind fast mit denen der *Clinical Trial Application* (CTA) identisch, die zur Genehmigung der Bundesoberbehörde vorgelegt wird. Im Gegensatz zur CTA erhält die Ethikkommission keine Informationen über die Substanz selbst (das *Investigational Medicinal Product Dossier*, IMPD), dafür erhält sie exklusiv Detailinformationen über die Prüfer und die Prüfstellen.

Aus der Erfahrung der Ethikkommissionen sollten die Sponsoren bei den folgenden Bereichen ihre Qualität erhöhen:

- Die wissenschaftliche Begründung, warum gerade diese Studie nun durchgeführt werden soll, fehlt in der Risiko-Nutzen-Bewertung.
- Die Patienteninformation ist nicht in für Patienten verständlicher Sprache verfasst.
- Es ist nicht klar, unter welchen Umständen einzelne Patienten aus der Studie genommen werden bzw. wann die gesamte Studie beendet wird.
- Die Begründung für die Anwendung von Placebo ist nicht stichhaltig.
- Es ist nicht klar, wie der Patient nach der Studie weiter behandelt werden wird.

Ähnlich wie die Bundesoberbehörde prüft die federführende Ethikkommission zunächst für 10 Tage die formale Korrektheit des Antrags, wonach sie den mitberatenden Kommissionen 20 Tage Zeit gibt, um ihre Meinung zu äußern, die sie dann für ihre eigene Entscheidung verwendet. Die Ethikkommission trifft ihre Entscheidung in der Regel während einer Sitzung. In Ausnahmefällen wird eine Telefonkonferenz durchgeführt. In manchen Fällen kann die Übernahme von Auflagen auch durch den Vorsitzenden geprüft werden. Für die Ethikkommission ist eine Beratungszeit von maximal 60 Tagen vorgesehen, die sich aber bei Mängelrügen durch einen Bearbeitungsstopp um maximal 90 zusätzliche Tage erhöhen kann. Diese 90 Tage sind die Zeit, die dem Sponsor gegeben werden, um zu der Mängelrüge Stellung zu nehmen.

Die Ethikkommission ist wie auch die Bundesoberbehörde für die Genehmigung einer Ergänzung des Prüfplans zuständig, wofür ihr 30 Tage zugestanden werden. Dies gilt jedoch nur für substantielle Änderungen, d.h. Änderungen, die einen Einfluss auf die Sicherheit des Patienten oder die wissenschaftliche Qualität der Studie nehmen könnten. Treten Sicherheitsfragen auf, aufgrund derer eigentlich vom Sponsor umgehend gehandelt werden müsste, empfiehlt sich der direkte Kontakt mit der EK und der zuständigen Bundesoberbehörde. Es ist dann möglich, die geplante Prüfplanänderung bereits als eigenverantwortliche Maßnahme durchzuführen, ohne dass die Studie unterbrochen werden muss. Ausnahmen vom obigen Zeitplan sind monozentrische Studien, bei denen eine Genehmigung innerhalb von 30 Tagen für den Prüfplan und innerhalb von 14 Tagen für eine Ergänzung des Prüfplans vorgesehen ist.

Der Gesetzgeber hat das positive Votum der federführenden Ethikkommission für alle anderen Kommissionen bindend gemacht. Sollte eine weitere Ethikkommission, indem z. B. neue Prüfärzte in ihrem Bereich gefunden worden sind, Änderungswünsche an das Votum stellen, so sind diese als nicht valide anzusehen. Die lokale Ethikkommission hat lediglich die Aufgabe, für diese Studie die Eignung der Prüfstelle und des Prüfers zu überprüfen. Mit der 15. AMG-Novelle kann die EK eine zustimmende Bewertung zurückziehen, wenn die Voraussetzungen nicht mehr gegeben sind.

Fallstudie

Strategie für die Beantragung des Ethik-Votums bei der Auswahl des LKP und/oder der federführenden Ethikkommission

Für die klinische Prüfung bei Diabetes Typ 2 werden 10 Zentren gebraucht. Die Machbarkeitsanalyse wurde in mehreren Bundesländern durchgeführt.
Es wird Professor B., ein Meinungsbildner in Bonn, zum LKP bestimmt. Weitere 7 Kammerbezirke werden gemeldet, insgesamt 10 Ärzte.
Kommentar: Neben der fachlichen Eignung des LKP sollte die Qualität und Dialogbereitschaft der federführenden EK in die Überlegung der Auswahl genommen werden, außerdem die oft stark schwankenden Gebühren für den Antrag, die Folgeanträge sowie bei der Versendung von z. B. SUSARs. Es ist im Übrigen auch möglich, nach einem negativen Votum einer EK zu einer weiteren EK zu gehen, einen neuen LKP zu bestimmen und mit Hinweis auf das negative Votum dort ein Votum zu beantragen.

Trotz der klaren Definition gibt es einige Grenzbereiche, die hier kurz angesprochen werden sollen:

- Nach der GCP-Verordnung kann die Ethikkommission ein einziges Mal eine Nachfrage stellen. Wenn diese nicht ausreichend beantwortet wird, ist der Antrag zurückzuziehen oder gegebenenfalls noch einmal einzureichen. Das Gesetz regelt nicht den Dialog zwischen Sponsor und Ethikkommission. Deshalb ist dringend anzuraten, bei problematischen Studien den Dialog aktiv zu beginnen, um dem Problem einer Ablehnung durch die Ethikkommission (ggf. bei Zustimmung der Bundesoberbehörde) zu entgehen.
- Gelegentlich fordern Ethikkommissionen neben der obligatorischen Probandenversicherung Versicherungen für die darin nicht abgesicherten Prozesse. Es handelt sich hierbei meistens um die Wegeunfallversicherung. Sie ist zwar nicht vorgeschrieben, verursacht aber nur minimale Kosten und sollte daher im Zweifelsfall besser abgeschlossen werden.
- In einigen Fällen meldet eine Ethikkommission Bedenken gegen Prüfstellen an, die nicht durch Gesetz oder GCP-Verordnung direkt gerechtfertigt sind. Meist wird angezweifelt, dass die Prüfer die fachliche Erfahrung haben oder, insbesondere bei einer *Site Management Organisation* (SMO), die Erfassung der medizinischen Anamnese qualitativ ausreichend ist. Sehr hilfreich sind solche Rückmeldungen dann, wenn ein Prüfer abgelehnt wird, weil gegen ihn ein Verfahren wegen Verstoßes gegen die Regeln von GCP oder gar ein einschlägiges Strafverfahren läuft.

Es ist bereits vorgekommen, dass Ethikkommission und Bundesoberbehörde unterschiedliche Bewertungen abgegeben haben. In einigen Fällen gab es eine Zustimmung des BfArM und eine Ablehnung der Ethikkommission. In einem solchen Fall ist wichtig, die jeweiligen Entscheidungen umgehend zu kommunizieren, da der Gesetzgeber keinen Austausch der Informationen zwischen Ethikkommission und Bundesoberbehörde vorgesehen hat. Hier ist der Sponsor gefragt, gegebenenfalls durch eine Kompromisslösung beim Prüfplan oder bei der Patienteninformation eine einheitliche Sichtweise herzustellen. In der Regel ist dies möglich. Ein anderer Fall ist, wenn der Prüfplan von der Ethikkommission mit Auflagen genehmigt wurde, während die Bundesoberbehörde keine Auflagen verlangt hat. In einem solchen Fall genügt es nach meiner Erfahrung, die Bundesoberbehörde über diese Auflagen und deren Umsetzung zu informieren. Eine weitere Beratung durch die Bundesoberbehörde war in solchen Fällen bisher nicht notwendig.

2.1.3 Ärztliches Berufsrecht

Das ärztliche Berufsrecht ist je nach Ärztekammer unterschiedlich geregelt. Die Bundesärztekammer legt eine Musterberufsordnung vor, die auf dem jeweiligen Ärztetag ergänzt und verabschiedet wird. Es ist eigentlich Aufgabe der Kammern, diese Musterberufsordnung zügig umzusetzen. Dies ist jedoch nicht immer der Fall, so dass im Einzelfall die Berufsordnung der entsprechenden geografisch definierten Ärztekammer gilt.
Die folgenden Aspekte sind bei allen Kammern umgesetzt und berühren die klinische Forschung.

Finanzieller Einfluss auf Verordnungen

Es ist dem Arzt nicht erlaubt, Geld anzunehmen, um bestimmte Verordnungen zu favorisieren oder nicht weiter zu tätigen. Dies betrifft etwa Fragen der Anwendungsbeobachtungen, bei denen der Verdacht einer Steuerung der Verordnungen aufgekommen ist. Diese müssen daher auch namentlich bezüglich der Teilnehmer an die kassenärztliche Bundesvereinigung und an die Spitzenverbände der Krankenkassen gemeldet werden. Hier können dann gezielt Wirtschaftlichkeitsprüfungen angeordnet werden. Auch andere Aspekte zum Einfluss auf Verordnungen sind dabei berücksichtigt.
Der Kodex des VFA, dem sich leider andere Pharmafirmen nur teilweise angeschlossen haben, schreibt zum Beispiel für Prüfertreffen vor, dass diese keinesfalls in Hotels der höchsten Kategorie und mit einem Unterhaltungsprogramm durchgeführt werden dürfen. Somit soll die Möglichkeit genommen werden, durch Veranstaltungen dieser Art einen Einfluss auf Verordnungen und Verordnende zu gewinnen. Auch die Mitnahme von (Ehe-) Partnern ist nicht erlaubt, selbst dann nicht, wenn diese aus eigener Tasche für die Kosten aufkommen.

Studienpraxen

Die Berufsordnung hat die Möglichkeit, dass ein Arzt seine Praxis (fast) ausschließlich auf klinische Studien spezialisiert, bisher nicht berücksichtigt, jedoch auch nicht untersagt. Dennoch werten die Kammern dies mittlerweile häufig kritisch, wenn solche Studienpraxen bei klinischen Prüfungen mitwirken. Man befürchtet, dass Patienten dort nur als Studienobjekte und nicht als Patienten gesehen werden. Insbesondere die Gründlichkeit der Anamnese und der Diagnostik wird bezweifelt. Evidenz für diese Vermutung gibt es aber bislang nicht.
Kürzlich sind jedoch Fälle bekannt geworden, bei denen die Ethikkommission die geforderte Eignung von Prüfer und Prüfstelle sehr eng auslegt haben. Studienpraxen behandeln Patienten nach Abschluss der Studie oft nicht selbst weiter, sondern überweisen sie zu dem vorher behandelnden Arzt zurück. Deshalb wurde befürchtet, dass deswegen unter Umständen für die Dauer der Studie eine unzureichende Behandlung durch Ärzte erfolge, die den Patienten nicht so gut kennen. Dies wird vermieden, wenn der vorher behandelnde Arzt über die Teilnehme »seines« Patienten an der Studie informiert wird.

Klinische Forschung

Je nach Kammerbezirk schreiben die Kammern eine Beratung des Arztes durch die zuständige Kammer vor. Dies betrifft nicht die Arzneimittelstudien, die nach dem Arzneimittelgesetz laufen. Dort gilt eine alternative Regelung, so dass die Kammern mit beraten, aber

nicht mit entscheiden können, sie jedoch bezüglich der Prüfung der Qualität des Prüfers und der Prüfstelle immer eingeschlossen sind.
Betrifft es klinische Forschung, die nicht durch das Arzneimittelgesetz geregelt ist, insbesondere Beobachtungsstudien oder andere epidemiologische Forschungsansätze, so ist eine Beratung bei vielen Kammern zwingend. Das Ergebnis der Beratung hat jedoch keinen Einfluss darauf, ob der Arzt die klinische Studie durchführen darf. Allerdings muss er das Ergebnis der Beratung grundsätzlich abwarten, da er sich sonst eines Verstoßes gegen das Berufsrecht schuldig macht.
Inwieweit Anwendungsbeobachtungen (AWB) den Ethikkommissionen vorzulegen sind, ist umstritten. Die Mehrheit der Kommissionen sieht eine AWB weder als klinische Studie noch als Forschungsprojekt, so dass sie eine Befassung damit ablehnen. Es gibt jedoch auch Stimmen, die wegen der manchmal fraglichen wissenschaftlichen Grundlage und der gezahlten Honorare eine Befassung für sinnvoll halten.

Unterschiedlichkeit des Berufsrechts

Die Musterberufsordnung für Ärzte ist im Internet veröffentlicht. Für die einzelnen Kammerbezirke sind alle – sich allerdings häufig ändernden – Berufsordnungen der jeweiligen Kammern zu finden. In diesem Fall gilt dies auch für Ärzte, die an Universitätskliniken angestellt sind. Hier muss bezüglich der Beratungspflicht durch die Ethikkommissionen ermittelt werden, ob diese bereits durch die Ethikkommission an der Universitätsklinik vorgeschrieben ist. Wenn nicht, so muss überprüft werden, ob die Berufsordnung des zuständigen Kammerbezirks eine solche Beratungspflicht vorsieht. Unabhängig davon ist es sinnvoll, eine Beratung einzuholen, auch wenn diese nicht ausdrücklich erforderlich ist.

Nebentätigkeiten

Die Berufsordnung erlaubt grundsätzlich Nebentätigkeiten. Diese dürfen sich nicht nachteilig auf die Ethik und das ethische Verhalten auswirken. Eine Nebentätigkeit, die beispielsweise bestimmte Therapieformen, Arzneimittel oder sonstige Methoden aufgrund monetärer Aspekte favorisiert, ist dem Arzt nicht erlaubt.

Finanzen

In Deutschland ist es notwendig, dass der teilnehmende Arzt für sich und seine Angehörigen eine Erklärung abgibt, ob finanzielle Interessenkonflikte bestehen, z.B. weil er Aktien des durchführenden Unternehmens hält oder eine umfangreiche Beratungstätigkeit für den Sponsor erfolgt oder erfolgte. Die Annahme von Geschenken ist Ärzten seit kurzer Zeit verboten, sofern ein bestimmter Wert von ca. € 5 überschritten wird. Weihnachts- und Geburtstagsgeschenke oder Geschenke zu Jubiläen sind nicht mehr zulässig. Auch Geschenke im Rahmen der klinischen Prüfung fallen darunter. Ganz besonders wird dieses Gebot des Berufsrechts für Ärzte an öffentlichen Kliniken verstärkt, da dort die Antikorruptionsparagrafen des Strafgesetzbuches (StGB) gelten, die Vorteilnahme und Bestechlichkeit regeln. Grundsätzlich kann aber der Dienstvorgesetzte die Annahme von Zuwendungen (schriftlich) erlauben, solange damit nicht die Antikorruptionsgesetzgebung oder andere Gesetze unterlaufen werden.
Im niedergelassenen Bereich gründen Ärzte zunehmend Personengesellschaften (meist GmbHs), wenn sie nennenswerte Einkünfte durch klinische Studien erzielen. Dies dient vor allem der Reduzierung der Steuerlast. Für den Sponsor ist jedoch zu bedenken, dass analog zu Verträgen in der Klinik die Transparenz möglicherweise nicht gewahrt wird. Außerdem haftet die GmbH, wenn keine Haftungsfreistellung o.ä. vereinbart wird, nur bis zu ihrem Einlagekapital (minimal € 25 000).

Wichtige Aspekte
Ethische Aspekte lassen sich von juristischen nicht einfach trennen. Deklarationen wie die von Helsinki werden in Gesetzen zitiert, ICH-GCP (*Good Clinical Practice*) gilt auch als ethischer Maßstab. Weicht man davon ab, so trägt man die Verantwortung und die Begründungspflicht selbst.
Die Bestimmungen zur Ethikkommission sind durch die 15. AMG-Novelle mit Gesetzeskraft versehen, wenn es sich um klinische Prüfungen handelt; Ermessensspielraum gibt es nur, wenn es sich um eine Beratung nach Berufsrecht handelt.

2.2 Juristisches Umfeld

Klinische Prüfungen sind streng reguliert und zwar auf weltweiter, europäischer, nationaler und Länderebene. Wir unterscheiden bei den juristischen Regulierungen zwischen dem *Hard Law* und dem *Soft Law*. Das *Hard Law* betrifft Gesetze und Verordnungen, die zum Teil strafbewehrt sind, zum Teil zivilrechtlich geahndet werden können. Das *Soft Law* ist auf europäischer Ebene z. B. die *Notes for Guidance*, die wie ein Gutachten zu behandeln sind und bei deren Nichtbeachtung im Falle einer gerichtlichen Auseinandersetzung Gründe für die Nichtbeachtung gegeben werden müssen.
Die für klinische Forschung relevanten Fundstellen ergeben sich zum einen aus der globalen Fragestellung, wo zum Beispiel die Internetseite der WHO eine gute Quelle ist. Da für internationale Studien häufig US-amerikanisches Recht angewandt wird, ist die entsprechende Website der amerikanischen Gesundheitsbehörde (www.fda.gov) wertvoll. Das europäische Recht findet sich bei der europäischen Arzneimittelagentur (*European Medicines Evaluation Agency*, EMEA, www.emea.org) beziehungsweise in den publizierten Bänden der Eudralex. Das deutsche Gesetz ist im Wesentlichen das Arzneimittelgesetz, derzeit in seiner 14. Novelle, sowie die begleitende Verordnung zur *Good Clinical Practice* (GCP-V). Darüber hinaus sind die Bekanntmachungen des BfArM und des PEI relevant, obgleich sie zum *Soft Law* gehören.
Mit einer neuen Arzneimittelgesetznovelle ist für 2009 zu rechnen, jedoch werden keine großen Änderungen erwartet. Bezüglich der nicht interventionellen Studien werden derzeit neue Richtlinien (RL) für *Good Epidemiological Practice* (GEP) durch die WHO erarbeitet.
Grundsätzlich gilt für die juristische Bewertung das Territorialprinzip, d. h. es gilt ein Gesetz lediglich auf dem Territorium des Gesetzgebers. Ausgenommen sind die Vorschriften der *Food and Drug Agency* (FDA), die für sich in Anspruch nimmt, einen Geltungsbereich auch außerhalb der USA zu beanspruchen. Dennoch akzeptiert die FDA auch hier das nationale Recht und gestattet Ausnahmen, insbesondere bei Fragen des Datenschutzes der Prüfungsteilnehmer. Hingegen ist es nicht möglich, einen Audit durch die FDA grundsätzlich zu verweigern, da dann die Ergebnisse dieses Prüfzentrums nicht berücksichtigt werden dürfen.
Deutsche Behördenvertreter nehmen mittlerweile auch Inspektionen in den USA im Auftrag der EMEA vor, insbesondere bei Fragen der *Good Manufacturing Practice* (GMP).

2.2.1 Arzneimittelgesetz (AMG)

Das Arzneimittelgesetz regelt den gesamten Verkehr von Arzneimitteln, d. h. nicht nur im Rahmen klinischer Studien, sondern auch der Produktion und des Vertriebs. Für klinische Prüfungen sind neben den Eingangsparagrafen, die Definitionen umfassen (§ 4), die folgenden Paragrafen wichtig: § 5, § 10, § 40, § 41, § 42 und § 67. Das Gesetz nennt insbesondere die Voraussetzungen für den Beginn einer klinischen Prüfung (Tab. 2-1). Außerdem gibt es klare Regeln, was zum Ende einer klinischen Prüfung zu bedenken ist (Tab. 2-2). Nicht zu vergessen sind die Paragrafen am Schluss des AMG, in denen die bei Zuwiderhandlungen fällig werdenden Ordnungsstrafen genannt sind. Da ein Gesetz auslegbar ist, ist in Zweifelsfragen der Rat eines Juristen empfehlenswert. Zumindest sollte man sich in die entsprechenden Begründungstexte der 15. oder 12. AMG-Novelle vertiefen, die eine Auslegung des eigentlichen Gesetzestextes erleichtern.

Wichtig ist, dass Altstudien, d.h. Studien, die vor Beginn der 12. AMG-Novelle eingereicht wurden (Stichtag der Einreichung war am 06.08.2004), noch komplett nach altem Recht durchgeführt werden. Hiervon sind vor allem Langzeit-Outcomes-Studien betroffen.

Die 15. AMG-Novelle regelt im Gegensatz zur 14. auch verschiedene Fragen der AWB (§ 67) sowie des »Compassionate Use« (§§ 21, 47).

Tab. 2-1 Voraussetzungen vor Beginn einer klinischen Prüfung.

Voraussetzung	Bemerkungen
Prüfplan	Vom LKP und (Haupt-)Prüfer zu unterschreiben, möglichst auch von den anderen Prüfern
Investigator's Brochure	Muss aktuell sein, d.h. in der Regel weniger als 12 Monate alt
Investigational Medicinal Product Dossier	Gilt nicht für Prüfung zugelassener Arzneimittel in zugelassener Indikationen (dort reicht Fachinformation aus)
Patienteninformation und -einwilligungserklärung	Keine Vorschriften bezüglich des Umfangs und der Ausführlichkeit; Wiederholungen vermeiden; Umfang möglichst nicht mehr als 10 Seiten; cave: Leserlichkeit! Versionskontrolle unbedingt notwendig!
Prüfervertrag	Praxis: mit dem Prüfer; Klinik: mit Prüfer und Klinikverwaltung (cave: Antikorruptionsgesetzgebung)
Nachweis der 2-jährigen Erfahrung	Gilt nur für LKP bzw. Hauptprüfer bei monozentrischer Studie
Probandenversicherung	Inkl. Versicherungsbestätigung und -bedingungen
Einfuhrerlaubnis der Prüfpräparate	Gilt nur, wenn Prüfstelle nicht innerhalb der EU
GMP-Zertifikat der Prüfpräparate	Grundsätzlich notwendig, außer bei Handelsware
EUDRACT-Nummer	Über Internet zu beantragen (www.eudract.emea.europa.eu)
Prüfgenehmigung der Bundesoberbehörde	40 Tage einplanen
Zustimmende Bewertung der (federführenden) Ethikkommission, die für den LKP zuständig ist	70 Tage einplanen bei multizentrischen, 40 bei monozentrischen Prüfungen
IND-Antrag	Nur wenn unter Aufsicht der FDA (auch ohne US-Prüfer möglich), aber Form 1571 bzw. 1572 oft nötig
Anzeige der Prüfung bei der lokalen Überwachungsbehörde	Kann der Sponsor für den Prüfer übernehmen (im Vertrag dokumentieren)
Financial Disclosure	FDA-Formblatt reicht auch für deutsche Behörden und Ethikkommissionen
Qualifikation des Prüfers und der Prüfstelle	Formblatt des Arbeitskreis Medizinischer Ethikkommissionen (www.ak-med-ethik-komm.de), teilweise noch uneinheitlich

FDA = Food and Drug Agency; GMP = Good Manufacturing Practice; IND = Investigational New Drug; LKP = Leiter der klinischen Prüfung

2.2.2 GCP-Verordnung

Die GCP-Verordnung, die parallel zu der 12. AMG-Novelle in Kraft trat und nach § 42 der AMG-Novelle jederzeit durch das Ministerium geändert oder ergänzt werden kann, ist die Nachfolge der Arzneimittelprüfrichtlinien und anderer Verordnungen, die klinische Prüfungen betreffen. Sie basiert auf der europäischen Direktive, hat aber einige für Deutschland spezifische Besonderheiten (Tab. 2-3). Einige wichtige Prozesse während der klinischen Prüfung werden durch sie beschrieben (Tab. 2-4). Die GCP-Verordnung regelt Einzelheiten der klinischen Prüfung und wird derzeit novelliert, um die GCP-Direktive der europäischen Gemeinschaft umsetzen zu können. Dieses sieht insbesondere Änderungen für so genannte nicht kommerzielle Studien vor, bei denen also kein Pharmaunternehmen als Sponsor auftritt. Die wesentlichen Paragrafen der GCP-Verordnung, die sich am ICH-GCP anlehnt, zum Teil aber darüber hinausgeht, sind:

- Nebenwirkungserfassung und Meldung
- Genehmigung der klinischen Prüfung durch die Bundesoberbehörden
- Inspektionen
- Kennzeichnung und Umgang mit Prüfpräparaten

Tab. 2-2 Erfordernisse nach Abschluss einer klinischen Prüfung.

Anforderung	Bemerkungen
Abmeldung der Prüfung bei BOB, EK und Überwachungsbehörde	Sollte vom Sponsor übernommen werden (im Vertrag dokumentieren)
Abschlussbericht, Kopie an EK des LKP	ICH-GCP; CPMP/ICH/137/95; Anlagen sind nicht notwendig
Archivierung der Studienunterlagen bei Sponsor und Prüfer	Patiententagebücher sollten im Original beim Prüfer archiviert werden; bei Studien mit elektronischer Dateneingabe (EDC) sollten alle Daten beim Prüfer elektronisch, z. B. auf einer CD-ROM vorhanden sein; Sponsor darf aus Datenschutzgründen keinesfalls den Prüferordner bei sich archivieren, immer bei Prüfer oder unabhängigen Dritten (versiegelt)

BOB = Bundesoberbehörde; CPMP = Committee for Proprietary Medicinal Products; EK = Ethikkommision; GCP = Good Clinical Practice; ICH = International Conference for Harmonisation

Tab. 2-3 Besonderheiten in Deutschland nach GCP-V.

Paragraf	Inhalt	Bemerkungen
§ 7, Abs. 2, Satz 6	Angaben zu Prüfern, die keine Ärzte sind	z. B. Zahnärzte, Psychologen; streng genommen also sind Prüfer nur solche, welche die Patienten aufklären und einwilligen lassen (evtl. Gegensatz zu ICH-GCP!)
§ 7, Abs. 2, Satz 12	Begründung für Angemessenheit der Geschlechterverteilung	Muss immer vorhanden sein
§ 7, Abs. 2, Satz 14	Negative Voten aus EK von anderen Mitgliedstaaten müssen angegeben werden	Ggf. nachmelden
§ 7, Abs. 3, Satz 7	Finanzielle Interessen der Prüfer müssen angegeben werden	Siehe FDA und Financial Disclosure
§ 7, Abs. 3, Satz 8	Angaben zur Eignung der Prüfstelle	Detaillierte Hinweise auf Website der Arbeitsgemeinschaft der Medizinischen Ethikkommissionen (www.ak-med-ethik-komm.de), ggf. Formular der EK Nordrhein verwenden (ebda).

Die GCP-Verordnung definiert außerdem die rechtliche Stellung des Sponsors, sowie des Leiters der klinischen Prüfung, der lediglich zur Ortsbestimmung der für ihn zuständigen federführenden Ethikkommission verwendet wird.
Wichtig für den Alltag sind die Vorschriften bezüglich der Meldung von Verdachtsfällen unerwarteter schwerwiegender Nebenwirkungen (*Suspected Unexpected Serious Adverse Reaction*, SUSAR). Dies ist in § 13 Abs. 1–4 der GCP-Verordnung geregelt. Entgegen der üblichen Praxis ist es nicht notwendig, der Ethikkommission und den Prüfärzten SUSARs aus dem spontanen Erfassungssystem zu melden, sofern diese nicht zu Änderungen der Zulassung im Sinne einer Variation geführt haben oder voraussichtlich führen werden. SUSARs aus klinischen Prüfungen sind komplett zu melden. Die Meldungen aus dem Spontanerfassungssystem sind auch dann meldepflichtig, wenn die Substanz bisher in keinem Land der EU zugelassen ist. Im Übrigen sorgt § 13 Abs. 4 dafür, dass eine veränderte Nutzen-Risikobewertung umgehend allen an der Prüfung Beteiligten, d. h. auch der Ethikkommission und den Prüfärzten, zugeleitet wird.
Um eine ungeordnete Flut von SUSARs zu reduzieren, sei an die Definition erinnert: Es sollen sich um »Nebenwirkungen« handeln und nicht um Ereignisse, so dass die Wahrscheinlichkeit *possible* (möglich) oder *probable* (wahrscheinlich) notwendigerweise angegeben werden muss, um einen Verdacht zu unterstützen. Es reicht nicht, einen kausalen Zusammenhang »nicht ausschließen« zu können. Zum anderen müssen sie unerwartet sein, d. h. in der *Investigator's Brochure* (IB) bzw. Fachinformation nicht erwähnt sein, sowie den Anforderungen der *Seriousness* entsprechen, d. h. sie müssen schwerwiegend sein. Sollten in einem gemeldeten Fall mehrere Ereignisse vorhanden sein, von denen keines alle diese Kriterien erfüllt, so gilt dieser Fall nicht als SUSAR. Umgekehrt können in einem einzelnen Fall mehrere, als SUSAR gekennzeichnete Reaktionen meldepflichtig sein.

Tab. 2-4 Voraussetzungen und Anforderungen während der klinischen Prüfung.

Voraussetzungen und Anforderung	Bemerkungen
Mitteilung an BOB und EK über Beginn der Prüfung	»Nachmeldung« von Prüfern erfordert keine Neubewertung des Prüfplans etc., ist jedoch ein Substantial Amendment, also genehmigungsbedürftig
Meldungen Pharmakovigilanz	SUSAR, PISR, ASR (BOB, EK, alle Prüfer; SUSARs können auf SUSARs aus klinischen Prüfungen beschränkt werden), INDSR (nur IND-Prüfungen)
Beantragung eines Amendment zum Prüfplan	Bei EK und BOB; gilt auch für die Investigator's Brochure, sofern sie sicherheitsrelevante Folgen für Patientenaufklärung und -einwilligung hat
Anzeige des Amendments bei Überwachungsbehörden und Probandenversicherung	Lediglich Information über dessen Genehmigung nötig
Inspektionen	Bericht wird durch inspizierende Behörde erstellt
Abmeldung einzelner Prüfer bei Überwachungsbehörde und deren zuständiger EK	Kann auch gesammelt und einmal im Quartal gemacht werden, außer bei Beendigung einer Prüfung an einer Prüfstelle wegen grober GCP-Verletzungen
Abmeldung der Prüfung bei vorzeitiger Beendigung bei BOB und zuständiger Überwachungsbehörde	Innerhalb von 30 Tagen mit Angabe von Gründen

ASR = Annual Safety Report; INDSR = Investigational New Drug Safety Report; PISR = Periodic Investigator Safety Report; SUSAR = Suspected Unexpected Serious Adverse Reaction

Tab. 2-5 Archivierung von Studiendokumenten.

Dokumente	Verantwortlicher	Zeitraum
Trial Master File	Sponsor	Mind. 15 Jahre nach Abschluss der klinischen Prüfung
Prüfplan, IMPD, SOP, Genehmigung BOB, Votum EK, Investigator's Brochure, Prüfbögen, Audit-Zertifikate	Sponsor	Mind. solange Arzneimittel zugelassen ist
Abschlussbericht	Sponsor	Mind. 5 Jahre nach Ende der letzten Zulassung
Identifizierungscodes, Krankenblätter u. a. Originale (Quelldaten)	Prüfer	Mind. 15 Jahre (bei Blutprodukten oder Studien mit ionisierenden Strahlen: 30 Jahre) nach Abschluss der klinischen Prüfung

IMPD = Investigational Medicinal Product Dossier; SOP = Standard Operating Procedures

Die AMG-Novelle und GCP im Verein mit anderen Bestimmungen regeln auch die Pflichten bei der Archivierung von Studiendokumenten (Tab. 2-5).

2.2.3 Strafrecht

Das Strafrecht ist in einer Reihe von Tatbeständen bei klinischen Prüfungen anwendbar. Diese beziehen sich einerseits auf die Vorbereitung der klinischen Prüfung und den Zusammenhang mit dem Schutz des Patienten, andererseits mit den vertraglichen Bedingungen der Interaktion mit den Partnern bei klinischen Prüfungen, etwa den Kliniken, den Ärzten und dem Sponsor (z. B. einem pharmazeutischen Unternehmen). Andere Partner, in deren Interaktion das Strafrecht zum Tragen kommen kann, sind die Behörden, aber auch die Ethikkommissionen und nicht deutsche Behörden, etwa die europäische Zulassungsbehörde oder die FDA (die das amerikanische Recht zur Grundlage von Verfahren macht, auch wenn diese Straftatbestände auf dem Territorium eines fremden Staates zur Ausführung gekommen sind).

Betrug

Betrug ist im Strafgesetzbuch in den verschiedenen Schwierigkeitsgraden abgehandelt. Die häufigste Form des Betrugs bei klinischen Prüfungen ist die »Erfindung« von Patientendaten, d. h. das Nichteinhalten eines Vertrages unter der Vorspiegelung falscher Tatsachen. Betrug ist auch dann gegeben, wenn diese Daten der Zulassungsbehörde vorgelegt werden und der die Unterlagen vorlegende (z. B. der Sponsor) im besten Glauben handelt.
Eng verbunden mit dem Betrug ist die Urkundenfälschung. Sie tritt bereits dann ein, wenn der Prüfarzt Daten von Patienten erfindet oder inkorrekt in die Prüfbögen oder andere Dokumente einträgt. Sobald er dies mit Datum und Unterschrift notifiziert hat, kann der Tatbestand der Urkundenfälschung eintreten. Auch bei der Prüfung vorgelagerter Aktivitäten, z. B. beim Lebenslauf des Prüfers oder bei der Erklärung über finanzielle Interaktionen (*Financial Disclosure*), kann bei inkorrekten Angaben der Tatbestand der Urkundenfälschung erfüllt sein. Besonders gravierend sind die Folgen in Verbindung mit Körperverletzung, wenn die Patientenaufklärung vom Arzt dokumentiert ist, der Patientenname jedoch vom Arzt eingesetzt und die Unterschrift gefälscht wurde.

Verletzung der Persönlichkeitsrechte

Im Zusammenhang mit der Umsetzung der europäischen Direktive zu Datenschutz- und Persönlichkeitsrechten sind Verletzungen der Persönlichkeitsrechte ein erhebliches Risiko bei klinischen Prüfungen. Dies kann dann auftreten, wenn z.B. die Patienteninformation (*Informed Consent*) nicht die entsprechenden Aspekte abgedeckt hat und der Patient durch irreführende Information im Glauben gelassen worden ist, dass er den Arzt nicht von der Schweigepflicht entbindet. Die Verletzung der Persönlichkeitsrechte ist auch dann gegeben, wenn das so genannte Recht zur »informatorischen Selbstbestimmung« verletzt wird, was bei schlechter und ungenügender Formulierung bei z.B. pharmakogenetischer Zusatzuntersuchungen der Fall sein kann. Üblicherweise weisen die Ethikkommissionen und deren Juristen auf die korrekten Formulierungen hin, die dann auch umzusetzen sind. So kann es dann im Regelfall nicht zur Verletzung von Persönlichkeitsrechten kommen.

Körperverletzung

Die gravierendste Situation tritt dann auf, wenn der Tatbestand der Körperverletzung erfüllt ist. Dies tritt immer dann auf, wenn der Patient nicht zugestimmt hat, bestimmte Untersuchungen an sich durchführen zu lassen, die einen solchen Tatbestand bei Nichteinwilligung erfüllen würden. Dies kann nach heutiger Rechtsprechung eine einfache Blutentnahme kaum sein, jedoch jede invasive Methode, die nicht in der üblichen Diagnostik und Therapie angewandt wird. Besonders gilt dies aber dann, wenn der Patient z.B. nicht in der Lage war zuzustimmen, weil er ein Minderjähriger oder ein älterer Mensch ist, der im Augenblick der Zustimmung nicht über die volle Geschäftsfähigkeit verfügte und wenn ein Betreuer bzw. die Sorgeberechtigten nicht stellvertretend zugestimmt haben. Bei Kindern ist eine Körperverletzung auch zu konstatieren, wenn sie ein bestimmtes Alter erreicht und klar erklärt haben, dass sie nicht teilnehmen möchten. Ein exaktes Alter lässt sich nicht festlegen, aber einige Juristen gehen von ca. 12 Jahren aus.

Körperverletzung ist ein Tatbestand, der bei entsprechender Schwere des Falls, etwa mit Todesfolge oder mit der Folge von Verletzungen und langfristigen Behinderungen sehr leicht zu Gefängnis ohne Bewährung führen kann. Er ist insbesondere dann gegeben, wenn nachzuweisen ist, dass der Arzt bei der Aufklärung nicht die notwendige Sorgfalt erfüllt hat. Sie muss auch bei der Anwendung von röntgendiagnostischen Untersuchungen oder von radioaktiven Substanzen zu diagnostischen oder therapeutischen Zwecken gegeben sein, wenn eine entsprechende Genehmigung des Bundesamtes für Strahlenschutz nicht vorlag und/oder der Patient nicht darüber aufgeklärt worden ist. Überdies liegt eine Körperverletzung vor, wenn der Arzt im Rahmen der klinischen Prüfung die notwendige Sorgfalt vermissen ließ und es zu grob fahrlässigem Verhalten kam, bei dem eine Körperverletzung mutwillig einkalkuliert wurde und bei der es zu Schäden des Patienten in Folge dieses Verhaltens gekommen ist.

Im Strafrecht ist auch die Möglichkeit des Heilversuchs abgebildet. Hierbei geht es darum, im Rahmen der ärztlichen Therapiefreiheit auch nicht zugelassenen Medikamente (und Verfahren) anzuwenden, wenn dies die einzige oder letzte Option zu helfen darstellt. Nicht geregelt ist, ob der Eigentümer der Substanz hier zur Mitwirkung verpflichtet ist (unterlassene Hilfeleistung?).

Anti-Korruptions-Tatbestände

Im Zusammenhang mit Verträgen, etwa im Falle öffentlicher Kliniken, kommen die so genannten Anti-Korruptions-Tatbestände zur Anwendung. Sie sind im Strafgesetzbuch beschrieben. Es handelt sich um Vorteilsnahme und Vorteilsgewährung sowie Bestechlichkeit und Bestechung. Sie betreffen jedoch nur so genannte »Amtsträger«, also Mitarbeiter eines öffentlichen (rechtlichen) Unternehmens. Im anderen Fall gelten die Straftatbestände der Untreue (zum Privatunternehmen) und beim niedergelassenen Arzt greift das Strafrecht gar nicht.

Vorteilsnahme und Vorteilsgewährung sind spiegelbildliche Seiten eines Verhaltens, bei

dem ein Vorteil gegeben oder angenommen wird, ohne dass das Verhalten des Empfangenden durch die Entgegennahme geändert worden ist. Vorteilsnahme ist etwa dann gegeben, wenn am Ende einer klinischen Prüfung der Prüfer einer Klinik zusätzlich zu seinem im Vertrag vereinbarten Honorar noch eine Urlaubsreise mit Familie gewährt worden ist.
Schwerer wiegt der Tatbestand der Bestechlichkeit und Bestechung. Hier wird vorausgesetzt, dass zur Änderung eines Verhaltens ein materieller oder immaterieller Vorteil eingeräumt oder angeboten wurde. Obgleich dieser Bereich sehr weit gefasst wird, sind Übertreibungen der Definition wahrscheinlich nicht ernst zu nehmen: Die Möglichkeit, dass ein Arzt als Autor einer Publikation auftritt und dadurch seine wissenschaftliche Reputation verbessert werden könnte, begründet noch nicht den Tatbestand der Bestechlichkeit, sofern er durch diese Aktivität nicht etwa in seinem Verordnungsverhalten an seiner Klinik nachhaltig beeinflusst worden ist.
Abschließend soll erwähnt werden, dass im Strafrecht zwischen zwei Delikt-Typen unterschieden wird: dem Anzeigedelikt und dem Offizialdelikt. Beim Offizialdelikt ist es nicht notwendig, dass der Geschädigte eine Initiative ergreift (er kann dies tun). In diesem Fall wird die Initiative durch die Staatsgewalt (in den meisten Fällen Polizei oder Staatsanwaltschaft) ergriffen. Zu Offizialdelikten gehören zum Beispiel Körperverletzung, Bestechlichkeit, Bestechung, Vorteilsnahme und Vorteilsgewährung. Bei Anzeigedelikten zeigt der Geschädigte an. Die Staatsanwaltschaft wird nicht von sich aus tätig. Typisch dafür ist der Betrug, bei dem der Geschädigte das Delikt zur Anzeige bringt.

2.2.4 Haftungsrecht

Haftung des Sponsors

Im Arzneimittelgesetz haftet der Sponsor für die potentiellen Schäden, die bei der klinischen Prüfung dem Prüfungsteilnehmer entstehen. Er haftet auch dann, wenn er Aufgaben delegiert hat, aber sich nicht davon überzeugt hat, dass der Vertragspartner voraussichtlich in der Lage ist, diese Aufgaben zu erfüllen (Organisationsverschulden). Wenn er beispielsweise einen Prüfer ausgewählt hat, der bereits beim Besuch vor der Initiierung der Studie dem Monitor als wenig zuverlässig erschien, so ist er für etwaige Konsequenzen haftbar. Er ist auch heranzuziehen, wenn er externe Monitore beschäftigt, diese aber nicht mit den eigenen *Standard Operating Procedures* (SOPs) vertraut macht, wenn dadurch eine von GCP abweichende Überwachung der Prüfung resultiert. Im Arzneimittelgesetz ist diese Haftung festgelegt und der Sponsor ist dadurch verpflichtet, eine Versicherung abzuschließen. Diese Versicherung ermöglicht, dass im Einzelfall ein Geschädigter bis zu € 500 000 erhalten kann; ein solcher Fall ist dem Autor jedoch nicht bekannt. Unklar ist auch, wie bei Massenschädigungen vorgegangen wird. Häufig ist die Gesamtsumme, die für eine bestimmte klinische Prüfung oder alle Prüfungen eines Versicherungsnehmers gezahlt wird, nach oben begrenzt, so dass ein geringerer Betrag auf den Einzelnen entfällt.
Der Sponsor haftet auch für Schäden, die etwa im Rahmen der Anwendung von Röntgenstrahlen oder radioaktiven Substanzen entstehen. Hier gibt es jedoch eine Versicherungslücke: Das deutsche Atomrecht hat eine Haftung für 30 Jahre festlegt, die Haftungsdauer der angebotenen Versicherungen endet jedoch nach 10 Jahren. In diesem Fall muss das Unternehmen sich verpflichten, mögliche entstehende Ansprüche selbst und ohne entsprechende Versicherungsdeckung zu befriedigen. Daher müssen bei solchen Studien auch die Unterlagen beim Prüfarzt und Sponsor mindestens 30 Jahre nach Abschluss der Prüfung aufbewahrt werden (sonst: 15 Jahre). Bei *Investigator-initiated Trials* kann die Haftung des Sponsors kann neben einem pharmazeutischen Unternehmen natürlich auch einen akademischen Sponsor treffen. Die Versicherungen orientieren sich am potentiellen Risiko, da es sich hier

um private Versicherungen handelt. Dies bedeutet, dass sowohl bei pharmazeutischen als auch bei anderen industriellen und nicht industriellen Sponsoren, das Risiko der Studie, oder auch innerhalb einer bestimmten Indikation, unter Umständen im Einzelfall geprüft werden muss. Es ist wichtig, die im Einzelnen zu prüfenden Fälle zu kennen, da ohne Einzelfallprüfung eventuell keine gültige Versicherung zustande gekommen ist. Der Patient wäre damit ungeschützt und der Sponsor könnte strafrechtlich herangezogen werden.
Handelt es sich um »gute Risiken«, so liegt die Versicherungsprämie pro Patient relativ niedrig. Akademische Sponsoren, die in der Regel erheblich weniger Prüfungen durchführen und deren Prozesse manchmal nicht so störungssicher laufen, zahlen höhere Versicherungsprämien als industrielle Sponsoren.
Derzeit zahlt ein pharmazeutisches Unternehmen, das ca. 4000 Patienten in klinischen Prüfungen hat, pro Jahr etwa € 200 000, um diese Patienten zu versichern. Es ist sinnvoll, mehrere Angebote auch von Versicherern aus dem EU-Ausland einzuholen, da offensichtlich zwischen Deutschland und anderen Ländern große Unterschiede in den Prämien bestehen.

Haftungsfragen für Patienten bzw. Probanden

Zu den wichtigsten Bedingungen des Versicherungsschutzes, die den Patienten oder Probanden betreffen, gehört die Meldepflicht. Er muss, so er dies kann, in enger Nähe zum Schadensereignis der Versicherung volle Auskunft geben und gegebenenfalls auch den Prüfer von der ärztlichen Schweigepflicht befreien.
In den vergangenen Jahren hat sich die Rechtsprechung insofern geändert, dass der Patient oder Proband nicht mehr den Schaden selbst nachweisen muss. Jetzt muss der Beklagte, d.h. der Sponsor der Studie, im Zweifelsfall nachweisen, dass die Schädigung nicht durch das Arzneimittel oder eine andere Intervention während der Studie zustande gekommen sein kann. Die Rechtsprechung stützt sich hierbei auf der Annahme, dass der Patient eine schwache Position hat, die gestärkt werden muss. Auch bei verspäteter Meldung, unvollständiger Meldung und Nichtbeachtung von Formalien muss das Recht des Patienten, der geschädigt worden ist, oberste Priorität haben.

Haftung des Prüfers

Der Abschluss der Versicherung durch den Sponsor entlässt den Prüfer weder in der Klinik noch in der Praxis aus seiner Verpflichtung zur Sorgfalt. Wird z.B. der Prüfplan verletzt und kommt ein Patient zu Schaden, wird sich der Versicherungsgeber der Probandenversicherung an den Verursacher, also den Prüfer, halten. Die Bedingungen des Vertrages mit dem Prüfer oder der Klinik sollten festlegen, dass entsprechend den Gesetzen der notwendigen Sorgfalt im Umgang mit Patienten und nach *Good Clinical Practice* zu arbeiten ist. Es sollte klar sein, dass bei grober Fahrlässigkeit der Sponsor nicht in die Haftung eintritt. Dies sollte auch deswegen vermieden werden, damit dem Sponsor nicht der theoretische Vorwurf gemacht werden könnte, er nähme die Prüfer auch dann in seinen Schutz, wenn sie ihre Pflichten gegenüber dem Patienten in grob fahrlässiger Weise verletzten. Diese Vereinbarung könnte allerdings im Binnenverhältnis der Klinik zu Komplikationen führen. Möglicherweise ist der zuständige Leiter der Abteilung oder der Klinik nicht in die Studie involviert, hat jedoch den Vertrag unterschrieben und die Betreuung in die Hand eines nicht geeigneten Arztes gelegt. Dann kommt die Frage nach dem Organisationsverschulden auf (die so nicht im BGB beschrieben ist). Hierbei ist die herausgehobene Funktion des Hauptprüfers zu beachten, dessen diesbezügliche Aufgaben im Vertrag dargelegt werden und bei den Monitoringbesuchen überprüft werden sollten.
Hat man einen Hauptprüfer und mehrere Prüfer an einer Prüfstelle, so sollten auch die Prüfer im einzelnen z.B. über ein Zusatzblatt quittieren, dass sie den Prüfplan, seine Anlagen, die

Investigator's Brochure sowie deren Ergänzungen erhalten und gelesen haben.

Haftung des Trägers bzw. Staates

Insgesamt haftet der Träger für die Fehlleistungen seiner Mitarbeiter. Bei öffentlichen Trägern kann der besondere Fall eintreten, dass sich der Staat aus der Haftung der Universitätskliniken zurückzieht und somit eine Haftungslücke auftreten kann. Dies ist seit 2005 an sehr vielen Universitätskliniken passiert.
Ähnliches könnte für einen privaten Träger gelten, der die entsprechende Versicherung im Rahmen der Arzthaftung für seine Mitarbeiter abgeschlossen hat. Wichtig ist, dass die normale Arzthaftung als nicht ausreichend angesehen wird. Es empfiehlt sich im Einzelfall zu überprüfen, wieweit die Verpflichtung des Versicherungsgebers geht. Es gibt jedoch einen Sonderfall für die Staatshaftung. Dies betrifft Impfstoffschäden. Sollten von der Staatlichen Impfkommission (STIKO) empfohlene und vom PEI zugelassene Impfstoffe bei einer klinischen Prüfung verwendet werden und zu Schäden führen, so haftet der Staat; er haftet jedoch nicht dafür, wenn neue Impfstoffe erprobt werden. Es kann also der paradoxe Fall eintreten, dass in einer klinischen Prüfung bei einer Gruppe von Patienten die Staatshaftung eintritt, bei der anderen Patientengruppe die in der Leistung gegebenenfalls geringwertigere Haftung der Versicherung im Rahmen des Arzneimittelgesetzes. Bezüglich der Kausalität und des Patientenschutzes bestehen keine Unterschiede. Die Patienten sind auf diesen Umstand bei der Aufklärung unbedingt hinzuweisen.

Allgemeines zu Versicherungen

Neben der genannten Probandenversicherung möchten manche Ethikkommissionen eine Wegeunfallversicherung für die Patienten oder Probanden abgeschlossen haben. Obgleich diese Versicherung keine Pflichtversicherung ist, empfiehlt es sich, diese abzuschließen, zumal sie sehr geringe Prämien (weniger als € 1 pro Patient) erfordert und für den Patienten im Falle eines Wegeunfalls die Abwicklung und Kompensation der Schäden vereinfacht. Außerdem gibt es bei den Versicherungen die Haftpflichtversicherung des Arztes, die dieser in der Praxis selbst abschließt oder die für alle angestellten Ärzte in einer Klinik besteht. Allerdings kann der Fall eintreten, dass bei grober Fahrlässigkeit die Klinik keine Kompensation durch die Versicherung erhält und sich an den Arzt hält, den sie dann privat auf Schadensersatz verklagen kann. Der Haftpflichtversicherer sollte auf die Tätigkeit im Rahmen klinischer Prüfungen hingewiesen werden, da er sie möglicherweise als mit einem erhöhten Risiko behaftet ansehen könnte und bei »Verschweigen« die Leistungen verweigert. Die Leistungsfähigkeit der Probandenversicherung ist bezüglich des Anfalls von massenhaften Schädigungen noch unklar. Seit der Contergan-Katastrophe sind solche Schäden nicht wieder aufgetreten. Die Versicherungsbedingungen sind in diesem Punkt unklar, wenn auch einige Juristen darauf hinweisen, dass in solchen Fällen die maximale Leistung pro Geschädigtem vermutlich nicht ausgezahlt werden kann. Unklar ist, inwieweit die Ethikkommissionen seit der 12. AMG-Novelle bei der Haftung herangezogen werden können. Da sie nicht mehr nur beraten, haben einige Ethikkommissionen für ihre Mitglieder spezielle Haftpflichtversicherungen abgeschlossen oder dies institutionell über die Ärztekammern oder Bundesländer getan.

2.2.5 Röntgenverordnung (RöV) und Strahlenschutzverordnung (StrlSchV)

Bei klinischen Prüfungen können zu diagnostischen oder therapeutischen Zwecken ionisierende Strahlen angewandt werden. Dies sind zum einen die üblichen Röntgenuntersuchungen, zum anderen Untersuchungen mit strahlenden Isotopen oder aber die therapeutischen

Versuche, bei denen strahlende Isotope zur Anwendung kommen.
Die Strahlenschutzverordnung (StrlSchV) gilt nicht für Ultraschall, Kernspintomografie sowie für routinediagnostische und therapeutische Maßnahmen, die ionisierende Strahlen beinhalten, sofern diese Routine in Leitlinien stringent beschrieben ist oder zum regelmäßigen Gebrauch bei der Diagnostik gehört. Die StrlSchV gilt auch dann nicht, wenn als Einschlusskriterium für eine klinische Prüfung eine bestimmte Untersuchung gefordert wird, da diese vor der Prüfung durchgeführt worden sein muss.
Die StrlSchV mit ihren § 23, 24 und 92 (Bestimmung der Ethikkommission) wird durch das Bundesamt für Strahlenschutz (BfS) im Genehmigungsprozess durchgeführt. Dabei unterscheidet man zwischen dem administrativen Teil, bei dem die klinische Prüfung formell angemeldet wird (Prüfstelle Salzgitter), und den beteiligten Zentren, die entsprechenden Informationen über die verwendeten Geräte und verantwortlichen Personen (*Qualified Persons*) angeben müssen. Sobald dieser Teil abgeschlossen ist, wird die Akte für die inhaltlich medizinische Prüfung an eine weitere Stelle des BfS (Prüfstelle München) übergeben. Laut Information des BfS könnte jedoch die Dienststelle in München früher tätig werden, was ihr aber wegen enger Ressourcen und des Vier-Augen-Prinzips aus Zeitgründen nicht möglich ist. Auch der Vorschlag einer Novellierung schließt eine Setzung von Fristen aus. Ausgeschlossen wird auch eine »Freigrenze« der radioaktiven Belastung, jedoch wird bezüglich diagnostischen Röntgens eine Vereinfachung vorgesehen. Eine Genehmigung dauert zwischen 4 und 6 Monaten. Unterlagen und Hinweise für deren Ausfüllung finden sich unter der Homepage des BfS (www.bfs.de/de/bfs/dienstleistungen), so dass die formalen Kriterien einfach zu erfüllen sind. Problematisch ist, dass nach dem Atomgesetz eine Versicherungsfrist für 30 Jahre gegeben sein muss. Hingegen können die entsprechenden Versicherungen für klinische Prüfungen maximal 10 Jahre abdecken. In einem solchen Fall muss der Sponsor der klinischen Prüfung für mögliche Schäden gerade stehen und die komplette Haftung übernehmen, wobei wegen der Umkehr der Beweislast zugunsten des Patienten Probleme entstehen können.
Für die Ermittlung der auf den Patienten zukommenden Belastungen stellt das BfS Tabellen und Umrechungen sowie Standards auf seiner Homepage zur Verfügung. Es gibt auch einen Sonderfall: Die Therapiekontrolle bei onkologischen Studien mittels der so genannten RECIST-Kritierien, bei denen das BfS ausdrücklich auf eine Genehmigung verzichtet. An diese Möglichkeit sind sehr stringente Kriterien gebunden, wie z. B. dass die Lebenserwartung der Patienten geringer als ein Jahr sein muss.

2.2.6 Europäische Rechtsnormen

Europäisches Recht wird durch die europäische Kommission zusammen mit oder ohne das Europäische Parlament, gelegentlich auch vom Europäischen Ministerrat, gesetzt. Wir unterscheiden drei verschiedene Formen der europäischen Rechtsetzung: die Entscheidung (Regulation), die Richtlinien (Directive) und die Empfehlungen (Notes for Guidance).
Die Ergebnisse der europäischen Gesetzgebung lassen sich z. B. auch auf der Homepage der europäischen Zulassungsbehörde EMEA nachlesen. Im Wesentlichen sind dies die *Notes for Guidance*, die allgemein oder indikationsspezifisch sein können. Vor allem aber findet man auch Informationen zu stattgefundenen Arzneimittelzulassungen, die zwar nicht alle Zulassungsdokumente (*European Pharmaceutical Assessment Report*, EPAR), aber doch in Grundzügen die Vorbedingungen der Zulassung enthalten. Die EPAR sind vergleichbar den bei der FDA nachlesbaren *Summary Basis of Approval* (SBA).

Entscheidungen

Eine europäische Verordnung (Regulation) ist für alle beteiligten Mitgliedsstaaten sofort bindend, d.h. sie muss nicht erst in nationales Recht übertragen werden. Eine solche Entscheidung trifft in der Regel die Europäische Kommission, sie kann aber auch vom Ministerrat ausgehen. Derzeit müssen solche Entscheidungen einstimmig getroffen werden.

Richtlinien

Die europäische Richtlinie (Directive) ist zwar ebenso bindend, für die Mitgliedsstaaten gilt sie jedoch erst, wenn sie innerhalb einer bestimmten Frist in nationales Recht umgewandelt ist. Diese Frist wird vorher festgelegt und kann bei Nichteinhaltung Strafzahlungen an die europäische Gemeinschaft nach sich ziehen. In einer europäischen Richtlinie sind die Spielräume der Mitgliedsstaaten meist relativ weit gefasst. d.h. es können über die Vorgaben hinaus weitere gesetzliche Einschränkungen gemacht werden. Bürger, aber auch juristische Personen können gegen ihr Land klagen, wenn ihnen durch die Nichtumsetzung einer Direktive Schäden entstanden sind.

Empfehlungen

Schließlich gibt es die europäischen Empfehlungen (auch *Notes for Guidance*), die keinen bindenden Charakter haben, aber möglichst nicht mit dem nationalen Recht kollidieren sollten. Diese Empfehlungen haben jedoch den Charakter eines Rechtsgutachtens, für dessen Nichteinhaltung schwerwiegende Gründe angeführt werden müssen, etwa ein fortgeschrittener Stand der wissenschaftlichen Erkenntnis.

2.2.7 GMP-Verordnung

Die GMP-Verordnung gründet sich auf die Richtlinie 2003/94/EG und ist ausführlich in Eudralex, Volume 4, Annex 13, beschrieben. Dort ist auch beschrieben, wie ein GMP-Zertifikat auszusehen hat sowie ein Hinweis auf ein Aide-mémoire zu Inspektionen, die die Gruppe der Leitenden Medizinalbeamten zusammengestellt hat. Beschlüsse und Anregungen dieser Gruppe lassen sich im Internet unter www.zlg.de herunterladen; sie schließen auch Checklisten für Inspektionen ein.
Die GMP-Verordnung bezieht sich auch auf pharmazeutische Inspektionen und beinhaltet die gegenseitige Anerkennung mit Australien, Neuseeland, Kanada und der Schweiz. Im deutschen Recht ist die GMP-Verordnung umgesetzt in der Pharmabetriebsverordnung, die derzeit novelliert wird. In dem § 8 und § 3b sind die Vorschriften für das Aufbewahren von Chargen beschrieben. § 14 enthält Hinweise auf den Umgang mit Beanstandungen sowie den Stufenplanbeauftragten. Im § 15 ist festgelegt, dass die Dokumentation mindestens auf 5 Jahre auszulegen ist.
Nach der europäischen Direktive für klinische Prüfungen müssen alle Prüfmedikamente entsprechend den Vorschriften der GMP-Verordnung hergestellt und verteilt werden. Hierbei sind jedoch Abstufungen möglich, etwa in der Phase I oder zu Beginn der Phase II. Erst danach greift die GMP-Verordnung voll. Bedeutung hat die GMP-Verordnung vor allem bei biotechnologischen Produkten, insbesondere monoklonalen Antikörpern, da dort die übliche Herstellung im Labormaßstab für die Anwendung bei Menschen nun nicht mehr möglich ist.

2.2.8 Studien auf Grundlage US-amerikanischen Rechts (sog. IND-Studien)

Die FDA (Food and Drug Agency) ist die amerikanische Gesundheitsbehörde. Sie ist zuständig für die Prüferlaubnis und für die Zulassung von Arzneimitteln am Markt. Neben diesen Aufgaben nimmt die FDA außerdem noch eine Reihe von Aufgaben im Rahmen der Zulassung von Kosmetika, Nahrungsmittelergänzungsstoffen und medizintechnischen Produkten wahr.

Die FDA wurde 1906 gegründet und ist die finanziell und personell am besten ausgestattete Arzneimittelbehörde der Welt. Obgleich sich der Geltungsbereich ihrer Regeln nominell auf die USA beschränkt, sind diese Regeln dennoch, wie die des *Financial Disclosure*, auf Studien außerhalb der USA anwendbar. Die FDA kann außerdem Inspektoren in Länder außerhalb der USA entsenden und akzeptiert Studien nur dann, wenn sich die Sponsoren der Studien den Regeln der FDA unterwerfen, sofern sie nicht lokalen Regeln widersprechen. Die FDA hat sich im Rahmen der *International Conference for Harmonisation* (ICH) mit Europa und Japan auf gemeinsame Kriterien geeinigt. Durchgesetzt haben sich weitgehend Kriterien der FDA, die in amerikanischen Bundesgesetzen verankert sind.

Relevante Prozesse der FDA

Bevor man klinische Prüfungen in den USA oder unter Beteiligung der USA beginnt, ist ein so genanntes *Investigational-New-Drug*(IND)-Verfahren zu beginnen. Dabei müssen die präklinischen und nicht klinischen Unterlagen der FDA vorgelegt werden, ebenso wie die Entwicklungsstrategie. Diese Strategie kann bei der FDA mehrere Studien – also eine ganze Phase oder auch mehr – der klinischen Entwicklung umfassen. Die FDA gibt ihre Erlaubnis, diese Studien in ihrer Gesamtheit durchzuführen. Diese Erlaubnis ist implizit, d. h. mit der Studie darf begonnen werden, wenn nach 60 Tagen nach Vorlegen der Unterlagen kein Einspruch der FDA angekommen ist. Anders verhält es sich mit der Ethikkommission, die es als solche in den USA nicht gibt. Jedes Krankenhaus hat jedoch eine eigene Kommission (*Institutional Review Board,* IRB), deren Aufgaben denen einer Ethikkommission ähneln oder ist einem professionell arbeitenden regionalen IRB angeschlossen. Die Ablehnung einer Studie durch ein IRB hat keinerlei über die betroffene Institution hinausreichenden Konsequenzen. Das IRB entscheidet jeweils über eine einzelne Studie.

Die FDA unterscheidet sich in ihrem Genehmigungsverhalten grundsätzlich von der europäischen Regelung, bei der jeweils nur eine Studie (Ausnahme: Phase I) erlaubt wird und bei jeder weiteren Studie der Prozess wiederholt werden muss.

In der Regel findet nach Abschluss einer Phase eine Anhörung mit der FDA statt, bei der die Ergebnisse der abgeschlossenen Phase und die nächste Phase vorgestellt werden. Dieses ist aber keine gesetzliche Notwendigkeit.

Nach Abschluss der Entwicklung beginnt der so genannte *New-Drug-Application*(NDA)-Prozess. Bei diesem Prozess werden die Unterlagen der FDA eingereicht. Dies geschieht nach einem vorgefertigten Schema und erfolgt mittlerweile regelhaft als so genannte *Electronic Submission*.

Die FDA unterhält ein Netz von Inspektoren, die auch für relevante klinische Prüfungen im Ausland eingesetzt werden. Etwa dann, wenn bei internationalen Prüfungen ein Großteil der Patienten außerhalb der USA in die Studie aufgenommen wurde und diese die Kernstudien (*Pivotal Studies*) für die Zulassung sein sollen. Der wesentliche Unterschied zur europäischen Regelung ist, dass diese Regelungen für die gesamte USA gelten, d. h. bundesstaatliche Regelungen greifen nicht zusätzlich. Bei der europäischen Direktive sind auf der Basis einer minimalen Harmonisierung nationale Regelungen entstanden. Es besteht kein europaweit einheitliches Verfahren zur Prüfung und dies ist in den nächsten Jahren auch nicht zu erwarten. Das Zulassungsverfahren ist in den USA und Europa ähnlich, da in Europa die EMEA in London in enger Abstimmung mit der FDA die Zulassungen bearbeitet.

Abstimmung mit anderen Behörden

Es empfiehlt sich die Regeln der FDA anzuwenden, wenn eine Studie wesentlich für die Zulassung werden könnte. Dies bedeutet, dass man eine IND-Genehmigung einholt und die dafür notwendigen Dokumente ausfüllt. Dies erhöht die Wahrscheinlichkeit, dass die Studie von der FDA als *Pivotal Study* akzeptiert wird. Bei der Entwicklungsstrategie gibt es zwei verschiedene Möglichkeiten: Zum einen kann man sofort, d.h. mit der Phase I, mit der FDA einsteigen und gegebenenfalls sogar die Phase I in den USA durchführen (keine Pflicht). Zum zweiten besteht die Möglichkeit, etwa zu Beginn der Phase II oder erst zu Beginn der Phase III mit der FDA ins Gespräch zu kommen. Diese wissenschaftlichen Diskussionen mit der FDA sind im Vergleich zu denen mit der EMEA preisgünstig, ebenso gut strukturiert und im Ergebnis später öffentlich zugänglich (*Freedom of Information Act*).

Wesentliche Dokumente

Die Dokumente der FDA ändern sich im Laufe der Jahre nur geringfügig. Um Fehler zu vermeiden, empfiehlt es sich dennoch, vor einem Prozess die Website der FDA (www.fda.gov) durchzusehen und einen *Regulatory*-Expert zu konsultieren. Dieser ist Experte für Studien in den USA. Im Rahmen des IND sind neben den Prüfplänen (*Protocols*) die präklinischen und nicht klinischen Unterlagen in einer *Clinical Investigator's Brochure* (CIB) zusammenzufassen, deren Struktur von der FDA festgelegt ist. Diese unterscheidet sich nicht von den entsprechenden Vorschriften der ICH.

Das Berichten von Nebenwirkungen ist in den USA anders als bei rein europäischen Studien. Es gibt dort den INDSR (*Investigational New Drug Safety Report*), der bei allen vermuteten Zusammenhängen allen Prüfarzten und IRBs zuzustellen ist. Bei schwerwiegenden Situationen ist auch ein *Dear-Investigator-Letter* (DIL) notwendig, der in der Regel in Abstimmung mit der FDA formuliert wird. Eine Besonderheit der Diskussionen mit der FDA ist, dass in den meisten Fällen der Sponsor das Sitzungsprotokoll schreibt. Dieses wird dann mit der FDA abgestimmt und erst anschließend verteilt.

Vor dem Beginn klinischer Prüfungen sind bei einem Prüfarzt die so genannten *FDA-Formulare 1571* (Phase-I-Studien) und *1572* (Studien späterer Phasen) auszufüllen. Diese entsprechen im Wesentlichen dem von den europäischen Behörden und Ethikkommissionen geforderten Lebenslauf des Prüfers. Dadurch sind mittels Textverarbeitung Vereinfachungen möglich. Eine Besonderheit stellt das *Financial Disclosure* dar. Hier dokumentiert der Arzt für sich und seine Familie, dass keine finanziellen Bindungen zum Sponsor bestehen. Sollte es solche dennoch geben, so ist im Einzelfall zu entscheiden, ob er an der Prüfung teilnehmen kann. Die FDA gibt nicht vor, wie viele Aktien des Sponsors ein teilnehmender Prüfer bzw. seine Familie besitzen oder wie groß seine finanzielle »Abhängigkeit« sein darf.

2.2.9 Bundesinstitut für Arzneimittel und Medizinprodukte (BfArM) und Paul-Ehrlich-Institut (PEI)

Die Bundesoberbehörden (BOB) für die klinische Forschung in Deutschland sind das Bundesinstitut für Arzneimittel- und Medizinprodukte (BfArM) in Bonn und das Paul-Ehrlich-Institut (PEI) in Langen. Das PEI ist für biologische Substanzen, Seren und Impfstoffe, das BfArM für alle übrigen Arznei- und Heilmittel sowie Medizinprodukte zuständig. Neben klinischer Prüfung ist das BfArM, wie auch das PEI, auch als Zulassungsbehörde tätig. Dieser Bereich hat – zumindest für nationale Zulassung – durch die europäischen Zulassungsprozesse stark abgenommen. Auch die so genannte Nachzulassung von Altprodukten ist seit dem Jahr 2004 abgeschlossen. Zusätzlich ist die Pharmakovigilanz eine zunehmend wichtige Aufgabe beider Behörden, insbesondere bei vermarkteten Produkten.

Durch die europäische Harmonisierung, im Rahmen der 12. AMG-Novelle und der ihr vorgelagerten europäischen Direktive für klini-

sche Prüfungen sind neue Strukturen und Prozesse etabliert worden. Für jede klinische Prüfung muss eine so genannte EUDRACT-Nummer beantragt werden, die über eine Internetseite der europäischen Zulassungsbehörde EMEA angefordert und entsprechend ausgefüllt werden kann.
Für die europäische Zulassung, sowohl von Arzneimitteln wie auch von Biologika, ist das *Committee for Human Medicinal Products* (CHMP) zuständig. Es handelt sich eine Unterabteilung der EMEA, in die die Länder der Europäischen Union Experten entsenden. Auf die Details der Zulassungsprozesse soll nur soweit hingewiesen werden, als dass Unterlagen, die für klinische Prüfungen eingereicht wurden, Teil des *Common Technical Dossier* (CTD) für die Zulassung werden könnten.
Das BfArM ist ebenso wie das PEI dem Bundesministerium für Gesundheit (BMG) administrativ und aufsichtsmäßig zugeordnet. Es besteht im Wesentlichen aus der Zulassung für klinische Prüfung und der allgemeinen Arzneimittelsicherheit sowie den Abteilungen, die der EMEA bei Arzneimittelzulassungen zuarbeiten, da es nationale deutsche Zulassungen kaum noch gibt.
Details der Organisationsstruktur finden sich im Internet (www.bfarm.de). Bei klinischen Prüfungen ist es Aufgabe des BfArM, die *Clinical Trial Application* (CTA) zu bewerten und die Prüfgenehmigung zu erteilen. Diese Prüfgenehmigung ist nach 30 Tagen zu geben, wobei es nur einmal möglich ist, eine Liste von inhaltlichen Beanstandungen zurück zu senden. Vor der inhaltlichen Prüfung gibt es weitere 10 Tage für die formelle Prüfung auf Vollständigkeit und sonstige formelle Aspekte, wie z. B. Vorliegen der EUDRACT-Nummer.
Kommen weitere Prüfstellen oder Prüfer hinzu, so handelt es sich um eine genehmigungspflichtige Ergänzung des Prüfplans. Die beratenden Ethikkommissionen können in diesem Schritt dann keine erneute Diskussion des Prüfplans verlangen, wenn es sich nur um die Genehmigung neuer Prüfer oder Prüfstellen handelt.

Fallstudie

Procedere bei der Nachmeldung von Prüfärzten

Die folgenden Regeln gelten: Beantragen eines Votums bei der EK (60 Tage Wartezeit), Beantragen einer Genehmigung der Bundesoberbehörde (30 bzw. 60 Tage Wartezeit) und Nachmelden von Prüfärzten (30 Tage Prüfungszeit).
Bei einer multizentrischen Studie wird vom Sponsor ein stufenweises Melden vorgesehen. Die Entscheidung trifft der Sponsor. Die EK fragt nach, warum so viele Ärzte nachgemeldet worden seien.
Kommentar: Obgleich es möglich ist, Prüfer nachzumelden, sollte sich dies im Rahmen halten und nicht den Verdacht des Missbrauchs nähren. Braucht man etwa 100 Prüfstellen, so ist es fragwürdig, wenn bei der Erstbeantragung nur 10 gemeldet werden; allerdings kann es auch Situationen bei multinationalen Studien geben, wo sich die Fallzahl in einem Land wegen der schlechten Patientenrekrutierung in einem anderen Land kompensatorisch erhöht.

Das BfArM ist auch bereit, im Vorfeld klinischer Prüfungen für wissenschaftliche Beratung zu einem vernünftigen Preis (unter € 10 000) zur Verfügung zu stehen. Dies betrifft sowohl einzelne Studien wie auch größere Programme, wobei insbesondere neue Substanzen die Aufmerksamkeit des BfArM beanspruchen. Der Antrag für die Genehmigung einer klinischen Prüfung kostet derzeit ca. € 4 000.
Während das BfArM erst seit einigen Jahren für wissenschaftliche Diskussionen zur Verfügung steht, ist das PEI bereits seit vielen Jahren im In- und Ausland für seine wissenschaftliche Expertise bekannt. Ähnlich wie beim BfArM können Vorbesprechungen vor Einreichung eines Prüfgenehmigungsantrages arrangiert werden. Die Kosten bewegen sich im Rahmen dessen, was beim BfArM verlangt wird.

Die Prüfung eines Antrages auf eine klinische Prüfung geht den gleichen formellen und inhaltlichen Gang.
Insgesamt kann man sagen, dass die Ablehnungsquoten klinischer Prüfungen beim BfArM derzeit weniger als 1 % und beim PEI weniger als 5 % betragen.
Die meisten Beanstandungen, die zu Rückfragen und Verzögerungen führen, liegen in der präklinischen Sicherheitsuntersuchung sowie bei der Nutzen-Risikobewertung, die nach Aussage beider Behörden meist nicht ausreichend referenziert ausgearbeitet wird.

2.2.10 Datenschutz

Der Datenschutz auf europäischer Ebene ist durch die europäische Direktive zum Schutz persönlicher Daten geregelt. Wie jede Direktive ist diese in nationales Recht umgesetzt worden, wobei in Deutschland ein Teil Bundes- und ein anderer Teil Landesrecht ist.
Als schützenswert werden in der europäischen Direktive die Daten gesehen, die von persönlicher Bedeutung sind, d. h. solche, die einem Dritten nicht mitgeteilt würden. Die europäische Direktive macht aber bereits in der Definition Ausnahmen: wenn es der Forschung dient, um Schaden von anderen abzuwenden und um ein öffentliches Gut zu schützen.
In der Direktive wurde festgelegt, dass personenbezogene Daten grundsätzlich gespeichert werden dürfen, wenn ein Einverständnis vorliegt.
Weitere Ausnahmen werden im Gesundheitssystem gemacht. Dies ist jedoch in der Direktive unscharf beschrieben, so dass dem englischen Datenschutzgesetz eine ausführliche Checkliste zur Bestimmung dieser Ausnahmen mitgegeben wird.
Die europäische Direktive sieht die Schweigepflicht insbesondere bei Ärzten und Rechtsanwälten vor. Im Gegensatz zum deutschen Gesetz, welches streng zwischen der Anonymisierung und der Pseudonymisierung unterscheidet, wird diese Begrifflichkeit dort nicht weiter ausgeführt. Ein weiterer wichtiger Begriff bei der Direktive ist der *Safe Haven*, also der »sichere Hafen« für Daten. Damit sind Territorien außerhalb der EU gemeint, die sich verpflichtet haben, vergleichbare Regeln auf den Schutz persönlicher Daten anzuwenden, wie sie in der EU-Direktive vorgeschrieben sind.
Die Umwandlung der Richtlinie 590/46/EC ins Bundesdatenschutzgesetz (BDSG) hat Einfluss auf das Strafrecht. Im § 203 Abs. 1 Satz 1 werden Verstöße gegen den Datenschutz beschrieben und strafrechtlich bewehrt.
In der Praxis spielt für Ärzte die Berufsordnung, insbesondere der § 9 (Schweigepflicht) eine Rolle. Bei klinischen Prüfungen, bei denen in der Regel die Pseudonymisierung angewandt wird, erhält der Prüfer den Schlüssel, um gegebenenfalls einzelne Patienten identifizieren zu können. Dennoch kann unterschiedlichen Akteuren ein unterschiedlicher Kenntnisstand zugesprochen werden. Während der Prüfer pseudonymisierte Daten weiterleitet, sind die Daten z. B. für die FDA, die diesen Schlüssel nicht erhält, anonymisiert. Eine primäre Anonymisierung wird bei rein epidemiologischen Fragestellungen durchgeführt, bei denen auf den einzelnen Fall nicht mehr zurückgegangen werden soll. Dadurch kann bei solchen Studien ein Einverständnis des Patienten im Sinne des Datenschutzgesetzes entfallen, wenn man nicht plant, die Quelldaten zur Verifizierung zu überprüfen.
Kritisch im Bereich des Datenschutzes ist vor allem die Pharmakogenomik, bei der der Umfang der zu sammelnden Daten das Recht auf Unwissen, eine erneute Zustimmung und der Verbleib der Daten in der Patientenakte (Interesse bei Versicherungen? Arbeitgebern?) eine Rolle spielen.
Der Datenschutz hat im deutschen Recht seine Grenzen: Der Patient darf seine Daten nicht selbst löschen, wenn er aus einer klinischen Prüfung ausscheidet, sofern diese die Arzneimittelsicherheit betreffen. Über diesen Sachverhalt wird aufgeklärt und der Patient muss dieser Regel zustimmen. Allerdings ist im Ein-

zelfall festzulegen, welche Daten gespeichert werden müssen, wenn der Patient seine Einwilligung zur Teilnahme an der Studie widerrufen hat. Als Widerruf gilt jedoch nicht, wenn der Patient einfach nicht mehr zu den Besuchsterminen erscheint, aber keine Erklärung abgibt.
Bei klinischen Prüfungen in Deutschland ist es zweckmäßig, die von der Arbeitsgemeinschaft der medizinischen Ethikkommissionen vorgeschlagene Datenschutzerklärung zu verwenden, auch wenn einzelne Juristen in pharmazeutischen Unternehmen diese für suboptimal halten. Unklar ist, ob das Geburtsdatum (ohne Initialen) verwendet werden darf, da keine Einigkeit zwischen den Datenschutzbeauftragten der Bundesländer vorliegt. Derzeit wird die Verwendung der Geburtsdaten ohne zusätzliche Initialen »toleriert«.

2.2.11 Medizinprodukte

Medizinprodukte sind Produkte, die direkt beim Menschen zum Einsatz kommen oder die der Diagnostik dienen, mit der z.B. Körperflüssigkeiten analysiert werden. Die Prüfung und Zulassung von Medizinprodukten sind nach dem Medizinproduktegesetz (MPG) geregelt. Bei Kombinationen aus einem Medizinprodukt und einem Arzneimittel, z.B. bei einem inhalativen Betamimetikum, sind beide Gesetze anzuwenden (Tab. 2-6).
Viele Medizinprodukte werden zur Diagnostik eingesetzt. Je nach dem Grad der Invasivität und des Risikos für den Patienten werden für diese Produkte unterschiedliche Kategorien angewandt (Tab. 2-7).
Die Einreichung bei Ethikkommissionen ist verglichen mit den Vorgaben der AMG stark ver-

Tab. 2-6 Übersicht der Hauptaktivitäten zur klinischen Prüfung von Medizinprodukten nach Studienphase.

Vor Beginn der Prüfung	Während der Prüfung	Nach Abschluss der Prüfung
Allgemeine Anzeigepflicht des Verantwortlichen	Monitoring	Abschlussbericht
Anzeige des Sicherheitsbeauftragten	Meldung und Berichte von Vorkommnissen	Archivierung Sponsor Device Master File (beim Sponsor)
Investigator's Brochure	Audit(s)	Archivierung Prüfer Device Master File (beim Prüfer)
Bestimmung des LKP	Überwachung der Prüfung durch zuständige Behörde	Abmeldung der Prüfung bei EK und Behörden
Prüfplan	Ggf. Beantragung Votum Amendment bei EK	
Kennzeichnung	Update zu Investigator's Brochure	
Vertrag mit Prüfstelle	Ggf. Amendment beantragen	
Patienteninformation und -einwilligungserklärung		
Ggf. Antrag auf Genehmigung bei Anwendung ionisierender Strahlung (BfS)	Update zu Zahl der eingeschlossenen Teilnehmer gegenüber dem Versicherer (sonst ggf. Versicherungsschutz gefährdet)	
Probandenversicherung		
Votum der EK des Prüfleiters		

einfacht. Es gibt eine Liste zertifizierter Ethikkommissionen, und nur bei einer solchen muss eingereicht werden. Der Prozess des »Sich-in-Benehmen-setzens« des AMG entfällt (Tab. 2-8). Die 4. MPG-Novelle, die voraussichtlich 2010 in Kraft tritt, dürfte die Regeln denen einer klinischen Prüfung stark angleichen.
Auch die Meldeverpflichtungen sind entsprechend der im Vergleich mit Arzneimitteln geringeren Gefährdung stark vereinfacht (Tab. 2-9). Die Meldeverpflichtungen sind im internationalen Vergleich ähnlich, wenn auch leichter als in den USA (Tab. 2-10).

Wichtige Aspekte
Deutsches, europäisches und oft auch US-amerikanisches Recht regeln die klinische Prüfung. Obgleich das AMG und die GCP-V im Vordergrund stehen, sollten vor allem die Möglichkeiten des Strafrechts beachtet werden. Hier sind für Klinikärzte – aber auch Sponsoren von Klinikstudien – die

Tab. 2-7 Kategorien von Diagnostika.

Kategorie	Konformitätsbewertungsverfahren	Beispiele
I, Liste A Anhang II 98/79/EG (Hochrisikoprodukte)	Vollständiges QS-System mit Prüfung der Produktauslegung Anhang IV oder Anhang V Chargenfreigabezertifikat	Radioaktiver Tracer für Szintigrafie; stabile Isotope für invasive Anwendungen; Röntgengeräte, therapeutische Lasergeräte
II, Liste B (Risikoprodukte)	Vollständiges QS-System ohne Prüfung der Produktauslegung EG-Baumusterprüfung	Kernspintomografie; Stents bei kardiologischen Interventionen
III, Diagnostika zur Eigenanwendung (OTC-Diagnostika)	Verfahren wie Gruppe I oder II oder Anhang III	Blutzuckerselbstmessgerät; Messstreifen, Peakflow-Messgeräte
IV, alle übrigen (niedrigstes Gefährdungspotential)	Selbstzertifizierung	Zählkammern bei Mikroskopie, Waagen

OTC = Over the Counter, d. h. freiverkäuflich; QS = Qualitätssicherung

Tab. 2-8 Einreichung von Medizinprodukten bei Ethikkommissionen.

Inhalt und Aktivität	Bemerkungen
§ 20, Abs. 7 MPG: zustimmendes Votum einer EK, die beim BfArM registriert ist	Frühzeitiger Dialog empfohlen, da anders als bei AMG keine Fristen bestehen
§ 20, Abs. 8 MPG: EK mit mind. 5 Mitgliedern berät über ethische und rechtliche Gesichtspunkte und prüft Voraussetzungen für Genehmigung	Liste von akkreditierten EKs im Internet vorhanden
Einzureichende Unterlagen (ähnlich wie bei Arzneimitteln)	• Prüfplan • Patienteninformation und -einwilligungserklärung • Lebenslauf (Curriculum Vitae, CV) des LKP, Name und Anschriften aller Prüfer • Probandenversicherung • Investigator's Brochure • Methode der Patientenrekrutierung • Prüfervertrag und Honorar des Prüfers • Zahlungen an Patienten (ggf.)

BfArM = Bundesinstitut für Arzneimittel und Medizinprodukte; MPG = Medizinproduktegesetz

Paragrafen zu Korruptionstatbeständen besonders zu beachten.
Eine besondere Stellung nimmt das Arbeitnehmererfindungsrecht ein, wenn während einer Studie Erfindungen gemacht werden und diese kommerziell verwertbar sein könnten. Dies ist im Prüfervertrag zu regeln, wobei deutsches Recht nicht außer Kraft gesetzt werden kann.

2.3 Regulatorisches Umfeld

Das regulatorische Umfeld beinhaltet Gesetze und Vorschriften ohne Gesetzescharakter. Zu den Gesetzen gehören im Wesentlichen die der europäischen Gemeinschaft, insbesondere die *Regulations*, sowie für die meisten klinischen Prüfungen, die transatlantisch laufen, die Vorschriften der FDA. Hinzu kommen nationale

Tab. 2-9 Meldung von Medizinproduktprüfungen bei zuständiger Überwachungsbehörde.

Inhalt	Bemerkungen
Allgemeine Beschreibung des Produkts	
Konstruktionszeichnungen und -berechnungen, Herstellungsverfahren und Tests	Zusätzlich Erläuterungen zum Verständnis
Ergebnisse der Gefahrenanalyse	Liste der angewandten Normen gemäß Art. 5 MDD 93/42 sowie aller weiteren Lösungen zur Einhaltung der grundlegenden Anforderungen der Richtlinie
Zustimmende Stellungnahme der EK	Gilt als Genehmigung für Klasse IV; bei Produkten Klasse IIa oder IIb gilt implizite Genehmigung nach 60 Tagen, ansonsten explizite Genehmigung
Erklärung des Herstellers	• Prüfplan • Patienteninformation und -einwilligungserklärung • Bereithaltung der Dokumentation • Nachweis sicherheitstechnischer Unbedenklichkeit • Zusicherung der Bereithaltung des Produkts für Inspektionen • Kopie der Probandenversicherungspolice

MDD = Medical Device Directive (Europäische Medizinprodukterichtlinie)

Tab. 2-10 Meldeverpflichtungen für Medizinprodukte im internationalen Vergleich.

	Deutschland	EU	USA
Vorkommnisse (incidents)	Unverzüglich (bei Gefahr im Verzug), ansonsten in weniger als 30 Tagen	In weniger als 10 Tagen	In weniger als 10 Tagen, bei schwerwiegenden Vorkommnissen innerhalb von 5 Tagen
Beinahe-Vorkommnisse (Near Incidents) und Risiken	s. o.	In weniger als 30 Tagen	In weniger als 30 Tagen
Halbjahresbericht Tod und schwere Verletzungen	nein	nein	ja

Gesetze, vor allem auch die Verlautbarungen der Bundesoberbehörden BfArM und PEI. Diese Verlautbarungen haben Verordnungscharakter und weisen im Einzelnen darauf hin, wie bestimmte Vorschriften der GCP-Verordnung zu interpretieren sind und welche Aktivitäten bei der Genehmigung einer klinischen Prüfung eine Rolle spielen.
Zu den nicht gesetzlichen Regelungen gehören auf europäischer Ebene die *Notes for Guidance*, die sich auf Indikationen oder auf bestimmte Prozesse beschränken können. Weitere nicht gesetzliche Hinweise finden sich bei den Ethikkommissionen, die eine Arbeitsgemeinschaft bilden und dort nicht bindende Vorschläge für den Prozess der Genehmigungserteilung durch die Ethikkommissionen vorschlagen. Auch die einzelnen Beratungsergebnisse von Ethikkommissionen stellen rechtlich Präzedenzfälle dar, auf die man zurückkommen kann. In den Hintergrund getreten sind die Deklaration von Helsinki (Weltärztebund) sowie ICH-ICP. Auf Letztere berufen sich nach wie vor die meisten pharmazeutischen Unternehmen, da sie sich nicht allein auf die europäische Ausformung der *Good Clinical Practice* verlassen möchten.
Für die Beantragung klinischer Studien in Deutschland ist die 3. Bekanntmachung zur klinischen Prüfung von Arzneimitteln am Menschen vom 10.08.2006 besonders wichtig, die gemeinsam von BfArM und PEI erarbeitet wurde (BfArM/PEI 2006). Sie basiert neben der Direktive für klinische Prüfungen auch auf der *Notice to Applicants*, Band 10, EUDRALEX, vom Juli 2006.

2.3.1 Good Laboratory Practice (GLP)

Die *Good Laboratory Practice* (GLP) umfasst europäische und deutsche Standards, die sich mit der Qualität von Arbeiten im Labor, also im (nicht) klinischen oder präklinischen Bereich beschäftigen. Die entsprechenden europäischen Richtlinien sind:

- 1999/11/EG
- 87/18/EG
- 88/320/EG
- 1999/12/EG

Zusätzlich hat die Bundesärztekammer 2002 eine Richtlinie erlassen, in der die Bedingungen für Ringversuche und die Rahmenbedingungen der Qualitätskontrolle eines Labors vorgeschrieben sind. Diese Richtlinie ergänzt die deutsche Eichordnung, in der Definitionen und Regeln, insbesondere der Eichung medizinischer und technischer Geräte, beschrieben sind.
GLP ist auch in der Allgemeinen Verwaltungsvorschrift zum Verfahren der behördlichen Überwachung der Einhaltung der Grundsätze der Guten Laborpraxis (ChemVwV-GLP) beschrieben, die auf Länderebene das Chemikaliengesetz ausformuliert. Dieses beschreibt in § 19 einige Bereiche von GLP, ausgenommen die Analytik der Produktion und die Analytik menschlicher Proben.
Bezüglich der Validierung der Bioanalytik gelten entsprechende Vorschriften des *Committee for Proprietary Medicinal Products* (CPMP) (281/95, 381/95), sowie Vorschriften zur Stabilität von Arzneimitteln, wie sie unter anderem in Eudralex 3ab und 11a vorgeschrieben sind. Es gilt nicht GLP.
Der Gesetzgeber hat darüber hinaus so genannte Referenzzentren definiert, die sich ähnlich wie ein Labor akkreditieren lassen müssen. Bei der Akkreditierung wird folgendes berücksichtigt:

- Analytische und organisatorische Qualität
- Zertifizierung nach ISO IEC 17025, DIN EN ISO 15189 und DIN EN 45001

Um z.B. für biologische Bestimmungen die GLP-Zertifizierung zu erreichen, sind die folgenden Begrifflichkeiten inhaltlich auszugestalten:

- Arbeitsstandard: eine Standardlösung, die als Kontrolle mitgeführt wird
- Bestimmungsgrenze: die Konzentration der Substanz, die noch mit der Genauigkeit

einer Standardabweichung gemessen werden kann
- Nachweisgrenze: geringste überhaupt noch nachweisbare Konzentration
- Genauigkeit: jeweils die Übereinstimmung der gemessenen Werte eines Arbeitsstandards mit dem am Referenzzentrum gemessenen Wert desselben Arbeitsstandards
- Präzision: die Varianz mehrerer Messungen
- Robustheit: die Variabilität bei Verletzung bestimmter messtechnischer Rahmenbedingungen
- Selektivität: die Genauigkeit und Unterscheidungsfähigkeit der Messung bei Störsubstanzen
- Sensitivität: die Empfindlichkeit der Messung (s. a. Bestimmungsgrenze)
- Vergleichbarkeit: die Korrelation der Messwerte über eine Konzentrationskurve mit einem anderen Test
- Wiederholbarkeit: die Konstanz der Messung der Werte, wie z. B. der Blutprobe eines Individuums bzw. eines Individuums an mehreren Messtagen

Zu den logistischen Voraussetzungen von GLP gehören im Wesentlichen die Einhaltung der Vorschriften für die Messung, der Gesundheitsvorschriften für die Mitarbeiter, der Dokumentation der Unterlagen und der Sicherstellung der Qualitätsparameter, wie sie z. B. unter Arbeitsstandard, Bestimmungsgrenze, Genauigkeit, Präzision und Nachweisgrenze niedergelegt sind.
Eine Zertifizierung gilt nur für eine bestimmte Zeit. Für biologische Tests gelten darüber hinaus besondere Bedingungen, da die Durchführungsvorschrift als Grundlage herangezogen wird. Oft besteht kein Referenzzentrum, so dass neue biologische Tests bezüglich GLP auf unsicheren Füßen stehen.

2.3.2 Good Manufacturing Practice (GMP)

Die *Good Manufacturing Practice* (GMP) ist auf europäischer Ebene festgelegt und in Deutschland u. a. in der Pharmabetriebsverordnung (PharmBetrV) definiert. Entscheidend sind die RL 2001/83/EG und RL 2003/94/EG.
Im Einzelnen gelten die folgenden Bestimmungen:
- Der Inhaber der Herstellerlaubnis ist verpflichtet, die entsprechenden Regeln einzuhalten (Art. 46, RL 2001/83/EG).
- Der Sponsor muss sicherstellen, dass die Herstellung und Prüfung des Prüfpräparats den Angaben des Technischen Dossiers zum Prüfpräparat entspricht und die Herstellungsbetriebe und Prüflaboratorien für diese Tätigkeiten geeignet sowie zu deren Ausübung berechtigt sind. Bei Verwendung zugelassener Arzneimittel im Sinne des § 5, Abs. 8 gelten die Anforderungen als erfüllt, soweit der Sponsor bis auf die Kennzeichnung keine weiteren Herstellungsvorgänge unternimmt (GCP-V, § 4).
- Von Prüfpräparaten sind ausreichende Muster sowie das Kennzeichnungs- und das bedruckte Verpackungsmaterial jeder Herstellungscharge mindestens zwei Jahre nach Abschluss oder Abbruch der jeweiligen klinischen Prüfung aufzubewahren (PharmBetrV, § 8).
- Bei Prüfpräparaten muss der Stufenplanbeauftragte in Zusammenarbeit mit dem Sponsor Beanstandungen systematisch aufzeichnen und überprüfen. Wirkungsvolle systematische Vorkehrungen müssen außerdem getroffen werden, damit eine weitere Anwendung der Prüfpräparate verhindert werden kann, sofern dies notwendig ist. Der Stufenplanbeauftragte hat jeden Mangel zu dokumentieren und zu untersuchen. Er muss die zuständige Behörde unverzüglich davon unterrichten und dabei auch mitteilen, an welche Prüfstellen innerhalb und außerhalb des Geltungsbereiches das Prüfpräparat ausgeliefert wurde.

- Ausgangsstoffe wie Wirkstoffe, Hilfsstoffe und Primärpackmittel dürfen nur von freigegebenen bzw. zugelassenen Lieferanten bezogen werden.

Weitere Vorschriften finden sich in Eudralex Vol. 4, Annex 13. Interessant ist auch der Vergleich zwischen Arzneimitteln und Medizinprodukten (Tab. 2-11). Besondere Regeln gelten für Biotechnologieprodukte (Tab. 2-12).

Tab. 2-11 Regulatorische Anforderungen bei Arzneimitteln im Vergleich zu Medizinprodukten.

Parameter	Arzneimittel	Medizinprodukt
Gesetz	AMG, GCP-V	MPG
Qualität	GMP, Arzneibuch, Pharmakopöen	GMP, EN-Produktnormen
Sicherheitsprüfung	Pharmakologie, Toxikologie	Biologie, ggf. Toxikologie, sicherheitstechnische Unbedenklichkeit
Klinische Prüfung	Wirksamkeit und Unbedenklichkeit	Funktionsnachweis und Sicherheit
Genehmigung der Prüfung	EK/BOB	EK; Anzeige bei zuständiger Behörde
ICH, Normen	ICH-GCP	ICH-GCP, ISO 14155-1, -2
EG-Regularien	GLP, GMP, PharmBetrV, DIN 9001–9004, QA/QC	QS, GMP, DIN EN 46001/2
Zulassungsantrag	Notice to Applicants (USA: NDA, PLA)	Konformitätsbewertung (93/42, 90/385, 98/79)
Zulassungstyp	Zentrale Zulassung, Mutual Recognition, Procedure, nationale Zulassung	MP IIa; MP IIb–III; EG-Zertifizierung
Kennzeichnung	Handelsname, INN, Zulassungsnummer	Handelsname, CE-Kennzeichnung, Nummer der benannten Stelle

AMG = Arzneimittelgesetz; CE = Communauté Européenne; GLP = Good Laboratory Practice; INN = International Non-Proprietary Names (Internationaler Substanzname); MP = Medizinprodukt; NDA = New Drug Application; PharmBetrV = Pharmabetriebsverordnung; PLA = Product License Application; QA/QC = Quality Assurance/ Quality Control

Tab. 2-12 Klassifikation von Biotechnologieprodukten.

Biochemische Gruppe	Produkt-Gruppe			
	Hormone, Zytokine u. a. Regulationsfaktoren	Blutprodukte	Monoklonale Antikörper	Vakzine
Identische Polypeptide und Proteine	z. B. Humaninsulin	z. B. Faktor Xa	–	–
Nahe verwandte Polypeptide und Proteine	z. B. Insulin-Analoga	z. B. Peginterferon	z. B. anti-ICAM, humanisiert	z. B. Influenza
Entfernt oder nicht verwandte Polypeptide und Proteine	z. B. Schweine-Insulin	–	z. B. Etanercept	–

ICAM = Intercellular Adhesion Molecule; RNA = Ribonucleic Acid (Ribonukleinsäure)

2.3.3 Good Clinical Practice (GCP)

Good Clinical Practice (GCP) ist aus der Erfahrung der Nürnberger Prozesse 1949 sowie verschiedenen Missbräuchen im Laufe der nachfolgenden Jahrzehnte entstanden. Während die europäische Gemeinschaft ihre erste Direktive 1975 schrieb, folgten die Regelungen der FDA 1977 und die *ICH-Guideline* für GCP 1996 (Tab. 2-13). Die wichtigsten Elemente von GCP sind die Definition von Sponsor, Monitor und Prüfarzt. Vor allem wichtig aber sind die beiden Prinzipien, die GCP leiten:

- Der Schutz des Patienten
- Die Integrität der gewonnen Daten, d.h. Schutz der wissenschaftlichen und inhaltlichen Validität

Die Unterschiede zwischen den *ICH-Guidelines* ohne Gesetzeskraft einerseits und der in nationales Recht umgesetzten europäischen Direktive und den FDA-Regularien andererseits sind in der Praxis fast zu vernachlässigen. International operierende pharmazeutische Unternehmen berufen sich grundlegend auf die *ICH-Guidelines*, die sich allerdings zu über 90% mit den lokalen Gesetzen überlappen.
Dennoch gilt das Arzneimittelgesetz in Deutschland im zivil- und strafrechtlichem Sinne als das wichtigste Gesetz. Sobald jedoch eine so genannte IND-Studie erfolgt, so gelten ebenso die Regeln der US-Behörde, sofern nicht etwa beim Datenschutz gegen deutsches Recht verstoßen wird. Im letzteren Fall gewährt die FDA eine Ausnahme, die allerdings dokumentiert und begründet sein muss.
Bei der Verteilung der Aufgaben unterscheidet GCP ursprünglich noch zwischen Sponsor, d.h. den die Studie initiierenden natürlichen oder nicht natürlichen Personen, dem Monitor, der die ordnungsgemäße Durchführung der Studie vor Ort sicherstellt, und dem Prüfarzt. In der Regel – und das macht auch die 15. AMG-Novelle – unterscheidet man nur noch zwischen dem Sponsor sowie dem Prüfarzt und der dazugehörigen Prüfstelle. Dies trägt dem Faktor Rechnung, dass der Monitor in den meisten Fällen vom Sponsor beauftragt wird und gelegentlich auch voll und ganz zur Organisation des Sponsors gehört. Umgekehrt darf der Sponsor alle Aufgaben an andere Organisationen, wie z.B. *Clinical Research Organisations* (CRO; Auftragsforschungsinstitute), übertragen, wobei er aber die letztendliche Verantwortung nicht delegieren kann. Dies gilt auch für sogenannte nicht-kommerzielle Sponsoren.
Ein weiteres wichtiges Element ist die unabhängige Ethikkommission, deren Votum für eine klinische Prüfung benötigt wird und die (semi-kontinuierlich) den Fortgang der Prüfung überwacht. Zentral für den Schutz der Patienten sind Aufklärung und Einverständniserklärung. Hier wird vor allem auf die Beschreibung der Studie, die Freiwilligkeit, die Fähigkeit des Patienten, die Tragweite, Bedeutung und Ausmaß der Studie zu überblicken, erläutert. Wichtig ist auch, dass ein Patient jederzeit und ohne Angabe von Gründen das Recht haben muss, aus der Studie auszuscheiden (Tab. 2-14).

Schutz der Patienten

Die zentrale Frage des Schutzes des Patienten muss an der Balance zwischen Nutzen und Risiko festgemacht werden (Califf et al. 2003; Lenk et al. 2004). Dazu kann man die Studien

Tab. 2-13 Elemente der Good Clinical Practice (GCP).

- Definitionen
- Pflichten (Sponsor, Monitor, Prüfer)
- Ethikkommission
- Aufklärung und Einwilligungserklärung (Informed Consent)
- Monitoring und Quelldatenkontrolle (Source Data Verification, SDV)
- Dokumentation, Audit-Trail
- Meldung unerwünschter Ereignisse
- Audit
- Standard Operating Procedures (SOP)
- Archivierung

in verschiedene Klassen unterteilen (Neutel 2004):

- **Nicht kontrollierte Studie einer neuen Behandlung:** Diese sind meist nicht problematisch, sofern andere therapeutische Alternativen versucht wurden oder nicht anwendbar sind. Problematisch wird es, wenn noch Alternativen zur Verfügung stehen. Die Patienten sind wegen ihrer oft ausweglosen Lage besonders verwundbar und benötigen besonderen Schutz.
- **Randomisierte Studie mit Kontrollgruppe, welche die beste Standardbehandlung erhält:** Es gibt keine ethischen Einwände, wenn tatsächlich vermutet werden kann, beide Therapien seien vergleichbar gut.
- **Randomisierte Studie mit Placebokontrolle:** Sie ist akzeptabel, wenn dem Patienten eine Alternative nicht vorenthalten wird, die Risiken des Vorenthaltens minimal sind oder der Patient dennoch einwilligt.
- **Studien ohne bekannten Nutzen oder Risiko für den einzelnen Patienten:** Diese haben ein hohe sozialethische Akzeptanz.

Tab. 2-14 Inhalte der Patientenaufklärung und Zustimmung.

Inhalt	Bemerkungen
Ziel, Wesen, Bedeutung und Tragweite der klinischen Prüfung	
Forschungsaspekt	V. a. im Hinblick auf andere therapeutische Optionen, die zugelassen sind
Patientenanzahl	Nach Möglichkeit Hinweise auf bisherige Zahl der exponierten Personen
Auswahl der Patienten, Zuteilung zu den Behandlungen	Randomisierung erklären
Andere Behandlungsoptionen	Beipackzettel anfügen
Diagnostische und therapeutische Maßnahmen	V. a. Maßnahmen, die über den Standard hinausgehen
Mögliche Risiken	V.a. medizinische Risiken
Mögliche Vorteile	V. a. medizinische, auch auf Vorteile für andere Patienten hinweisen
Versicherung	Umfang, Aufgaben und Pflichten des Patienten: ansonsten Versicherungsschutz gefährdet
Aufzeichnung und Weitergabe von Daten	Schweigepflichtentbindung
Einsicht in Krankenunterlagen	Beschränkung auf Monitore und Behörden
Weitergabe der Daten an Behörde und Sponsor	Hinweis und Erklärung der Pseudonymisierung
Freiwilligkeit der Teilnahme, jederzeit Ausstieg ohne Begründung und ohne Nachteile möglich	Hinweise, was bei Widerruf mit den erhobenen Daten geschieht!
Umstände, die zum Beendigen der Studie führen können	Genau erklären; rein kommerzielle Gründe sind nicht zulässig; auch die Gründe für die Beendigung bei einem einzelnen Patienten sind möglichst genau zu beschreiben, z. B. definierte Verschlechterung bestimmter Parameter
Kontaktperson	Siehe Bundesoberbehörde
Aushändigung einer Kopie an Patienten	Eigentlich »2. Original« (trägt Originalunterschrift von Prüfer und Patient)
Datenschutzerklärung	Mit Datum und Unterschrift separat von Studieneinwilligung

- **Studien mit keinem oder geringem Risiko aber Vorteilen für den Teilnehmer, die in der Teilnahme an der Studie selbst liegen:** Solche Studien sind nicht bedenklich, sofern keinerlei Zwang auf den Patienten ausgeübt wird.
- **Studien ohne direkten Nutzen, aber mit klaren Risiken:** Dies ist typisch für Phase-I-Studien am Gesunden. Sie benötigen daher besondere Überwachung, insbesondere dürfen für die Teilnahme keine »Risikoprämien« gezahlt werden.

Der Schutz der Patienten wird traditionell von unabhängigen Komitees für Datenmonitoring, Ethikkommissionen oder Sponsoren wahrgenommen. Dabei ergeben sich folgende Schwierigkeiten, die eine exakte Überwachung einer Studie erschweren:

- Aus den unerwünschten Begleiterscheinungen lassen sich keine einfachen Schlussfolgerungen für die Arzneimittelsicherheit ziehen. Dem könnte man begegnen, indem man die Daten zeitnah elektronisch übermittelt und der Ethikkommission eine kontinuierliche Überwachung der Daten erlaubt.
- Die Praxis der Einzelberichterstattung (INDSR, SUSAR) führt dazu, dass man den Wald vor Bäumen nicht sieht (Abb. 2-2).
- Das Komitee für Datenmonitoring hat keinen exakten Plan, nach dem die Überwachung stattfindet, oder es fehlen Kriterien, nach denen eine Entblindung der Daten vorgenommen wird.
- Der Ethikkommission fehlt es an (mindestens) einem Experten für das Fachgebiet, in dem die klinische Prüfung stattfindet.

Dem Monitoring wird bei der GCP eine große Bedeutung zugemessen. Hier haben sich mit dem *Electronic Data Capture* (EDC), bei dem die Originaldaten elektronisch erhoben werden, einige Veränderungen ergeben, auf die noch später eingegangen wird. Dennoch bleibt, dass der Monitor regelmäßig die erhobenen Daten mit den Daten in der Patientenakte abzugleichen hat, soweit sie nicht elektronisch oder im Papierdokument als Originaldaten definiert worden sind. Zumindest aber ist sicherzustellen, dass der Patient existiert, ferner, dass er in Studie aufgenommen hätte werden dürfen und dass die entsprechenden Visiten tatsächlich stattgefunden haben.

Ein weiteres Element ist die Meldung unerwünschter Ereignisse. Diese sind im Arzneimittelgesetz detailliert erläutert, insbesondere bezüglich der Meldevorschriften je nach Schweregrad.

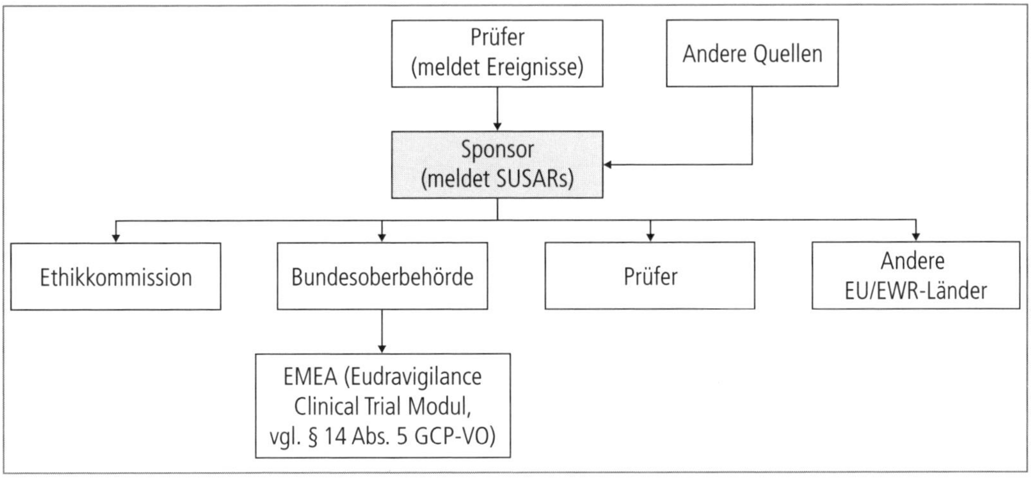

Abb. 2-2 Meldung von SUSARs nach AMG und GCP-V.

Anders als das Monitoring ist das Audit ein vom Monitoring unabhängiges Element der klinischen Prüfung. Beim Audit wird GCP hier nicht zur Qualitätskontrolle eingesetzt, sondern die Qualitätssicherung steht im Vordergrund.

Ein Audit kann ohne *Standard Operating Procedures* (SOP) nicht existieren. Gemeint sind Regelungen, die die Abläufe im Einzelnen klären. Sie werden von den Sponsoren aufgestellt, und die Mitarbeiter werden in diesen geschult. Die SOPs sind der Maßstab, an dem sowohl Monitore als auch das System der klinischen Prüfung eines Sponsors gemessen werden.

Am Abschluss der Studie stehen die Archivierungsvorschriften, die mittlerweile sehr rigide geworden sind. Sie unterliegen, insbesondere wegen der elektronischen Archivierung, einer ständigen Änderung. Die Medien für elektronische Archivierung sind wegen ihrer nicht bewiesenen Dauerhaftigkeit unter Umständen anfälliger als Papierausdrucke, worauf im Weiteren noch eingegangen wird.

Im Folgenden soll auf die Verpflichtungen des Prüfarztes oder Prüfers nach GCP eingegangen werden. Auch wenn die europäische Direktive zu GCP Erleichterungen für *Investigator-initiated Trials* (IIT; auch *Investigator-sponsored Trials*, IST) angeregt hat, sind diese vom deutschen Gesetzgeber nicht umgesetzt worden, da der Schutz der Patienten wichtiger erschien. Auf einen Fall wird vor allem nicht besonders eingegangen: Wenn Prüfer und Sponsor (fast) zusammenfallen. Hier gibt es keine inhaltlichen Änderungen, es addieren sich lediglich die Verantwortungen (Tab. 2-15).

Qualifikation

Vom Prüfarzt wird verlangt, dass er Arzt ist (in besonderen Fällen bei zahnmedizinischen Fragestellung Zahnarzt). Voraussetzung ist eine Approbation oder vergleichbare Bevollmächtigung. Dies gilt auch für den Leiter der klinischen Prüfung, bei dem zusätzlich noch 2 Jahre Erfahrung im Durchführen klinischer Prüfungen nachgewiesen werden müssen. In der 15. AMG-Novelle wird präzisiert, dass diese Erfordernis nur für LKP gilt. Die Kenntnis soll sich auf das Indikationsgebiet beziehen, wobei die Grenzen fließend sind, da z. B. der Allgemeinmediziner oder Internist eine sehr breite Ausbildung hat. Dennoch kommt es vor, dass ein Prüfarzt gelegentlich wegen mangelnder Qualifikation abgelehnt wird, wenn ihm z. B. eine bestimmte Zusatzbezeichnung fehlt. Davon zu unterscheiden ist eine Ablehnung, die darauf basiert, dass eine Substanz in einer frühen Entwicklungsphase getestet werden soll und zu Nebenwirkungen noch wenig bekannt ist.

Zu beachten ist ferner, dass bei Minderjährigen mindestens die Aufklärung und Einwilligung durch einen im Umgang mit Minderjährigen erfahrenen Arzt zu erfolgen hat; bei Kindern ist das in der Regel ein Kinderarzt, bei Heranwachsenden könnte auch ein erfahrener Arzt diese Aufgabe übernehmen.

Die Kenntnisse zur Prüfsubstanz, die über die IB zu vermitteln sind, gehören ebenso dazu wie die Fähigkeit, nach GCP zu arbeiten. Letzteres wird teilweise nicht positiv nachgewiesen, sondern durch Abwesenheit von Auffälligkeiten bei früheren klinischen Prüfungen. Der Nachweis, nach GCP zu arbeiten, über Zertifizierung und Rezertifizierung wird derzeit durch Initiativen von Prüfärzten diskutiert. Diesen Nachweis kann der Prüfer nicht selbst darlegen, sondern muss ihm von anderen, z. B. Kursveranstaltern oder dem Sponsor, bestätigt werden. Zumindest sollte z. B. bei einem Prüfertreffen GCP in den Schwerpunkten geschult werden. Neben der Teilnahme an der Schulung muss deren Dauer sowie Inhalt ausreichend detailliert (Schulungsunterlagen, Zusammenfassung) dargelegt werden. Geschätzt wird es auch, wenn für den Erhalt des Zertifikats eine (kleine) Prüfung oder ein Test abgelegt werden musste. Man kann davon ausgehen, dass eine solche Einführung für Ärzte, die noch keinerlei Erfahrungen mit klinischen Prüfungen haben, mindestens einen Tag dauern muss. Sinnvoll ist es, solche Präsenzveranstaltungen durch e-Learning zu ergänzen. Oft geben Ärzte Erfahrungen in »Studien« an, meinen aber Anwendungsbeobachtungen.

Der Prüfarzt muss die Erlaubnis für Monitoring und Auditing geben, da ohne diese eine klinische Prüfung nicht durchgeführt werden kann.

Ressourcen

Der Prüfer benötigt eine Prüfstelle, die in ihrer Infrastruktur für die klinische Prüfung geeignet ist. Die 15. AMG-Novelle erlaubt der BOB eine Prüfstelle wegen mangelnder Eignung abzulehnen (§ 42). Er kann auch auf andere Ressourcen zurückgreifen, wie z.B. eine Zusammenarbeit mit anderen Fachärzten. Letzteres bietet sich dann besonders an, wenn die Patienten eigentlich beim »Hausarzt« sind, die technische Ausstattung für die notwendigen Untersuchungen jedoch nur in einer Klinik vorhanden ist. Die Ressourcen bezüglich des Personals sind ebenfalls zu berücksichtigen, sowohl deren spezifische Ausbildung als auch

Tab. 2-15 Pflichten des Prüfers.

Kriterien	Pflichten	Bemerkungen
Qualifikation	• Indikationsbereich • Prüfsubstanz • GCP • Monitoring • Audit	Feasibility, Prä-initiierungsdokumentation; Sponsor muss Nachweis darstellen, insbesondere für GCP (bei Ärzten ohne Vorerfahrung)
Ressourcen	• Patienten • Zeit • Infrastruktur und Technik	Hauptprüfer von mehreren Prüfern: Organisationsverantwortung an der Prüfstelle; unbedingt vertraglich regeln
Patientenversorgung	• Qualifikation • Information an Hausarzt	Patient muss zustimmen
Kommunikation mit Ethikkommission	• Positives Votum • Zustimmung zu Änderungen von Prüfplan und Patienteninformation • Jahresbericht • Abschlussbericht	Wird i. d. R. vom Sponsor übernommen
Prüfplan	• Unterschrift • Vertrag mit Sponsor	Bezugnahme auf Prüfplan im Vertrag; bei Kliniken auch Unterschrift der Klinikverwaltung
Studienmedikation	• Empfang • Lagerung • Ausgabe an Patienten • Rückgabe der Restmedikation am Studienende	Als Drug Accountability zusammengefasst
Aufklärung und Einverständnis der Patienten	• Datiert und unterzeichnet, zweite Fassung für Patienten	Möglicherweise müssen Patienten nochmals einwilligen, wenn Nutzen-Risiko-Balance stark verändert ist
Arzneimittelsicherheit	• Unverzügliche Meldung aller schwerwiegenden unerwünschten Ereignisse an Sponsor • Dokumentation der nicht schwerwiegenden Ereignisse im Prüfbogen	
Dokumentation	• Komplett, korrekt, zeitnah	Archivierung der Unterlagen mind. 15 Jahre nach Abschluss der Prüfung, bei Studien mit ionisierenden Strahlen 30 Jahre

die Möglichkeit, klinische Prüfungen mit vielen Patienten und/oder vielen Visiten zu organisieren. Dies bedeutet auch, dass ausreichend Zeit vorhanden sein muss. Gelegentlich wird dieser Bereich recht locker gehandhabt, indem etwa eine kleine Praxis mit Prüfer und einer Helferin in eine klinische Prüfung übernommen wird. Spätestens aber bei Urlaub treten oft erhebliche Ausfälle auf und Visiten können gelegentlich nicht eingehalten werden. Professionell ist auch die Frage zu beleuchten, inwieweit der Prüfer über die geeigneten Patienten verfügt. Hierbei überschätzt der Prüfer in der Regel die Anzahl der möglichen Patienten, so dass die Sponsoren je nach Schwierigkeitsgrad der Studie einen Divisor zwischen 2 und 10 anwenden sollten, um zu realen Werten zu kommen. Die oft empfohlene Methode, in den Unterlagen der Klinik nachzusehen und für einen definierten Zeitraum der Vergangenheit die geeigneten Patienten aufzulisten, hat sich als nicht besser erwiesen als die offene Frage, wie viele Patienten der Arzt einschließen könnte. Ungünstig ist es, wenn der Sponsor als geschlossene Frage formuliert, ob er x Patienten im Zeitraum y einschließen könne (die Antwort lautet meist »ja«).
Besondere Bedeutung hat diese Aufgabe dann, wenn der Prüfer nicht alleine an einer Prüfstelle arbeitet, sondern mit mehreren Prüfern. Dann muss einer dieser Prüfer zum Hauptprüfer (*Principal Investigator*) bestimmt werden. Seine Aufgaben können mit denen der anderen Prüfer identisch sein, hinzu kommt jedoch die gesamte Organisationsverantwortung an der Prüfstelle. Unterzeichnet er als einziger den Vertrag, so muss er nachweisen, dass die anderen Prüfer und das Personal mit dem Prüfplan und den Regeln von GCP vertraut gemacht wurden. Am besten sollte dafür für jeden Prüfer an der Prüfstelle ein zusätzliches Formular geschaffen werden: Auf diesem vermerkt er mit Datum, dass er den Prüfplan, die IB sowie die Patientenaufklärung und -einwilligungserklärung gelesen und verstanden hat und sich daran halten wird. Die *Amendments* zu IB, Prüfplan und Patienteninformation und -einwilligung muss er ebenfalls unterschreiben und datieren. Eine Unterschrift aller Prüfer unter den Vertrag ist somit nicht notwendig.

Versorgung der Patienten

Die Behandlung der Patienten durch einen qualifizierten Arzt ist sicherzustellen. In einer Klinik muss u. a. bei aller vorhandenen Rotation sichergestellt sein, dass Informationen zur Prüfung nicht fehlerhaft übertragen werden, damit die Patienten in der Studie ordnungsgemäß behandelt werden. In der Realität ist dies gerade in Klinikambulanzen sehr schwer durchzuhalten, da die Rotation gelegentlich weniger als 3 Monate beträgt. Wichtig ist immer den Hausarzt zu informieren, wenn die Patienten nicht vom Hausarzt, sondern in einer Klinik oder einer SMO in die klinische Prüfung gehen, sofern der Patient dies erlaubt. So können mögliche Arzneimittel und sonstige Interaktionen rechtzeitig bedacht und womöglich vermieden werden.

Kommunikation mit der Ethikkommission

Das deutsche Arzneimittelgesetz, wie auch die meisten europäischen Länder, verlangen ein zustimmendes Votum für Prüfplan, Patienteninformation, Einwilligungserklärung und spezielle Rekrutierungsmethoden während der Studie. Ebenso vorgeschrieben sind ein jährlicher Statusbericht und die Übersendung eines Abschlussberichts in Kurzform an die Ethikkommission. In der Praxis wird dies nicht vom Prüfer geleistet, sondern vom Sponsor. Dem Prüfer wird damit insbesondere die Einhaltung der Verpflichtungen und der damit verbundenen Termine sicher garantiert. Dies muss im Vertrag mit dem Prüfer erwähnt werden. Ungeachtet dessen gibt es vor allem an Universitätskliniken mit eigener Ethikkommission Regeln, nach denen ein direkter Kontakt notwendig ist. Sie müssen im Vertrag mit der Prüfstelle berücksichtigt werden.
Es empfiehlt sich, eine Datei anzulegen, in der die spezifischen Punkte jeder EK hinterlegt

sind, z. B. Ansprechpartner, Anforderungen an Format und Medien des Antrags sowie die aktuellen Formblätter des Arbeitskreises Medizinischer Ethikkommissionen (www.ak-med-ethik-komm.de). Diese sind zwar nicht verbindlich, werden aber von 80–90 % der EKs so akzeptiert.

Einhaltung des Prüfplans

Der Prüfplan ist durch Unterschrift zu bestätigen, dies betrifft insbesondere die Art der Aufnahme der Patienten, deren Aufklärung und Einhaltung der prüfplanspezifischen Untersuchungen und Abfolgen. Verletzungen des Prüfplans sind, wenn Patienten dadurch zu Schaden kommen, Beispiele für grob fahrlässiges Verhalten. Die Probandenversicherung schützt hier den Patienten, wird aber den Prüfer in Regress nehmen.
Zusätzlich werden Verträge mit Prüfern abgeschlossen. Bei öffentlichen Kliniken müssen diese Verträge vom Prüfer sowie von der Verwaltung der Klinik unterschrieben sein. Dieses Vorgehen empfiehlt sich aber auch für Privatkliniken, da auch dort der Dienstvorgesetzte des Prüfers zustimmen muss. Vorsicht ist geboten bei Verträgen mit Studienzentralen: Sie ersetzen die Unterschrift des Prüfers oder der Klinikverwaltung i. d. R. nicht.
Es ist Aufgabe des (Haupt-)Prüfers in der Klinik dafür zu sorgen, dass die von ihm geleistete Unterschrift ebenso für die anderen an der Prüfung beteiligten Personen gilt. Es ist umgekehrt Aufgabe des Sponsors, etwa durch finanzielle Sanktionen darauf hinzuwirken, dass der Prüfplan eingehalten wird. Dies geschieht, indem z. B. nicht auswertbare Patienten aufgrund von Prüfplanverletzungen nicht durch den Sponsor honoriert werden.

Umgang mit Studienmedikation

Der Prüfarzt ist für Prüfmedikation verantwortlich, sobald sie die Praxis oder Klinik erreicht und bis sie wieder dieselbe verlässt. Er muss die entsprechende Bilanzierungen auf den vorgesehenen Formblättern vornehmen und die Prüfmedikation sicher und kontrolliert lagern. Die Lagerung spielt heute eine geringere Rolle, da die Medikation häufig über ein elektronisches Randomisierungssystem abgerufen wird, dessen Bedienung der Prüfarzt erlernen muss. Wichtig ist, dass er die Einnahmeinstruktionen dem Patienten erklärt und sicherstellt, dass die Patienten auch leere Behältnisse wieder zurückbringen und dies dokumentiert wird. Die Wege in der Klinik sind unbedingt zu definieren, wenn die Medikation entweder Handelsware sein darf (Phase IV) oder etwa wie Chemotherapeutika aus der Klinikapotheke bezogen wird.
Hierbei ist zu beachten, ob die Prüfmedikation verbrauchsfertig angeliefert wird oder ob der Arzt vor deren Verabreichung noch Schritte unternehmen muss. Handelt es sich um einfache Mischungen oder eine Rekonstitution z. B. eines Lyophilisats in einer Lösung, so ist dies ohne Probleme möglich. Dies hat die 15. AMG-Novelle eindeutig dargestellt (in der 14. war dies missverständlich beschrieben). Wird jedoch mit gefährlichen Substanzen z. B. ionisierender Strahlung oder Alkylanzien gearbeitet oder ein echter Herstellungsschritt verlangt, so darf dies nur von jemandem vorgenommen werden, der eine Herstellungserlaubnis besitzt, wie es bei vielen Klinikapotheken der Fall ist.
Bezüglich der Entblindung, die nur im Notfall passieren soll, ist insbesondere an Wochenenden eine andere Lösung vorzuziehen. Es gibt in Deutschland Giftnotrufzentralen, mit denen ein Vertrag abgeschlossen werden kann, so dass diese eine solche Entblindung außerhalb der Praxiszeiten und vor allem am Wochenende vornehmen können. In der Praxis ist dies jedoch sehr selten notwendig, in einem großen Unternehmen selten mehr als einmal im Monat.

Aufklärung der Patienten und Einverständniserklärung

Es genügt nicht, dass der Prüfarzt die Dokumente dem Patienten zur Unterschrift übergibt und ihm lediglich die Möglichkeit für Fragen offen lässt. Er hat zunächst die Aufgabe, in seinen und für den Patienten verständlichen Worten die Prüfung zu schildern. In der Regel sollten dafür 15 Minuten ausreichen, jedoch kann es vorkommen, dass bei älteren Patienten und komplexen Studien/Indikationen mehr Zeit notwendig wird. Zum Üben hilft es, wenn der Prüfer versucht zunächst einem Kollegen oder Mitarbeiter, am besten aber einem medizinischen Laien, die Studie zu erklären. Dabei kommt es auch darauf an, Unsicherheiten und mangelndes Wissen auf den Tisch zu legen und dem Patienten zu erklären, dass eine etablierte Therapie nicht immer die beste sein muss. Die Einverständniserklärung muss vom Patienten persönlich datiert und unterzeichnet werden. Es ist nicht notwendig, dem Patienten das Dokument zunächst nach Hause mitzugeben, jedoch sollte er nicht zu einer Unterschrift ohne ausreichende Bedenkzeit genötigt werden. Vor allem wird Wert darauf gelegt, dass die Unterschrift einigermaßen leserlich ist. Liegt dieses Dokument nicht vor, so müssen der Monitor und der Auditor davon ausgehen, dass eine Aufklärung und das Einholen der Einverständniserklärung nicht stattgefunden hat oder dass der Patient gar nicht existiert. Die 15. AMG-Novelle erlaubt nun auch die mündliche Zustimmung unter Zeugen, wenn der Patient nicht schreiben kann. Die Zeugen dürfen nicht in einem Abhängigkeitsverhältnis zum Prüfer stehen.

Fallstudie

Informed Consent und Genehmigungsprozess der Patienteninformation und -einwilligung

Das Votum der Ethikkommission ist positiv. Die klinische Prüfung beginnt. Nebenwirkungen lassen jedoch eine ungünstige Nutzen-Risiko-Abwägung vermuten. Der Projektleiter ändert die Patienteninformation und -einwilligung und verteilt diese an seine Prüfärzte. Der LKP wird anschließend informiert. Danach wird die Ethikkommission ins Bild gesetzt.

Kommentar: Erfährt der Sponsor von Sicherheitsrisiken, so muss er immer eigenverantwortlich tätig werden und zwar ohne schuldhaften Verzug. Daher ist die direkte Kommunikation mit den Ärzten nicht nur möglich, sondern auch notwendig. Gleichzeitig müssen aber EK und BOB informiert und ein Amendment vorbereitet werden.

Entgegen landläufiger Meinung gibt es wenige Hinweise, dass Patienten in klinischen Studien im Vergleich zu mit Standard behandelten Patienten ein besseres oder schlechteres Gesamtergebnis erzielen; dies trifft auch für onkologische Indikationen zu (Peppercorn et al. 2004).

Interventionen zur Erhöhung des Verständnisses der Patienteninformation

In einer Meta-Analyse von Studien, die Ansätze zur Erhöhung des Verständnisses der Patienten untersuchten, zeigte sich, dass Methoden zur Vereinfachung der Information, wie z. B. der Ersatz der Texte durch Power-Point-Folien, nur begrenzt wirksam war (Flory u. Emanuel 2004). Auch die Verwendung von kurzen Videofilmen zeigte nur eine geringe Verbesserung. Es gab Hinweise, dass eine Verminderung der Einzelheiten zu den Nebenwirkungen zu einem besseren Verständnis führte, ebenso wie kürzere Sätze, eine Gliederung in viele Absätze mit höhere Schriftgröße und der Verzicht auf technische Sprache. Allerdings gibt es auch Studien, bei denen genau diese Methoden keinen Einfluss auf die Verständlichkeit hatten.

Die einzige wirksame Methode ist das ausführliche, strukturierte Gespräch, insbesondere wenn das Verständnis mehrfach abgefragt wurde oder wenn zusätzlich zum Gespräch visuelle Methoden, z. B. Flipcharts, verwendet wurden.

Arzneimittelsicherheit

Der Prüfarzt ist verpflichtet, alle schwerwiegenden, unerwünschten Ereignisse unmittelbar an den Sponsor zu melden. Außerdem hat der Prüfer jeden Todesfall unmittelbar an die Bundesoberbehörde zu melden, weshalb Doppelmeldungen vorkommen können, da der Sponsor dies auch tun muss (Abb. 2-3). Unmittelbar bedeutet »ohne schuldhaften Verzug«, d.h. zum nächstmöglichen Zeitpunkt. Diese Meldung sollte keinesfalls per Telefon, sondern immer elektronisch oder per Telefax geschehen, wobei der Sponsor diese Formblätter oder Dokumente in den Prüfarztordner ablegen sollte. Der Prüfer ist verpflichtet, bei der weiteren Aufklärung solcher Fälle mitzuwirken, und dies unverzüglich zu tun. Wichtig ist auch, die anderen nicht schwerwiegenden Ereignisse zu melden. Diese werden in der Regel in den Prüfbogen eingetragen, es sei denn, es handelt sich um eine bestimmte Klasse unerwünschter Ereignisse, die einer anderen, vom Sponsor zu definierenden Meldepflicht unterliegt. Solche Ereignisse werden als medizinisch relevant definiert, wie z.B. Hinweise auf Magen-Darm-Probleme bei Studien mit nichtsteroidalen Entzündungshemmern.

Dokumentation

Es ist natürlich, dass zeitnahe, komplette und korrekte Dokumentation verlangt wird. So wird vermieden, dass Gedächtnislücken die Datenlage korrumpieren. In der Realität wird die Dokumentation manchmal Tage oder Wochen nach der Visite durchgeführt, während in der Zwischenzeit auf Notizzetteln dokumentiert wird. Mit der Einführung von *Electronic Data Capture* (EDC) ist dies nun objektivierbar. Eine zeitnahe Dokumentation sollte dann möglich sein, wenn der Prüfer über ein portables Eingabegerät (z.B. Notebook, PDA) verfügt. Über eine *Flatrate* kann umständliches, mehrfaches Einwählen verhindert werden. Voraussetzung für den Echtzeitbetrieb sind schnelle Server, WLAN und UMTS. Die zeitnahe Dokumentation ist wirklich eines der größten Probleme beim Monitoring. Nur über EDC können *Queries* zeitnah formuliert werden, die dann auch zeitnah zu beantworten sind, damit eine vollständige Dokumentation nicht nur Wunsch bleibt. Grundsätzlich nicht abzulehnen sind so genannte *Worksheets*, Hilfsprüfbogen, auf denen zunächst eingetragen wird, was danach elektronisch dokumentiert werden soll. So wird zumindest sichergestellt, dass ein zeitnaher Eintrag erfolgt, wenn auch die Vorteile von EDC so nur bedingt zum Tragen kommen. Die Änderungen sind entsprechend einem *Audit Trail* elektronisch einfach zu dokumentieren. Auf Papier müssen sie datiert und paraphiert werden.

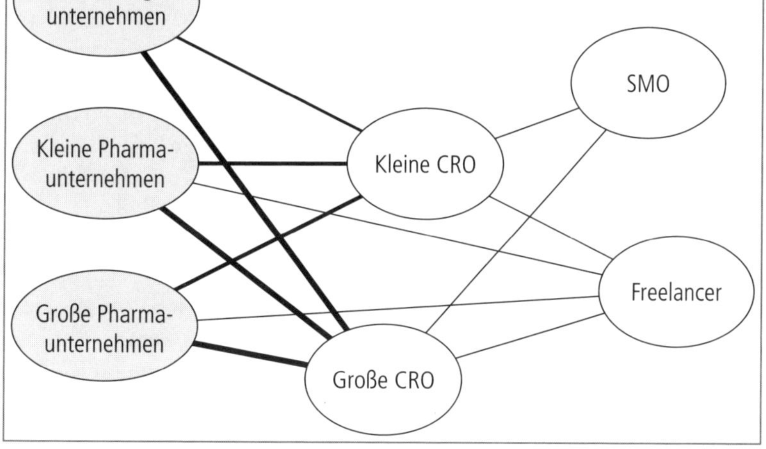

Abb. 2-3 Zusammenwirken unterschiedlicher Firmentypen bei der Arzneimittelentwicklung. Dicke Linien geben häufige, dünne Linien eher weniger häufige Interaktionen zwischen den Akteuren wieder (CRO = Clinical Research Organisation; SMO = Site Management Organisation).

Die Studienunterlagen sind bis 2 Jahre nach Abschluss des letzten Zulassungsverfahrens innerhalb der EU aufzubewahren, wobei auch hier mit der EDC wahrscheinlich andere Kriterien wichtiger werden.

2.3.4 European Medicines Evaluation Agency (EMEA)

Die *European Medicines Evaluation Agency* (EMEA) ist die europäische Zulassungsstelle für Arzneimittel, Veterinärarzneimittel und Medizinprodukte. Sie hat ihren Sitz in London, wobei die nationalen Organisationen Mitarbeiter dorthin entsenden. Alle Länder der EU sind im *Committee for Human Medicinal Products* (CHMP) sowie in seine Entsprechung für Tierarzneimittel *Committee for Veterinary Medicinal Products* (CVMP) eingebunden.

In Zusammenarbeit mit den Mitgliedstaaten und der Europäischen Kommission erstellt sie Richtlinien und lässt Arzneimittel zu. Auf ihrer Website (www.emea.org) sind auch die Bewertungsberichte neu zugelassener Arzneimittel und Medizinprodukte (*European Pharmaceutical Assessment Report*, EPAR) nachzulesen.

Auf der Webseite wird auch die so genannte EUDRACT-Nummer gezogen. Diese lässt sich in der jeweils aktuellen Fassung von der Website des BfArM herunterladen. Klinische Prüfungen und deren Genehmigung können auch als Teil des *Technical Dossiers*, welches später für die Zulassung eingereicht wird, betrachtet werden. Auch hierfür hat die EMEA das *Common Technical Dossier* (CTD) bereitgestellt, so dass eine Zulassung modulartig aufgebaut werden kann.

Die EMEA gibt neben diesen Aspekten Hinweise für *Orphan-Drug-Status* und hat im Rahmen der Pädiatrischen Entwicklungsplans (*Paediatric Investigation Plan*, PIP) die Federführung für Studien im pädiatrischen Bereich. Die Struktur der EMEA ist analog den Strukturen anderer europäischer Organisationen. Es gibt dort ebenfalls eine Führungsebene, unterhalb derer alle der europäischen Organisation angeschlossenen Länder involviert sind. Im Gegensatz zur FDA kann die EMEA keine Prüfgenehmigung erteilen, die für die gesamte Europäische Union Gültigkeit hat. Hier bestimmen die Mitgliedsstaaten.

2.3.5 Präklinische Anforderungen bei klinischen Prüfungen am Menschen

Die präklinischen Anforderungen für den Beginn klinischer Prüfungen sind von der klinischen Phase abhängig. Dabei gibt es zwei grundsätzliche Konstellationen: Es handelt sich erstens um neue Substanzen (*New Chemical Entities*, NCE), die noch nicht bei Menschen angewandt wurden, oder zweitens um NCEs, die für eine andere Indikation bereits zugelassen worden sind.

Zu berücksichtigen sind die relevanten *Guidelines* im präklinischen Teil, die u.a. in den Leitlinien der europäischen Kommission dargestellt sind. Es ist notwendig, die Methoden, Ergebnisse und Bewertungen ausreichend zu dokumentieren, z.B. in einer IB. Ferner ist darauf zu achten, welche präklinischen Studien vor welcher klinischen Phase notwendig sind. All dies ist in entsprechenden *Guidelines* der EU niedergelegt. Wichtig ist eine gründliche Nutzen-Risikobewertung, die kontinuierlich zu überprüfen ist. Bei der Überprüfung des IMPD sind die folgenden präklinischen Sachgebiete der Bundesoberbehörde (BfArM oder PEI) beteiligt:

- Primäre und sekundäre Pharmakodynamik
- Pharmakokinetik
- Sicherheitspharmakologie
- Toxikokinetik
- Toxikologie
- Toxizität nach Einmalgabe, Toxizität nach Mehrfachgabe, Genotoxizität, Reproduktionstoxikologie, Kanzerogenität, lokale Toleranz, Phototoxizität (fallweise), Immunogenität (fallweise)
- Studien an jungen oder alten Tieren (fallweise)

Bei der Gliederung der Unterlagen ist die 3. Bekanntmachung des BfArM (s. www.bfarm.de/Arzneimittel/klin-b-bekanntm-3-klinprüf-2005-01-04.pdf) zu berücksichtigen. Die Toxikologie ist nach Spezies und aufsteigender Behandlungsdauer und Dosis zu sortieren. Bei der Vorbereitung der Unterlagen sind insbesondere die folgenden ICH-Guidelines hilfreich:

- ICH M3 sowie: CPMP/ICH/286/95
- ICH S6 (für biotechnologische Prüfpräparate: CPMP/ICH/302/95)
- ICH S7 (Sicherheitspharmakologie); CPMP/ICH/539/00

Bezüglich der Sicherheit sind die folgenden Dokumente zu berücksichtigen:

- Note for Guidance on the Preclinical Evaluation of Anticancer Medicinal Products: CPMP/SWP/997/96
- Note for Guidance on Photosafety Testing: CPMP/SWP/398/01
- Draft Guideline on the Limits of Genotoxic Impurities: CPMP/SWP/5199/02
- Draft Guideline on the Need for Non-clinical Testing.
- Human Pharmaceuticals for Paediatric Indications: CHMP/SWP/169215/2005

Für die Bestimmung der maximalen Startdosis empfiehlt sich die entsprechende *Guidance* der FDA (Estimating the Maximum Safe Starting-dose in Clinical Trials for Pharmaceuticals in Adult Healthy Volunteers, Juli 2005). Aufgrund eines schweren Zwischenfalls bei der Erstanwendung am Menschen in 2004 hat die EMEA ihre Richtlinien präzisiert (CHMP/SWP/28367/07). So muss neben der Berechnung des *No Adverse Effect Levels* (NOAEL) auch die Berechnung des *Minimally Adverse Biological Effect Levels* (MABEL) vorgelegt werden.
Vor Beginn der Phase I (z. B. Einmalgabe bei gesunden männlichen Freiwilligen) sind die folgenden präklinischen Untersuchungen durchzuführen:

- Sicherheitspharmakologie
- Genotoxizität
- Akute Toxizität
- 14-Tage-Toxizität (2 Spezies)
- Lokale Toleranz (bei parenteraler Gabe)

Bei oral verabreichten Substanzen, aber auch bei Parenteralia, ist eine Pharmakokinetik in Form einer orientierenden Untersuchung wünschenswert. Dies ist wichtig, um das Ausmaß der Bioverfügbarkeit, aber auch deren Schwankung abschätzen zu können. Allerdings können zwischen dem Menschen und den gewählten Spezies Unterschiede auftreten, oft wegen unterschiedlicher Metabolisierung.
Abweichungen sind möglich, wie bei Biotechnologieprodukten (ICH S6) und onkologischen Substanzen. Diese sollten allerdings direkt begründet werden. Bei Biotechnologieprodukten, z. B. monoklonalen Antikörpern, die für den Gebrauch am Menschen humanisiert werden, sind besondere Vorkehrungen zu treffen, indem man z. B. die Toxizitätsprüfung mit einem entsprechend der verwendeten Spezies veränderten Antikörper durchführt. Hier wird statt des NOAEL (Dosis ohne Nebenwirkungen) die MABEL (Dosis bei der erstmals ein biologischer Effekt messbar wird) vorgeschlagen.
Die Nutzen-Risikobewertung in besonderen Fällen hat sich der ethischen und wissenschaftlichen Frage zu widmen.
Bei Studien an Kindern müssen präklinische Studien an jungen Tieren sowie entsprechende Kinetikdaten vorhanden sein. Eine Begründung, warum die vorhandene Präklinik ausreichen soll und warum die Studie primär bei Kindern durchzuführen ist, ist zu geben. In der Regel können Studien an Kindern erst begonnen werden, wenn ausreichend Daten zur Wirksamkeit und Verträglichkeit an Erwachsenen vorliegen.
Bei Phototoxizität ist vor allem bei wiederholter Gabe und ambulanter Anwendung die Frage zu stellen, ob der Wirkstoff die Haut oder das Auge erreicht und ob er im Bereich 290–700 nm ein Absorptionsmaximum besitzt. Es hilft, das entsprechende Spektrum der Substanz beizufügen.
Sollen in die Phasen I und IIa Frauen im gebärfähigen Alter eingeschlossen werden, so sind

präklinische Studien zur embryofetalen Entwicklung notwendig. Es sei denn, es handelt sich um lebensbedrohliche Erkrankungen oder es geht um die Untersuchung geschlechtsspezifischer Unterschiede nach Einmalgabe. Gegebenenfalls müssen zusätzliche Untersuchungen zur Verhaltenstoxizität vorgelegt werden, wenn es sich um ZNS-aktive Substanzen handelt.
Ist ein Arzneimittel bereits zugelassen und soll eine höhere Dosis erprobt werden, so ist eine erneute Nutzen-Risikobewertung in Hinblick auf die Sicherheitsabstände zu präklinischen Befunden durchzuführen.
Die LD_{50} (Lethal Dose 50 %), die Dosis, bei der 50 % der Versuchstiere sterben, ist dabei nicht anwendbar. Hier gilt NOAEL: Die Dosierung, bei der noch keine unerwünschten Veränderungen beobachtet wurden. Im Einzelfall ist dies allerdings zu diskutieren, da die Eigenwirkung der Substanz bereits Einfluss haben kann.
Soll bei einem zugelassenen Arzneimittel eine neue Applikationsform erprobt werden, so ist die lokale Toleranz abzuschätzen sowie eine Risikoabwägung aufgrund der Berechnung der systemischen oder der besonderen topischen Exposition (Lunge, Nase) durchzuführen.

Wichtige Aspekte
Die Hauptbereiche sind GCP (Klinische Prüfung), GMP (Prüfpräparat) und GLP (Laboruntersuchungen, präklinisch und klinisch). Die Voraussetzungen der klinischen Prüfung am Menschen sind ständiger Diskussion unterworfen; seit dem Fall TeGenero, bei dem bei der erstmaligen Gabe einer Substanz trotz Einhaltung der Regeln von NOAEL Probanden schwer geschädigt wurden, hat man die Voraussetzungen bei biotechnologischen Produkten schärfer definiert. Erleichterte Bedingungen könnten künftig dagegen für das *Microdosing* gelten. Dennoch gibt es trotz einschlägiger u. a. europäischer Richtlinien keine schematische Methode, nach der die Dosis oder Anwendungsdauer festgelegt werden könnten.

2.4 Organisatorisches Umfeld

Das organisatorische Umfeld einer klinischen Prüfung ist die Voraussetzung, um Patienten erfolgreich in die Studie aufzunehmen (Tab. 2-16). Die Möglichkeit der Nutzung bestimmter organisatorischer Umfelder ist durch die Indikation eingeschränkt, d. h. dass bei z. B. reiner Klinikindikation die Studie nur dort durchgeführt werden kann. Darüber hinaus besteht jedoch weitgehend Wahlfreiheit, wo eine klinische Prüfung durchgeführt wird. Die Vermutung, dass so genannte *Key Opinion Leaders* oft wenig Zeit für klinische Prüfungen haben und deshalb weniger Patienten aufnehmen, ist durch die Erfahrung in vielen Fällen abgesichert (Abb. 2-3).

■ **Wichtige Qualitätsaspekte der Prüfstelle** (Miskin u. Neuer 2004): An einer Prüfstelle sollte die organisatorische Durchführung aller klinischen Studien unter einer einheitlichen Leitung stehen, die man in den USA als *Principal Investigator* (PI) bezeichnet. In Deutschland könnte man den Hauptprüfer in dieser Funktion sehen. Neben dieser Funktion benötigt jede größere Prüfstelle eine Qualitätssicherungsfunktion, die entsprechend ISO 9000 entsprechend der Arbeitsbelastung oft schon mit einer Teilzeitstelle ausreichend besetzt ist. Diese Funktion sollte direkt an den Klinikvorstand berichten. Ihre Aufgaben sind:

- Compliance mit GCP
- Compliance mit regulatorischen Vorschriften
- Compliance mit SOP
- Durchsicht aller Einwilligungserklärungen
- Durchsicht der Quelldokumentation
- Überblick über die operative Durchführung der Studie

Weitere Funktionen sind nach Bedarf das Datenmanagement, Expertise für regulatorische Fragen (Ethikkommission, Bundesoberbehörden) und Monitore sowie Studienkoordinatoren. Eine akademische Institution, die selbst

IITs durchführen will, sollte über ein Minimum an SOPs verfügen (Tab. 2-17).
Eine SOP sollte wie folgt gegliedert sein:
- Titel der SOP
- Ziel
- Geltungsbereich
- Definitionen
- Verwandte SOPs
- Prozesse
- Anlagen

Beim organisatorischen Umfeld sind neben der organisatorischen Infrastruktur, die weiter unten beschrieben wird, jedoch weiterhin folgende Aspekte zu bedenken.

Outsourcing, Insourcing und Offshoring

Je nach verfügbaren Ressourcen des Sponsors können nicht alle Aktivitäten selbst durchgeführt werden. Aktivitäten nach außen zu kontrahieren nennt man *Outsourcing*, bestimmte Mitarbeiter auf Zeit zum Sponsor zu holen *Insourcing*. Temporäre Arbeitsverträge sind hier ebenfalls eine Möglichkeit.
Die Möglichkeit des so genannten *Offshoring* ist selten gegeben, sie wird bei großen Pharmaunternehmen vorwiegend für das Datenmanagement (z. B. Indien) genutzt.

■ **Verhandlungen:** Die Regeln für die Verhandlungen gelten auch zwischen Sponsor

Tab. 2-16 Voraussetzungen am Prüfzentrum.

Kategorie	Beschreibung	Bemerkungen
Personelle Voraussetzungen	• Hauptprüfer, Prüfer, nicht ärztliches Personal	CV bei Ärzten notwendig, sofern sie als Prüfer tätig sind; bei anderem ärztlichem und bei nicht ärztlichem Personal ist die Ausbildung, nicht aber die Funktion (Study Nurse, Koordinator) anzugeben
Technische Voraussetzungen	• Geräte für Studie • Voraussetzungen EDC	Besonders wichtig: notfallmäßige Ausstattung und Training, Zugang zu notfallmäßiger Versorgung (wo ist die nächste Klinik?)
Abläufe	• Öffnungszeiten • Entgegennahme des Materials • Versandprozesse	Cave bei Kliniken: Abhängigkeiten oder Konflikte zwischen an der Studie beteiligten Abteilungen
Vertrag	• Autorisierung	Klinik: Hauptprüfer und Verwaltung, zusätzliches Dokument für alle Prüfer, damit sie das Lesen von Prüfplan, Patientenaufklärung und IB (und deren Amendments) bestätigen
Monitoring	• Quelldatenvergleich • Verfügbarkeit von Raum und Zeit	Hauptprüfer zur zumindest gelegentlichen Anwesenheit vertraglich verpflichten!
Patienten	• Verfügbarkeit • Erfahrung mit Studien	Erfahrung schwierig zu objektivieren
Zeitplanung	• Start, Ende und Urlaube	Stundenzahl pro Patient und Funktion und Visite angeben, um Belastbarkeitsgrenze der Ressourcen festzustellen

CV = Curriculum Vitae; EDC = Electronic Data Capture; IB = Investigator's Brochure

und Prüfern, CROs und anderen Beteiligten am Prozess. Während die Win-Win-Regeln allgemein bekannt sind und auch der menschlichen Erfahrung weitgehend entsprechen (»man sieht sich meist zweimal im Leben«), müssen bei Verhandlungen gelegentlich auch andere Methoden angewandt werden, insbesondere um eine Blockade bei Verhandlungen zu vermeiden oder zu lösen. Hier sollten die Regeln des fairen Streitens angewandt werden. Ansonsten kann ein für weitere Verhandlungen ungünstiges Image entstehen oder es werden Verhandlungen mit »dubiosen« Verhandlungspartnern von vornherein abgelehnt.

- **Regeln**: Das Berufsrecht gibt den Ärzten, auch den in der Industrie tätigen, Regeln auf. Der Pharmakodex, dem die Unternehmen des VFA und andere Unternehmen zugestimmt

Tab. 2-17 Minimalkatalog der Standard Operating Procedures (SOP).

SOP	Bemerkungen
Aufgabenverteilung der bei klinischen Prüfungen involvierten Mitarbeiter (Sponsor)	Kann auch als Muster für die Anlage CRO-Vertrag verwendet werden, um die Delegation von Aufgaben zu bestimmen
SOP zur Aufstellung und Änderung einer SOP	»Mother of SOPs«
Investigator's Brochure	Struktur, Verantwortlichkeiten, Prozess des Updating
Prüfplanerstellung	Musterstruktur angelehnt an ICH-GCP
Patientenaufklärung und -einwilligungserklärung	Muster mit unveränderlichen Bestandteilen vorgeben!
Prüfgenehmigung bei Ethikkommissionen	Verantwortlichkeit für Dialog
Prüfgenehmigung bei Bundesoberbehörden	Verantwortlichkeit für Dialog
Monitoring	Inkl. Monitoring Manual bzgl. Monitoringintervallen und Umfang sofern nicht im Prüfplan beschrieben
Anmeldung bzw. Abmeldung der Studie bei Überwachungsbehörde	Verantwortliche definieren
Feasibility	Nur wesentliche Dinge erfragen, dabei auch Überzeugung des Prüfers zum Sinn der Prüfung
Honorierung von Studien und Standardverträge	Ableitung von GOÄ (Multiplikatoren!)
Prüfmuster	Überprüfung ob Handelsware möglich
Pharmakovigilanz	Meldeverpflichtungen an Prüfer, EK, Behörden, innerhalb des Sponsors
Biometrie und Datenmanagement	Insbesondere Dateneingabe, Analysenplan
Studienbericht	Integriert; Varianten für kleine Studien und vorzeitig abgebrochene Studien oder Entwicklungsprogramme
Publizierung von Studien	www.clinicaltrials.gov, Clinical Trial Register, z. B. VFA/EFPIA-Portal
Qualitätskontrolle und Qualitätssicherung	Inkl. Audits
Trainingsplan und Trainingsakte	Auch für Zeitarbeitskräfte, ggf. auch CRO-Mitarbeiter
Dokumentation und Verteilung von SOPs	Möglichst schriftlich, da Intranetversionen kaum gelesen werden; auch Bestätigung schriftlich

CRO = Clinical Research Organisation; EFPIA = European Federation of Pharmaceutical Industries Associations, GOÄ = Gebührenordnung für Ärzte; VFA/EFPIA = Verband der forschenden Arzneimittelhersteller/European Federation of Pharmaceutical Industries und Associations haben, regelt den Umgang zwischen Sponsor und Ärzten. Die Regeln sind streng, so dass großzügige Prüfertreffen oder andere Veranstaltungen nicht mehr möglich sind.

- **Informationssuche:** Aus der Erfahrung zeigt sich, dass auch große CROs in ihren Datenbanken nicht unbedingt die besten Prüfer haben. Deshalb sollte die Informationssuche vielfältig ausgelegt sein. Zum einem kann man die vorhandene Literatur dahingehend studieren, welchen Beitrag jemand bei einer Studie geleistet hat (meist ist dies im Anhang durch die Anzahl der beigetragenen Patienten dokumentiert). Zum anderen empfiehlt es sich, einen Arzt, der sich bereits als guter Prüfer etabliert hat, auf Kollegen anzusprechen, die er für die Teilnahme an der Studie empfehlen würde.

Darüber hinaus ist eine Datenbank beim Sponsor als »Gedächtnis« notwendig, in dem die Performance der Ärzte in klinischen Prüfungen über Jahre dokumentiert wird. Hier sollte bezüglich des Nichtwiederansprechens von Prüfern eher zu viel als zu wenig getan werden, da bereits Verdachtsfälle von GCP-widrigem Verhalten oft nicht aufzuklären sind, aber dennoch den Wert einer Studie beeinträchtigen können. Es sei auch an das »goldene Gedächtnis« der Deutschen Gesellschaft für Pharmazeutische Medizin erinnert, über das Einzelheiten nicht publiziert sind. Vorstandsmitglieder dieser Fachgesellschaft geben hierüber Auskunft.

- **Grundlagen von Verträgen:** Die Grundlage von Verträgen ist die Schriftlichkeit. Verträge per Handschlag sollten auf keinen Fall geschlossen werden. Verträge mit Einzelpersonen sind möglich, sofern an diesen Einzelpersonen nicht weitere abhängige Vertragspartner angegliedert sind. Nicht akzeptabel sind z.B. Vermittlerverträge mit Einzelpersonen, die als Einzelkaufmann nachgeordnete Verträge mit Ärzten haben, die wiederum als klinische Prüfer tätig sind. Sollte der direkte Vertragspartner des Sponsors ausfallen, so gäbe es keinen Rechtsnachfolger und die Durchführung der klinischen Prüfung wäre gefährlich beeinträchtigt.
- **Gesetze:** Das Sozialgesetzbuch 5 regelt die Kostenfrage bei klinischen Prüfungen für Studien an Krankenhäusern. Es gilt die Annahme, dass das Gleiche für Studien im niedergelassenen Bereich zutrifft, d.h. nur die über die übliche Diagnostik und Therapie hinaus gehenden Leistungen müssten vom Sponsor erbracht werden.

Wichtiger noch ist die Antikorruptionsgesetzgebung, die sich im Strafgesetzbuch findet und die Vorteilsannahme und Vorteilsgewährung, Bestechung und Bestechlichkeit ahndet. Diese Antikorruptionsgesetze gelten nur für Amtsträger und vergleichbare Personen und damit nicht im niedergelassenen Bereich und prinzipiell nicht bei privaten Kliniken. Im letzteren Fall könnte bei vergleichbaren Delikten der Tatbestand der Untreue herangezogen werden.

2.4.1 Privatpraxis

Als Privatpraxis definiert ist die Praxis eines Arztes, der alleine oder mit mehreren Ärzten als freier Unternehmer diese Praxis betreibt. Eine solche Praxis kann zu unterschiedlichen Anteilen das Einkommen aus der Beteiligung an klinischen Prüfungen gewinnen.

Eine Privatpraxis kommt typischerweise über kleine, einfache klinische Prüfungen in das »Prüfungsgeschäft«. Wann immer Patienten für Studien geeignet waren, nahm der Arzt diese Patienten im Rahmen eines Gespräches nach entsprechender Aufklärung in die Studien auf.

Bei der Organisation klinischer Prüfungen ist eine Reihe von Aspekten zu berücksichtigen, damit eine klinische Prüfung in dem von GPC vorgesehenen Rahmen ablaufen kann.

Die technischen Voraussetzungen für die klinische Prüfung sollten gegeben sein. Dazu gehört ein abschließbarer Schrank, möglichst mit einem abschließbaren und nicht für Patienten allgemein zugänglichen Raum, in dem Medikation und anderes vertrauliches Material aufbewahrt werden kann. Hinzu kommt mit der Zunahme des *Electronic Data Capture*

(EDC) ein Zugriff auf das Internet, der am besten über DSL, UMTS oder im Rahmen von WLAN anzustreben ist. Eine solche Lösung sollte nicht auf dem üblichen Praxiscomputer umgesetzt werden, da aufgrund veralteter Software das Risiko von technischen Störungen wie z. B. Abstürzen besteht. Ideal ist ein Notebook, der über UMTS oder WLAN Zugang zum Internet hat und möglichst über eine Flatrate bezahlt wird. Auf diese Weise entfallen die Zwischennotizen bei EDC auf Papier und die elektronischen Prüfbögen können unmittelbar beim Patienten, ohne Rücksicht auf den Raum in dem diagnostiziert oder behandelt wird, ausgefüllt werden.

Da klinische Prüfungen einen erheblichen organisatorischen Aufwand erfordern, ist es notwendig eine Schwester oder Arzthelferin in diesen Aspekten, insbesondere GCP, auszubilden oder zusätzliches Personal einzustellen. Letzteres gilt allerdings nur dann, wenn eine ausreichende Auslastung auf mittlere Sicht gegeben ist.

Da sehr viele klinische Prüfungen, die früher an Kliniken stattgefunden haben, heute in Praxen durchgeführt werden können, ist ein entsprechendes Notfallmanagement nötig. Der Arzt und seine Mitarbeiterinnen und Mitarbeiter müssen Problemsituationen gewachsen sein. Zusätzlich muss berücksichtigt werden, dass Patienten, die in klinischen Prüfungen sind, erheblich mehr Zeit benötigen. Diese Zeit kann entweder in den üblichen Praxisablauf integriert werden oder nach Feierabend (insbesondere gut bei berufstätigen Probanden) und an einem Teil des Wochenendes organisiert werden. Häufig wird vergessen, dass jeder weitere zusätzliche Proband einen zeitlichen Mehraufwand bedeutet, insbesondere dann, wenn innerhalb kurzer Zeit sehr viele Patienten aufgenommen werden sollen, die dann zu Folgevisiten einzubestellen sind. Diese Einbestellung sollte in der Praxis möglichst von zentraler Stelle organisiert und in den Praxisablauf integriert werden. Am besten ist eine exklusive Sprechstunde für Patienten in klinischen Prüfungen, die geringere Wartezeiten beinhaltet.

Eine Praxis muss in kleinem Rahmen ein System der Qualitätssicherung enthalten. Dazu gehören im Wesentlichen:

- Ablaufvorschriften für die Einbeziehung und Aufklärung von Patienten in klinischen Prüfungen
- Vorschriften über die Lagerung von Prüfmaterial und Prüfmedikation, inklusive deren Rückgabe bzw. Rücksendung
- Aufteilung der Verantwortlichkeiten zwischen Prüfarzt und unterstützendem Personal je nach Studie
- Dokumentation in der ursprünglichen Patientenakte (z. B. Teilnahme an der Studie und exakter Zeitpunkt der Visiten)
- Lebensläufe sowie Qualitäts- und Schulungsnachweise des an der klinischen Forschung teilnehmenden Personals

In der klinischen Forschung sind neben den organisatorischen Aspekten, wesentliche medizinische Aspekte zu berücksichtigen, die zu einem Erfolg oder Misserfolg der klinischen Prüfung führen können. Der erste und wichtigste Aspekt ist, dass der Arzt das methodische Know-how für die in Frage kommende klinische Prüfung besitzt. Es handelt sich hierbei um spezialisiertes Wissen und Können, welches über die Vorschriften des GCP hinausgeht. Ein Beispiel ist die Benutzung der Spirometrie oder die Anwendung von psychiatrischen Skalen, von deren Aussage der Wert einer klinischen Prüfung abhängt.

Zum anderen ist zu überprüfen, ob das medizinische Gerät ausreicht, um die Durchführung der klinischen Prüfung zu ermöglichen, oder ob zusätzliches Gerät beschafft oder geleast werden muss. Letzterer Aspekt ist bei bestimmten Verfahren wie z. B. bildgebenden Verfahren besonders wichtig, weil alle Praxen die gleichen Geräte verwenden müssen.

Ein wesentlicher medizinischer Aspekt sind jedoch die Patienten, die für die klinische Prüfung in Frage kommen. Hierbei handelt es sich im Wesentlichen um zwei Gruppen von Patienten:

- Patienten mit akuten Erkrankungen, die bei Beginn oder während der Erkrankung unmittelbar gefragt werden, ob sie an einer klinischen Prüfung teilnehmen möchten. Hier lässt sich die Häufigkeit nicht vorherbestimmen, und die Aufklärung des Patienten findet häufig unter Zeitdruck statt.
- Patienten mit chronischen Erkrankungen, wie z.B. Typ-II-Diabetes, deren Existenz meist aus den gesammelten Krankenakten bekannt ist. Sie können vor oder während der Studie gefragt werden, ob sie an einer Studie teilnehmen möchten und ob sie – dies könnte aus der Patientenakte hervorgehen – für eine solche Studie medizinisch geeignet sind. Solche Patienten können auch oft durch Zeitungsanzeigen oder andere Medienkampagnen gefunden werden.

Aus Untersuchungen bzgl. der Patientenrekrutierung ergibt sich aus der Privatpraxis, dass die Überzeugung des Arztes von der Qualität und Notwendigkeit der speziellen Studie, sein Interesse an Forschung, seine Freude an seinem Beruf und seine kommunikativen Fähigkeiten neben ausreichender Erfahrung die wesentlichen Determinanten für den Erfolg bei der Patientengewinnung und -führung sind. Im Allgemeinen lehnen Patienten die Teilnahme an einer klinischen Prüfung nicht ab, weil sie nicht »Versuchskaninchen« sein möchten, sondern weil entweder die Aufklärung zwar technisch perfekt aber emotional mangelhaft ist, oder weil die klinische Prüfung zu stark in ihren üblichen Tages- und Lebensablauf eingreift. Dies bedeutet für den Arzt, dass er einerseits das Fehlen von Fragen des Patienten nicht als Zustimmung deuten darf, sondern dass er selbst weiterfragen muss; andererseits, dass er die möglichen Patienten einer komplexen Studie bei Rentnern, Hausfrauen und anderen leichter abkömmlichen Personen wird suchen müssen.

Rechtliche Aspekte

Berufsrecht

Das Berufsrecht verpflichtet den Arzt bei Teilnahme an Forschungsvorhaben eine für ihn zuständige Ethikkommission zu befragen. Das Arzneimittel- aber auch das Medizinproduktegesetz enthebt ihn bei entsprechender Vertragslage von der Notwendigkeit, die Ethikkommission selbst anrufen zu müssen (wird meist vom Sponsor erledigt). Das Berufsrecht verlangt auch, dass es sich um ein angemessenes Honorar handeln muss. Als angemessenes Honorar werden Honorare im Bereich des 1- bis 3,5-fachen der entsprechenden Leistung nach der Gebührenordnung für Ärzte (GOÄ) angesehen. Es handelt sich hier um die für die Studie zusätzlichen Leistungen, nicht um die Gesamtleistungen, die während einer Studie vom Arzt persönlich oder etwa durch das Labor erbracht werden. Umstritten ist, ob der Tatbestand der Vorteilsnahme oder Bestechlichkeit auch für niedergelassene Ärzte zutrifft. Da der niedergelassene Arzt einerseits Unternehmer ist, andererseits auch als »Treuhänder« der Krankenkassen gesehen wird, ist bei der Gewährung von Vorteilen Vorsicht geboten. Die pharmazeutische Industrie hat einen sehr strengen Kodex entwickelt, so dass das Risiko der Vorteilnahme oder Bestechlichkeit ohnehin mittlerweile sehr gering ist. Werbung ist im Rahmen des Berufsrechts möglich, solange es sich nicht um Werbung für die Praxis, sondern um Patientenwerbung für eine bestimmte klinische Prüfung handelt. Dies wird von den Ärztekammern toleriert und stößt auch bei Ethikkommissionen nicht auf Ablehnung.

Kassenarztrecht

Es ist jedem Kassenarzt unbenommen an einer klinischen Studie teilzunehmen. Allerdings muss er die über die normale Diagnostik und Therapie hinausgehenden Leistungen vom Sponsor honorieren lassen und darf sie auf keinen Fall einerseits dem Sponsor und andererseits noch einmal der Kasse in Rechnung stellen.

Unklar ist die Situation bei privat versicherten Patienten. Hier sollte im Grundsatz analog verfahren werden, d.h. dem Patienten darf nur das in Rechnung gestellt werden, was zur Standarddiagnostik und -therapie gehört.

Haftungsrecht

Der Prüfarzt haftet als Arzt und Unternehmer vollständig, soweit dies im Prüfarztvertrag beschrieben ist. In der Regel handelt es sich bei der Übernahme von Haftung durch den Sponsor um Ereignisse, bei denen grobe oder vorsätzliche Fahrlässigkeit keine Rolle gespielt hat. Die Haftung lässt sich im Prüfvertrag einschränken, z.B. auf das Doppelte des Auftragwerts.

Vertrag mit Sponsor

Ein Beispielvertrag für einen Sponsor ist in der Anlage gezeigt. Wichtig ist, dass der Vertrag mit dem Sponsor die Gebote der Transparenz, der Reziprozität und Verhältnismäßigkeit nicht verletzt. Sollte der Sponsor Leistungen verlangen, die dem Ethos des Arztes oder dem Berufsrecht widersprechen, so sind diese automatisch als nichtig zu betrachten. Die Einhaltung kann vom Sponsor nicht erzwungen werden. Verträge mit Prüfern in einer Privatpraxis zu machen, die große Teile ihres Personals in eine GmbH überführt haben, stellt ein zusätzliches Risiko dar. Der Grundsatz der Transparenz würde verletzt, und die Haftungsfrage zuungunsten von Sponsor und Patient begrenzt.

Audits und Inspektionen

Durch den Vertrag, aber auch durch Regelungen des Arzneimittelgesetzes unterwirft sich der Arzt den Audits und Inspektionen, die vorgesehen sind. Er kann diese nicht ablehnen. Audits sind von den Zulassungsbehörden des Landes zu erwarten, aber auch von ausländischen, insbesondere der amerikanischen, Gesundheitsbehörde (FDA). Inspektionen können neben der lokalen oder der regionalen Aufsichtsbehörde (z.B. durch das städtische Gesundheitsamt oder dem Amtsapotheker) auch auf Landes-, Bundes- oder europäischer Ebene organisiert werden. Die finanziellen Aspekte sollten in der Privatpraxis nicht unterschätzt werden. Im Allgemeinen sind die Verträge mit den Sponsoren so gestaltet, dass pro auswertbaren Patienten und auf einzelne Aktivitäten bezogen (Patientenvisiten) ein Honorar vereinbart ist. Dies bedeutet umgekehrt, dass in der Regel kein Einkommen durch diese Studie erzeugt werden kann, wenn kein Patient in die Studie aufgenommen wird. Die Möglichkeit so genannte Overhead-Kosten vertraglich zu verankern ist gering, da bei diesen, soweit sie sich nicht auf erbrachte Leistungen beziehen, die Gefahr einer Ungleichbehandlung verschiedener Ärzte gegeben ist. Die Sponsoren sind in der Regel dazu angehalten, allen Ärzten eines Landes für die gleichen Leistungen die gleichen Honorare zu zahlen. Somit ist es ratsam für eine Praxis, je nach ihrer Größe, sich auf bestimmte Indikationen zu spezialisieren. Als Regel darf man annehmen, dass bei einer Phase-III-Studie ein Honorar von mehr als € 2000 bereits dann zu einem Gewinn führt, wenn nur ein einziger Patient in die Studie eingeschlossen wird. Honorare unter diesem Satz sind ein Verlustgeschäft für die Praxis, so dass diese nicht durchgeführt werden sollten. Werden viele Studien durchgeführt, so muss man das Risiko minderer Qualität einbeziehen, aber auch die erheblichen Vorbereitungen für die einzelnen Studien medizinischer wie technischer Art (unterschiedliche Sponsoren verwenden unterschiedliche EDC-Systeme), so dass der Gewinn aus klinischen Prüfungen dadurch vermindert wird. Optimal ist es, wenn sich eine Praxis auf wenige Indikationen spezialisiert und dabei mit mehreren Sponsoren zusammenarbeitet.

Mehrfachpraxis

Praxen mit mehreren Ärzten bieten sich besonders für klinische Studien an. Urlaub oder Krankheit sind dort kein Grund, die klinische Prüfung auszusetzen. Außerdem gibt es genügend medizinisches Assistenzpersonal, das für Studien geschult werden kann. Nicht zu unterschätzen ist, dass die Mehrfachpraxis meist über eine leistungsfähigere technische Ausstattung verfügt.

Medizinisches Versorgungszentrum (MVZ)

Medizinische Versorgungszentren sind mit den Polikliniken vergleichbar, sind jedoch oft privatwirtschaftlich organisiert. Meist arbeiten viele medizinische Disziplinen in einem Gebäude zusammen, wobei die Ärzte meist Angestellte sind. Für klinische Prüfungen bietet sich das Modell des MVZ besonders an, weil die Wege zu eventuell benötigten Nachbardisziplinen so kurz wie in einer Klinik sind, dafür aber erheblich weniger verwaltungstechnisch aufwendig.

2.4.2 Universitätsklinik

Universitätskliniken in Deutschland sind in der Regel Häuser der Maximalversorgung, die in vielen Städten auch als »Städtische Klinik« fungieren. In den meisten Fällen sind sie Landesbetriebe und die Mitarbeiter sind entweder Beamte oder Angestellte des öffentlichen Dienstes. In einigen Fällen, z.B. bei den Universitätskliniken Gießen und Marburg, ist die Klinik privatisiert, bezüglich Forschung und Lehre jedoch im Rahmen einer Landesstiftung außerhalb des »kommerziellen« Bereichs. Die Buchführung von Universitätskliniken folgt in den meisten Fällen dem kameralistischen Prinzip, d.h. es dürfen Gewinne und Verluste über das jeweilige Haushaltsjahr nicht thesauriert werden.

In Deutschland gibt es derzeit über 30 Universitätskliniken: Dazu gehören u.a. kleine Universitätskliniken wie die von Regensburg sowie einer der größten Kliniken Europas, die Charité in Berlin. Zur Universitätsklinik gehört in der Regel das akademische Lehrkrankenhaus, bei dem zumindest einige Ärzte dem Lehrkörper der Universitätsklinik angehören. Es kann vorkommen, dass der Hauptprüfer an einem akademischen Lehrkrankenhaus der klinikeigenen Ethikkommission zugeordnet ist, seine Mitarbeiter jedoch der Ethikkommission der Landesärztekammer zugerechnet werden.

Die Universitätskliniken verfügen über vielfältige Organisationsstrukturen, die die Durchführung klinischer Studien unterstützen sollen. Etwa ein Dutzend haben so genannte Koordinationszentren für klinische Studien (KKS), die derzeit noch vom Bundesministerium für Bildung und Forschung gefördert werden. Die Förderung wird in den nächsten Jahren auslaufen. Diese KKS unterstützen einerseits den Studienablauf durch externe Sponsoren. Andererseits stellen sie die gesamte Infrastruktur für so genannte *Investigator-initiated Trials* (IIT) zur Verfügung, d.h. für Studien, die aus der Klinik selbst entstehen. Andere Kliniken haben verschiedene Formen von Studienzentralen errichtet, etwa als Servicebetrieb der Klinik, als Stiftung öffentlichen Rechts oder als Studienzentrale, die unabhängig als GmbH nur lose mit der Universitätsklinik in Verbindung steht. Ob eine dieser Organisationsformen hinsichtlich Effizienz und Effektivität überlegen ist, kann derzeit nicht zuverlässig evaluiert werden. Bei Studien an Universitätskliniken kommt es in der Regel auf höchste technische Leistung an. Hier können die hohen Anforderungen, wie etwa im Bereich der bildgebenden Verfahren, aber auch des Labors besonders gut erfüllt werden. Auch das Vorhandensein von *Key Opinion Leaders* (KOL) ist zwar nicht immer, jedoch gelegentlich auch für gute klinische Prüfungen wichtig. Zusätzlich sollte die Ausstrahlung einer solchen Studie auf niedergelassene Kollegen, die sich in Netzwerken mit den Kliniken teilweise organisieren, nicht unterschätzt werden.

Dem gegenüber steht jedoch eine Reihe von Nachteilen. Insbesondere sind hier die Planung der Studie und die Vertragsgestaltung zu berücksichtigen.

Komplexe Verwaltung

Eine klinische Studie wird zum Teil vom Direktor der Klinikverwaltung, zum Teil aber auch von der Verwaltung der Universität selbst als Vertragspartner mit unterzeichnet. Häufig ist nicht klar, wie weit in einer Universitätsklinik die Kompetenz des den Vertrag Unterschreibenden aus der zentralen Verwaltung reicht. Deshalb müssen gelegentlich mehrere Abteilungen konsultiert werden. Darüber hinaus findet sich bei den Universitätskliniken eine Tendenz, hauseigene Verträge zu konzipieren, die sich oft ändern. Eine einheitliche Vertragsgestaltung aller deutschen Universitätsklinika ist auf absehbare Zeit nicht zu erwarten. Die komplexe Verwaltung bringt es mit sich, dass die Gelder nicht nur auf Drittmittelkonten gebucht werden. Das Verfügungsrecht über diese Gelder wird sehr unterschiedlich gehandhabt. Der von der Verwaltung für allgemeine Aufgaben abzuziehende Betrag liegt zwischen 10 und 40%. Der verbleibende Betrag kommt in der Regel nicht nur der die Studie durchführenden Abteilung zugute. Es findet immer wieder eine starke Umverteilung statt, die für die beteiligten Ärzte nicht durchschaubar ist. Deshalb können sie mit den Geldern oft nicht richtig »kalkulieren«.
Eine häufige Schwierigkeit stellt das Erstellen der Verträge dar. Hierbei haben sich die folgenden Probleme herausgebildet:

- Die Klinik möchte zusätzlich zum fallbezogenen Honorar einen so genannten *Overhead*, meist 10–30% der Gesamtsumme. *Lösungsansatz:* Dies sollte mit Hinweis auf die notwendige Gleichbehandlung abgelehnt werden.
- Die Regeln zum Schutz des geistigen Eigentums (*Intellectual Property*) gehen über die des deutschen Arbeitnehmererfindungsgesetzes hinaus, oft mit Hinweis darauf, dass es sich ja um eine »Kooperation« handele. Die Verfechter des Begriffs übersehen dabei, dass der Sponsor mit dem Prüfplan eine Vorgabe für ein Projekt der Auftragsforschung macht. Damit kann man von eigenständiger Arbeit, die dann geistiges Eigentum begründet, nicht sprechen. *Lösungsansatz:* Auch das muss abgelehnt werden, da z.B. bei einer Übertragung der Verpflichtung zur Nachmeldung auf den Sponsor dieser dann die Aufgabe des Arbeitsgebers Klinik übernehmen müsste. Ein Verzicht auf die Rechte an den Erfindungen wird von manchen Juristen als unsittlich und somit nichtig angesehen.
- Die Klinik möchte von allen Haftungsschäden freigestellt werden. *Lösungsansatz:* Sollte nicht akzeptiert werden, da ein Sponsor nicht die Verantwortung für grob fahrlässiges Verhalten von Klinikmitarbeitern übernehmen sollte; gegebenenfalls hilft in der Klinik eine Nachbesserung der Berufshaftpflicht der Prüfer.

Geringe hausinterne Kooperation

Bei komplexen Studien ist der Prüfer einer Studie auf die Interaktion mit anderen Abteilungen wie z.B. der Klinikapotheke oder der radiologischen Diagnostik angewiesen. Diese erforderliche Kooperation wird in der Regel nicht im Vertrag mit der Klinik geregelt. Dies sollte im Klinikum selbst durch entsprechende Gestaltungsspielräume definiert werden. Gelegentlich werden z.B. privatärztliche Abrechnungssätze bis zum 3,5fachen Satz gegenseitig verrechnet, so dass die Finanzkontrolle und Finanzströme nicht mehr kontrollierbar sind. Hierdurch entsteht der Wunsch nach Einzelverträgen mit dem Sponsor. Diesem Wunsch sollte nicht nachgegeben werden.

Hohe Patientenselektion

Patienten einer Universitätsklinik sind, von Ausnahmen abgesehen, in der Regel Menschen, die an anderen Kliniken nicht ausreichend behandelt werden können oder behandelt worden sind. Die Universitätsklinik ist deshalb für eine Reihe von Indikationen ein ungeeigneter Ort, wenn man z.B. an unkomplizierte Indikationen aus dem Bereich des

Stoffwechsels wie Typ-II-Diabetes denkt. Auch in der Onkologie sind große privatärztliche Praxen oder medizinische Versorgungszentren einer Universitätsklinik gelegentlich überlegen. Hier ist auch die Kooperation mit externen Radiologen meist unkomplizierter.

Rotation in der Ambulanz

In der Ambulanz aber auch auf den Stationen ändern sich im Laufe der Studien die Zuständigkeiten. Die Verwaltung der Studie muss diese Veränderungen administrativ nachführen. Zusätzlich müssen die Veränderungen den Ethikkommissionen und Überwachungsbehörden gemeldet werden. Darüber hinaus ist durch den Personalwechsel mit einem Verlust an Know-how zu rechnen, da nicht von einem nahtlosen Übergang ausgegangen werden kann. Die Erfahrung zeigt, dass es bei hoher Rotation schwierig ist, Patienten für die Teilnahme an Langzeitstudien zu gewinnen. Grund hierfür ist der fehlende persönliche und einigermaßen konstante Ansprechpartner. Hierbei ist die Rolle des Hauptprüfers besonders hervorzuheben. Dieser ist für die Abläufe an der Prüfstelle verantwortlich, insbesondere aber für das Delegieren und Informieren der anderen Prüfer. Da der Vertrag in der Regel mit dem Hauptprüfer geschlossen wird, sind dessen Aufgaben dort schriftlich festzuhalten. Man sollte sicherzustellen, dass auch die anderen Prüfer den Prüfplan, die *Investigator's Brochure* und die Patienteninformation sowie deren Ergänzungen kennen. Es empfiehlt es sich, jeden Prüfer auf einer Seite gesondert dokumentieren zu lassen, dass er alles zur Kenntnis genommen und verstanden hat sowie beabsichtigt, sich an die Vorgaben zu halten.

Ausgeprägtes Abteilungs-»Ego«

Studien mit Universitätskliniken, so sie multizentrisch angelegt sind, leiden unter einer besonderen Schwierigkeit: Der zuständige Abteilungs- oder Klinikleiter lehnt gelegentlich die Kooperation mit bestimmten anderen Kliniken ab oder bevorzugt andere. Dies bedeutet, dass unter Umständen eine zeitgerechte und qualitätsorientierte Durchführung der Prüfung gefährdet ist. Dies muss im Vorfeld herausgefunden werden, damit gegebenenfalls auf bestimmte Zentren verzichtet werden kann.

Eigene Ethikkommission

Universitätskliniken verfügen fast immer über eine eigene Ethikkommission. Mainz, Homburg-Saar oder die Charité in Berlin sind die Ausnahmen. Wenn eine Universitätsklinik die eigene Ethikkommission als federführende Kommission heranzieht, ist deren Verwaltung (unter Einbeziehung der anderen Ethikkommission) gelegentlich überfordert. Die Fristen können dann nicht oder nur sehr schwer eingehalten werden. Professoren an Universitätskliniken sind gelegentlich überrascht, wenn nicht »ihre« Ethikkommission als federführende berufen wird, sondern die Kommission einer Landesärztekammer, und der Leiter der klinischen Prüfung eher ein »No-name« ist.

> **Wichtige Aspekte**
> Als Fazit empfiehlt es sich, Studien an Universitätskliniken nur dann durchzuführen, wenn sie in anderen Organisationsformen nicht realisierbar sind oder wenn sie aus anderen Gründen, etwa während der Phase IV, dort durchgeführt werden sollten.

2.4.3 Andere öffentliche Kliniken

Die Träger anderer öffentlicher Kliniken sind in der Regel die Bundesländer, meist aber die Kreise und Kommunen. Die Vorteile dieser Trägerschaft sind die einfacheren Strukturen. Bei klinischen Studien werden sie jedoch seltener angesprochen als Universitätskliniken, so dass es für klinische Prüfungen einen leichteren »Marktzugang« gibt. Ferner sind die für klinische Studien notwendigen Patienten dort häufiger anzutreffen als in den Universitätskliniken. Gleichzeitig haben öffentliche Kliniken einen geringeren Ehrgeiz, klinische Daten selbst zu publizieren.

Den Vorteilen stehen die folgenden Nachteile gegenüber: Die Patientenversorgung hat bei öffentlichen Kliniken Priorität, deshalb sind die Mitarbeiter dort an der Forschung oft weniger interessiert als an Universitätskliniken. Im Gegensatz zu akademischen Lehrkrankenhäusern sind dort weniger Mitarbeiter in die Lehre involviert. Ferner stehen im Gegensatz zu Universitätskliniken keine zusätzlichen Ressourcen für Forschung und Lehre zur Verfügung.

Andere öffentliche Kliniken erhalten nach dem *Diagnosis-related-Groups*(DRG)-System pro Patient den gleichen Betrag. Dies kann als Vor- und Nachteil gesehen werden, da die Diskussion um die für klinische Prüfungen zusätzlichen Leistungen durch die DRGs gegenstandslos geworden sind. Es wird eine feste Summe pro Patient und Indikation durch die Kassen gezahlt. Die zusätzlichen Einnahmen durch klinische Studien können dadurch eindeutig abgegrenzt und damit zu einem wichtigen finanziellen Bestandteil für die teilnehmenden Kliniken werden.

Eine besondere Stellung nehmen die berufsgenossenschaftlichen Kliniken ein. Sie sind meist hoch spezialisiert und an klinischer Forschung interessiert. Für viele Indikationen stellen sie die besten Kooperationspartner dar, wie z.B. bei Verletzungen des Rückenmarks oder schweren Brandverletzungen.

2.4.4 Private Kliniken

Private Kliniken sind Krankenhäuser, deren Trägerschaft keine öffentliche Institution wie Bund, Land und Gemeinde ist. Zu diesen privaten Trägern gehören nicht gewinnorientierte, wie z.B. Kirchen, oder gemeinnützige Verbände. Die gewinnorientierten Kliniken und Klinikketten sind besonders interessant. Es handelt sich u.a. um Rhön-Kliniken, Vivantes, Helios, Asklepios oder Sana. Es ist damit zu rechnen, dass in Deutschland der Trend zur Privatisierung zunehmen wird. Derzeit sind etwa 10% aller Kliniken und lediglich eine Universitätsklinik in privater Trägerschaft. Neben der Reduktion der Anzahl um etwa 30% wird erwartet, dass innerhalb der nächsten fünf Jahre etwa ¼ aller Kliniken in private Hand kommen werden. Die Zusammenarbeit mit privaten Kliniken hat die folgenden möglichen Vorteile, sofern die dortigen Verwaltungen sich darauf einstellen:

- **Vertragswesen:** Es ist zu erwarten, dass einheitliche Verträge eingesetzt werden können und die Ausarbeitung verschiedener Verträge mit unterschiedlichen Juristen einzelner Häuser dadurch entfallen kann.
- **Studien und Nebentätigkeiten:** Voraussichtlich werden privatwirtschaftlich organisierte Kliniken die Tätigkeit im Rahmen kommerzieller klinischer Prüfungen als normale Arbeitsaktivität oder als erlaubte Nebentätigkeit regeln. Der Verdacht der Korruption entfällt.
- **Unternehmensziele:** Insbesondere die größeren Klinikketten, die auf Reputation achten müssen, werden Forschung und Entwicklung in die Unternehmensziele aufnehmen. Es ist allerdings damit zu rechnen, dass diese Bereiche sich selbst tragen müssen. Die Möglichkeit jedoch, Patienten die Teilnahme an Studien anbieten zu können, ist ein nicht zu unterschätzender Anreiz.

Dem gegenüber stehen die folgenden Nachteile:

- **Marktmacht:** Klinikketten stellen aufgrund ihrer guten Organisation eine bestimmte Marktmacht dar, die Verhandlungen erschweren können.
- **Organisation:** Bei schlechter Organisation könnte die Bürokratie ein Hindernis sein. Die Organisation multizentrischer Studien verläuft bei keiner dieser Ketten derzeit reibungslos. Die kurzfristige Mobilisierung aller Kliniken scheint schwerer zu bewerkstelligen zu sein als erwartet. Die zentrale Organisation der Studi-

envergabe und Kontrolle kann komplizierter sein als ein System einzelner gut organisierter Kliniken. Auch die Bereitschaft, solche Aufgaben zentral wahrnehmen zu lassen, ist besonders bei neu integrierten Kliniken eher gering.

- **Geografie:** Die privaten Kliniken sind geografisch uneinheitlich organisiert. Die Vorteile der Geografie, etwa bei den Reisekosten der Monitore, könnten außer Kraft gesetzt werden, wenn die Studie von einem oder zwei Monitoren betreut werden soll. Die Konzentration auf eine Region ist meist nicht möglich.
- **Börsennotierung kontra Kontinuität:** Ob börsennotierte Kliniken die notwendige Kontinuität aufweisen können, ist nicht klar. Allerdings würden die Anteilseigner kaum einen Rückzug aus der Forschung honorieren. Wegen des möglichen Eigentümerwechsels könnte ein nicht publizitätspflichtiges Haus im Rahmen von Langzeitstudien bessere Möglichkeiten bieten.

Die privaten Kliniken sind motiviert in der Zusammenarbeit, nicht zuletzt durch den Imagegewinn durch klinische Studien. Ferner sprechen optimierte Prozesse und die Gewinnorientierung für eine Zusammenarbeit. Die Zukunft wird zeigen, ob klinische Studien in privaten Kliniken günstiger durchzuführen sind als in öffentlichen Kliniken.

Im Hinblick auf die Zusammenarbeit mit privaten Kliniken ist mit einer höheren Effizienz zu rechnen, dem jedoch höhere Kosten gegenüber stehen könnten.

2.4.5 Site Management Organisation (SMO)

Site Management Organisations sind Unternehmen oder nicht gewinnorientierte Institutionen. Sie unterstützen Sponsoren bei der Durchführungen klinischer Prüfungen oder anderer Aktivitäten der Arzneimittel-, Diagnostika- oder Medizinproduktentwicklung. SMOs bieten im Gegensatz zu CROs keinen Full-Service oder Datenmanagement an. SMOs befinden sich innerhalb oder nahe eines (oder mehrerer) Prüfzentrums und organisieren dessen Aktivitäten. Dies könnten beispielweise Monitoring oder sonstige Unterstützungsleistungen für die Studie sein, wie die Bereitstellung von Werbematerialien. Eine SMO kann als Organisation virtuell aus einem Kern von freiberuflichen Monitoren oder Projektleitern, so genannten *Freelancern,* bestehen. Es gibt SMOs, die lediglich ein Büro haben und damit als *Unique Entry Point* für Auftraggeber an einer Klinik existieren. SMOs können auch als Broker fungieren, der die Anfragen der Sponsoren an geeignete Prüfzentren weiterleitet. Die Aufgaben einer SMO können in ein Studienzentrum, z.B. in einer Praxis, integriert sein, die als solche ein Netzwerk von Kollegen oder anderen Prüfzentren einbindet.

SMOs gibt es im ambulanten, stationären oder gemischten Bereich, etwa wenn sie Netzwerke aus Kliniken und niedergelassenen, zuweisenden Ärzten verwalten.

Neben den privatwirtschaftlich organisierten SMOs in der Praxis oder an Kliniken, die zum Teil über erhebliche Datenbanken verfügen (z.B. Synexus Ltd. in England), gibt es die öffentlich-rechtlich organisierten Koordinationszentren für klinische Studien (KKS). Zurzeit bestehen 12 KKS an verschiedenen deutschen Universitätskliniken. Sie erhalten derzeit noch öffentliche Förderung, sind jedoch ohne diese nicht alle überlebensfähig. Die KKS sollen, neben der Organisation der Industrie gesponsorten Studien, vor allem die hauseigene klinische Forschung vorbereiten, das Personal schulen und die nötige Infrastruktur aufbauen.

SMOs werden am häufigsten eingesetzt, wenn die Einbindung des Hausarztes oder behandelnden Arztes keine oder eine geringe Rolle spielen. Zu diesen Indikationen gehören sämtliche Phase-I-Aktivitäten, aber auch Studien bei Patienten mit Typ-II-Diabetes, mit Erkrankungen des rheumatischen Formenkreises, mit Erektionsstörungen oder mit Sozialphobie (krankhafte Schüchternheit).

Der Vertrag, den der Sponsor mit der SMO schließt, ist entweder prozess- oder ergebnisorientiert. Prozessorientiert bedeutet, die Aktivitäten werden auf Stunden- oder Tagessatzbasis abgerechnet. Ergebnisorientiert meint, dass pro auswertbaren Patienten ein fixer Betrag vereinbart wird.
Die Zusammenarbeit mit SMOs wird sich, wie auch die Zusammenarbeit mit CROs vorzugsweise an mittel- und langfristigen Kooperationen festmachen. Ein Modell von *Preferred Partners*, unter denen eine Auswahl stattfindet, erlaubt eine gewisse Flexibilität. Eine rein opportunistische Zusammenarbeit mit einer SMO ist für die SMO wie auch für den Sponsor mit erheblichen Kosten verbunden, die bei dem Aufbau und der Einrichtung des SMO, unabhängig von der Patientenzahl, fällig werden. Sie werden durch die möglichen Preisvorteile selten aufgewogen. SMOs haben neben den offensichtlichen Vorteilen durch die Konzentration auf die Durchführung klinischer Studien bei einer Reihe von Indikationen jedoch nicht selten Probleme, die sich in verschiedenen Feldern manifestieren: Sie können nur bestimmte, einfache Indikationen durchführen, während sie bei komplexen Indikationen auf externes Fachpersonal oder die Kooperation mit Kliniken oder Fachärzten angewiesen sind. Da SMOs meist große Studien durchführen, sind sie abhängig von der Stabilität ihrer Partner, meist sogar auch von der Exklusivität. Dies kann den Interessen der Sponsoren entgegenstehen, die das Risiko auf mehrere Partner verteilen möchten.
Die Stärke der SMOs liegt in der guten Vernetzung, der ausführlichen Kenntnis von Werbung, der Konzentration auf geografisch interessante Gebiete und der fehlenden Konkurrenz zu den Ärzten, da die Patienten nach Abschluss der Studie immer zu ihrem behandelnden Arzt zurückkehren. Einige SMOs sind bereits multinational, so dass sie für größere Studien als alleiniger Partner in Frage kommen. Zu den Schwächen gehört eine meist dünne Kapitaldecke, die bereits zu Übernahmen von SMOs mit entsprechenden Konsequenzen für die Sponsoren geführt hat. Ferner ist das Fehlen der anamnestischen Daten der Patienten eine große Schwäche. Diese müssen von der SMO primär erhoben werden, um diese Lücke zu füllen. Allerdings taucht dieses Problem auch dort auf, wo ein Patient keinen Hausarzt hat oder aber durch häufige Wohnortwechsel die Informationen zu seinen Erkrankungen an verschiedenen, nicht zugänglichen Stellen aufbewahrt werden. Eine Lösung bietet sich an, wenn ein Hausarzt vorhanden ist. Man kann diesen wegen des Abgleichs der Ein- und Ausschlusskriterien anschreiben und um eine Bestätigung der selbst erhobenen Daten bitten (evtl. gegen ein kleines Honorar). Beim Einsatz von SMOs können den Zentren Aufgaben delegiert werden. Idealerweise kann sich der Sponsor auf wenige SMOs konzentrieren. Gefährlich kann eine starke Betonung der SMOs dann werden, wenn z. B. in der Phase IV keine eigenen Kontakte zu Ärzten mehr möglich sind und eine Abhängigkeit, z. B. von multinationalen SMOs, entsteht.

2.4.6 Clinical Research Organisation (CRO)

Im Laufe der 70er Jahre des vergangenen Jahrhunderts wurde festgestellt, dass die klinischen Entwicklungsphasen einen zeitbestimmten Schritt für die Entwicklung neuer Arzneimittel und Medizinprodukte darstellen. Gleichzeitig zeigten sich die herkömmlichen Organisationsformen innerhalb eines pharmazeutischen Unternehmens zum Teil als zu unflexibel, um eine rasche Bearbeitung dieser Entwicklungsschritte zu gewährleisten. Es bildeten sich die ersten Organisationen, die in der Regel meist in den USA entstanden und sich dann zum Teil rasch als globale Firmen, zum Teil als multinationale oder als lokal-regionale Anbieter aufstellten (Abb. 2-4).
Heute ist es so, dass die fünf größten dieser Unternehmen ca. 30 % des Umsatzes ausmachen und der Markt mit etwa 10 % pro Jahr

wächst, d.h. stärker als die entsprechenden Aufwendungen im klinischen Forschungsbereich der Sponsoren. Bei den CROs ist neben der geografischen Aufteilung von zwei verschiedenen Typen auszugehen: Zum einen die Full-Service-CRO, die eine gesamte klinische Entwicklungsphase oder eine gesamte klinische Prüfung unabhängig von ihrer Geografie übernimmt, durchführt und auswertet. Zum anderen gibt es CROs, die spezielle Services anbieten, etwa im Bereich der regulatorischen Kompetenzen und des Datenmanagements oder das Know-how für die Prüfung bestimmter Indikationen. Die globalen CROs bieten heute sowohl den Full-Service als auch unabhängige Teile des Full-Service an.

CROs verfügen zwar über einheitliche Richtlinien für die Qualität, dennoch gibt es zum Teil große Unterschiede zwischen den verschiedenen Geografien und Ländern. Darüber hinaus ist dem raschen Wachstum und den entsprechenden teilweise aufgeblähten Strukturen eine Kostenexplosion gefolgt. Bislang wird dies so von den Auftraggebern noch in Kauf genommen. Es ist auch nicht zu verkennen, dass die CROs immer wieder mit der Zeiteinteilung und -einhaltung nicht zurechtkommen, so dass in Einzelfällen mit Bonus und Malus gearbeitet werden sollte, wenn die entsprechende Kompetenz dort nicht in gewünschter Form vorhanden ist. Ein nicht unerheblicher Anteil der Mitarbeiter von CROs erhält keine permanenten Verträge. Vor allem bei größeren Aufträgen arbeiten auch große CROs häufig mit *Freelancern* zusammen. Dies ist für den Sponsor kein Vorteil, da er dies selbst ohne »Vermittlung« ebenso durch eine CRO – und billiger – organisieren könnte (Abb. 2-5). Dadurch werden die Positionen in den pharmazeutischen Unternehmen gerade für solche Mitarbeiter interessant. Bereits heute ist hier ein gewisser »Aderlass« zu bemerken.

In wirtschaftsjuristischer Sicht sind CROs in der Regel große Unternehmen, zum Teil Aktiengesellschaften oder GmbHs mit vergleichbaren Strukturen, mit denen der Aufraggeber einen Vertrag abschließt. Dieser kann als Dienst- und/oder Werkvertrag geschlossen werden.

Die Eigentumsverhältnisse bei CROs ändern sich häufig. Daher muss bei Vertragsabschluss darauf geachtet werden, dass die Leistung unabhängig von solchen Änderungen erbracht wird und der finanzielle Rahmen nicht beliebig erweiterbar ist. Eine Vergleichsliste aller existierenden CROs mit Darstellung objektiver Auswahlkriterien gibt es nicht. Verschiedene Magazine wie *Applied Clinical Trials*, aber auch verschiedene Anbieter, die einen »Warentest« zu sehr hohem Preis anbieten, versuchen es dem Auftraggeber zu erleichtern. Man muss jedoch vermuten, dass die Bewertungsmaßstäbe alles andere als objektiv sind, da die Ergeb-

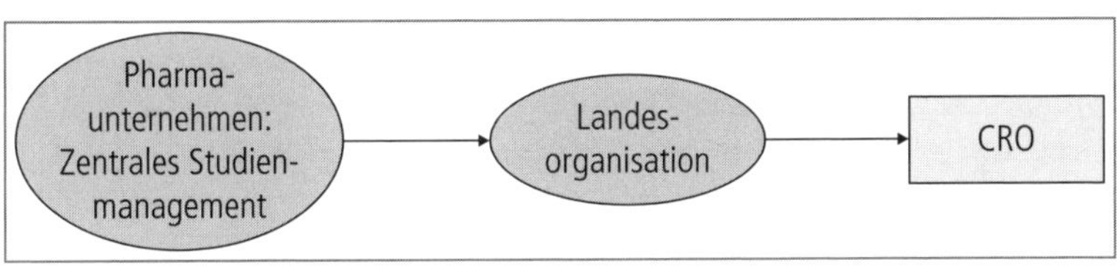

Abb. 2-4 Große Pharmaunternehmen delegieren häufig die Aufgaben an die Landesorganisationen.

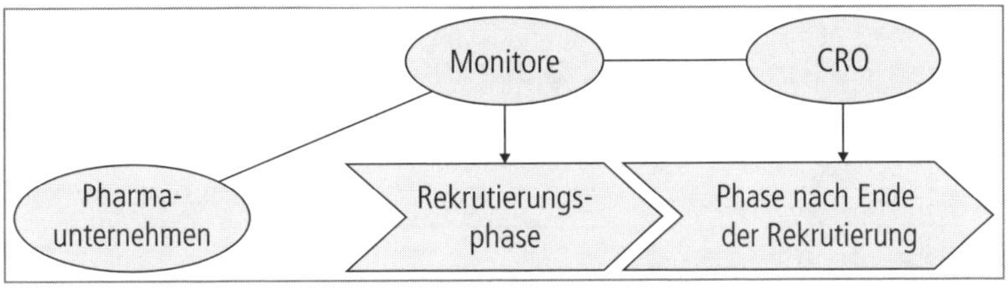

Abb. 2-5 Sinnvolle Mischformen, wenn Übergaben von Aufgaben während der Studie stattfinden.

nisse, insbesondere Termintreue usw. nicht einfach zu eruieren sind. Oft sind die Bewertungen bereits zu dem Zeitpunkt der Publikation veraltet.

Die Zusammenarbeit mit einer geringen Anzahl an CROs vermeidet aufwändige Vertragsverhandlungen. Genau diese Vertragsverhandlungen können jedoch unter Umständen zu erheblichen Kostenersparnissen führen.

Ob langfristig mit einem *Preferred Partner* gearbeitet wird oder eine so genannte opportunistische Auswahl erfolgen soll, ist aus ökonomischen Gründen schwer zu klären. Für die opportunistische Form spricht, dass man die Optima, seien sie geografisch oder bei bestimmten Kompetenzen, so am besten nutzt. Für den *Preferred Partner* spricht eine gewisse Stabilität und nach dem gegenseitigen Kennenlernen eine Reduktion der Anlaufschwierigkeiten. Bei der Vergabe von Aufgaben an CROs empfiehlt es sich zu prüfen, welche Kernkompetenzen im Unternehmen bleiben sollen. Darüber hinaus sollten mindestens drei Angebote angefordert werden. In der Angebotsbeschreibung sollten die notwendigen Dienstleistungen beschrieben und auch die Struktur der Honorierung angegeben werden. Handelt es sich nur um das Monitoring ausgewählter Prüfstellen, so sollte deren Geografie grob beschrieben sein. Es ist auch zu überlegen, ob die Leistungen pro Zeiteinheit oder nach Standardkostensätzen abgerechnet werden sollen oder man für bestimmte Leistungen ein Angebot ausschreibt, wo dann keine zusätzlichen variablen Kosten hinzukommen dürfen. Bei den Verhandlungen selbst sollte man mit zwei Personen anwesend sein und bei der Verhandlungstechnik immer darauf achten, nicht unter Zeitdruck zu verhandeln und alternative Szenarien verhandlungsgerecht einzubringen. Innerhalb eines großen international agierenden Pharmaunternehmens werden gelegentlich *Preferred Partners* vorgezogen. Für Bereiche außerhalb des Datenmanagements, welches zentral sehr gut auskontrahiert werden kann, empfiehlt sich so genanntes *Local Outsourcing*. Hier entscheidet sich jedes beteiligte Land selbst für eine CRO seiner Wahl.

Eine CRO ist sehr stark auf Liquidität angewiesen. Sehr wichtig ist aus diesem Grund die eindeutige Definition der Bedingungen, unter denen gezahlt wird. Eine Kosten- und Ergebniskontrolle muss im Vertrag eindeutig definiert sein. Die Möglichkeit mit Geld als Anreiz zu arbeiten, sollte unbedingt berücksichtigt werden. Bei Vorschüssen ist selbstverständlich darauf zu achten, dass diese bei Nichterreichen des vereinbarten Ergebnisses rückzahlbar sind.

Stärken Die CRO hat ausreichende Mitarbeiterkenntnisse in den Indikationsgebieten, Kenntnisse der Geografie und eine unternehmensübergreifende Erfahrung innerhalb einer Indikation.	**Schwächen** Die meisten CROs, insbesondere globale, haben eine hohe Mitarbeiterfluktuation und gelegentlich eine zu starke Bürokratie, welche die Kosten steigert.
Möglichkeiten Die Nutzung von CROs zeigt, welche Prüfer man selbst in Zukunft ansprechen kann. Zudem lernt man, wie man bei der Durchführung der klinischen Prüfung arbeitet, um sie später ohne die CRO machen zu können.	**Bedrohung** Risiken bei der Verwendung sind erhebliche Überschreitung der Budgets sowie die Insolvenz oder Eigentumsveränderung bei CROs. Wenn die CRO nur Monitoring macht, somit also sämtliche Prüfstellen kennen lernt, insbesondere die Stärken und Schwächen, bedeutet dies einen großen Verlust an Know-how für den Sponsor.

Abb. 2-6 CRO-SWOT-Analyse.

In den Verhandlungen wird finanztechnisch oft vorgebracht, dass man ein *Risk Sharing* machen müsse, was kein überzeugendes Argument darstellt. Der pharmazeutische Unternehmer hat bei Nichterfüllen der zeitlichen Vorgaben durch die CRO ein erheblich höheres Risiko, nämlich den Verlust hoher Umsätze und Gewinne. Die CRO hat mit eher geringen monetären Verlusten, gelegentlich mit Imageverlusten zu rechnen. Daher sollte der Begriff des *Risk Sharing* hier nicht eingeführt werden. Empfohlen wird eine nachhaltige Best-Efforts-Klausel, welche vertraglich zu definieren und auszugestalten ist. Hier sollte die CRO nachweisen müssen, dass sie die maximal möglichen Anstrengungen unternommen hat.

Betrachtet man zusammenfassend im Rahmen einer SWOT-Analyse (d.h. einer Analyse der Stärken, Schwächen, Chancen und Risiken) die CROs (Abb. 2-6), so lässt sich festhalten: Abgesehen vom Datenmanagement gibt es streng genommen keine Notwendigkeit, globale CROs für das Monitoring oder andere Aufgaben einzusetzen. Auch das Datenmanagement wird künftig immer mehr im Rahmen von EDC stark vereinfacht, deshalb könnte die Bindung an globale CROs auch hier wegfallen. Eine lokale Outsourcing-Strategie ist vorzuziehen, da außer den CROs auch Freelancer oder kleine Organisationen eingesetzt werden können. Damit wird der Abfluss von wichtigen Kompetenzen weitgehend vermieden. Voraussetzung

Tab. 2-18 Kriterien bei der Auswahl von Zentrallabors.

Kriterium	Bemerkungen
Akkreditierung	Je nach Studie, auch andere Qualitätskriterien können ausreichen, wenn dokumentiert
EN 450001	Kann sinnvoll sein, garantiert aber keine fehlerfreien Abläufe
ISO/IEC 17025, DIN EN ISO 15189	Siehe EN 450001
GLP	Siehe EN 450001
Anzeige nach § 67 AMG	
Interne und externe Qualitätskontrollen	Dokumentation verlangen
Qualifikation von Management und Laborpersonal	Fluktuation überprüfen!
Hinweise zur Probeentnahme	Möglichst auf einer DIN A4 Seite für Prüfer, mit Flussdiagramm, laminiert (Schutzfolie)
Hinweise zur Probenaufbereitung	Temperaturanforderung
Hinweise zur Probenlogistik	Logistikkosten nicht unterschätzen!
Hinweise zum Verbleib der Probe nach Ankunft im Labor	Siehe Probenentnahme
Analysenmethoden Stand der Technik	
Dokumentation Analysenergebnisse	
Meldung und Technik der Meldung an Prüfungsbeteiligte	Gefahr von Doppelmeldungen (Fax, Brief, E-Mail)
Datentransfer in Datenbank des Sponsors	Transferprotokoll und dessen Validierung überprüfen
Kommunikation in Landessprachen	Internationale Studien; Helpdesk?
Aufbewahrung der Rückhalteproben	Cave: Datenschutzpassus
Vertraulichkeit der Daten	Standardklausel im Vertrag
Finanzielle und sonstige Stabilität des Labors	Ggf. Bankbürgschaft

allerdings ist, dass in den beteiligten Ländern ausreichend Kapazität für die Koordination zur Verfügung steht und dass die Zahl der Länder (außer bei sehr großen Firmen) überschaubar im einstelligen Bereich gehalten wird. Eine besondere Rolle stellt der Einsatz von länderübergreifenden Zentrallaboren dar, um Laborwerte besser standardisieren zu können und Trends früh zu erkennen (Tab. 2-18).
Einen seltenen Fall stellt eine CRO dar, die Freelancer ausbildet und an Firmen ausleiht (Abb. 2-7). Der Vorteil ist, dass die Qualität regelmäßig überprüft wird und dass bei Krankheit ein Ersatz gestellt wird. Demgegenüber stehen allerdings hohe Kosten.

Verträge mit einer CRO

Bei der Vertragsgestaltung mit einer CRO treten einige Fragestellungen besonders häufig auf, die im Folgenden angesprochen werden sollen.
Es muss u.a. entschieden werden, was zu tun ist, wenn der Auftraggeber die Studie abbricht. Meist lässt sich dieser sein Recht dazu in den Vertrag schreiben. Hierbei ist es sinnvoll, in diesem verschiedenen Szenarien zu beschreiben, um einen fairen Interessenausgleich zu ermöglichen.
Weiterhin wichtig ist die Regelung der Haftung bzw. des Haftungsmaßstabs. Der Auftragnehmer sollte grundsätzlich auch für leichte Fahrlässigkeit haften. Bei der Haftungshöhe sollte die Beschränkung im Vertrag fixiert werden.
In jedem Vertrag sollte eine Schiedsklausel aufgenommen werden, die regelt, wie unterschiedliche Auffassungen in der Interpretation des Vertrages zu behandeln sind und wie im Streitfall vorzugehen ist. So lässt sich vermeiden, dass vor einem regulären Gericht mit relativ wenig fachlicher Kompetenz entschieden wird (Jungk 2004).
Wo immer möglich, sollte der Vertrag die Struktur und Prozesse der Kommunikation so regeln, dass Missverständnisse nicht auftreten können. Dabei ist es sinnvoll, am Vertragsende eine Liste mit Verantwortlichkeiten zu setzen, in der alle relevanten Aktivitäten aufgeführt werden.
Verhandelt man um genau zu beschreibende Leistungen, so empfiehlt sich, diese als Pauschalwert zu definieren. Aus Sicht des Auftraggebers ist eine Abrechnung nach Stunden wegen der notwendigen Kontrolle mit zusätzlichem Aufwand und im Hinblick auf die finanzielle Planung unsicher.
Eine besondere Situation stellen die *Academic Research Organisations* (ARO) dar. Hier haben sich teilweise weltweit Studiengruppen zusammengeschlossen, die meist gemeinsam Studien durchführen, bei denen sie selbst Sponsor sind. In den letzten Jahren bieten sich diese Gruppen zunehmend für klinische Studien an, wobei sie jedoch nicht immer die strengen Voraussetzungen erfüllen, die an eine CRO gestellt werden. Auch der akademische Anspruch will in den Verträgen berücksichtigt werden, da dort häufig der Wunsch nach Publikation weit im Vordergrund steht. Vorsicht ist geboten, wenn man Zulassungsstudien mit AROs durchführen will: Vorher sind die Rechte beider Seiten insbesondere bezüglich des Prüfplans, der *Intellectual Property* und der Auswahl der Prüfzentren festzulegen. Viele AROs verfügen nicht über EDC, so dass andere, oft Papier-basierte Lösungen eingesetzt werden müssen.
Das Hauptproblem für Kooperationspartner von AROs stellt deren quasi-monopolistische Stellung dar. Sie wählen aus, mit wem sie zusammenarbeiten. Allerdings ist von den in-

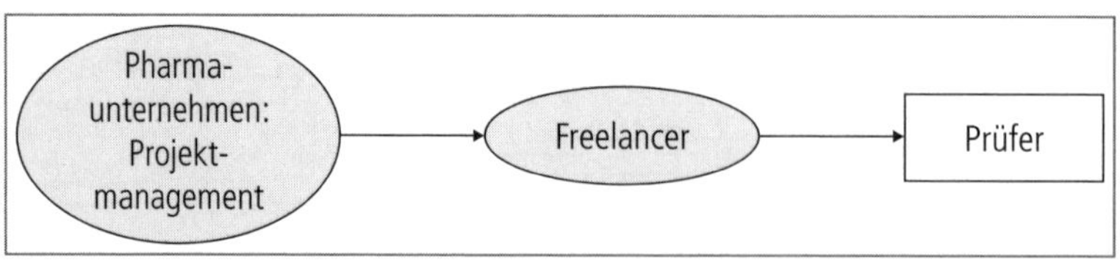

Abb. 2-7 Das Einsetzen von freiberuflichen Monitoren (Freelancern) durch Pharmaunternehmen.

dustriellen Sponsoren bisher nie ernsthaft der Versuch gemacht worden, an einem ARO vorbei eine große Studie durchzuführen, wenn diese eine »marktbeherrschende Stellung« innehatte. Auf keinen Fall darf der ARO gestattet werden, das Monitoring für »ihre« Prüfstellen zu übernehmen; dies wäre ein schwerer Verstoß gegen GCP.

Wichtige Aspekte

Je nach Indikation ist auszuwählen, ob die Patienten für die Dauer einer Studie eher in der einen oder anderen Lokalität zu finden sind. Für Studien industrieller Sponsoren spielt die gute Durchführung und der Zugang zu den Patienten die größte Rolle, bei nicht industriellen Studien können andere Möglichkeiten überwiegen, wie z. B. der Zugang zu einer bestimmten Technologie.

Grundsätzlich ist zu überlegen, wie die Zusammenarbeit vertraglich zu gestalten ist, wobei die Problematik von der Einzelpraxis zur Universitätsklinik stark zunimmt.

3 Klinisches Projektmanagement

In diesem Kapitel wird das Management von Projekten beschrieben. Jede klinische Prüfung lässt sich als ein Projekt bezeichnen, d. h. es gibt einen definierten Beginn und ein definiertes Ende. Da klinische Prüfungen in der Regel mit hoher Unsicherheit behaftet sind – man denke an die Frage, ob sich Patienten einschließen lassen oder wie das Ergebnis aussehen wird –, lassen sich die in der Ingenieurtechnik üblichen, zum Teil sehr komplexen, Projektmanagementtechniken nicht einfach übertragen.
An dieser Stelle sei Professor Fredmund Malik kurz erwähnt, der sich zur oben angesprochenen Unsicherheit und ihrer Auswirkung auf das Projektmanagement Gedanken gemacht hat. In seinem empfehlenswerten Buch *Führen, leisten, leben* (2006) sowie seinen anderen Werken hebt er einfache Prinzipien der »Management-Science« hervor. Der *Harvard Business Review* als monatlich erscheinende Zeitschrift für Managementwissenschaften bietet in fast jeder Ausgabe Anregungen, wie man Projektmanagement verbessern kann.
Projektmanagement lebt von der Matrixorganisation. Sie unterscheidet sich von der funktionalen Organisation dadurch, dass die so genannten »Linie«, d. h. die vertikale Gliederung, durch eine horizontale Gliederung »Stab« vernetzt wird. Projektmanagement befindet sich in der horizontalen Linie und hat verschiedene funktionale Disziplinen zu integrieren: u. a. die Präklinik, den regulatorischen Bereich und die eigentliche klinische Forschung. Rein funktionale Organisationen tun sich ebenso schwer, wie Matrixorganisationen, die mehr als zwei Matrixebenen besitzen, da im letzteren Fall die Zuständigkeit und die Klarheit der Entscheidungen leiden.
Das Projektmanagement lebt nicht allein von Abläufen und Prozessen, sondern braucht auch ein paar »Tugenden«. Von diesen haben sich als wichtig erwiesen: Die persönliche Verantwortlichkeit, die Fähigkeit an Grenzen zu gehen, das Vertrauen auf eigenständiges Denken jenseits von *Policies* und SOPs sowie das Prinzip der gemeinsamen Verantwortlichkeiten (*Co-Accountability*). Mit letzterem ist die Verantwortung für bestimmte Entscheidungen gemeint, die von mehreren getragen werden müssen (Brown 2004).

3.1 Definition eines Projekts

Projektmanagement ist die Gesamtheit von Führungsaufgaben, Organisation, Techniken und Mitteln für die Abwicklung eines Projektes (Norm DIN 69901). Ein Projekt ist gekennzeichnet durch konkrete Zielsetzung, Kundenorientierung, Anfang und Abschluss, Methodik der Durchführung, Teilschritte und Maßnahmen, Kosten, Beteiligte mit unterschiedlichen Aufgaben sowie eine Herausforderung (*Stretch Goal*, d. h. ein Ziel, für das man sich »strecken« muss).
Projektleiter müssen die folgenden Bereiche als Manager aber auch Führungspersönlichkeiten abdecken: Integration, Kosten und Kommunikation, Umfang, Qualität und Risiko, Termine, Personal und Logistik.
Ein Projekt besteht in der Regel aus den folgenden Phasen:

- Analyse: Hier sind das Ziel und die Rahmenbedingungen des Ziels zu klären. Potenzielle Probleme sind zu analysieren, und die Machbarkeitsstudie ist durchzuführen.
- Planung: Das Ziel ist zu organisieren, Aufgaben, Abläufe und Termine zu planen, Kapazitäten, Kosten und Qualität zu definieren und ein ausreichendes Risikomanagement aufzubauen.
- Ausführung: Fortschritt und Planabweichung sind zu steuern und zu kontrollieren. Der Plan ist zu aktualisieren, und dem entsprechenden Sponsor ist Bericht zu erstatten.

- Abschluss: Die Auswertung von Zielerreichung, Ablauf, Gestaltung und Umgang mit Zielkonflikten sowie die Lernergebnisse für künftige Projekte sind zu analysieren und unternehmens- oder bereichsweit zu kommunizieren.

Zur Messung der Produktivität in klinischen Studien können die folgenden Kriterien herangezogen werden:
- Zeit zwischen Genehmigung des Projekts und Genehmigung des Prüfplans
- Zeit zwischen Genehmigung des Prüfplans und der ersten Visite des ersten Patienten, auch *First Patient First Visit* (FPFV)
- Zeit zwischen FPFV und der ersten Visite des letzten Patienten, *Last Patient First Visit* (LPFV), also die Rekrutierungszeit (FPFV–LPFV)
- Zeit zwischen LPFV und letztem erhaltenen Prüfbogen (*Last Case Report Form[LCRF]-inhouse,* keine Bedeutung bei EDC-Studien)
- Zeit zwischen LPFV und Schließen der Datenbank
- *Critical* oder *Major Findings* pro *Audit* (Qualitätsmerkmal: Es werden nur die kritischen und schwerwiegenden Befunde, nicht aber die geringfügigen Abweichungen gezählt.)

Wichtig ist eine Auswahl zu treffen, die die kritischen Perioden und Aktivitäten erfasst, wobei man entsprechend der Pareto-Regel nur 80 % der Variabilität abbilden soll, um nicht durch eine Vielzahl von Parametern eine große Verwirrung bei den Projektteilnehmern hervorzurufen. Typischerweise eignen sich 4–6 Parameter zur kontinuierlichen Bewertung des Projektfortschritts und der Messung der Produktivität.
Als finanzielle Kenngrößen sind die Kosten pro Patient geeignet, besser noch: pro Patientenmonat in der Studie, wobei die Kosten der Ressourcen extern und intern (Zeiterfassungssysteme!) in *Fully Loaded Cost* umgewandelt werden müssen. Bei diesen *Fully Loaded Cost* sind alle Kosten umgelegt, die durch diese Ressource erzeugt werden, also auch die Miete oder die EDV-Kosten.

Wichtige Aspekte
Einzelne Studien können wie ein Projekt aufgesetzt werden. Man sollte jedoch keine komplexen Methoden zur Beurteilung des Projektfortschritts verwenden, sondern die Patientenzahl, die Datenqualität, die Zeit bzw. Ressourcen und die Kosten nachverfolgen. Die Vorhersagekraft wird durch zusätzliche Parameter kaum merklich erhöht, jedoch mit erheblicher Arbeitskraft erkauft.

3.2 Strukturen

Projektmanagement verlangt gegenüber rein funktionaler Führung eine andere Struktur. Die Hauptaufgabe ist, definierte Aufgaben (Projekte) zu erfüllen, wobei auf die Fähigkeit und die Ressourcen anderer Disziplinen, die dem Projektmanagement nicht disziplinarisch unterstehen, zurückgegriffen werden muss. Logisch ergibt sich daraus einerseits, dass das Projektmanagement von der Bildung eines Teams abhängig ist. Dieses Team berichtet im Sinne einer Matrixorganisation dem Leiter des Projekts und dem Leiter seiner funktionalen Disziplin, in die es nach abgeschlossenem Projekt zurückkehrt. Dabei ist wichtig, wer Einfluss auf die Besetzung des Projektteams hat. Es gibt Strukturen, in denen der Projektleiter sich nach Absprache mit dem jeweiligen Disziplinarvorgesetzten ein Projektmitglied »auswählen« kann. Bei anderen Strukturen werden die Projektteammitglieder zugeordnet, ohne dass der Projektleiter ein Mitspracherecht hat. Die wichtigere Frage ist jedoch, wie groß ein Projektteam sein sollte. US-basierte Unternehmen verwenden häufig sehr große Projektteams mit 10–20 oder mehr Mitgliedern, die bei Sitzungen in der Regel alle präsent sind. Dies hat sich selten bewährt; es sei denn bei sehr kurzfristigen mit exakt definierten Einzelaufgaben, die keiner weiteren Koordination bedürfen. Bei der Entwicklung der Programme und der einzelnen klinischen Prüfungen hat es sich als günstig erwiesen, kleine Kernteams zu bilden. In der Arzneimittelentwicklung umfasst dieses Team neben dem Projektleiter selbst, den Verantwortlichen für Klinik, für Präklinik, für regulatorische Aspekte, Produktion und nicht klinische Aspekte, wie z.B. die Galenik, sowie den Vertreter des Marketing. Jeder dieser Vertreter stellt für sich ein eigenes funktionales Team zusammen, das fachlich oder nach Ländern (z.B. Marketing) gegliedert werden kann.

Umgekehrt muss geklärt werden, an wen der Projektleiter berichten muss. Die Möglichkeit, an den Leiter des Projektmanagements berichten zu lassen, führt nur zu einer weiteren Schnittstelle. Sinnvoller ist es, für alle Projekte ein Steuerungskomitee einzurichten, dem alle Projektleiter berichten, die für die Entwicklung einer Substanz die volle globale Verantwortung tragen.

Wichtige Aspekte

Je nach Art des Projektes muss eine angemessene Struktur gefunden werden. Handelt es sich um eine Einzelstudie, so reichen neben dem Projektleiter ein Verantwortlicher für Monitoring, Biometrie bzw. Datenmanagement, Medizin und *Regulatory Affairs* (früher: Abteilung für Arzneimittelzulassung) aus. Handelt es sich um ein Programm verschiedener Studien, so sollte zusätzlich ein übergeordnetes Projektmanagement existieren, das um die Funktionen Marketing und Produktion erweitert wird.

Von internen *Advisory Committees* wird abgeraten, interne *Steering Committees* sollte es nur geben, wenn in einem Unternehmen die Produktentwicklung in der Hierarchie zu weit unten angesiedelt ist.

Bei nicht kommerziellen Studien werden häufig verschiedene Komitees gebildet, die die Arbeit eher erschweren, aber aus »politischen Gründen« als notwendig gesehen werden können. Diese Komitees sind aber auch in die Kritik geraten, weil man eine verdeckte Zuwendung der Industrie ohne nennenswerte Gegenleistung vermutet – zu Unrecht.

3.3 Abläufe

Es ist Aufgabe des Projektteams, für jede Aktivität die wichtigen Parameter (Entscheiden, Ausführen, Konsultieren und Informieren) zu definieren und über die Form der Messung und Dokumentation zu entscheiden.

- **Entscheiden:** Es ist zu klären, wer entscheidet, wer gegebenenfalls mit entscheidet (*Co-Accountability*) und wer bei Diskrepanz einer gemeinsamen Entscheidung die endgültige Entscheidung trifft (Eskalation in die nächste Führungsebene?). Darüber hinaus müssen Vetorechte absoluter und zeitlicher Art für wesentliche Entscheidungen definiert werden.
Grundsätzlich könnte man neben der Entscheidungsfunktion noch eine Funktion für ein aufschiebendes oder komplettes Veto in Erwägung ziehen. Erfahrungen gibt es damit jedoch nur in der Politik.
- **Ausführen:** Es ist zu definieren, welche Aufgaben wer oder welche Gruppe auszuführen hat, wie die Meilensteine aussehen sollen und wie man den Fortschritt bei der Durchführung messen wird.
- **Konsultieren:** Da versucht werden sollte, möglichst wenige oder gar nur einen Entscheidungsträger für eine Aktivität zu bestimmen, müssen ausführliche Konsultationen vor wichtigen Entscheidungen definiert sein. Insbesondere ist zu klären, wer konsultiert werden muss, wie die Konsultation zu erfolgen hat und welche Art von Feedback als komplettes Konsultationsergebnis erwartet wird. Ob man fakultative Konsultationen einführen soll, ist fraglich. Sie werden ohnehin durchgeführt, wenn sich ein Entscheidungsträger beraten lassen will.
- **Informieren:** Während häufig eine Informationsflut an alle Beteiligten (*Stakeholder*) niedergeht, sollte für das Projektmanagement ent-

schieden werden, wer wann und in welcher Form zu informieren ist. Informiert wird jedoch erst, nachdem etwas geschehen ist, da es sonst dem Konsultieren gleich käme. Ein Standarddokument der Information sollte entworfen werden, z. B. ein Projektreviewplan mit dem aktuellen Stand oder ein lebendes Dokument, in dem die für das Projekt wichtigen Entscheidungen und ihre Gründe definiert und ständig aktualisiert werden.

Dabei sollte man nach Meilensteinen und den zwischen ihnen liegenden Aktivitäten unterscheiden:

■ **Meilenstein Präklinik**
- Sicherheitspharmakologie
  - Irwin-Test (ZNS)
  - Kardiovaskuläres System
  - Atemwege
  - Niere
  - Leber/Mikrosomen
  - Cytochrome-P450(CYP)-Inhibition
  - Proteinbindung
  - Ionenkanalstudien (z. B. zur Abschätzung kardiologischer Risiken)
- Toxikologie
  - Akute Toxizität (Nager, Nichtnager); Einmalgabe, Mehrfachgabe
  - Lokale Toleranz
  - Subchronische Toxizität
  - Chronische Toxizität
  - Karzinogenität
  - Reproduktionstoxikologie (Segmente 1,2,3)
  - Mutagenität
  - Immuntoxikologie
- Pharmakokinetik/ADME (= Absorption, Distribution, Metabolismus und Exkretion)
- Nicht klinische regulatorische Dokumente

■ **Meilenstein Studienvorbereitung**
- Suche nach Lieferanten und Partnern
- Prüfplanentwicklung
- Labor (Vorbereitung)
- Entwicklung Patienteninformation und -einwilligung
- Suche nach Prüfern und Zentren (inkl. Sammeln der Dokumentation)
- Zentrumsinitiierung
- Management schwerwiegender unerwünschter Begleiterscheinungen (*Serious Adverse Events*, SAE): Information und Training
- Qualitätssicherung (GCP-Audits)

■ **Meilenstein Studiendurchführung**
- Patienten
  - Erster Patient randomisiert
  - 25/50/75 % der Patienten randomisiert
  - Letzter Patient randomisiert
  - Erster Patient komplett
  - 25/50/75 % der Patienten komplett
  - Letzter Patient komplett
  - 50 % der Close-out-Visiten komplett
- Datenmanagement
- Statistischer Analysenplan
- Statistische Analyse
- Abschlussbericht
- Pharmakovigilanz
- Qualitätssicherung
- Dokumentation: strukturiertes Abstract in öffentlicher Datenbank

Wichtige Aspekte

Alle Aktivitäten lassen sich nach der Zuordnung gliedern: entscheiden, ausführen, konsultieren und informieren. Entscheidungen sollten möglichst nur von einem einzigen Entscheidungsträger getroffen werden, da Gruppen zur Entscheidungsfindung suboptimal sind. Lässt es sich nicht vermeiden, so sollte ein Entscheidungsweg auf der nächsten Ebene definiert sein.

Darüber hinaus sollte das Projekt nach generischen Meilensteinen gegliedert sein, deren logische Beziehung und minimale Dauer vorher zu klären sind.

3.4 Aktivitäten

Die in der klinischen Forschung notwendigen Aktivitäten werden häufig als eine Sammlung von *Standard Operating Procedures* (SOP) beschrieben. Die ICH-GCP verlangt solche Arbeitsanweisungen immer dort, wo es um die Sicherheit des Patienten und die Qualität der Daten geht; darüber hinaus sind gesetzlich relevante Vorgänge, wenn sie sich im Ablauf wiederholen, unter einer Arbeitsanweisung gut zu beschreiben. Vorzugsweise sollten diejenigen die SOP schreiben, die diese später ausführen müssen, wobei das Qualitätsmanagement oder eine vergleichbare Abteilung die redaktionelle Stimmigkeit und Konsistenz mit anderen SOPs sicherstellen sollte. Der umgekehrte Fall, spezialisierte Qualitätsmanager die SOPs schreiben zu lassen, führt meist zu weltfremden Anweisungen, die die Prozesse behindern und die anderen Mitarbeiter frustrieren. Auch der Kauf bereits vorhandener SOPs ist keine gute Option, da sie entweder umgearbeitet werden oder die vorhandenen Prozesse verändert werden müssen.

Alternativ lassen sich die Prozesse besser durch ein logisch aufgebautes Handbuch der klinischen Forschung beschreiben. Hier sollen alle Aktivitäten und Verantwortlichkeiten dargestellt werden, aber so, dass die zeitliche und logische Abfolge eingehalten wird. Solche Handbücher, die nicht mehr als 20–50 Seiten umfassen müssen, können einmal jährlich revidiert werden. Ergänzungen lassen sich einbauen, wenn dies aufgrund neuer Gesetze erforderlich wird.

Eine Kombination beider Vorgehensweisen ist empfehlenswert. Bei der Zahl und dem Detaillierungsgrad sollte Zurückhaltung geübt werden, neue SOPs sollten maximal einmal im Quartal und alle zum gleichen Zeitpunkt herausgegeben werden. Auf weitere Papiere wie *Policies* oder *Guidance Papers* verzichtet man am besten ganz, da sie das selbstständige Denken einengen und in der Praxis von SOPs selten unterschieden werden. In einigen Fällen wurden die SOPs verschlankt und die Details in die *Guidance Papers* verlagert. Es ist günstiger, zusammengehörende Prozesse in einer einzigen SOP zusammen zu fassen.

Es gibt zwei wichtige SOPs: Die eine beschreibt die Entstehung und Struktur einer SOP, die andere fasst alle Kernprozesse einer Studie sowie den dahinter stehenden Funktionen und Verantwortlichkeitstypen zusammen. Im englischen Sprachraum nennt man dies eine *RACI Chart* (R = responsible for doing, A = accountable, C = must be consulted, I = must be informed). Typischerweise sollten etwa 200 Einzelaktivitäten mit den obigen Kernfunktionen als Kreuztabelle beschrieben werden.

Weitere Details könnten hinderlich sein. Im Gegensatz zu den USA, wo sogar beim Militär genaue *Field Manuals* vorherrschen, ist in Deutschland eher die »Auftragstaktik« eingeführt. Bei dieser gilt die Prämisse, dass der dem Geschehen nächste Mitarbeiter oft die beste Sachkenntnis für eine Entscheidung hat. Professor Rolf Krebs, früherer Unternehmenssprecher von Boehringer Ingelheim, hat dies in wenigen Worten einmal so gesagt: »Use your brain«.

3.4.1 Planung

Die Planung klinischer Prüfungen ist der wesentliche Teil des Projektmanagements. Es wird vorausgesetzt, dass im Gegensatz zur rein funktionalen Organisation jedes klinische Programm und jede einzelne klinische Prüfung aus diesem Programm als ein Projekt gesehen wird. Dies bedeutet, dass es einen Anfang und ein Ende gibt und dass das Projekt durch eine definierte Abfolge zum Teil paralleler Aktivitäten beschrieben ist. Neben ihrer Beschreibung ist es für die parallelen Aktivitäten wichtig, dass sie miteinander gekoppelt sind, sie eine definierte maximale Länge haben und für ihre Ausführung eine Person die Verantwortung trägt. Ein ganzes Team damit zu betrauen, ist wenig hilfreich, da in der Regel die Zuständigkeit dadurch verloren geht.

Es wird davon abgeraten, eine »Blaupause« für die Planung klinischer Prüfungen zu übernehmen. Zum einen ist die Abfolge unter Umständen suboptimal, zum anderen sind die beteiligten Funktionen nicht in der Industrie oder bei anderen Sponsoren generisch vorhanden. Ein weiterer Grund ist, dass die dort angegebenen Maximalzeiten möglicherweise leicht zu unterbieten sind, wenn die Aktivität selbst klar strukturiert ist. Es gibt auch Anbieter für solche Tools. Abgesehen davon, dass man sich damit vom Mitbewerber nicht mehr differenzieren kann, vergisst der Anbieter häufig auch, dass unter bestimmten ökonomischen Voraussetzungen die Parallelisierung von Aktivitäten auch bei hoher Unsicherheit (typisch für klinische Prüfungen) ökonomisch sinnvoll sein kann.

Die für die Planung verwendeten Tools sollten einfach sein, dennoch aber die Komplexität abbilden können. Ein allgemeines Planungsdokument ist vorzuziehen. Hier sollte jedoch kein komplexer kritischer Weg abgebildet werden, bei dem Dutzende von GANTT Charts untereinander stehen. Solche Charts bilden als Balken die Dauer einzelner Aktivitäten ab; ein Projekt lässt sich als eine Folge in Zeilen nach Zeit angeordneter GANTT Charts darstellen.

Vielmehr sollte das Planungsdokument ein lebendes Dokument werden. Idealerweise enthält das Planungsdokument Informationen über Veränderungen, die von dem Verantwortlichen mit einem Datum versehen sind. Wichtig ist, dass die Planung einer klinischen Prüfung mit den dazugehörigen Aktivitäten zu einem bestimmten Zeitpunkt eingefroren wird, und zwar lange bevor der erste Patient in die Studie aufgenommen wird. Damit vermeidet man die Suggestion, durch Veränderung der Planung könne man sich einreden, immer noch »im Plan« zu sein. Die üblicherweise verwendete Methode der kritischen Pfades (*Critical Path*), bei dem die jeweils längste potenzielle Sequenz für eine Studie berechnet wird, sollte zugunsten der Methode der *Critical Chain* aufgegeben werden. Bei dieser wird bei jeder Aktivität ein bestimmter Prozentsatz der vorgegebenen Standardzeit, die ohnehin meist sehr großzügig bemessen ist, weggenommen und 50 % davon einem am Ende der gesamten Kette liegenden Puffer aufgerechnet. Sein Schwinden wird im Verlauf des Projektberichtes als Parameter angegeben (Doherty 2006).

Je nach Größe einer Abteilung müssen die Projektleiter mehr als ein Projekt betreuen. Dadurch ist eine wichtige Kompetenz notwendig, das so genannte Multitasking. Es bedeutet, dass Mitarbeiter nicht anhand von Prioritäten, sondern anhand der vorgegebenen Ziele arbeiten und das Recht haben müssen, gegebenenfalls zusätzliche Ressourcen intern oder extern eigenständig zu aktivieren.

Für die Planung der klinischen Prüfung selbst ist ein Treffen notwendig, bei dem sich die folgende Zusammensetzung der Teilnehmer bewährt hat:

- Projektmanager
- Zuständiger Mediziner
- Zuständiger für Monitoring
- Zuständiger für Biometrie und Statistik
- Zuständiger für allgemeine Ressourcenplanung

Neben der »Normalplanung« sollte eine »Notfallplanung« vorliegen, die dann aktiviert wird, wenn bestimmte Voraussetzungen der ursprünglichen Planung nicht mehr gegeben sind. Die »Notfallplanung« sollte erheblich weniger detailliert als die reguläre Planung sein und keinesfalls eine bequeme Alternative allzu optimistischer Annahmen der »Normalplanung« sein.

3.4.2 Umsetzung

Bei der Umsetzung sind die Aktivitäten der klinischen Prüfung in einen *Critical Path* (kritischen Weg) umzusetzen, der während dieser Zeit nicht unverändert bleiben kann. Während anfangs klar ist, welche Aktivitäten sich nicht verlängern dürfen, wenn das Zeitziel eingehalten werden soll, können durch Verzögerungen auf eben diesem Weg andere Aktivitäten plötzlich »kritisch« werden.

Um rasch reagieren zu können, sind nicht nur Rückmeldungen nach Abschluss einer Aktivität nötig, sondern auch Informationen über den Fortschritt bestimmter Aktivitäten. Mindestens wöchentlich müssen konkrete Daten dazu erhoben werden. Diese Erhebung kann schriftlich in einem elektronischen System erfolgen, viel praktischer ist jedoch oft eine wöchentliche zeitlich festgesetzte Telefonkonferenz mit allen Ausführenden. E-Mail ist für solche Aufgaben ungeeignet. Die Erfahrung zeigt, dass hier die meisten Fehler gemacht werden. Außerdem ist das Gefühl verlorener Zeit meist in der Zeit vor der Aufnahme des ersten Patienten unterentwickelt. Dies hängt damit zusammen, dass die Rekrutierung durch eine Linie oder Kurve beschrieben wird, die vorangehenden Aktivitäten aber als Ja/Nein-Aktivitäten abgebildet werden und somit wenig anschaulich sind.

Die folgenden Beispiele sollen auf häufige Durchführungsprobleme hinweisen. Zwei Voraussetzungen spielen für eine rasche Behebung der Probleme eine große Rolle: Erstens eine klare Verteilung der Verantwortung und zweitens die Möglichkeit, konkurrierende Projekte unter der Fragestellung zu analysieren, ob der Abzug von Ressourcen dort zu Problemen führen kann. Bei jedem Beispiel sind mögliche Lösungen angeboten.

- Studienzentren sind bezüglich der Dokumentation nicht startbereit, die Verzögerung ist unbekannt, oft fehlen Verträge. *Lösungsansatz:* Eine genaue Darstellung der notwendigen Voraussetzungen für ein Zentrum als *Critical Path* würde zunächst zeigen, wo Aktivitäten aufeinander aufbauen und wo sie parallel betrieben werden können. Dies lässt sich dann in eine Tabelle (z.B. Excel-*Spreadsheet)* umsetzen, das mit einem Aufgabenprogramm verknüpft wird, das jedem Projektteammitglied seine Aufgaben und Timelines zuweist. Dann lässt sich die Lösungsvoraussetzung herstellen: Transparenz.
- Die Ethikkommission hat nicht geantwortet (sie liegt meist auf dem kritischen Weg, da sie im Gegensatz zur Bundesoberbehörde bei multizentrischen Studien 60 [statt 30] Tage benötigen darf). Ein persönlicher Kontakt zur Ethikkommission fehlt. *Lösungsansatz:* Für einen persönlichen Kontakt ist es nicht zu spät, zumal eine Klage über die Gerichte aus zeitlichen Gründen nicht infrage kommt. Manchmal tauchen bei der Bearbeitung durch die EK Probleme auf, die der Sponsor im Gespräch schon ansatzweise lösen kann.
- Es gibt Änderungsbedarf an der Patienteninformation oder am Prüfplan. Die Entscheidung liegt aber nicht beim Beantragenden, sondern bei der europäischen Zentrale (eines Pharmaunternehmens). *Lösungsansatz:* Bei der Patienteninformation muss man gelegentlich selbst entscheiden und tun, was die EK oder BOB verlangen; beim Prüfplan sollte man ein lokales *Amendment* (Ergänzung) vorantreiben.
- Das Zentrum hat »plötzlich« keine Patienten, keine Prüfärzte (Urlaub) oder es hat aus unerklärlichen Gründen nicht angefangen. *Lösungsansatz:* Hier sollte dringend die *Feasibility* überprüft werden; meist zeigt sich, dass von Anfang an kein großes Interesse bestand oder die Zusage z.B. vom Chefarzt einer Klinik gegeben wurde, der die Möglichkeiten nicht realistisch einschätzen konnte.
- Die Patientenrekrutierung war anfangs gut, hat aber dann nachgelassen und ist völlig versiegt. Der »Pool« potenzieller Patienten lokal oder regional erscheint erschöpft. *Lösungsansatz:* Wenn man dies jetzt erst erkennt, ist guter Rat teuer. Dennoch sollte nun Werbung um Patienten gestartet werden, jedoch nicht unter 3 Anzeigen pro Woche.
- Die Informations- und Werbemaßnahmen haben sich um Wochen verzögert. *Lösungsansatz:* Die verlorene Zeit muss durch Intensität aufgeholt werden. Werbemaßnahmen sollten gerade jetzt nicht sequentiell angelegt werden. Allerdings brauchen Werbemaßnahmen auch eine gewisse Zeit,

14 Tage vor Ende der Rekrutierungszeit ist es dafür meist zu spät.

In allen diesen Fällen ist der direkte Kontakt mit den Prüfstellen notwendig. Auch hier helfen Telefonkonferenzen (als Angebot, wöchentlich), um Probleme austauschen und funktionierende Lösungen verbreiten zu können.
Die Umsetzung betrifft die Schritte, die zwischen dem Abschluss der Gesamtplanung und dem Beginn der Auswertung der Daten liegen. Bei der Umsetzung sind zwei Zeiten der einzelnen Aktivitäten besonders zu beachten:

- Die nicht weiter komprimierbare Zeit, z. B. die möglichen Beratungszeiten von Ethikkommissionen und Bundesoberbehörden oder bestimmte Teile der Produktion und Freigabe von Prüfmustern
- Die Zeiten, die durch interne oder externe Ressourcen limitiert sind und denen ggf. bei Engpässen gegengesteuert werden kann

Alle Aktivitäten sind in einen Diagramm analog zum *Critical Path* darzustellen, wobei Programme, wie z. B. Microsoft Project oder On-Target, eine Hilfe bei der Strukturierung sein können. Es reicht allerdings auch, wenn eine Tabellenkalkulation, z. B. Microsoft Excel, eingesetzt wird, da auch sie im Sinne eines *Critical Paths* programmierbar ist.

Prüfgenehmigung

Die Prüfgenehmigungen für Ethikkommissionen und Bundesoberbehörden können gleichzeitig beantragt werden. Die Voraussetzungen dafür sind in Kapitel 2 (s. S. 8 ff.) dargestellt. Hier soll nur erwähnt werden, dass bereits feststehen sollte, in welchen Kammerbezirken oder an welchen Kliniken die Studie durchgeführt und welche federführende Ethikkommission ausgewählt wird. Es kann sinnvoll sein, erst die EK und den LKP dann dazu entsprechend zu bestimmen. Auch die Vorbereitung seitens der Prüfstellen – meist dauert der Vertragsabschluss am längsten – sollte zu diesem Zeitpunkt abgeschlossen sein, da die Ethikkommissionen oft den unterschriebenen Prüfplan sehen wollen. Selbstverständlich können Prüfstellen nachgemeldet werden. Jedoch empfiehlt es sich nicht, mit weniger als der Hälfte der geschätzten Prüfstellen zu beginnen, da dies leicht als ein Unterlaufen der Gesetzgebung gedeutet werden kann.
Der wesentliche Teil der Vorbereitung der Prüferlaubnis ist die Zusammenstellung der *Clinical Trial Application* (CTA). Diese ist für beide Stellen notwendig, wobei der wesentliche Unterschied darin besteht, dass die Bundesoberbehörde allein das IMPD erhält, während die Ethikkommission allein Details zu den Prüfstellen erhält. Das kommt daher, dass z. B. die nicht federführenden Ethikkommissionen nur die Eignung des Prüfers und der Prüfstelle überprüfen sollen, vor allem wenn sie erst später in den Prozess einbezogen werden.
Für die Vorbereitung der Prüferlaubnis sind, sofern eine Prüfarztbroschüre oder eine Fachinformation (bei bereits vermarkteten Produkten) vorliegt, etwa 4 Wochen zu veranschlagen. Voraussetzung ist ein bereits vorhandener Prüfplan. Ethikkommission und Bundesoberbehörden möchten die Unterlagen sowohl in schriftlicher als auch in elektronischer Form (CD-ROM) erhalten. Man muss in Deutschland davon ausgehen, dass vom Einreichen bis zur Prüferlaubnis mindestens 60 Tage vergehen. Bei Phase-I-Studien kann sich diese Zeit halbieren, vorausgesetzt es werden nicht mehrere Studien in einem Antrag gebündelt.

Einrichtung externer Überwachungsstellen

Prinzipiell ist die Einrichtung externer Überwachungsstellen überhaupt nicht notwendig. Das Gesetz schreibt sie nicht vor und sie können bei unzureichend definierter Aufgabenübertragung eher ein Hindernis als eine Hilfe sein. Unbedingt überlegenswert ist jedoch ein *Independent Data Monitoring Commitee* (IDMC), das auch *Independent Safety Committee, Data Monitoring Board* oder ähnlich genannt wird. Die Aufgabe besteht darin, mehr oder weniger kontinuierlich die Nutzen-Risiko-Situation der Studie zu überwachen, in dem sämtliche unerwünschten Begleiterscheinungen dort gemeldet werden und das IDMC über die Möglichkeit der Entblindung nach Gruppen verfügt. Auch Daten zum primären Endpunkt – insbesondere, wenn es sich um Mortalität handelt – sollten dem IDMC vorliegen. Ein IDMC braucht eine Charta, wie sie von der FDA, aber auch neuerdings von der EMEA, beispielhaft vorgegeben wird und im Internet zu finden ist (www.fda.gov). Die Zusammensetzung kann zwischen 3 und 20 Personen variieren. Auf jeden Fall sollten ein Statistiker und ein Experte des betroffenen Indikationsbereichs Mitglieder sein. Es versteht sich, dass keines dieser Mitglieder in irgendeiner Weise an der klinischen Prüfung beteiligt ist, auch nicht indirekt über ihre Mitarbeiter, die als Prüfer fungieren.

Das IDMC gibt in regelmäßigen Abständen, je nach Rekrutierungsgeschwindigkeit der Studie monatlich oder vierteljährlich eine Bewertung der Sicherheitslage heraus, manchmal auch öfter. Es ist empfehlenswert, das IDMC vor Einholen der Prüferlaubnis zu etablieren. Es kann als vertrauensbildende Maßnahme gesehen werden, vor allem dann, wenn es sich um frühe Phase-II- oder große Phase-IIIa-Studien handelt.

Wenn der primäre Endpunkt nicht eindeutig gemessen werden kann, so wird häufig ein *Abjudication Committee* eingeführt, das bestimmte Parameter nochmals auf ihre Validität und klinische Relevanz untersucht und bewertet. Dies ist eine Möglichkeit. Eine andere ist die zentrale Auswertung z. B. digitalisierter computertomografischer Bilder oder ist ein rheografischer Parameter, wie dies bei den Thrombolytika-Studien bei Herzinfarkt regelmäßig eingerichtet ist. Das *Abjudication Committee* kann auch zur Bewertung von bestimmten Nebenwirkungen oder von *Attributable Mortality* als primärem Endpunkt herangezogen werden.

Ob man ein Steuerungskomitee (*Steering Committee*) einrichtet, hängt von der Publizitätswirksamkeit der Studie ab. Häufig wird der Begriff missverstanden. Nicht bedacht wird, dass dieses Komitee die Studie eben nicht steuert, es sei denn, der Sponsor will aus politischen Gründen die Aufsicht über die Studie abgeben. Dies kann juristisch bedenklich sein. Ein *Steering Committee*, welches eigentlich nur beraten sollte, dies aber nicht weiß, kann zu einer schweren Belastung der Studie werden. Daher ist eine absolute Offenheit und Klarheit über dessen Aufgabe z. B. bei der Koordination multinationaler Studien notwendig.

In der Vorphase ist ein *Advisory Board* sinnvoll, wobei die Ergebnisse, insbesondere die der Diskussionen zu Prüfplänen, mit Vorsicht zu genießen sind. Es stellt sich leider häufig heraus, dass die Prüfpläne dadurch nicht realistischer werden. Eher werden sie mit weiteren Parametern und Visiten überfrachtet und sind so schließlich nicht mehr durchführbar. Daher ist es sinnvoll, neben den Wissenschaftlern auch pragmatisch denkende klinische Forscher – vielleicht auch gut informierte Patienten – in ein solches *Advisory Board* einzubinden. Auch hier ist es wie beim *Steering Committee* notwendig, das *Advisory Board* darüber zu informieren, dass es den Sponsor beraten soll und dass sein Rat vom Sponsor befolgt oder nicht befolgt wird.

Prüfmuster

Die Herstellung und Konfektionierung von Prüfmustern wird in ihrer Bedeutung bei klinischen Prüfungen häufig unterschätzt. Dies gilt insbesondere dann, wenn Vergleichsstudien mit Prüfpräparaten vorgesehen sind, die nicht dem Sponsor »gehören«, sondern über öffentliche Apotheken oder den Großhandel beschafft werden müssen. Gerade bei großen Studien stellt diese Beschaffung ein Problem dar. Sollte eine Verblindung der Prüfmuster notwendig werden, ist dies oft kaum möglich, weil der Hersteller selbst nicht über die entsprechenden Werkzeuge zur Herstellung von Placebo-Prüfpräparaten mit gleichem Aussehen wie das Vergleichspräparat verfügt. In einem solchen Fall wird häufig mit dem konkurrierenden Hersteller verhandelt, der als Gegenleistung den Prüfplan erhält und somit über den Prüfplan frühzeitig informiert sein kann. Alternativ bietet es sich an, die Prüfmuster zu verändern, d.h. sie entweder neu galenisch aufzubereiten oder in Kapseln zu packen. In beiden Fällen muss zumindest die In-vitro-Freisetzung zeigen, dass die Galenik des Vergleichspräparates nicht drastisch verändert worden ist, insbesondere was die Bioverfügbarkeit angeht. Bei niedriger Bioverfügbarkeit kann sogar eine kleine Phase-I-Studie notwendig sein.

Fallstudie

Logistikprozess bei Prüfmustern

Die Prüfmusterherstellung hat bei der klinischen Forschung als Zwischenlager einen Prüfmusterraum, wohin auch versehentlich dorthin zurückgesandte Prüfmuster kommen. Aus dem Raum verschwindet eine Großpackung einer potenzsteigernden Substanz.

Kommentar: Die Nutzung von so genannten Zwischenlagern bei der Verteilung wie bei der Rücksendung erhöht das Risiko von Schwund und anderen Problemen. Ein gut definierter Kreislauf sendet die Prüfmuster von einer zentralen Stelle aus und die am Ende verbleibenden Muster (Prüfzentrum verantwortlich) auch dorthin wieder zurück; eine Vernichtung am Prüfzentrum, wenn auch legal und technisch möglich, erhöht die Komplexität und Anfälligkeit für Fehler.

Prüfmuster müssen nach der 12. AMG-Novelle nach GMP hergestellt werden. Das bedeutet, dass die herstellenden Stellen eine entsprechende Autorisierung haben müssen, und dass bei Import aus dem Nicht-EU-Ausland eine Importerlaubnis und eine Überprüfung des Herstellers notwendig werden. Sind die Prüfmuster hergestellt und verpackt (bei multinationalen Studien möglichst mit einem mehrsprachigen Etikett), so müssen sie abgerufen werden. Das frühere Verfahren, Prüfmuster a priori für die gesamte Studie an der Prüfstelle vorrätig zu halten, ist aus logistischen kaum mehr möglich. Daher werden die Prüfmuster meist u.a. über ein Spracherkennungssystem von der Prüfstelle angefordert und innerhalb von 1 bis 3 Tagen an die Prüfstelle durch einen Zulieferer zugestellt. Sämtliche Wege des Versands, des Empfangs, der Verteilung, der Rücksendung und der Vernichtung müssen dokumentiert sein. Sowohl der Sponsor als auch der Prüfer müssen über diese Wege Kopien bzw. Originale erhalten und entsprechend den Fristen aufbewahren. Das Anlegen von irgendwelchen »Zwischenlagern« von noch nicht verteilten oder schon zurückgeholten Prüfmustern bei Sponsor oder Monitor sollten unbedingt unterbleiben.

Liegt zunächst nur die reine Prüfsubstanz vor und müssen die Prüfmuster erst hergestellt werden, so muss man einen Zeitraum von 4 und 12 Wochen einrechnen. Dies gilt nicht, wenn die Galenik des Präparats verändert wird, d.h. Tabletten zerkleinert und nochmals in Kapseln abgefüllt werden müssen, oder wenn für das Double-dummy-Verfahren identische Placebos hergestellt werden müssen. Dann sind eher 6 Monate zu berechnen. Für die Verpackung werden nochmals mindestens 4 Wochen benötigt, bei Spezialverpackung dauert es noch länger. Auch die Logistik zur Prüfstelle muss klar sein, insbesondere wenn es sich um Medikamente handelt, bei denen eine Kühlkette nicht unterbrochen werden darf, z.B. bei Impfstoffen. Bei Langfriststudien zeigt sich häufig, dass die Haltbarkeit der Prüfmuster für die gesamte Dauer der Prüfung nicht ausreicht. Daher muss bereits von Anfang an ein Konzept vorliegen, damit Prüfmuster rechtzeitig ausgetauscht werden können und keine nicht mehr verkehrsfähigen Prüfmuster bei Patient oder Prüfer lagern. Grundsätzlich kann der Austausch vor Ort direkt durch den Monitor erfolgen, ebenso wie das Umetikettieren, wenn z.B. ein neues Haltbarkeitsdatum bekannt wird.

Auch eine Planung der Stabilitätstests, insbesondere die Einführung von Stresstests und die Möglichkeit, deren Laufzeit zu extrapolieren, sollte vor Beginn der Studie überdacht werden, da dies eine Austausch- und Rücklaufaktion möglicherweise verhindert.

Prüfertreffen

Ein Prüfarzttreffen gehört fast routinemäßig zur klinischen Prüfung dazu. Selten wird hinterfragt, ob ein solches Treffen überhaupt notwendig ist. Dies ist insbesondere dann eine wichtige Frage, wenn ein internationales oder europäisches Treffen vorgesehen ist. Die Erfahrung zeigt, dass aus verschiedenen Gründen meist nur 50–70 % der Prüfer teilnehmen können. Sie zeigt aber auch, dass die Nichtteilnahme den Erfolg der Prüfung an der Prüfstelle kaum negativ beeinflusst. Es bleiben also die Treffen im nationalen Rahmen.

Aufgrund der starken Arbeitsbelastung ist ein solches Treffen im lokal-regionalen Rahmen höchstens an einem Mittwochnachmittag oder an einem Wochenende denkbar. Ein nationales Meeting kann nur an einem Wochenende organisiert werden. Die Möglichkeit, Prüfertreffen jenseits des wissenschaftlichen Inhalts interessant zu gestalten, ist durch den Kodex der pharmazeutischen Firmen nachhaltig beeinträchtigt. Ein Unterhaltungsprogramm, etwa ein Abend im Theater, ist dadurch nicht mehr möglich. Treffen dauern nun selten länger als einen Tag, es sei denn, das wissenschaftliche Programm füllt mehr als 8 Stunden.

Beim Prüfertreffen ist wichtig, dass die Anwesenden auch wirklich von dem Treffen profitieren. Dabei muss unterschieden werden, ob das Treffen dazu dient, eine neue Substanzklasse einzuführen oder die operativen Details der speziellen klinischen Prüfung zu präsentieren und sich darin zu üben. Im ersteren Fall sind sicher die Hauptprüfer die am besten geeigneten Ansprechpartner, jedoch ist es nicht selten das erste Mal, dass sie von der Substanz hören. Im zweiten Fall sind es die Prüfer und andere Ärzte, eher sogar das nicht ärztliche Personal, die für den reibungslosen operativen Ablauf zu sorgen haben. An sie richtet sich auch das gesamte Trainingsangebot wie z.B. *Rater-Training.*

Veranstalter von Prüfarzttreffen sollten bedenken, dass die Aufnahmefähigkeit nach ca. 6 Stunden Präsentation weitgehend erschöpft ist. Eine Auflockerung durch Arbeitsgruppen mit Zusammenfassung im Plenum ist sinnvoll. Dies ist auch für die Raumplanung zu berücksichtigen. Ein zweitägiges Treffen mit Übernachtung ist nur dann sinnvoll, wenn es sich um eine sehr komplexe Studie handelt und die Teilnehmer am Abend vorher anreisen sollten, damit der Folgetag vollständig genutzt werden kann.

Man sollte allerdings auch über Alternativen zum Prüfertreffen nachdenken, da insbesondere bei den operativ orientierten Prüfertreffen oft nicht die zuständigen Prüfer teilnehmen. Ein ausführliches Initiierungstreffen an der Prüfstelle, bei dem der Monitor mehrere Stunden mit dem gesamten Team verbringt, kann viel sinnvoller sein. Alternativ lässt sich zum Beispiel eine gute Prüferbroschüre erarbeiten, eventuell sogar als Film, oder ein Webcast. Die Erfahrung mit letzterem Medium zeigen aber, dass auch hier nach 2 Stunden meist eine Erschöpfung auftritt.

Prüfertreffen während oder nach einer Studie dienen meist dazu, eine schlechte Rekrutierung zu verbessern, oder die Prüfer mit den Ergebnissen in repräsentativem Umfeld vertraut zu machen. Ob die Rekrutierung durch ein Prüfertreffen verbessert werden kann, darf allerdings bezweifelt werden. Meist werden die Probleme nicht angesprochen, da die ausschlaggebenden Ursachen nicht bekannt sind oder eine Darstellung derselben einen »Gesichtsverlust« einiger Anwesender zur Folge hätte. Allerdings bleiben viele der in der Patientenaufnahme eher erfolglosen Prüfer oft ohnehin fern.

Arzneimittelsicherheit

Bei der Vorbereitung und Umsetzung der klinischen Prüfung ist zu bedenken, dass die Erfassung, Meldung und Bewertung von Nebenwirkungen für die Sicherheit der Patienten unumgänglich ist. Dazu muss der Arzt die Unterscheidung zwischen unerwünschten Begleiterscheinungen und schwerwiegenden unerwünschten Begleiterscheinungen kennen und darüber hinaus das Konzept der SUSARs verstanden haben. Damit schwerwiegende unerwünschte Begleiterscheinungen und Nebenwirkungen wirklich gemeldet werden, ist es sinnvoll, ein sicheres Meldesystem zu etablieren. Dazu gehört, dass der Arzt angewiesen wird, im Zweifelsfall eher von einem schwerwiegenden Ereignis als von einem nicht schwerwiegenden Ereignis auszugehen.

Der Arzt sollte die Meldung – wenn nicht ein komplettes EDC-System mit entsprechender Hardware vorliegt – über ein Faxgerät und ein spezielles Formular (SAE, *Serious Adverse Event*) weitersenden, noch bevor er die Nebenwirkung in der Krankenakte vermerkt. Die umgekehrte Vorgehensweise, die eigentlich die richtige ist, führt nicht selten dazu, dass der Monitor erst bei einem Besuch Wochen später das Ereignis in der Krankenakte findet, weil vergessen worden ist, das angesprochene Fax zu senden. Von einer telefonischen Meldung ist unbedingt abzusehen, da die Meldungen ohnehin unvollständig sind und das Nachverfolgen unklarer Details kaum mehr möglich ist.

Der umgekehrte Weg, d.h. das Übersenden von Sicherheitsinformationen an die an der Prüfung Beteiligten, betrifft besonders die SUSARs, die periodischen Sicherheitsberichte (*Periodic Investigator Safety Reports*) und die Jahresberichte (*ASR-Annual Safety Reports*). Sie werden sowohl an die Bundesoberbehörde, die federführende Ethikkommission und an jeden Prüfer geschickt. Hierbei ist es aufgrund der in der Regel folgenlosen Übermittlung von SUSARs sinnvoll diese per E-Mail zu übermitteln, ohne dass der Prüfer diese ausdrucken und einsortieren muss. Wichtig ist, dass innerhalb der Organisation des Sponsors eine kontinuierliche Bewertung aller SUSARs und sonstigen Meldungen erfolgt, so dass frühzeitig reagiert werden kann.

Die GCP-Verordnung schreibt bezüglich des Versands dieser Unterlagen nichts vor. Allerdings muss sichergestellt sein, dass der Versand nachweisbar und der Empfang mindestens prinzipiell möglich ist.

Monitoring

Über das Monitoring einer klinischen Prüfung wird in den Gesetzgebungswerken sowie in der GCP-Verordnung wenig ausgesagt. Ausführlicher sind die entsprechenden Verlautbarungen der ICH (*International Conference for Harmonisation*), die jedoch keine Gesetzeskraft besitzen.

Unter Monitoring versteht man die Begleitung einer klinischen Prüfung durch den Sponsor, um sicherzustellen, dass der Schutz der Patienten und die Integrität der Daten durch die gesamte Studiendauer gewährleistet sind. Zu den wichtigsten Aufgaben des Monitors gehört zum einen die Vorbereitung der klinischen Prüfung, so dass geeignete Prüfstellen mit entsprechendem Personal zur Verfügung stehen und in die Studie eingeführt werden. Außerdem gehören auch die Kontrolle sämtlicher Dokumentation sowie die Qualitätskontrolle der Prüfstelle während der gesamten Studiendauer zu seinen Aufgaben. Zu diesem Zweck hält der Monitor persönlich oder telefonisch Kontakt mit der Prüfstelle. Es hat sich als sinnvoll erwiesen, die Monitoringvisiten bei einer durchschnittlichen Studie für alle 4–8 Wochen einzuplanen. Bei Langzeitstudien sollten sie nicht häufiger als die Visiten des einzelnen Patienten, d.h. meist viertel- bis halbjährlich, stattfinden. Eine Kontaktaufnahme dazwischen mittels Telefon oder Internet ist sehr zu empfehlen.

Das Monitoring hat als eine seiner Kernaufgaben die so genannte Quelldatenverifizierung (*Source Data Verification*, SDV). Damit ist eine Methode beschrieben, bei der anhand der Primärdokumentation überprüft wird, ob diese auch vollständig und korrekt in die Prüfdokumentation übertragen wird. Mit dem Aufkommen von EDC, aber auch bereits mit einer Verlagerung der Primärdokumentation auf die Prüfdokumentation, hat SDV an Bedeutung eingebüßt. Immer wichtiger wird es dagegen zu kontrollieren, ob der Prüfplan verletzt wird und ob die eingetragenen Daten plausibel sind, sofern dies nicht – wie bei EDC – durch mathematische Hintergrundoperationen bereits gewährleistet ist.

Fallstudie

Problematik der Quelldatendefinition: Wo sind die Source Data?

Prüfarzt Dr. S. verwendet ein modernes PC-Programm, in das er alle Diagnosen einträgt. Auch seine Helferin bedient den Computer. Besuchstermine sind ebenfalls im verwendeten Programm vermerkt, oft aber stehen keine weiteren Infos dabei. Dr. S. teilt mit, die dort abgelegten Laborwerte seien die *Source Data*, die Zettel habe er weggeworfen.

Kommentar: Auch wenn Programme »modern« sind, heißt dies nicht, dass sie validiert sind, d. h. dass sie so funktionieren wie beschrieben. Primär elektronisch dokumentierte Daten sind möglich und akzeptabel, wenn dies im Prüfplan vermerkt ist oder mit dem Prüfzentrum schriftlich vereinbart wurde. Dazu gehören auch Labordaten, wenn sie elektronisch übertragen wurden. Im oben genannten Fall sind diese aber auf Papier dokumentiert gewesen, so dass die Quelldaten also vom Prüfer vernichtet wurden. Ähnliche Probleme ergeben sich, wenn die elektronische Dokumentation Tage nach dem Besuch des Patienten erfolgt, da man nicht davon ausgehen kann, dass der Prüfer alle Details in seinem Gedächtnis speichern kann.

Das EDC erlaubt dem Monitor, von zuhause aus zu überprüfen, inwieweit der Prüfer seine Patienten bereits dokumentiert hat oder ob ein Rückstand aufgetreten ist.

Gleich zu Beginn einer klinischen Prüfung – nach Einschluss der ersten Patienten – empfiehlt es sich, den Monitor prüfen zu lassen, ob die Dokumentation korrekt durchgeführt wurde oder ob möglicherweise beim Prüfplan systematische Missverständnisse vorliegen. Die Monitorfrequenz soll so variiert werden, dass bei offensichtlicher Korrektheit der Daten die Häufigkeit der Visiten reduziert wird, während bei Problemen das Monitoring intensiviert wird. Dies kann bedeuten, dass bei einer rasch rekrutierenden Studie wöchentlich oder zweiwöchentlich monitoriert werden muss. Jeder Monitoringbesuch muss dokumentiert werden, wobei eine Onlinedokumentation vorzuziehen ist, damit der Projektleiter rechtzeitig gegensteuern kann. Eine wichtige Aufgabe des Monitors ist es auch, die organisatorischen Wege bei der Einbeziehung von Patienten zu verfolgen und zu optimieren. Hier kann er aufgrund seiner Erfahrung den Prüfer oft beraten und ihm Werbemaßnahmen oder Verbesserung der Ablaufwege in einer Klinik nahe legen.

Initiierung

Die Initiierung einer klinischen Prüfung ist der letzte Schritt, bevor Patienten eingeschlossen werden. Da eine Initiierung mit großem Aufwand und großer Vorplanung verbunden ist, wird heute (auf Risiko) häufig eine Präinitiierung durchgeführt. Dabei wird die Studie vorgestellt und die Durchführung geübt, jedoch noch keine Medikation an die Prüfstelle geliefert, so dass ein wirklicher Beginn der Prüfung nicht möglich ist. Dies soll verhindern, dass Patienten in die Prüfung eingeschlossen werden, noch bevor das Votum der Ethikkommission und die Genehmigung der Bundesoberbehörde vorliegen. Sollten Veränderungen, etwa bei der Patienteninformation, notwendig werden, so müssten diese Dokumente für die eigentliche Initiierung ausgetauscht werden. Wenn dies nicht notwendig ist, so muss ein eigentlicher Initiierungsbesuch nicht durchgeführt werden. Die Anlieferung der Prüfmedikamente am Prüfzentrum entspricht in diesem Fall bereits einer Initiierung und der Arzt kann nach entsprechender Vorinformation mit der klinischen Prüfung beginnen. Vor der Initiierung können bei Studien, bei denen man auf Patientengruppen bereits zurückgreifen kann, alle Schritte unternommen werden, Patienten für die Studie zu gewinnen mit Ausnahme der Patientenaufklärung und -einwilligung.

Netzwerke

Viele klinische Prüfungen scheitern daran, dass der Prüfer zwar Patienten hätte, jedoch nicht die Ressourcen, um eine Prüfung durchzuführen. Oder die Ressourcen sind vorhanden, aber die technische Ausstattung fehlt. In einem solchen Fall ist es sinnvoll, Netzwerke zu nutzen (z. B. in der Kardiologie) oder solche ad hoc aufzubauen. Letzteres ist schwierig, da die Hauptvoraussetzung eines funktionierenden Netzwerkes eine gute Vertrauensbasis zwischen den Netzwerkmitgliedern ist. Eine minimale Voraussetzung für dieses Vertrauen ist, dass sich die später zusammenarbeitenden Ärzte persönlich kennen. Dies rechtfertigt kleine, lokale Prüfertreffen, bei denen die Studie zusammen mit fiktiven Problemen durchgespielt wird.
Es kann also sinnvoll sein, bei einer komplexen Studie bestimmte Untersuchungen in der Klinik durchführen zu lassen, die damit als Bestandteil eines Netzwerkes agiert. Die Führung des Patienten, dessen Aufklärung und die Studie selbst bleiben dabei meist im Zuständigkeitsbereich des niedergelassenen Arztes. Auch der umgekehrte Fall ist jedoch möglich: Bei Langzeitstudien wird der Patient zunächst in der Klinik behandelt, die Verantwortung für die Studie geht dann aber auf den nachbehandelnden Arzt über.

3.4.3 Kontrolle

Bei klinischen Prüfungen sind zu kontrollieren: der Ablauf aller kritischen Prozesse, die Rekrutierungsgeschwindigkeit, die Datenqualität inklusive Einhaltung von GCP sowie die Kosten und der Verbrauch von Humanressourcen.
Bei der Arbeit im Team ist die Beachtung des kritischen Weges besonders bedeutend, da die Komponenten auf verschiedene Mitglieder verteilt sind. Der Teamleiter benötigt rechtzeitig Informationen, wenn eine Komponente nicht termingerecht fertig gestellt wird. Gerade bei großen klinischen Studien, bei denen Externe vertraglich eingebunden sind und bei Verzögerungen zusätzliche Zahlungen fällig werden könnten, ist Zeitdisziplin gefragt. Da die Dauer der Behandlung oder anderer Interventionen nicht beeinflusst werden kann, sind vor allem die Vorbereitungszeit und der Zeitraum der Rekrutierung wichtig. Jeder zusätzliche Monat für Rekrutierung kann so viele zusätzliche Monitorbesuche nach sich ziehen, wie Zentren an der Studie beteiligt sind – wenn man monatliche Besuche voraussetzt. Die Gesamtkosten eines Monitorbesuchs lassen sich in Deutschland auf ca. € 1 000 veranschlagen, hinzukommen Kosten des Projektmanagements, die je nach Studie zusätzlich € 10–20 000 pro Monat betragen können.
Bereits vor der Studie ist zu überprüfen, welche Aktivitäten besonders störanfällig sind, z. B. weil sie kurze Zeitfenster haben oder weil das durchführende qualifizierte Personal knapp ist und nicht oder kaum ersetzt werden kann. Hier sind Personalressourcen, gegebenenfalls durch zusätzliches Training, bereitzustellen.
An der Prüfstelle selbst wird die Kontrolle durch den Monitor erledigt. Wichtig ist dort, dass die für die Studie vorhandenen Ressourcen auch für die gesamte Studiendauer garantiert werden können. Das dies nicht der Fall ist, zeigt sich, wenn etwa die Screening-Aktivität einer Prüfstelle sinkt oder Daten erst mit mehrwöchiger Verspätung in den Prüfbogen

eingetragen werden. Letzteres lässt sich vor allem bei EDC zeitnah überprüfen.
Dass die Kontrolle des Projekts während der klinischen Prüfung funktioniert, ist ebenso notwendig wie die Umsetzung, da nur daraus Impulse für eine Veränderung operativer Tätigkeiten erwachsen können.

Kontrollparameter

Qualität der Daten

Der wichtigste Kontrollparameter für klinische Prüfungen ist die Qualität der Daten. Die Qualität hängt damit zusammen, wie gut die Fragen verstanden und beantwortet werden, aber auch damit, wie rasch nach einem Patientenbesuch die Daten eingetragen werden. Beim EDC ist es sinnvoll, die Daten ohne den Zwischenschritt eines Papierbogens unmittelbar in einen portablen PC einzutragen, wobei eine Flatrate bei Online-Betrieb sinnvoll ist.
Die Qualität der Daten hängt also mit der Vollständigkeit ab. Ein Parameter, der bei EDC online bereits beim Prüfer »angemahnt« wird, wenn er Felder auszufüllen vergisst. Der andere Bereich der Qualität sind die implausiblen Daten, aber auch die Verletzung des Prüfplans, insbesondere der Ein- und Ausschlusskriterien, wenn sie sich während der klinischen Prüfung verändern.
Die Qualität der Daten kann paradoxerweise dann leiden, wenn der CRF möglichst kurz gehalten wird. Er wird unübersichtlich. Auch zu wenige Vorgaben oder die Erfordernis an den Prüfer, Berechnungen durchzuführen, sind eine häufige Fehlerquelle.
Vor Audits und Inspektionen sollte eine gute Vorbereitung erfolgen (Tab. 3-1).

Geschwindigkeit

Ein weiterer Parameter, der berücksichtigt werden muss, ist die Geschwindigkeit. Hierbei ist zunächst die Geschwindigkeit der Aufnahme von Patienten in die klinische Studie gemeint. Wir unterscheiden zwischen zwei Situationen: Erstens, die Aufnahme von Patienten kann dadurch beschleunigt werden, dass sie vor der Studie bereits untersucht und vorselektiert werden. Zweitens, eine Vorselektion ist bei der Studie grundsätzlich nicht möglich, da es sich um akute Erkrankungen wie Herzinfarkt oder Schlaganfall handelt.
Im ersteren Fall lassen sich nach der Durchsicht der Kartei und mithilfe von Werbemaßnahmen bereits vor Studienbeginn, Besuche vorausplanen, so dass eine lineare Rekrutierungsgeschwindigkeit ohne weiteres möglich ist. Man muss aber auch bedenken, dass dieser »Pool« sich im Laufe der Studie wahrscheinlich erschöpft.
Im zweiten Fall lässt sich nur über die Optimierung der Ablaufwege z.B. in der Klinik, die Optimierung der Patientenaufklärung und -einwilligung sowie ausreichende Ressourcenbereitstellung an der Prüfstelle eine hohe Geschwindigkeit erzielen. Meist ist der Grund für eine unterdurchschnittliche Patientenaufnahme in die Studie der, dass die derzeitigen und eventuell künftigen Mitglieder des Studienteams an der Klinik nicht identifiziert wurden, in Fehde miteinander liegen oder offenkundige Probleme verschweigen. Gerade bei Kliniken wird häufig angemahnt, dass eine hohe Geschwindigkeit nicht möglich ist, wenn mehrere Studien parallel laufen. Es hat sich z. B. bei Schlaganfallstudien bewährt, die Studien so zu konzipieren, dass die meisten Patienten in eine der Studien aufgenommen werden können, wenn sie dies wünschen. Im Vertrag mit der Prüfstelle sollte festgehalten werden, dass die Prüfung unwiderruflich abgebrochen wird, wenn z. B. zwei Monate nach Beginn der Prüfung noch kein Patient aufgenommen worden ist. Die Erfahrung zeigt, dass es nur sehr selten nach dieser Zeit zu einer Veränderung des Rekrutierungserfolgs kommt. Die Ausgaben für eine nicht rekrutierende Prüfstelle können jedoch beträchtlich sein. Wichtig ist aber, dass nach etwa 4 Wochen eine »Vorwarnung« erfolgt, so dass die Prüfstelle noch die Möglichkeit hat, das Blatt zu wenden.
Für Prüfzentren haben sich die folgenden Parameter bewährt (Schenk u. Hajos 2005):

- Zeit von EK-Einreichung bis zum Erhalt der Prüferlaubnis
- Zeit von EK-Einreichung bis zur Unterschrift des Vertrags
- Zeit zwischen Initiierung und erstem randomisierten Patienten
- Anzahl randomisierter Patienten pro Monat
- Protokollverletzer als Prozentsatz der randomisierten Patienten
- Rückfragen pro Prüfbogenseite
- Zeit bis Beantwortung der Rückfragen

Finanzen

Ein weiterer Parameter sind die Finanzen. Wichtig ist, dass die Ausgabenseite monatlich gepflegt wird, inklusive der notwendigen Rückstellungen für Aktivitäten, die bereits erfolgt, aber noch nicht finanziell abgegolten sind. Nur so lassen sich Überraschungen vermeiden, wie z. B. hohe Ausgaben beauftragter Stellen. Um gerade diesen Bereich besser steuern zu können, empfiehlt es sich, mit den CROs keine Verträge auf Stundenbasis, sondern Verträge mit fixen Beträgen pro Visite oder pro anderer Aktivität abzuschließen, da sonst die Kosten nicht unter Kontrolle zu halten sind. Jeder Vertrag sollte eine detaillierte Liste enthalten, in der die Aktivitäten beschrieben sind, die der Sponsor bzw. die beauftragte CRO verantwortlich wahrzunehmen hat. Bei

Tab. 3-1 Checkliste GCP-Inspektion.

Ebene	Einzelmaßnahmen
Dokumentarische Ebene	• Prüfplan und Ergänzungen • Prüfbogen (Muster) • Patienteninformation und -einwilligung (Muster) • Investigator's Brochure • Dokumentation zur Einhaltung formeller Anforderungen • Dokumentation zu Prüfpräparaten • Genehmigung der EK und BOB • Verträge • Lebenslauf des Prüfers • Qualifikation des LKP • Einwilligungserklärungen der Patienten • Qualität und Vollständigkeit der Originaldokumente • Archivierung
Organisatorische Ebene	• Effizienz QS • Verfahren zur Erstellung von SOPs • Einhaltung der SOPs • Monitoring, Auditing durch Sponsor • Qualifikation des Personals an der Prüfstelle • Qualifikation des Personals des Sponsors • Delegation • Ausstattung der Prüfstelle • Handhabung der Prüfpräparate
Methodische Ebene	• Validität des Prüfplans und der Prüfbögen • Methode zur Erhebung der Quelldaten inkl. Source Data Clarification Agreement • Messinstrumentarium • Methoden zur Datenerfassung, insbesondere bei EDC

BOB = Bundesoberbehörde; EDC = Electronic Data Capture; EK = Ethikkommission; LKP = Leiters der klinischen Prüfung; QS = Qualitätssicherheit; SOP = Standard Operating Procedures

den Finanzen ist auch zu berücksichtigen, dass es bei den Personalkosten Gehaltserhöhungen und bei den Sachkosten die allgemeine Inflation eingerechnet werden müssen. Dies kann die Kosten pro Jahr um ca. 5% erhöhen. Dies kommt insbesondere bei Langzeitstudien zum Tragen.

Ob bei Studien Honorare an Prüfer als Vorschuss gezahlt werden sollen, wird kontrovers diskutiert. Wenn überhaupt, sollte es sich um einen rückzahlbaren Vorschuss handeln, wenn z.B. keine oder zu wenige Patienten in die Studie kommen. Der Vorschuss sollte nicht mehr als 20% der geschätzten Gesamtsumme betragen.

Ressourcen

Der vierte wichtige Parameter sind die Ressourcen, die für die klinische Prüfung zur Verfügung stehen. Knappe Ressourcen ergeben sich aus der Erfahrung heraus aufgrund zu geringer Kapazität bei den Prüfern und dem nicht ärztlichen Personal der Prüfstelle; es kann aber auch sein, dass der Sponsor zu wenig Kapazität für Projektleitung und die Projektassistenz hat. Ressourcen sind so zu planen, dass sie ausreichen, ohne dass permanent Überstunden anfallen. Die vorhandenen Ressourcen der Prüfstelle sollten auf die Studie »gebucht« werden, d.h. es ist notwendig, dass ein einfaches aber effektives Zeitaufschreibungssystem sowohl beim Sponsor als auch bei großen Prüfstellen, wie z.B. Kliniken, existiert, um die entsprechenden Aktivitäten nach zu verfolgen.

Oft ist es nicht oder nur durch komplexe Zwischenschritte möglich, externe Partner an ein solches Zeitaufschreibungssystem anzuschließen. Dann empfiehlt es sich, unter der Annahme gleicher Gesamtkosten der jeweiligen Funktion, zunächst diese Gesamtkosten für interne Mitarbeiter zu berechnen. Dies schließt u.a. Gehalt, Raummiete, Reisekosten, Sozialabgaben ein und wird als *Fully Loaded Cost* bezeichnet. Dividiert man die CRO-Kosten durch diese Summe (Monatskosten Vollzeitarbeitskraft = *Full Time Equivalent*, FTE), so erhält man ein Maß für die von der CRO erbrachten »FTE-Monate«.

Kontrollmethodik

Bezüglich der Kontrollmethodik bieten sich verschiedene Systeme an, die zum Teil recht teuer sind. Verfügt der Sponsor über ein *Enterprise-Ressource-Planning*(ERP)-System, etwa SAP, so können über die Finanzressourcen und Projektmodule durch eine entsprechende Programmierung die Parameter der einzelnen klinischen Prüfungen dokumentiert und gepflegt werden.

Ohne ERP-System sollte zumindest ein *Trakking*-System für die klinische Prüfung etabliert werden. Dies ist umso leichter, wenn alle klinischen Prüfungen auf EDC umgestellt werden und die EDC-Systeme von der Prüfstelle zeitnah gepflegt werden. Hier muss lediglich der Report generiert werden.

Eine weitere Möglichkeit, elektronische Kontrolle auszuüben, besteht, wenn für die Randomisierung oder insgesamt für das *Tracking* ein elektronisches Spracherkennungssystem existiert (*Interactive Voice Recognition System*, IVRS) und dessen Daten nicht nur die Verteilung der Prüfmuster steuern, sondern auch in das *Tracking*-System direkt oder manuell eingepflegt werden können.

Häufig stellt sich die Frage, wie viel Kontrolle erfolgen muss, damit Probleme vermeiden werden. Es empfiehlt sich die wesentlichen Meilensteine der klinischen Prüfung zu pflegen, z.B. der geplante Erhalt der Prüfgenehmigung, das positive Votum der federführenden Ethikkommission oder die Aufnahme des ersten Patienten, aber auch weniger bekannte Parameter, wie z.B. die Anzahl der Zentren, die innerhalb von 4 Wochen nach Erhalt der Prüfgenehmigungen tatsächlich initiiert und bereit ist, Patienten in die klinische Prüfung aufzunehmen.

Eine monatliche Kontrolle bietet sich bei den rekrutierten Patienten an, wenn nicht ohnehin ein elektronisches System ein quasi kontinuierliches *Tracking* ermöglicht.

Bezüglich der Frequenz ist das Konzept des *Last Intervention Point* wichtig. Mit diesem wird für jede Aktivität der spätmöglichste Zeitpunkt bestimmt, an dem man in der Lage ist, trotz andersweitiger Verzögerungen den Plan zu erfüllen. Bezüglich der Rekrutierung ist dies von der Gesamtrekrutierungsdauer, aber auch von der Zahl der (potenziellen) Zentren abhängig. Für eine effektive Rekrutierung ist der letzte Intervenierungszeitpunkt selten weniger als 8 Wochen vom geplanten Ende der Rekrutierung entfernt. Bei geplanten 4 Monaten Rekrutierung heißt dies, dass bereits nach 8 Wochen entschieden werden muss, ob weitere Zentren hinzugenommen werden oder andere Maßnahmen eingeleitet werden müssen.

Die Philosophie der Kontrolle kann je nach Tradition des Sponsors sehr unterschiedlich sein. Eine reine Kontrolle aufgrund der vorhandenen SOPs reicht nicht aus. In der Regel bilden sie die Geschäftsprozesse nicht so ab, dass Zeiten und Erfolgsparameter dazu passen, jedoch eignen sie sich sehr gut für die Kontrolle der Qualität. Grundsätzlich sollte die Kontrolle ergebnisorientiert sein und so wenig Kontrollpunkte wie möglich enthalten. Dies schließt das Mikromanagement nahezu aus. Nachgeordnete Stellen nehmen Verantwortung nur dann wahr, wenn nicht jeder einzelne Schritt »von oben« bestimmt und kontrolliert wird, da sie sonst von ihrer Verantwortung befreit und somit nicht mehr effektiv geführt werden.

Dies betrifft auch die Anzahl der Kontrollebenen. Neben der weltweiten Kontrolle einer internationalen Studie sollte im Land eine Kontrolle auf der Makroebene nach der Anzahl der rekrutierten Patienten und der entsprechenden Qualitäts-, Geschwindigkeits-, Finanz- und Ressourcenplanung erfolgen. Bei einem großen Land kann es sinnvoll sein, die Monitoringaktivitäten regionsweise zu verfolgen. Das Prinzip sollte jedoch sein, dass sich eine Kontrollebene nur in die jeweils darunter liegende Kontrollebene, aber nicht tiefer einschaltet (Subsidiaritätsprinzip). Dies bedeutet auch, dass jede Kontrollebene nur diejenigen Parameter erhält, die für ihre Kontrollfunktion notwendig sind.

3.4.4 Kommunikation

In der klinischen Forschung gibt es eine Vielzahl von Kommunikationsteilnehmern: den Sponsor einer Studie, den Prüfer und die Patienten. Hinzu kommen noch die für die Genehmigung einer Studie wichtigen Behörden und Institutionen, wie z. B. das BfArM und die Ethikkommission. Im Krisenfall kommt meist die allgemeine Öffentlichkeit ins Spiel, wenn Ergebnisse oder der Abbruch einer Studie erklärt werden müssen.

Während die Kommunikation in der Form auf die Kommunikationspartner zugeschnitten sein muss, ist der Inhalt der Kommunikation nicht veränderbar. Nur Bruchstücke weiterzugeben, könnte den Vorwurf der Manipulation auf sich ziehen. Auch die Verletzung des Prinzips der Gleichzeitigkeit ist, vor allem im Zeitalter des Internet, nicht akzeptabel. Schnell erfahren auch andere Kommunikationspartner, was man ihnen vorenthalten haben könnte.

Kommunikationspartner

Im Folgenden sollen die Kommunikationspartner, die verwendeten Medien und Inhalte kurz charakterisiert werden. Die Erfahrungen beziehen sich dabei vor allem auf klinische Forschung in Deutschland.

Sponsor und Prüfer

Der Prüfer wird in der Regel vom Sponsor ausgewählt; bei *Investigator-sponsored Trials* können sie eins sein, allerdings ist der Sponsor dann meist die Institution, in der der Prüfer arbeitet. In vielen Fall jedoch verläuft die Kommunikation weitgehend vom Sponsor zum Prüfer, in dem er Informationen und Material zur Studie erhält und durch eines per Fax, Brief oder Internet verbreiteten regelmäßigen Newsletter auf dem Laufenden gehalten wird. Newsletters sind gelegentlich unnötig kunstvolle Dokumente, bei denen der Verfasser die entscheidenden Fragen nicht überlegt hat, wie z.B. »Wie stelle ich sicher, dass der Prüfer das Dokument liest?« oder »Was sind meine Hauptbotschaften?«. Wöchentlich eine Seite mit den entscheidenden Fakten zusammenzustellen, ist besser als eine Minibroschüre einmal im Monat.

Kommunikationsvermittler ist häufig der Monitor, der aber nicht immer zur Organisation des Sponsors gehört. In einem solchen Fall wird die Kommunikation doppelt schwer, da der Prüfer oft vom Monitor Informationen erwartet, die dieser nicht hat. Erleichtern kann man dies, indem der externe Monitor »Im Auftrag von ...«-Visitenkarten benutzt, die ansonsten die identische Aufmachung haben wie die eines Monitors des Sponsors. Externen Monitoren fehlt oft auch die notwendige Identifikation mit dem Sponsor, deshalb sollte gerade die Kommunikation schlechter Nachrichten besser direkt vom Sponsor an den Prüfer erfolgen. Unterbinden muss man die Entwicklung, wenn der Monitor sich vom Sponsor distanziert und mit dem Prüfer »gemeinsame Sache« macht.

Die Kommunikation sollte optimalerweise in beide Richtungen erfolgen. Informationen und Probleme des Prüfers sollten den Sponsor nicht nur erreichen, sondern auch im Dialog besprochen werden. Kleine Telefonkonferenzen zwischen dem Sponsor, einer oder mehrerer Prüfstellen und den beteiligten Monitoren sorgen für Ausgleich. Sinnvoll ist, solche Konferenzen auf Monate im Voraus für einen bestimmten Zeitpunkt zu planen. Die Prüfer und alle anderen können sich dann über eine gebührenfreie Nummer einschalten. Hier kann auch eine effektive Kommunikation der Prüfer untereinander entstehen. Solche Telefonkonferenzen sollten immer von einem Vertreter des Sponsors moderiert werden. Ein Protokoll muss nicht geschrieben werden, umso wichtiger sind *Quick Wins*, d.h. rasche Ergebnisse, um Probleme an der Prüfstelle danach umgehend zu beseitigen.

Die oft beliebten Prüfertreffen sind weniger effektiv, da der »motivatorische« Teil im Sinne eines »sozial event« durch die Bestimmungen des Verhaltenscodexes der Pharmaindustrie untersagt ist. Auch die Teilnahme ist oft schlecht. Dadurch sind solche Treffen schon ineffizient, weil man neben den internen Kosten der Vorbereitung und der Veranstaltung von ca. € 500 pro Teilnehmer ausgehen muss, bei mehrtägigen Veranstaltungen entsprechend mehr.

Bevor man ein Prüfertreffen veranstaltet, sollte man überlegen, welche messbaren Ergebnisse erwartet werden können, ob man die richtigen Teilnehmer eingeladen hat und ob er den verschiedenen Zielgruppen einen möglichst großen Nutzwert bietet. Zu den Zielgruppen gehören meist die Hauptprüfer, die Prüfer und das nicht ärztliche Personal. Erfahrungsgemäß sind die Hauptprüfer jedoch meist die falschen Ansprechpartner, so dass man sich auf die Prüfer und das nicht ärztliche Personal konzentrieren sollte. Bei der Einleitung ist es sinnvoll, bereits eine kleine Vorbereitung zu verlangen, beispielsweise können die häufigsten Fragen der Studienpatienten zusammengetragen werden. Über die Situation an den Zentren können die Prüfer selbst am besten berichteten, daher sollten sie diese in geeigneter Weise darstellen.

Ein Prüfertreffen soll vor allem einen Erfahrungsaustausch ermöglichen. Hierzu verwendet man die Eisbrecherfrage, die Einleitungsfrage, Schlüsselfragen und Schlussfragen (Kammerer 2003).

Die Art und Weise, wie nach dem Prüfertreffen weiter gearbeitet werden soll, sollte keinesfalls vorgegeben, sondern gemeinsam gearbeitet werden. So kann man sich etwa auf die wichtigsten Maßnahmen zur Rekrutierung von mehr Patienten einigen. Eine Grundregel ist keinesfalls mehr als die Hälfte der Zeit für eigentliche Vorträge einzuplanen.

Ein zu kommunizierender Teil der Partnerschaft ist auch der Inhalt des Vertrags mit der Prüfstelle. Gerade die weniger »angenehmen« Teile sollten vor Beginn klar angesprochen werden, wie z. B. Bestimmungen über den vorzeitigen Abbruch der Studie, wenn keine Patienten aufgenommen werden können.

Sponsor und Ethikkommission

Trotz der Arbeitsgemeinschaft der Medizinischen Ethikkommissionen und ihren Versuchen zur Standardisierung gibt es wegen des Freiwilligkeitsprinzips starke individuelle Abweichungen. Immer sollte das Gespräch gesucht werden, am besten zu Zeiten, wo gerade kein kontroverses Thema oder die Diskussion um eine Studie die Atmosphäre belastet. Solche Kommunikation kann unabhängig von Studien auch wissenschaftlich-ethisch interessante Fragen beinhalten. Neben der schriftlichen Kommunikation sollte die persönliche und mündliche Kommunikation gesucht werden, wobei die Ansprechpartner seitens des Sponsors weitgehend konstant bleiben sollten. Gerade wichtige Vorabfragen könnten so erledigt werden, ohne dass ein zeitraubendes formelles Verfahren eröffnet werden muss. Sollte ein juristisches Problem auftauchen, empfiehlt sich der direkte persönliche Kontakt der Juristen untereinander, bevor Nichtjurist und Jurist mangels einer gemeinsamen Sprache die Problemlösung eher behindern.

Sponsor und Prüfstelle

Der Dialog mit Prüfstellen im niedergelassenen Bereich ist meist einfach, da der Prüfer keine »Verwaltung« einbeziehen muss und allein über seine Teilnahme entscheiden kann. Problematischer ist die Klinik, bei der ein Vertrag nicht allein zwischen Sponsor und Prüfer besteht. Die meisten Konflikte betreffen Haftungsregelungen, Patente und Erfindungen sowie Publikationen. Hier ist der persönliche oder telefonische Dialog zwischen Sponsor und Klinikverwaltung dem schriftlichen, vor allem über E-Mail, als primäre Methode vorzuziehen. Oft hilft es, wenn die Juristen der Parteien direkt miteinander sprechen. Der Dialog sollte auch dann nicht abgebrochen werden, wenn aufgrund nicht überbrückbarer Gegensätze bei der Vertragsgestaltung keine klinische Studie zustande kommt. Wichtig ist, dass der Monitor und der Sponsor die Interessenlage in der Klinik und die formelle und informelle Hierarchie bestens kennen, um in schwierigen Situationen effektiv agieren zu können.

Sponsor und CRO

Die Beziehung zu CROs wird häufig als Partnerschaft bezeichnet, obgleich es sich um eine normale Geschäftsbeziehung handelt. Hinsichtlich der Kommunikation wird zu Beginn nicht selten der Fehler gemacht anzunehmen, dass der Partner über ein ausreichendes Know-how verfüge. Später, wenn es dann zu Verzögerungen oder Budgetüberschreitungen kommt, wird die Beziehung eher rau. Durch die ungenaue Prüfung am Anfang und die zu optimistischen Annahmen ist sie tatsächlich nicht sehr belastbar.

Kommunikationswege

Die optimale Kommunikation bei klinischen Prüfungen erfordert die genaue Betrachtung der internen und externen Kommunikationswege und -inhalte.

Interne Kommunikation

Intern ist wichtig, dass die Grundlagen der klinischen Prüfung sowie sämtliche Prozesse dargestellt und verstanden werden. Eine Sammlung der SOPs reicht dazu nicht aus. Bewährt hat sich das Anfertigen eines Buchs oder einer Broschüre, in der sämtliche Prozesse einer klinischen Prüfung abgebildet sind und die etwa einmal im Jahr aufgrund von Erfahrung und Verbesserungsvorschlägen erneuert werden. Es empfiehlt sich, ein solches Werk durch diejenigen erstellen zu lassen, die bei diesen Aktivitäten teilnehmen, also nicht durch eine Qualitätssicherungsabteilung. Weiterhin müssen intern die Werkzeuge, insbesondere die Erklärung der verwendeten elektronischen Werkzeuge kommuniziert werden. Dies umfasst die Software für das Projektmanagement, die Tools, mit denen die Aufnahme von Patienten überprüft wird, oder die entsprechenden Finanz- und Zeiterfassungstechniken.

Kommunikation mit der Öffentlichkeit

Neben allgemeiner Information zu den einzelnen Studien wünscht die Öffentlichkeit in der Regel mehr Information zu den klinischen Prüfungen. Zum einen kann man die Öffentlichkeit in Interviews, Talkshows und Vorträgen suchen. Dieses aktive Vorgehen kann zwar nicht die kluge Reaktion ersetzen, wenn es zu Problemen bei klinischen Studien gekommen ist, sie aber kann wichtige Kontakte aufbauen helfen.

Vor Beginn der Aufnahme von Patienten sollten klinische Prüfungen in das Prüfungsregister des National Institute of Health (NIH), www.clinicaltrials.gov, aufgenommen werden. Ergebnisse sollten in Form einer strukturierten Zusammenfassung in ein *Clinical Trial Report Register*, wie es z.B. von der EFPIA angeboten wird, geschrieben werden – noch einfacher ist es, auch hier zu www.clinicaltrials.gov zu gehen.

Dies sind mittlerweile minimale Standards, denen sich industrielle und nicht industrielle Sponsoren unterwerfen. Eine klare Kommunikation mit der Ethikkommission, den Bundes- und anderen Behörden, sowie Prüfern und Prüfstellen ist notwendig. Dies betrifft insbesondere die Vorbereitungsphase der klinischen Prüfung, wenn sich Verzögerungen ergeben oder bei der Auswahl der Prüfer nach bestimmten Kriterien vorgegangen werden muss, die Prüfer von der Prüfung ausschließen. Eine klare, freundliche Kommunikation, die eine positive Grundeinstellung enthält, ist hierbei notwendig.

Wie soll vor, während und nach einer Studie kommuniziert werden? Die Kommunikation sollte nicht mehr als notwendig erfolgen, da sich die Wirkung der so genannten Newsletters auch abnutzen kann. Wichtig ist, dass in Interventionssituationen rasch, kurz und klar per Fax oder E-Mail kommuniziert wird, etwa dann, wenn die Rekrutierung gefährdet ist. Den jeweiligen Ländern oder Regionen sollte zur Selbsteinschätzung ein monatlicher Gesamtvergleich zur Verfügung gestellt werden.

Intern sollten folgende Informationen festgehalten werden: die tatsächliche Anzahl der Patienten gegenüber dem Soll, das Einhalten der Meilensteine sowie die letzten Einschätzungen der Meilensteine und der Kosten- und Ressourcenverbrauch. All dies lässt sich inklusive der kritischen Entscheidungen während einer Studie auf zwei Blättern festhalten, die Bestandteil der Studiendokumentation werden sollten.

Kommunikation mit dem Patienten

Schließlich darf die Kommunikation mit dem Patienten nicht vergessen werden. Sie geschieht meist vor der Studie, wenn er für die Studie gewonnen werden soll. Hier dürfen die Regeln des Heilmittelwerbegesetzes nicht vergessen werden, insbesondere darf dem Patienten kein Heilversprechen gegeben werden. Dies betrifft auch die bildhafte Darstellung, die Emotionen nutzen, aber nicht ausnutzen darf.

Die Patienteninformation und die Einwilligungserklärung sollen in verständlicher Sprache abgefasst sein. Eine Untersuchung aus den USA (Hochhauser 2004) ergab, dass selbst bei Einbeziehung von Patienten dieses Ziel nicht erreicht werden konnte, die Sprache blieb komplex, das Niveau war das eines College-Anfängers (bei uns: Oberstufe Gymnasium). Vor allem wenn man Patienten bittet, das Geschriebene in ihren eigenen Worten zu wiederholen, stellte sich heraus, dass jede zweite Anweisung falsch verstanden worden war. Neben der Notwendigkeit, kürzere Sätze (maximal ein Hauptsatz mit einem Nebensatz) und kürzere Dokumente zu verfassen, sollte auf eine aufgelockerte Darstellung Wert gelegt werden. Ein kleines »Wörterbuch« würde helfen oder auch grafische Darstellungen, z.B. die Studie als ein Kalender. Weiße Flächen im Dokument sind vorteilhaft, ebenso große Schrifttypen, auch wenn dadurch das Dokument auf den ersten Blick länger wird. Wichtige Informationen sollten herausgehoben werden.

Die Kommunikation ist vorwiegend in der Hand des Prüfers. Es ist falsch zu glauben, dass ausgefallene neue Kommunikationsmittel und -techniken diese Aufgabe ersetzen oder grundsätzlich erleichtern. In einer Meta-Analyse, bei der verschiedene Methoden zur Patienteninformation und *Informed Consent* verglichen wurden (Flory und Emanuel 2004), ließen sich fünf Parameter isolieren:

- Multimedia-Darstellungen können helfen. Da sie aber in der Herstellung aufwendig und teuer sind, kann man auf sie verzichten.
- Die Ästhetik der Darstellung zu erhöhen ist keine gute Investition, die Klarheit zu erhöhen schon eher.
- Neben der Standardaufklärung hilft es, gegebenenfalls ein zweites Treffen mit einer anderen qualifizierten Person, die kein Arzt sein muss, zu planen. In Deutschland muss jedoch in jedem Fall der Arzt die »offizielle« Aufklärung durchführen.
- Sind die Ressourcen begrenzt, sollte man Personen mit erhöhtem Risiko oder geringerer Schulbildung sowie ältere Menschen nicht in die Studie einschließen.
- Interventionen, d.h. zusätzliche diagnostische Untersuchungen, tragen nicht per se zu einer schlechten Rekrutierung bei, wenn man sie den Patienten richtig erklärt.

Bei onkologischen Patienten ist eine klare Kommunikation besonders notwendig. Man weiß, dass auch außerhalb einer klinischen Prüfung teilweise widersprüchliche Informationen gegeben werden. In einer randomisierten Studie (Jones et al. 2006) stellte sich heraus, dass ein ausführliches, auf die Studie zugeschnittenes Informationsblatt als Informationsmedium für den Patienten hilfreicher war als eines zur allgemeinen Krebstherapie. Interaktiv mit dem Patienten produzierte Broschüren waren nicht besser als solche, die automatisch ohne Vorauswahl bestimmter Information produziert wurden. Allerdings neigten die Patienten dazu, die »personalisierten« Informationen eher im Familien- und Freundeskreis zu herum zeigen.

Während der klinischen Studie kommt es meistens darauf an, den Patienten dauerhaft an der Studie interessiert zu halten. Das schafft man u.a. auch, indem man ihn auf die Fortschritte hinweist und einzelne Prüfer z.B. in einem Newsletter zu Wort kommen lässt. Auch Informationen über andere Studien zur gleichen Substanz sind angebracht. Gerade bei Langzeitstudien kann die Motivation der Patienten abnehmen, was deren Auswertbarkeit reduziert. Welches die Faktoren sind, die einen Patienten in der Studie halten, wenn er nicht aus medizinischen Gründen ausscheidet, ist weitgehend unbekannt. Es dürften jedoch die gute Führung durch den Arzt und der regelmäßige Kontakt dazugehören. Wichtig ist, dem Patienten am Studienende zu danken, und ihm, sobald möglich, eine Zusammenfassung der Ergebnisse zukommen zu lassen. Wenn machbar, sollten ihm dann seine individuellen Ergebnisse einschließlich der Zuordnung zur Behandlungsgruppe mitgeteilt werden – bei Studien mit Impfstoffen ist das sogar wichtig, um sicher zu sein, dass der Patient ausreichend Antikörper gebildet hat.

Wichtige Aspekte

Bei der Planung einer Studie ist am besten nach der Methode des kritischen Pfades vorzugehen; häufige Probleme sind ausreichend und qualitativ gute Prüfzentren (Überprüfung der Kompetenz; und die Verträge mit ihnen), die Prüfgenehmigung und die Bereitstellung der Prüfpräparate. Verwendet man EDC, so sind Vorlaufzeiten von mehreren Monaten zu berücksichtigen. Die Auswahl geeigneter Partner, etwa für Monitoring, sollte nicht unter Zeitdruck erfolgen.

Bei der Umsetzung sollte anfangs wöchentlich der Status überprüft werden, erst wenn die Patientenaufnahme vollumfänglich zufrieden stellend läuft, sollten größere Intervalle erlaubt sein. Gegensteuern sollte man in frühen Phasen.

Die Kommunikation sollte von Respekt und Klarheit geprägt sein; das kompetitive

Recruitment sollte auf dem Prinzip beruhen, immer vom Besseren zu lernen, d.h. eine Kultur der Entschuldigungen muss von vornherein abgewehrt und Erfolg auf Personen bezogen und entsprechend öffentlich hervorgehoben werden.

3.5 Kernkompetenzen

Den Funktionen der klinischen Forschung entsprechen Kernkompetenzen, die grob in inhaltliche und operative aufgeteilt werden können. Eine Kernkompetenz macht eine Organisation besonders, während die anderen Kompetenzen auch von Partnern oder Auftragnehmern dargestellt werden können. Kernkompetenzen lassen sich also vom Wettbewerb her definieren, aber auch von der Notwendigkeit, in solchen Kompetenzen autark zu sein oder zu werden. Als »Zwischenstufe« gibt es Kompetenzen, die teilweise nach draußen als standardisierbare Aufgaben vergeben werden können, bei denen aber eine minimale Kompetenz und Ressource in der Organisation verbleiben soll.

Kleine Organisationen definieren die Kernkompetenzen enger als große, bei denen die Personalressource größer ist und wo flexibler reagiert werden kann. Unbedingt beibehalten werden sollten die folgenden Kompetenzen:

- Schreiben von Prüfplan und Patienteninformation und -einwilligungserklärung
- Einreichung bei Ethikkommission und Bundesoberbehörde sowie die dazugehörige Korrespondenz und Kontakte (Vorbereitung des CTA kann nach draußen vergeben werden)
- Auswahl der Prüfzentren und Prüfer
- Projektmanagement (nur Kernaufgaben und Kontrolle der Auftragnehmer)

Diese Kernkompetenzen bedürfen einer dazu ausreichenden Personalausstattung und -entwicklung. Kernkompetenzen setzen meist voraus, dass sich die betreffende Person mindestens zwei Jahre darin »geübt« hat.

Deutlich nicht zu den Kernkompetenzen gehört das Datenmanagement, unabhängig davon, ob dies über Papier, Fax oder elektronisch geschieht. Die Übergabe nach draußen sollte auf der Basis des Prüfplans erfolgen, jedoch sollte intern biostatistische Kompetenz vorhanden sein (möglicherweise in Kombination mit Arzneimittelsicherheit/Epidemiologie), um den ausgearbeiteten Analysenplan zu überprüfen. Ist dies nicht der Fall, so lohnt sich die Kooperation mit universitären Einrichtungen, da die dortigen Biometriker meist ausgezeichnete Kenntnisse für die Planung und Auswertung klinischer Prüfungen mitbringen. Auch das Schreiben von Studienberichten ist keine Kernkompetenz, hier gibt es extern sehr gute Medical Writers.

Ob die galenische Entwicklung und Produktion des Prüfpräparats eine Kernkompetenz sein soll, hängt vom Ausgangszustand ab. Ein Pharmaunternehmen hat diese Kapazitäten meist, für alle anderen lohnt der Aufbau nicht. Akademische Forscher tun gut daran, im universitären Umfeld eine solche Kapazität zu erhalten (mehrere Kliniken könnten auf die gleiche Ressource zugreifen), um die Unabhängigkeit ihrer Forschung zu ermöglichen.

Auch das Monitoring klinischer Studien ist nur teilweise eine Kernkompetenz. Während für ein Pharmaunternehmen der »eigene« Monitor ein weiterer wichtiger Kontakt ist, sollten alle anderen, kleineren Institutionen, externe Monitore suchen. Hier bieten sich aufgrund der Kombination aus Qualität und Kosten die so genannten Freelancer an, freiberufliche Monitore, die meist vorher Jahre im Umkreis von Pharmaunternehmen gearbeitet haben. Anders ist es bei Kliniken, die Schwestern und Pfleger gut zu Monitoren ausbilden lassen können.

Bei verschiedenen anderen Aktivitäten sind gegebenenfalls Beratungsleistungen nötig. Dies gilt etwa für die regulatorische Strategie, die bereits bei der Auswahl einer Indikation beginnt und die das Vorgehen zur Erreichung einer Arzneimittelzulassung einschließt.

Unter Kernkompetenzen versteht man die Fähigkeiten, die ein Sponsor oder ein Prüfer

als besonders wertschöpfend betrachtet, d.h. Kompetenzen, die er in der Regel selbst bei sich aufbaut und pflegen will und nicht nach draußen vergibt.
Kernkompetenzen können in verschiedenen Bereichen vorhanden sein:

- Rein operative Kompetenzen, etwa das Projektmanagement
- Regulatorische Kompetenzen, etwa die Arzneimittelsicherheit
- Kompetenzen im Bereich der Arzneimittelzulassung
- Kompetenzen der medizinischen Inhalte, etwa indem ein Sponsor eine Gruppe von medizinischen Experten, z.B. Fachärzten oder Forschern, mittel- und langfristig aufbaut

Kernkompetenzen haben auch mit der Geografie zu tun. Die Kernregionen von klinischen Prüfungen waren lange Zeit vorwiegend in Europa, Nordamerika und teilweise in Japan zu finden. Neuerdings findet eine starke Ausdehnung in andere Länder statt, wie z.B. Indien, China, Südafrika oder Teile von Latein- und Südamerika. Ob dies ein sinnvoller Weg ist, wird sich in Zukunft zeigen, da bereits Behörden wie die FDA bezüglich der Qualität oder aufgrund von Sprachproblemen Bedenken anmelden.
Kernkompetenzen wollen aufgebaut und entwickelt werden. Dabei ist es wichtig, zunächst festzustellen, welche Kompetenzen in welcher Menge vorhanden sein müssen. Bei einem medizinischen Bereich etwa ist es sinnvoll zu fragen, ob tatsächlich alle Positionen mit Ärzten oder Fachärzten besetzt werden müssen, oder ob nicht in einem großen Indikationsbereich ein bis drei Fachärzte ausreichen. Kernkompetenzen lassen sich nur entwickeln, wenn die Mitarbeiter diese für sich als ausreichende Herausforderung sehen. Ist dies nicht der Fall, so werden die Verweilzeiten der Mitarbeiter in bestimmten Positionen zu kurz, um effektiv zu sein. Verweilzeiten von weniger als zwei Jahren in einer Position sind in der Regel höchst ineffektiv, da die vorhandene Fluktuation, die Suche und der Aufbau neuer Mitarbeiter erheblich teurer kommt als andere organisatorische Lösungen. Häufig ist es nicht möglich, Kernkompetenzen im Haus aufzubauen, jedoch sind diese extern verfügbar und können mittel- und langfristig vertraglich an den Sponsor gebunden werden. Beispielsweise können Kompetenzen in der Biostatistik langfristig an den Sponsor gebunden werden. Kooperationsverträge mit Forschungseinrichtungen und universitären Kliniken sind hierbei denkbar.
Es ergeben sich hierbei wichtige Fragen der Kooperation. Es ist zu bestimmen, wie hoch die Transaktionskosten sind, wenn Kernkompetenzen oder Teile davon ausgelagert werden. Wichtig ist, dass Kontrolle und Überwachung nach wie vor anfallen. Integrierte Ansätze bei denen mit Insourcing gearbeitet wird, sind möglicherweise etwa beim Projektmanagement vorzuziehen. Wie weit bei Kooperationen Geschäftsgeheimnisse verloren gehen, ist im Einzelfall zu betrachten.
Folgende Modelle haben sich in der Praxis bewährt:

- **Virtuelle Organisation mit vorhandenem Top-Management:** Diese relativ neue Organisationsform, insbesondere bei sehr kleinen pharmazeutischen Firmen, hat den Vorteil einer geringen ständigen Kostenbelastung, jedoch müssen alle Mitarbeiter des Führungsteams handwerklich die auskontrahierten Aufgaben erfassen oder zum Teil bereits in ihrer früheren Tätigkeit geleistet haben, um die Aufgaben bewerten zu können.
- **Managementfunktionen erhalten – rein operative Funktionen outsourcen:** Dieses Modell arbeitet mit etwas mehr internem Personal als das vorherige. Auch hier bedeutet es, dass auf einer niedrigeren Ebene die Managementfunktionen erhalten bleiben, so dass nur genau definierte Aufgaben nach draußen vergeben werden, z.B. das Monitoring, das Datenmanagement oder die Herstellung und Logistik von Prüfpräparaten.
- **Selektives Outsourcing:** Hierbei definiert der Sponsor zunächst, welche Aufgaben er out-

sourcen möchte. Diese werden dann nach draußen vergeben, so dass nur bei entsprechend schlechter interner Auftragslage, eigene Mitarbeiter diese Aufgaben (nebenbei und zeitweise) wahrnehmen.

- **Kernkompetenz nach Marktlage:** Dieses Modell wird auch als »opportunistisches« Modell bezeichnet. Es bedeutet, dass Kernkompetenzen nicht systematisch gepflegt werden, sondern ggf. etwa beim Angebot sehr vieler Ärzte am Markt, die Kernkompetenz der medizinischen Inhalte aufgebaut wird, bei nicht vorhandenem Markt, diese Kompetenz erst gar nicht versucht wird aufzubauen.

Wichtige Aspekte

Wer klinische Studien als Sponsor oder Prüfstelle durchführt, sollte bestimmen wo Kernkompetenzen liegen und diese gezielt qualitativ und quantitativ aufbauen. Bei einem Sponsor hängt die Menge interner Kernkompetenzen von der finanziellen Stärke ab, mindestens aber sollte Medizin und Projektmanagement in-house vorgehalten werden. Bei größeren Unternehmen empfiehlt es sich, Biometrie und Monitoring (nicht aber Datenmanagement) zu einem großen Teil selbst bereitzustellen.

Die Entscheidung zum *Outsourcing* dürfte dann unumgänglich sein, wenn die Prüfung in anderen Geografien stattfindet, in denen der Sponsor nicht selbst vertreten ist; dennoch sollte man dort eine einheimische Organisation einer globalen vorziehen.

3.6 Systeme und Tools

Systeme und Tools sind Hilfsmittel, um die Prozesse der klinischen Forschung zu dokumentieren, zu bewerten und bei ihrem Ablauf zu unterstützen. Ein System ist dabei eine Menge an Hilfsmitteln, die über mehrere Module verfügen und zusammenhängende Prozesse abbilden. Tools sind Einzellösungen, die für einzelne Prozessschritte verwendet werden, aber nicht mit anderen verbunden sind.

Für die klinische Forschung sind beide nur sinnvoll, wenn sie menschliche Ressourcen schonen und die Kosten senken, gegebenenfalls auch die Qualität erhöhen. Ihr Einsatz lohnt sich meist erst ab einer gewissen Größe und Menge an klinischen Prüfungen, da ihre Einführung sowie die Erwerbs-, Erhaltungs- und Schulungskosten in Betracht zu ziehen sind. Bei der Einführung insbesondere elektronischer Tools ist zu überlegen, ob das Tool weiterentwickelt wird oder werden kann und welche Kosten ein späterer »Ausstieg« nach sich ziehen würde.

Nicht vernetzte Tools haben das Risiko, dass Daten manchmal mehrfach eingegeben werden müssen und sich dadurch Fehler ansammeln können. Jedes Tool und System sollte unter gesetzlichen und regulatorischen Aspekten gewertet werden. Dokumentationssysteme müssen validiert sein und einem Audit standhalten können.

Im Folgenden sind die häufigsten Tools und Systeme kurz beschrieben und bewertet. Mehrere Anbieter befinden sich meist auf dem Markt, das Produkt des Marktführers muss jedoch nicht unbedingt das Beste sein. Es ist darauf zu achten, welche Funktionen tatsächlich gebraucht werden.

- **Office Software:** Obgleich sich das Microsoft Windows durchgesetzt hat, lohnt sich der Blick auf preiswertere Systeme. Open Office oder Star Office sind weitgehend mit dem ersteren kompatibel und kosten wesentlich weniger. Auch eine Netzwerkfähigkeit ist unbedingt zu empfehlen. Sollten Dokumente mit anderen aus fremden Systemen ausgetauscht werden müssen, so müssten sie konvertiert werden.

Wo die Microsoft Office Suite vorhanden ist, sollte nicht öfter als alle 5 Jahre auf eine neue Version umgestiegen werden. Für die klinische Forschung notwendig sind eigentlich nur die Programme Word, Excel und Powerpoint. Statt der recht teuren Schulungen empfehlen sich Bücher und Tutorials.

- **Betriebssysteme:** Ob Windows oder Linux verwendet werden, ist eine Glaubens- und eine Kostenfrage. Nachdem bereits ganze Stadtverwaltungen ohne große Probleme umgestellt haben, sollte Linux einen Blick wert sein. Allerdings wird für die meiste Software Windows gefordert.
- **Projektmanagement-Software:** Die meist zitierte Software ist das Microsoft Project. Es handelt sich um ein sehr vollständiges Programm, das allerdings auch hohe Lizenzgebühren hat. Es ist nicht zu empfehlen, da bereits das Erlernen kompliziert ist und wichtige Ressourcen leicht durch die Dokumentationsarbeit abgelenkt werden können. Mit dem Microsoft Excel und seinen preiswerteren Äquivalenten lassen sich Projektfunktionen, Zeitschienen und Aufgaben ausreichend abbilden. Eine gewisse Kenntnis in der Programmierung von Excel ist jedoch dafür notwendig. Eine früher vertriebene Software OnTarget scheint nicht mehr von Symantec vertrieben zu werden, und es gibt auch keinen Support. Sie war einfach aufgebaut, aber für das Projektmanagement sehr hilfreich. Über das Internet lässt sie sich noch beschaffen.
- **Electronic-Data-Capture-Systeme:** Diese Systeme dienen dazu, die Daten elektronisch zu erfassen. Sie funktionieren offline (Daten können irgendwann eingetragen werden) und online (Arzt kann die Daten direkt eintragen und an einen Webserver senden). Online-System sind meist internetbasiert, so dass die Daten entsprechend vom System verschlüsselt werden müssen. Der Aufbau eigener Systeme lohnt nicht für kleine Organisationen, allerdings sind die Kosten der kommerziellen Anbieter sehr hoch und die Austrittsbarriere ebenso. Die von den KKS entwickelte Telematik-Plattform könnte eine Alternative sein. EDC-Systeme lohnen sich für monozentrische Studien nicht und für multizentrischen Studien erst dann, wenn mehrere Patienten pro Prüfstelle anfallen. Einen Mittelweg stellen Systeme da, bei denen auf spezielles Papier dokumentiert wird und der Eintrag elektronisch abgespeichert wird; sie sind eigentlich Offline-Systeme. Hierbei wird ein Stift verwendet, der das Geschriebene während des Schreibens in eine Bilddatei einliest, gleichzeitig auch eine »Tintenspur« auf dem Papier hinterlässt. Diese Techniken erlauben aber, dass der Arzt ein Papierdokument vorliegen hat und der Monitor leichter überprüfen kann, welche und wie die Prüfbögen ausgefüllt wurden.
  Ein weiteres Verfahren, die Prüfbögen unmittelbar an das Datenzentrum zu faxen, hat sich für sehr umfangreiche Prüfbogenmengen nicht bewährt.
- **SAP:** Dieses Softwarepaket der Firma SAP, einfach als »SAP« abgekürzt, ist ein so genanntes *Enterprise Resource Planning System* (ERP). Im Wesentlichen kann SAP alle Vorgänge in einem Unternehmen abbilden, ist aber besonders gut im Bereich Finanzen. Das Projektmanagement-Tool lässt sich einsetzen, muss aber für den Einsatz nochmals meist aufwendig programmiert werden. Einfacher ist das Finanz-Tool, das man zur (Halb)-Automatisierung der Zahlungsvorgänge einsetzen kann. Interessant ist auch ein Teil des *Human Ressource Tool*, das IPAAS, das sich mit geringem Aufwand zur Zeitaufschreibung einsetzen lässt. Ist SAP als System in einer Organisation vorhanden, lassen sich jedoch oft Synergien zwischen der klinischen Forschung und anderen Bereichen herstellen, welche die Kosten der Programmierung überwiegen.
- **Tracking-Systeme:** Diese Systeme sollen den Projektfortschritt messen und in gewissen Rahmen vorhersagen können. Teilweise basieren sie auf *Customer Relationship Management (CRM) Software*, teilweise wurden sie nur für diesen Zweck entwickelt. Sie sollen helfen, den Projektfortschritt zeitnah zu messen, insbesondere die Aufnahme von Patienten in die klinische Prüfung. Dazu sind sie häufig an andere Systeme gekoppelt, um die manuelle Eingabe zu reduzieren. Werden sie mit einem Randomisierungssystem verbunden, so lässt sich der Fortschritt in Echtzeit messen. Dies bedeutet jedoch nicht, dass für jede Studie die Struktur aufzubauen ist, d.h. die Prüfstellen,

der Prüfplan in zeitlicher Abfolge und gegebenenfalls auch die Zahlungsmodalitäten. Jedes dieser Systeme bedarf eines ausgefeilten Sicherheitssystems, *Audit-Trails* und definierter Benutzerrechte.

Auf einer anderen einfacheren Ebene befinden sich Tools, die zur Projektsteuerung eingesetzt werden. Sie sind meist als konzeptionelles Tool vorhanden, z.B. die *Critical Chain Method*, wie sie von Goldratt 2001) entwickelt wurde. Hier wird das Projekt in knapp gehaltene Einzelaktivitäten zerlegt, für die keine einzelnen Pufferzeiten bereitstehen, sondern nur ein größerer Puffer am Ende. Der Prozentsatz des Vorhandenseins dieses Puffers ist ein Parameter für die Projektsteuerung.

Ein weiteres Tool ist der »Rekrutierungsgraph«. Die geplante und tatsächliche Rekrutierung von Patienten wird hier abgebildet. Es empfiehlt sich, diese Grafik für die Planung linear, und nicht wie häufig geübt sigmoid, aufzubauen, da nur so frühzeitig auf Probleme reagiert wird. Die Grafik lässt sich in einem Tabellenkalkulationsprogramm abbilden, in das Sensitivitätsanalysen eingebettet werden können. Es kann sogar berechnet werden, wie viele neue Zentren eröffnet werden müssten, um das Zeitziel zu erreichen. Auf jedem Fall sollte bei jedem Rekrutierungsgraphen der *Last Intervention Point* eingetragen werden: Dies ist der Zeitpunkt, ab dem keine (vernünftige und halbwegs bezahlbare) Maßnahme mehr einen Effekt hat.

3.6.1 Critical Chain Management

Critical Chain Management (CCM) ist ein Verfahren, das auf Untersuchungen von Eliyahu M. Goldratt beruht, der Prozessabläufe analysiert und die Fehler der konventionellen *Critical-Path*-Technologie in seinen Business-Bestsellern *The Goal* (1994) und *Critical Chain* (1997) erklärt hat. CCM versucht die Probleme zu lösen, wie sie typischerweise in Projekten vorkommen: Verspätungen, Qualitätsmängel, zunehmend aggressive Timelines, Mangel an Ressourcen, Multitasking und Rettungsaktionen.

Dabei ist es wichtig zu definieren, wann eine Aktivität abgeschlossen ist und eine andere beginnen kann. Der Fehler der konventionellen *Critical-Path*-Technologie ist es, die Dauer der Aktivitäten nicht strikt zu kontrollieren. Das Prinzip des *Critical Chains* beruht darauf, dass eine Aufgabe nur so lange dauert, wie sie optimal dauern kann, d.h. in diese Aktivität ist kein Puffer eingebaut.

Stattdessen baut *Critical Chain Management* den Puffer am Projektende ein. Im Verlauf des Projektes wird der durch Überschreitung von Terminen bereits verbrauchte Puffer als einer der Projektparameter angezeigt.

In einer grafischen Darstellung werden die Dauer des Gesamtprojekts auf der X- und der Prozentsatz des verbrauchten Projektpuffers auf der Y-Achse eingetragen. CCM hat für das Projektmanagement die folgenden Vorteile:

- Für Projekte, Aufgaben und Ressourcenallokation gibt es einfache Prioritätsmechanismen.
- Eine Aufgabe startet immer dann, wenn sie starten kann, d.h. es gibt keine Wartezeiten.
- Aufgaben werden unmittelbar nach Abschluss einer Aktivität auch abgeschlossen.
- Klassische Prioritäten werden nicht gesetzt. Stattdessen werden die Engpass-Ressourcen frühzeitig aufgezeigt und entsprechend restrukturiert oder Aktivitäten umgebaut.
- CCM liefert Indikatoren für den Projektstatus und die Ressourcenbelastung

Will man *Critical Chain Management* einführen, so sind die folgenden Schritte notwendig:

1. Der Ablauf der Aktivitäten ist ähnlich wie im *Critical Path* so aufzustellen, dass am Schluss ein Programm oder Projektpuffer erscheint. Technisch ist es sinnvoll, die durch Staffelung der Einzelaktivitäten gewonnene Zeit nicht komplett als Puffer zu übernehmen, sondern nur etwa 50 % davon.

2. Das gesamte Team muss sich mit den Prinzipien von CCM vertraut machen.
3. Die Aufgaben müssen neu vorbereitet werden, und in einem Pilotlauf sind die voraussichtlichen Engpässe herauszufinden.
4. Die Darstellung der Leistungsindikatoren (*Performance Parameter*) ist einzuführen und womöglich zu automatisieren.

Des Weiteren werden für die Planung noch die folgenden Tools empfohlen:

- Activity Network Diagram (AND)
- Flussdiagramm (Flowchart)
- Interrelationship Diagram
- Prioritätsmatrix
- Ursache-Wirkungs-Diagramm (Fishbone Diagram)
- Checksheet
- Control Chart
- Force Field Analysis
- Histogramme
- Pareto Chart
- Streudiagramm

3.6.2 Balanced Scorecard

Die *Balanced Scorecard* (BSC) ist ein Führungs- und Managementinstrument, das sowohl auf der strategischen wie auf der taktischen Ebene eines Unternehmens angewandt wird. Die unkritische Anwendung allerdings hat zur Ernüchterung geführt, obgleich die »Erfinder« der BSC auf die Probleme hingewiesen und Wege zu ihrer Vermeidung gezeigt haben: Da wäre zum einen die Verwechslung von Aktivitäten mit Messparametern. Zum anderen drohen die »Bubbles« auszuufern, mit denen die kritischen Parameter angezeigt werden, was es in der Folge unmöglich macht, diese Parameter nachzuverfolgen. Zudem besteht die Gefahr, dass das eigenständige Nachdenken über mögliche Zusammenhänge durch eine Software ersetzt wird, die unreflektierte Zusammenhänge abbildet.

Ein besonders problematischer Fehler entsteht dann, wenn die strategischen Ziele unkritisch auf die Ebenen der BSC übernommen werden. Dies ist einmal dann der Fall, wenn statt des Konzerns ein Tochterunternehmen die Planung übernimmt. Die Gefahr besteht außerdem, wenn Abteilungen die BSC unverändert übernehmen, obgleich sie, wie etwa medizinische Abteilungen in Tochterfirmen pharmazeutischer Weltkonzerne, in erster Linie Kostenzentren darstellen und die wirtschaftliche Perspektive sich vorwiegend, wie z. B. in der klinischen Forschung, auf Ressourcenproduktivität bezieht.

Typische Fehler sind dort daher:

- Maßnahmen und Ziele werden miteinander verwechselt und ihre Beziehung zueinander wird nicht kritisch hinterfragt. Dennoch gilt hier wie bei den Surrogat-Parametern klinischer Prüfungen: Reflektiert der Parameter auch nicht annähernd einen relevanten Krankheitsparameter, so ist er wertlos.
- Es besteht ein hoher Zeitdruck. Will man die BSC nicht ständig ändern, so benötigt man Vorbereitung, insbesondere eine Abstimmung mit anderen Funktionen des Unternehmens.
- Es werden keine Spielregeln aufgestellt, sondern (infolge mangelnden Vertrauens in die Mitarbeiter?) Weisungen gegeben und diese kodifiziert.
- Statt Zusammenhänge durch Nachdenken herzustellen, werden zusammenhanglose Parameter durch kommerzielle Software in schöne aber wertlose Präsentationen gegossen.
- Der BSC wird zuviel zugetraut. Die Parameter werden nicht nach Bedeutung und Messbarkeit ausgesucht.
- Die aufgestellten Ziele sind unrealistisch hoch. Folge ist, dass der Mitarbeiter gegen das System »spielt« und die Parameter scheinbar erfüllt. Dies ist das beste Indiz für die Fehler bei der Parameterauswahl.

Vier Ebenen der BSC: Anwendung in der klinischen Forschung

Die BSC kennt vier verschiedene Ebenen: die wirtschaftliche Perspektive, die Kunden-, die Prozess- und die Lernperspektive.

Wirtschaftliche Perspektive

Da die klinische Forschung Arzneimittel entwickelt, also keinen Umsatz und damit auch keinen Gewinn macht, steht die Ressourcenproduktivität an erster Stelle. Dennoch sollte man verschiedene Geschäftsaspekte berücksichtigen, nämlich Ertragswachstum, die Rendite von Investitionen sowie natürlich Kosten und Produktivität.

Daher ergeben sich als einfach messbare Parameter:

- Anzahl Patienten pro *Full Time Equivalent* (FTE)
- Anzahl nicht aktiver Prüfzentren pro Gesamtzahl Prüfzentren
- Reisekosten und -zeiten für die Abteilung pro auswertbaren Patienten
- Kosten pro »Standardpatient«
- Kosten pro Visite
- Kosten pro aktives Prüfzentrum für einen Patienten

Kundenperspektive

Bei den Kunden wird zwischen externen und internen Kunden unterschieden. Zu den externen Kunden gehören die Prüfärzte und ihre Mitarbeiter, die Behörden auf Landes- und Bundesebene sowie die Patienten, die an den Studien teilnehmen. Es ist wichtig, die Perspektive dieser Kunden regelmäßig mit geeigneten Instrumentarien zu erfassen. Die klinische Forschung GlaxoWellcome hat 2000 mit einer schriftlichen Befragung der Prüfärzte (Rücklaufquote über 50%) begonnen, dies wird in der fusionierten Firma GlaxoSmithKline jährlich fortgesetzt. Solche Initiativen fehlen allerdings noch hinsichtlich der Behörden und der Patienten.

Interne Kunden sind einmal bei Arzneimittel- und Medizinproduktentwicklungen (die zentrale Forschung und Entwicklung) und das interne Marketing, mit dem die ausschließlich nationalen klinischen Prüfungen abgestimmt werden, um wissenschaftlichen Erkenntnisgewinn und optimales *Lifecycle*-Management zu verbinden.

Es ist allerdings schwierig, bei den internen Kunden eine Kundenzufriedenheitsumfrage zu machen, da es sich nur um wenige Entscheidungsträger handelt. Allerdings sollte der Versuch gemacht werden, da eine solche Umfrage im Ergebnis mehr bringen kann als ein unverbindliches persönliches Feedback. Mögliche Kriterien für Kundenzufriedenheit in der klinischen Forschung sind:

- Preis: Sind die Prüfärzte mit dem Honorar zufrieden? Sind die internen Auftraggeber mit den verrechneten internen Kosten zufrieden?
- Qualität: Ist das Ergebnis klinischer Prüfungen bzw. Daten gut? Werden Audits ohne kritische oder schwerwiegende Probleme »überlebt«? Überschreiten die Datenfehler eine bestimmte Grenze nicht?
- Funktionalität: Sind die Prüfunterlagen gut verständlich und einfach auszufüllen?
- Image: Welches Image entwickelt die Firma und ihre Mitarbeiter im Außenkontakt?
- Service: Wie reagieren die Mitarbeiter der Abteilung Klinische Forschung auf Probleme mit oder bei Kunden?

Prozessperspektive

Die ständige Überarbeitung von Prozessen im Sinne eines kontinuierlichen Verbesserungsprogramms (KVP) ist eine Grundlage für die oben beschriebene wirtschaftliche Perspektive, aber auch für die Kundenperspektive. Bei den Prozessen ist allerdings die klassische Unterteilung nach Innovation, Betrieb und Service wenig hilfreich. Wichtige Prozesse sind demnach:

- Beschaffung von internationalen Studien, manchmal im Wettbewerb mit anderen Tochterfirmen (*Competitive Recruiting*)
- Projektcontrolling
- Budgetplanung

- Prüfarztidentifizierung
- Nutzung neuer Medien, z. B. Internet

Lernperspektive

Die klinische Forschung muss sich mit Auftragsforschungsinstituten einerseits und den Anforderungen des Marketings andererseits messen lassen. Dies bedingt eine »lernende Organisation«. Dieses Lernen beginnt bei den Mitarbeitern, wo z. B. bei Monitoren die Fehleranzahl, die Verschwendung u. a. finanzieller Ressourcen und nicht krankheitsbedingte Fehlzeiten dazu gehören.

Informationssysteme wie z. B. ein gut gepflegtes Internet oder Benchmarking mit Mitbewerbern helfen, schnell zu lernen und insbesondere das *Good Practice Sharing* zu verbessern. Ein *Dashboard* mit der Darstellung der Ergebnisse ist ein Startpunkt, aber nur selten führt Transparenz allein zu Lernen.

Hingegen sollten Motivation bzw. der Grad der Selbstmotivation oder Motiviertheit im Vordergrund stehen und auch messbar sein. Beispielsweise lassen sich die umgesetzten Verbesserungsvorschläge sowie der Anteil der umgesetzten Vorschläge an den Gesamtvorschlägen als Parameter heranziehen.

Messmethodik

Ohne eine systematische Messung der als wichtig erkannten Parameter ist die BSC ohne »Biss«. Letzten Endes müssen jedoch vor allem finanzielle Aspekte berücksichtigt werden. Deshalb sollte auf ein integriertes ERP-System zurückgegriffen werden, wie es bei GlaxoWellcome Deutschland aus Modulen von SAP R3 und anderen damit kompatiblen (*Oracle*-)Datenbanken innerhalb von weniger als einem Jahr entwickelt wurde. Die wichtigsten Messparameter sind:

Tab. 3-2 Balanced Scorecard für die klinische Forschung.

Perspektive	Messparameter	Bedeutung	Korrelat für...	Bemerkung
Wirtschaftlichkeit	Interne Kosten pro auswertbaren Patienten	Hoch	Produktivität	Benchmarking international?
	Anteil nicht aktiver Studienzentren	Hoch	Gutes Vorscreening der Prüfärzte	
	Reisekosten pro auswertbaren Patienten	Hoch	Auswahl gut rekrutierender Prüfzentren; Regionalität	Inkl. der Arbeitszeiten, die als Reisezeiten verloren gehen
Kunde	Zufriedenheit der Prüfärzte (Customer Satisfaction Index, CSI)	Hoch	Effektive Zusammenarbeit	
	Zufriedenheit der Firmenzentrale	Hoch	Ausweitung der Tätigkeit auf internationale Studien	
	Datenqualität (Datenfehler als Anteil der Gesamtdaten)	Mittel	Indirekte Auswirkung auf Kosten (Nachbesserung)	
Prozess	Zykluslänge des Prüfplans bis 50 % der Patienten eingeschlossen	Hoch	Rekrutierung von Prüfzentren und -ärzten	
	Zykluslänge des Prüfplans bis 1. Patient eingeschlossen	Mittel	Effektivität der Vorbereitung	
Lernen	Zahl der umgesetzten Prozessvorschläge zu Gesamtvorschlägen	Mittel	Innovationsfreundlichkeit und Innovationsqualität	

- Zeit
- Ressourcenverbrauch
- Kosten
- Qualität

Wichtig ist, dass die Parameter von den Mitarbeitern selbst erfasst werden sollten. Parameter, die von Mitarbeitern als sinnwidrig gesehen werden, sollten aufgegeben werden, da intelligente Menschen langfristig immer »das System« schlagen können.

Beispielhafte BSC für eine Abteilung für klinische Forschung

Die folgende BSC ist ein Entwurf, der die oben genannten Kriterien berücksichtigt. Ihm liegt eine Abteilung zugrunde, deren wesentliche Aufgabe es ist, nationale und internationale klinische Prüfungen durchzuführen. Die Abteilung wird zu 70 % über nicht nationale Studien finanziert, d.h. sie muss sich ihr »Einkommen« ständig neu verdienen. Bei einer fixen Finanzierung sieht die Gewichtung anders aus; dann würden nicht monetäre Argumente stärker berücksichtigt werden (Tab. 3-2). Der Einsatz der BSC in der klinischen Forschung steht noch im Experimentalstadium. Die BSC hat folgende Vorteile, die ihren Einsatz sinnvoll machen:

- Sie verwendet verschiedene Perspektiven und vermeidet die Einseitigkeit, die z. B. bei Beschränkung auf Kundenzufriedenheit nicht ausbleibt.
- Sie zwingt das Unternehmen, messbare Parameter zu entwickeln.
- Sie ersetzt teilweise willkürliche Zielsysteme.
- Sie ist ein Frühindikator für Probleme, die manchmal erst spät auf der wirtschaftlichen Ebene zutage treten.

Wichtige Aspekte

Die Beschaffung komplizierter und wartungsanfälliger Systeme sollte nicht erfolgen, außer bei großen Pharmaunternehmen. Hat man ein ERP in einer Organisation, so sollten Schnittstellen damit identifiziert und wo möglich genutzt werden. Für das Management von Studien gibt es verschiedene Softwarelösungen, die jedoch zu starken Abhängigkeiten führen können.

Trackingsysteme werden angeboten, es ist jedoch unter Umständen sinnvoll, neben einer einfachen Projektmanagement-Software selbst programmierte (und validierte) Systeme zu entwickeln, da externe Systeme oft auch Organisationsstrukturen abbilden, die man selbst weder hat, noch haben möchte.

3.7 Managementfehler und deren Vermeidung

Im Folgenden werden Fehlertypen und Einzelfehler vorgestellt, sowie deren Vermeidung bzw. Beseitigung.

Bei klinischen Prüfungen kommen zwei Fehlertypen vor: Zum einen Fehler, die aufgrund mangelnder Vorbereitung fast zwangsläufig eintreten, z. B. wenn die Machbarkeitsprüfung auf zu viele Patienten hindeutete, die dann nicht erscheinen. Der andere Fehlertyp ist der stochastische, bei dem Probleme auftreten, die in der Regel nicht voraussehbar waren: Beispielsweise könnte die Ständige Impfstoffkommission (STIKO) bei einer Impfstoffstudie eine Empfehlung aussprechen, die die Anzahl interessierter Patienten deutlich reduziert. Oder unerwartete toxikologische Ergebnisse können Ursache für weitere Einschränkungen der zur Verfügung stehenden Patientenpopulation sein. Schwierigkeiten treten vor allem auf, wenn die Substanz mit Problemen behaftet ist, die sich erst im Laufe der Entwicklung herausstellen.

Bei der Fehleranalyse unterscheidet man reversible und irreversible Konsequenzen. Letztere sind jedoch nicht einfach abzugrenzen, da eine Reihe von Fehlern bei raschem Einschreiten verhindert werden können. Rasches Einschreiten ist erforderlich, wenn eine klinische Prüfung in der Patientenaufnahme zurückfällt. Eine rechtzeitige Gegenmaßnahme wäre hier z.B. die Eröffnung neuer Zentren oder eine effektive Veränderung der Patientenwerbung. Weiterhin gibt es verschiedene Fehlertypen, auf die das Management unterschiedlich reagieren kann. Beispielweise können Prozesse fehlerhaft sein, weil sie nicht die Realität abbilden. Anfällig dafür ist der Prozess der Einreichung und des Umgangs mit den Ethikkommissionen. Laut Gesetz sind lediglich ein einmaliger Widerspruch und eine einmalige Mängelrüge zulässig. Es ist aber auch möglich, darüber hinaus zu kommunizieren, etwa über Telefon, E-Mail oder Postweg. Eine weitere Fehlerquelle können die Menschen sein, deren Ausbildung möglicherweise für die zugewiesene Aufgabe nicht ausreicht. Ferner sind die so genannten »besten Absichten« zu nennen. Eine ursprünglich gute Absicht kann, etwa durch eine übertriebene und unnötige Qualitätssicherung, kontraproduktiv werden. Beispiele dafür sind SOPs, bei denen eine Vielzahl von Informationen gemeldet wird. Tatsächliche Nebenwirkungssignale könnten in der Vielzahl der Informationen (z.B. SUSARs) untergehen.

Es wird nun exemplarisch auf Einzelfehler eingegangen, die typisch für die klinische Prüfung sind.

- **Kritische Prozesse sind nicht standardisiert:** Nicht für alle, aber für alle zeit- und qualitätskritischen Prozesse ist eine SOP notwendig. Sie müssen einer Überprüfung standhalten und ihre Einhaltung muss trainiert werden. Dadurch werden die Vorgänge reproduzierbar. Zu diesen Prozessen gehört die Interaktion bezüglich der potenziellen Risiken für die teilnehmenden Patienten, insbesondere auch die Dokumentation und Weitermeldung von unerwünschten Ereignissen. Dazu zählen außerdem alle Prozesse, die mit der Qualität der Daten zu tun haben, sowie die regulatorisch relevanten Prozesse, die die Interaktion mit den Ethikkommissionen und Behörden betreffen.

Diese Prozesse müssen in jedem Fall standardisiert werden, auch wenn der entsprechende Sponsor (z.B. eine Universitätsklinik) pro Jahr sehr wenige Studien durchführt.

- **Die Ressourcen sind überlastet:** Die Überlastung ist unproblematisch, wenn Aktivitäten an Auftragsforschungsinstitute (CROs) ausgelagert werden können oder wenn die Überlastung zumindest zeitweise durch Überstunden abgefangen werden kann.

Problematisch wird es, wenn die finanziellen Möglichkeiten nicht ausreichen oder die Überlastung zu einem Dauerzustand wird. Der Grund hierfür sind meist zu optimistische Planungen, insbesondere hinsichtlich der Rekrutierungszeiten oder aber auch der Maßnahmen, die während einer Patientenvisite notwendig werden. Es ist daher notwendig, dass ein Zentrum kalkuliert, wie viel Zeit ein einzelner Patient im Durchlauf der Studie tatsächlich benötigt mithilfe der so genannten *Time and Event Charts*. Eine Praxis, die keinen Schwerpunkt auf klinische Prüfungen legt, sollte nicht mehr als 10% ihrer Ressourcen für klinische Prüfungen benötigen, da sonst andere Aspekte, wie z.B. die Patientenversorgung vernachlässigt werden könnten.

- **Es gibt bei den Mitspielern *Perverse Incentives*** (falsche Anreize oder Anreizsysteme): Als diese bezeichnet man Maßnahmen, die durch Bonus- oder Malusregelungen geeignet sind, ein (un)erwünschtes Verhalten herbeizuführen. Ein *Perverse Incentive* kann z.B. ein Bonus sein, der an Zentren für eine möglichst hohe Anzahl von aufgenommenen Patienten gezahlt wird. Dies kann zu Qualitätseinbußen führen. Auch eine so genannte Grundgebühr (*Set-up Cost*), die in einem Zentrum unabhängig davon fällig wird, ob ein Patient eingeschlossen wird, ist ein *Perverse Incentive*. Falsche Anreize sind auch dann gegeben, wenn im Vertrag mit einer CRO die Möglichkeit einer stundenweisen Abrechnung ermöglicht wird oder wenn in einem kombinierten Vertrag eine

Zahlung pro Rückfrage erfolgt, die möglicherweise erst durch das schlechte Monitoring der CRO zustande gekommen ist. Die Wahrscheinlichkeit einer Budgetüberschreitung ist dadurch sehr hoch. Besser ist es, die einzelnen Arbeitsschritte pauschal zu honorieren, so dass für den Sponsor eine realistische finanzielle Schätzung möglich ist.

■ **Die Rekrutierungsschätzungen sind optimistisch:** Hier handelt es sich um eine der häufigsten Fehler, der sprichwörtlich zu dem »Lasagna-Phänomen« (genannt nach dem Arzneimittelforscher Lasagna) geworden ist: Vor der Studie – wenn man die Machbarkeit abschätzt – »findet« man viele Patienten und während der Studie keine. Nach Abschluss steigt die Zahl der möglichen Patienten wieder an. Dieser Optimismus hängt oft damit zusammen, dass die Anzahl der Einschlussbedingungen, aber vor allem der Ausschlussbedingungen in einer Studie sehr hoch sind und der Prüfer sich diese nicht ausreichend am Anfang vergegenwärtigt. Sie korreliert außerdem mit einer gewissen Nachlässigkeit beim Durchlesen des Prüfplans. Häufig überschätzen Ärzte die Anzahl der einwilligungsbereiten Patienten, insbesondere die mit einer erfolgreichen Studie notwendig verbundene eigene Fähigkeit, die Patienten zur Teilnahme zu motivieren. Dieses Problem ist nur schwer zu lösen, wenn der Arzt dazu tendiert, eine zu hohe Meinung von sich selbst zu haben und wenig lernbereit zu sein.

Es gibt mathematische Methoden, um die voraussichtliche Rekrutierungszeit zu bestimmen (Carter 2004). Die Rekrutierung wird dabei als ein Poisson-Prozess modelliert, um der Stochastik der Ereignisse Rechnung zu tragen. Basis der Berechnung ist die jeweilige Rekrutierungsrate. Das Modell soll eine Präzision von 90 % haben, wurde jedoch bisher nur bei wenigen Studien eingesetzt. Es berücksichtigt nicht die begrenzten Ressourcen von Zentren.

■ **Bei Krisen wird zum Mikromanagement gegriffen:** Es ist wichtig, delegierbare Aufgaben auch tatsächlich weiterzugeben, insofern die Fähigkeit der Aufgabendurchführung unter Krisenbedingungen bei der nachgeordneten Stelle existiert. Durch elektronische Systeme ist es möglich, bis auf die Ebene des einzelnen Zentrums durchzugreifen. Dies fördert das Mikromanagement und damit das Aufgeben effektiver Delegation. Die Konsequenz des Mikromanagements ist eine zentral gelagerte Stelle, die in der Regel recht wenig über die Probleme und ihre Lösungsmöglichkeiten weiß, mit Einzeldaten überfordert wird und versucht, Einzel- und Detailsteuerung durchzuführen.

Das Mikromanagement ist schon bei der Planung der Studie vermeidbar, vor allem aber dann, wenn zwischen den einzelnen Mitgliedern der »Befehlskette« ein ausreichendes Vertrauen in die Kompetenz der verantwortlichen Personen besteht.

■ **Die klinische Forschung hat zu viele Erfolgsparameter:** Die klinische Forschung als Managementaufgabe sollte mit möglichst wenigen Erfolgsparametern auskommen. Werden mehr als 5–7 Erfolgsparameter definiert, so besteht das Risiko, dass einzelne Mitarbeiter sich die Ihnen »passenden« Erfolgsparameter auswählen, hingegen bei den zentralen und für die Aufgabe der Abteilung notwendigen Parametern versagen. Daher ist bei den Erfolgsparametern eine Rangfolge erforderlich, wobei diese nicht in eine aufwändige Balanced-Scorecard gegossen werden muss. Eine Balanced Scorecard (Norton u. Kaplan 1988) stellt die Ziele hierarchisch auf, wobei ganz oben die strategischen Unternehmensziele stehen und hiernach finanzielle Kenngrößen in operative Details heruntergebrochen werden. In der klinischen Forschung würde dies bedeuten, dass unterhalb der Kostenebene die Kostentreiber mit ihren Kenngrößen dargestellt sind.

Brauchbare und operational definierbare Erfolgsparameter sind u. a.:

- Anzahl der aufgenommenen Patienten in die neuen Studien, gewichtet nach der Komplexität und Schwierigkeit der Studie
- Anzahl der aktiven Patientenmonate in der klinischen Prüfung
- Verlässlichkeit einer Zusage, d. h. der Prozentsatz der Fälle, bei denen die zugesagten

Zeiten, insbesondere der Patientenrekrutierung und die entsprechenden Zahlen eingehalten oder überschritten wurden

3.7.1 Optimismus

Optimistische Annahmen zur Durchführbarkeit sind die häufigste Ursache des Scheiterns, selbst dann, wenn ein »Champion« voll und ganz hinter der Studie steht und höchsten Einsatz zeigt. Hier die wichtigsten Ursachen für Fehleinschätzungen.

- Die finanziellen Planungen werden unter optimistischen Annahmen gemacht, die beispielsweise keine Kostensteigerungen im Verlauf der Studie einbezieht, die Gebührenzahlungen an Behörden als minimal annimmt und kostenträchtige Verzögerungen nicht berücksichtigt. Bei industriellen Sponsoren werden meist die notwendigen Honorare für Ärzte und Studienteilnehmer, die Distributionskosten der Medikation sowie die Patientenwerbemaßnahmen unterschätzt. Nicht industrielle Sponsoren vergessen »gerne« die Kosten der Prüfmuster und des Monitorings.
- Die notwendige Anzahl der Zentren bei multizentrischen Studien ist fast immer höher als geschätzt, wenn man die Zeitpläne einhalten will. Zur Ermittlung der notwendigen Zentrenanzahl unternimmt man u.a. eine so genannte *Feasibility* oder Machbarkeitsuntersuchung. Durch gezielte Fragen nach vorhergehenden Erfahrungen sowie den Umsetzungsmöglichkeiten des Prüfplans wird ermittelt, ob die Teilnahme eines Zentrums überhaupt sinnvoll ist. Zu diesen Fragen gehören neben denen zur personellen und apparativen Ausstattung solche zum Urlaub oder zu baulichen Veränderungen. Die zugesagte Patientenzahl liegt fast immer weit über der tatsächlich erreichten. Problematisch sind vor allem Studien, bei denen die Patienten nicht vorher identifiziert werden können (»Stammkunden«), sondern die sich eben ergeben, wie z.B. Patienten mit einem Schlaganfall (»Laufkunden«). Der Optimismus ist darauf zurückzuführen, dass die Einschlussbestimmungen des Prüfplans gelesen, aber nicht immer begriffen werden. Einige Prüfärzte geben in bestem Glauben, manchmal aber auch um mitmachen zu dürfen, hohe Fallzahlen an. Leider tendieren gerade viele *Key Opinion Leaders* zur Überschätzung ihrer Möglichkeiten. Dieses Problem lässt sich auf zweierlei Weise lösen:
  - Division der angegebenen Patientenzahlen durch 4, bei schwierigen Studien durch 8
  - Informieren der Prüfärzte, dass ihre Zusagen in den Newsletters den Kollegen »öffentlich« gemacht werden.
- Die Annahmen bezüglich der Zeitplanung sind in der Regel zu optimistisch. Häufig werden keine Zeitpuffer eingebaut und eine flexible Planung in Art des *Critical Path* unterbleibt. Statt die einzelnen Aktivitäten in ihrer benötigten Dauer jeweils kritisch zu hinterfragen – der Zeitbedarf lässt sich fast überall halbieren – und einen Zeitpuffer am Ende einzuplanen, wird die Planung bis auf die letzte Woche eingepasst.
- Insbesondere bei der Rekrutierungsplanung der Patienten rächt sich der Optimismus. Bei vorgegebener Rekrutierungszeit sollte die Planung immer linear sein, statt am Anfang von einer langsamen und später von einer fast exponentiellen Patientenaufnahme auszugehen. Diese sigmoid verlaufende Kurve verführt dazu, die Dinge so lange treiben zu lassen, bis auch unter höchstem Einsatz die Zeitpläne nicht mehr einhaltbar sind. Sinnvoll ist es, bei der Planung einen *Last Intervention Point* zu definieren. Das ist der Zeitpunkt, bei dessen Überschreitung keine zusätzliche Anstrengung den Zeitplan retten wird. Dieser Zeitpunkt ist von der geplanten Rekrutierungsphase abhängig, die günstigerweise 3 Monate, aber möglichst nicht länger 12 Monate, dauert.

3.7.2 Team-Prinzip

Unklare Entscheidungsbefugnisse, Konsultations- und Informationswege sowie Verantwortlichkeiten führen an sich zu Verzögerungen und Nachlässigkeit. Abhilfe lässt sich in jeder Organisation durch so genannte *RACI Charts* erreichen, in der für jede Einzelaktivität der Verantwortliche (eine Person!) beschrieben ist. Darin ist festgelegt, wen er vorher hören und nachher informieren muss und wen er wenn notwendig mit der Arbeit beauftragt. In Konzernen behindert das »*Stakeholder*-Unwesen« die Arbeit: Als *Stakeholder* werden alle bezeichnet, die ein Interesse am gegebenen Projekt haben – und das können unter Umständen sehr viele sein. Bei der Auswahl eines Projektleiters wichtiger Studien sollte darauf geachtet werden, dass dieser entweder die formell und informell wichtigen Kollegen und Ebenen kennt oder, wenn nicht, die Entscheidungen rasch und mit Mut zur Lücke trifft (»It is easier to ask for forgiveness than to ask for permission.«).

Teams mit mehr als 8 Mitgliedern sind meist nicht arbeitsfähig.

3.7.3 Projektmanagement-Software

Verschiedene Project Management Software existiert für klinische Prüfungen. Die bekannteste ist Microsoft Project, die jedoch schwer zu erlernen ist und kein echtes Multitasking erlaubt. Zwar ist sie mehrplatzfähig, lässt aber gemeinsames Arbeiten nicht zu. Andererseits ist die Software mit den anderen Office-Produkten gut vernetzt. Die Kosten pro Arbeitsplatz liegen bei mehreren hundert Euro pro Jahr, ohne Berücksichtigung der Trainingskosten.

Alternativen sind OnTarget (Symantec) sowie programmierte Excel- oder andere Tabellenkalkulationsprogramme, wie die von Open Office oder Star Office.

Wichtige Aspekte

In der Planung sind die größten Gefahren Optimismus und Nachlässigkeit in der Schätzung benötigter Ressourcen und Finanzmittel. Verzögerungen entstehen aber mindestens so oft durch unklare Kompetenzen innerhalb der Teams. Umgang mit Krisen setzt klare Entscheidungskompetenzen voraus und Vorbeugung von Krisen ein System von Warnsignalen, um »Feuerwehraktionen« zu vermeiden.

3.8 Outsourcing, Insourcing und Ressourcenplanung

Die folgenden Ausführungen beziehen sich auf die Möglichkeiten, welche die deutsche Gesetzgebung erlaubt. In Mittel- und Osteuropa lässt die Gesetzgebung gelegentlich mehr zu, in Westeuropa ist sie dagegen meist weniger liberal gestaltet als in Deutschland. Besonders schwierig sind hierzulande öffentliche Arbeitgeber wie etwa Universitätskliniken, da sie häufig erst zögernd Verantwortung in die Abteilungen delegieren und einen wenig förderlichen hohen Grad an Kontrolle auf die delegierten Aufgaben ausüben möchten.

- **Outsourcing:** Die Auftragsvergabe an Externe, ist eine der häufigsten Formen, vorhandene Ressourcen auszuweiten. Hier soll vom globalen Outsourcing nicht so sehr die Rede sein. Diese Form des Outsourcings ist geeignet, wenn ein kleines Unternehmen ohne ausreichende interne Kapazität große Programme der späten Phase II und der Phase III organisieren will. Eine Sonderform des *Global Outsourcing* ist das Outsourcing einer bestimmten Funktion, z.B. des Datenmanagements. Trotz aller Behauptungen der Auftragsforschungsunternehmen gibt es keine belastbaren Daten, die Vorteile dieser Methode zeigen. Deshalb beschränken sich die Ausführungen in diesem Buch auf das lokale Outsourcing. Am häufigsten sind dabei das Outsourcing der Monitoraufgaben, des Datenmanagements, der Pharmakovigilanz und des *Medical Writing*.

Allen solchen Aktivitäten ist gemein, dass Auftraggeber und Auftragnehmer einen Vertrag schließen. Die Sicht des Auftraggebers ist hierbei, mit minimalen Kosten die Leistung in der zugesagten Zeit und Qualität zu erhalten. Im Vertrag werden die Leistungen dazu klar in einem tabellarischen Anhang beschrieben. Handelt es sich um Kosten, die deutlich über € 10 000 hinausgehen, so lohnt eine Ausschreibung. Hierzu ist der Prüfplan notwendig und beim Monitoring auch Hinweise, wer wo welche Prüfzentren aussucht oder ausgesucht hat. Gerade beim Monitoring haben sich standardisierbare Aufgaben herausgebildet. Während verschiedene Auftragsforschungsunternehmen (CROs) für jede Aufgabe einen fixen Betrag nennen, rechnen andere nach Stunden oder Tagen ab. Es empfiehlt sich, bei der Ausschreibung auf möglichst gut definierte Pakete zu achten, um die interne Bearbeitung zu minimieren. Beispielsweise kann man die Vollkosten eines Monitorbesuchs erfragen, wobei die CRO entweder die Möglichkeit haben muss, diese auszuwählen, oder Information über die geografische Verteilung erhält. Wird auch die Patientenaufnahme in die Verantwortung der CRO gestellt, so bieten sich Pauschalen pro aufgenommenen Patienten an. Die Idee, mit den CROs auf deren Kostenkalkulation einzugehen (*Profit and Risk Sharing*) halte ich für möglich, aber wenig zielführend. In Deutschland sind die kleineren CROs bei gleicher Leistung und Qualität meist kostengünstiger aufgestellt als globale Anbieter. Sie haben oft auch eine geringere Fluktuation bei den Mitarbeitern.

Das Outsourcing muss von interner Koordination begleitet werden. Bei vielen Firmen ist dies die Aufgabe des CRO-Managers, jedoch lässt es sich auch einfacher lösen. Bei den Verhandlungen und vor allem bei der Ausführung kommt es ja auf die Kombination aus technischen und Verhandlungskenntnissen an, so dass ich empfehle, den Leiter des Monitoring mit dieser Aufgabe zu betrauen. Bei Unterstützung durch die Biometrie sollte es der Leiter diesen Bereiches sein. Einkauf und Rechtsabteilung sind in die Verhandlungen, wo immer sinnvoll, einzubeziehen. Es sollten mindestens drei Angebote eingeholt werden. Ob man dies als *Sealed Bid* (der Anbieter ist dem Auswählenden nicht bekannt und kennt auch die anderen Angebote nicht) oder offen einholt und gegebenenfalls nachverhandelt, soll jedem überlassen werden. Davor gewarnt werden soll bei der Arbeit mit so genannten »Studiengruppen«, deren übliche CRO automatisch zu übernehmen. Auch ist vor Verquickungen von Prüfer und Monitor durch Abhängigkeitsverhältnissen zu warnen.

Die Suche nach *Preferred Partners* wird kontrovers diskutiert. Einerseits möchte man sich auf den Partner verlassen können, andererseits ist eine zu große gegenseitige Abhängigkeit nicht wünschenswert. In vielen Branchen wird von einer zu großen Abhängigkeit gesprochen, wenn mehr als 20 % des Auftrags- oder Vergabevolumens an einen Partner gehen.

Das Outsourcing an *Freelancer* ist eine weitere interessante Möglichkeit. Meist sind die Kosten niedriger als bei anderen Varianten des Outsourcings. Es muss jedoch vorausschauend geplant werden, was im Fall von Urlaub oder Krankheit passiert, da es sich meist um Einzelpersonen handelt. Auch die Qualifikation muss vom Auftraggeber vorher überprüft werden, da der *Freelancer* später nicht durch das Qualitätsmanagement des Auftraggebers gesteuert werden kann. *Freelancer* können über Jahre als *Preferred Partners* aufgebaut werden und sind oft dem Auftraggeber mehr verbunden als die mehr »opportunistisch« agierende CRO. Auch stellen sie gegenüber den Prüfzentren die gewünschte Kontinuität her. Inzwischen gibt es auch Firmen, die *Freelancer* »verleihen«, dafür aber Ersatz stellen und auch die Qualität der *Freelancer* regelmäßig überprüfen und steuern.

Beim Outsourcing arbeiten die Auftragnehmer von eigenen Büros oder von zuhause aus oder, wie bei manchen CROs, vom Büro der CRO.

■ **Insourcing:** Dies bedeutet in der Regel das Ausleihen einer Arbeitskraft einer CRO oder eines anderen Vermittlers für eine bestimmte Zeit. Diese Mitarbeiter werden de facto in die Organisation des Auftraggebers integriert und erhalten meist dort auch ein eigenes Büro. Zum Insourcing eignen sich vor allem Arbeiten mit hohem Komplexitätsgrad, wo die Vernetzung mit den Funktionen des Auftraggebers erwünscht ist. Die Kosten des Insourcings sind bei qualifizierten Mitarbeitern recht hoch, gelegentlich das Doppelte eines regulären Mitarbeiters.

Zur Verstärkung des Projektmanagements werden häufig Insourcing-Verfahren angewandt. Die Arbeitskontrolle erfolgt hier wie bei eigenen Mitarbeitern, wodurch die Zahl der Schnittstellen reduziert wird. Meist ist jedoch der Abschluss eines temporären Arbeitsvertrages sinnvoller, da dieser auf bis 4 Jahre beschränkt sein kann.

■ **Ressourcenplanung:** Hierfür empfiehlt sich keine besondere Software. Das Vorgehen sollte sich jedoch an der Erfahrung orientieren, die durch ein Zeiterfassungssystem dokumentiert wird. Nicht sinnvoll ist es, Standardzeiten für bestimmte Aktivitäten festzulegen. Diese sind meist weniger ehrgeizig ausgelegt, bilden implizit die Realität mehrere konkurrierender Studien ab und können außerdem kaum mehr nach unten korrigiert werden. Die Ressourcenplanung kann in einem einfachen oder auch programmierten Excel- oder vergleichbarem *Spreadsheet* erfolgen. Von Papier ist abzuraten, da die Verarbeitung der Daten dann noch einmal manuell erforderlich wird. Bei der Ressourcenplanung sollte mit *Full Time Equivalents* (FTE; Personen-Äquivalente) gerechnet werden, d.h. für jede Aktivität sollte auf Monatsbasis festgelegt werden, welche Ressource mit welchem Anteil gebraucht wird. Es ergeben sich also für die Ressourcenplanung die Parameter Projekt (oder Studie), Monat und Aktivität. Die Planung kann dazu dienen, auch Unter- oder Überauslastungen abzuschätzen, ebenso wie die Überlegung, bestimmten Personen zusammenhängende Aktivitäten zu übertragen, um eine Auslastung zu gewährleisten. Je kleiner die organisatorische Einheit, desto eher sollten Mitarbeiter verschiedene Funktionen ohne vorheriges aufwendiges Training ausfüllen können. Die teilweise favorisierte Überspezialisierung hilft wenig: Für eine Spezialisierung von klinischen Monitoren auf Indikationen sprechen keine der vorhandenen Daten, eher führt diese Verengung zu Unzufriedenheit und hoher Fluktuation.

Die Ressourcenplanung sollte nicht dazu »genutzt« werden, eine Überauslastung zu vermeiden und daher bestimmte Projekte nicht zu übernehmen, sondern dazu, die zusätzlich notwendigen FTE oder funktionellen Umschichtungen zu verstehen und rasch im Sinne einer zeitweiligen Kapazitätsausweitung zu reagieren. In der klinischen Forschung ist Flexibilität gefragt, eine abgebrochene Studie sollte einen Mitarbeiter nur wenige Wochen weiter beanspruchen und ihn anschließend nicht ohne Aufgabe lassen.

In einer Abteilung für klinische Forschung ist es hilfreich, zwischen wenigen Funktionen zu unterscheiden:

- Monitore, möglichst regional dezentral organisiert
- Projektleiter, eventuell in der Ausprägung des Junior und Senior Project Leader; ersterer leitet Studien, die sich jenseits der Rekrutierungsphase befinden
- Projektassistenten, die eine »kleine« naturwissenschaftliche oder medizinische Ausbildung haben und gegebenenfalls den Projektleiter auch einmal vertreten können

Wenn Stabsstellen gebildet werden sollen, dann unter Umständen für Budget und IT-Systeme, keinesfalls für *Patient Recruitment*, da solche Aktivitäten als Fähigkeit bei jedem Projektleiter ausgebildet werden sollten. Überhaupt ist ein Konzept der *Lead User*, *Internal Consultants* oder ähnliches sinnvoll, um eine Weiterentwicklung und Bereicherung der Funktion zu gewährleisten.

Für klinische Prüfungen und andere Forschungsprojekte müssen die eigenen Ressourcen bekannt sein und entsprechend eingeplant werden. Bei Sponsoren, die nicht industriell vorgehen, besteht meist keine eigene Organisation, die über Ressourcen verfügt. Stattdessen werden vorhandene Ressourcen umgeleitet. Das kann bedeuten, dass Ärzte oder Krankenschwestern einen Teil ihrer Arbeitszeit in Studien verbringen. Davon abgesehen, ist es notwendig eigenen Ressourcen zu planen und vorzuhalten. Dies gilt auch für Studienzentralen, die den einzelnen Prüfer oder nicht industriellen Sponsor bei der Planung, Durchführung und Auswertung von Studien unterstützen sollen. Die eigenen Ressourcen werden zum einen durch permanente Verträge gebunden sein, so dass dort lediglich die Kündigung durch den Arbeitgeber oder den Arbeitnehmer für Veränderungen sorgt. Die eigenen Ressourcen lassen sich jedoch auch mit Möglichkeiten des Arbeitsrechts sehr flexibel ausdehnen. Dazu gehören:

- Befristete Arbeitsverträge, die bis zu 4 Jahren am Stück geschlossen werden dürfen, ohne dass ein Projekt ausgewiesen sein muss
- Projektgebundene Verträge, die sich mehrfach hintereinander abschließen lassen, sofern neue Projekte mit dem Vertrag genannt werden; wechselt man jedoch das Projekt oder wird das im Vertrag genannte Projekt nicht bearbeitet, kann das Anrecht auf ein unbefristetes Arbeitsverhältnis entstehen
- Aushilfen, die z. B. über Zeitarbeit einfache delegierbare Aufgaben übernehmen können
- Diplomanden und studentische Hilfskräfte, die neben ihrer Praktikums- oder Diplomarbeit hilfreiche Unterstützung liefern können, wenn die entsprechende Zeit nicht zu kurz ist (mind. 6 Monate); hier darauf achten, dass die Studenten noch immatrikuliert sind und das Ziel ihres Praktikums auch erfüllt wird

Eine Möglichkeit die Ressourcen rasch zu vergrößern, ist das Insourcing – vorausgesetzt die Räumlichkeiten erlauben dies. Durch Insourcing können betriebsfremde Mitarbeiter eng mit den vorhandenen Mitarbeitern zusammenarbeiten und die Schnittstellenproblematik dadurch vermindern. Beim Insourcing wird der Mitarbeiter von einer anderen Firma »ausgeliehen« und arbeitet in der Hierarchie des ihn anfordernden Unternehmens, meist auch in dessen Büroräumen. Insourcing ist in der Regel mit hohen Kosten verbunden, da das »Überlassen« von Arbeitnehmern ein Geschäft ist. Probleme können entstehen, wenn der entsprechende Mitarbeiter sich auf eine Stelle des Sponsors bewirbt, so dass unter Umständen Konventionalstrafen fällig werden. Schwierigkeiten ergeben sich auch, wenn die geforderte ausreichende Indikation nicht stattfindet und der Wissenstransfer nur in eine Richtung, also zum ingesourcten Mitarbeiter, geht. Arbeitsrechtlich ist das Insourcing problemlos, da es sich um terminierte Verträge in einem rechtlich klaren Umfeld handelt. Insourcing ist besonders interessant für Firmen, die als kleine Organisationen fast »virtuell« aufgestellt sind. Hier besteht die Möglichkeit, ein Team mit den wenigen eigenen und vielen ingesourcten Mitarbeitern zu bilden, das auch auf längere Zeit Bestand haben kann.

Beim Outsourcing verhält es sich anders. Outsourcing kann nur mit Aufgaben erfolgen, die als Ganzes abgeschlossen, kontrollierbar, überprüfbar und vor allem standardisierbar sind. Das Outsourcing im Inland, z. B. der Phase I, des Monitorings oder des Datenmanagements, ist üblich. Outsourcing ins Ausland wird häufig auch als Offshoring bezeichnet. Insbesondere dann, wenn die Aufgabe keinerlei »Ortsfestigkeit« verlangt.

Im Gegensatz dazu muss man sich über die Kernfunktionen klar werden. Bei klinischen Forschungsabteilungen zeigt sich, dass das Projektmanagement und die Projektassistenz dazu wichtig sind. Monitore sollten eine kleine Basis bilden. Sie sind aber eine wichtige Verbindung zwischen dem Unternehmen und den ärztlichen Prüfern, die somit auch Verschreiber der Präparate sind. Eine weitere Kernfunktion ist die Arzneimittelsicherheit, deren operative Anteile jedoch problemlos ausgelagert werden könnten. Auch die Bereiche Biometrie und Epidemiologie zählen zu den Kernfunktionen. Datenmanagement als operative Aufgabe sollte jedoch nicht zu den Kernfunktionen gehören. Bei der Ressourcenplanung sollten zunächst unterschiedliche Modelle und Philosophien vorgestellt werden. Ein Modell der Ressourcenplanung ist, am Markt möglichst viele Studien anzunehmen und die Ressourcen entsprechend permanent oder temporär auszubauen. Ein anderes Modell berechnet die vorhandenen Ressourcen und hält bei Einplanung von Unsicherheit immer ausreichend Ressourcen bereit, auch wenn dies bedeutet, dass die Ressourcen nicht ständig ausgenutzt werden.

Bei der Strategie der Ressourcenplanung sollten mittel- und langfristig die folgenden Aspekte unbedingt berücksichtigt werden:

- **Prinzip des Vertrauens** – verhindert Mikromanagement
- **Subsidiarität** – die unteren Ebenen sollen selbstverantwortlich alle Aufgaben wahrnehmen, die sie beherrschen
- **Value-added Time** – die ständige Suche nach der Verschwendung von Ressourcen durch Aktivitäten, die nicht zur Wertschöpfung beitragen

Es gibt eine Reihe von Werkzeugen zur Ressourcenplanung, so dass die Entwicklung eigener Werkzeuge nicht erforderlich ist. Am häufigsten wird Microsoft Project eingesetzt, welches sehr komplex ist. Allen ist gemein, dass sie den kritischen Pfad aufnehmen und aufzeigen sowie Sensitivitätsanalysen durchführen können. Sie sind ebenfalls in der Lage, die Aufgabenpakete und Meilensteine für jeden Mitarbeiter aufzuzeigen. Sehr viel mehr ist in der Regel nicht notwendig. Leider gibt es noch kein Werkzeug, welches das Konzept der *Critical Chain* (Goldratt et al. 1997) elektronisch umsetzt.

Die Ressourcenplanung muss gerade bei klinischer Forschung, etwa in der Peripherie, mit hoher Unsicherheit umgehen, so dass ständig Kapazitäten verändert werden müssen. Man kann davon ausgehen, dass eine effektive Arbeit nur mit einem Anteil flexibler Ressourcen von deutlich mehr als 20 % möglich ist.

Eine Ressourcenplanung ohne Zeitaufschreibung ist fast wertlos, da sie nicht aus der Erfahrung lernen kann. Beides sollte gleichzeitig eingeführt werden.

Wichtige Aspekte

Das Arbeitsrecht in Deutschland lässt neben den permanenten, unbefristeten Verträgen auch Zeitverträge für bis zu vier Jahre mit möglicher, wenn projektgebunden, Verlängerung zu. Zu berücksichtigen ist, dass die hochspezialisierten Funktionen ineffizient arbeiten, wenn sie nur durch kurzfristige (z. B. zweijährige) Verträge gebunden sind.

Dennoch sollte das Outsourcing nicht vernachlässigt werden, insbesondere wenn man von einer hohen Fluktuation in der Forschungspipeline ausgehen muss.

Für Kliniken, die selbst Sponsor von Studien sind, empfehlen sich oft so genannte Service GmbHs oder andere Regiebetriebe, die etwas mehr Budgetfreiheit als eine öffentliche Klinik haben.

4 Interventionelle Studien

Interventionelle Studien sind in der europäischen Direktive für klinische Prüfungen sowie im Arzneimittelgesetz (§ 4 Abs. 23) definiert. Vorher war eine interventionelle klinische Prüfung nicht klar abgesteckt – dennoch haben sie schon früher mit weniger entwickelter Technik stattgefunden. Ein Beispiel dafür ist der Nachweis, dass Zitronen aufgrund des enthaltenen Vitamins C bei britischen Seeleuten den Skorbut verhüten. Es handelt sich dieser Studienart um Untersuchungen, die eine Intervention diagnostischer und therapeutischer Art betreffen. Es ist nicht klar, ab wann eine nicht interventionelle klinische Prüfung beginnt oder wo sie aufhört. Die folgenden Grenzbereiche sind in der AMG-Novelle nicht eindeutig definiert und werden sowohl innerhalb Deutschlands von Ethikkommissionen als auch europaweit unterschiedlich festgelegt.
Es ist zu empfehlen, sich mit der Ethikkommission oder der Bundesoberbehörde bei Unklarheiten über die Definition einer geplanten nicht-interventionellen Studie in folgenden Punkten abzustimmen:

- Zusätzliche Visiten
- Fragebögen
- Zusätzliche Analysen in ohnehin entnommenen Proben oder zusätzliche Mengen, ohne dass etwa eine nochmalige Venenpunktion notwendig war
- Cluster-Randomisierung
- Versorgungsforschung ohne Intervention
- Diagnostikaforschung, insbesondere bezüglich der Konsequenzen aus diagnostischen Ergebnissen

Interventionelle Studien sind besonders kritisch zu sehen, da die Patienten ihr Einverständnis zur Teilnahme erklären müssen. Deshalb ist die Studie nicht unbedingt repräsentativ für die Gesamtheit der Patienten. Dies gilt unabhängig davon, ob der Sponsor im Prüfplan solche Einschränkungen vorgesehen hat oder nicht. Der Prüfer wird bewusst oder unbewusst nach dem Prinzip des *Clinical Equipoise* handeln. Dies bedeutet, dass er die experimentelle Therapie mit der vorhandenen vergleicht und nur Patienten einschließen wird, bei denen in allen Therapiearmen gleiche Chancen auf Wirkung, wenigstens subjektiv gesehen, bestehen (Andersen et al. 2006).
Klinische Prüfungen im Sinne des AMG sollten vor Einschluss des ersten Patienten in einer öffentlich zugänglichen Datenbank (z.B. www.clinicaltrials.gov) oder einem nationalen Register registriert werden. Auch die Ergebnisse sollten etwa innerhalb eines Jahres nach Abschluss des letzten Patienten in diese Register, eingespeist werden, vorzugsweise als strukturiertes Abstract.

4.1 Ideen

Klinische Forschung benötigt vor allem Ideen. Klinische Studien müssen nicht extrem teuer sein. Wie eindeutige Fragestellungen entwickelt und umgesetzt werden, lässt sich in vielen Beiträgen im *The Lancet* oder *British Medical Journal* nachlesen. Leider gibt es keine deutschen Publikationen, die ein vergleichbares Niveau bei einfachen Studien (*Practice Research*) haben. Bevor man eine randomisierte Studie durchführt, sollte man immer überprüfen, ob die Fragestellung nicht auch durch eine Beobachtungsstudie zumindest ansatzweise beantwortet werden könnte: Es spricht einiges dafür, dass sich die Ergebnisse dieser Studienformen nicht allzu sehr voneinander unterscheiden (Benson u. Hartz 2000). Auch bahnbrechende Erkenntnisse, etwa zur modernen Behandlung des Magen- und Duodenalulkus, wurden zunächst nicht durch kontrollierte klinische Prüfungen gewonnen, sondern durch Beobachtung, Kombination und Selbstversuch; erst später wurden »höhere« Evidenzgrade erreicht (Tab. 4-1, Abb. 4-1 u. 4-2).

Neue Fragestellungen ergeben sich, wenn man in Artikeln zitierte Lehrbücher auf die Referenzen zur Evidenz des Behaupteten systematisch durchsieht oder wenn man versucht, alte unklare Befunde mit neuer Methodik zu überprüfen. Immer wieder findet man Behauptungen, für die keine einzige Referenz aufzufinden ist.

Feinstein hat in mehreren Artikeln (u. a. Feinstein 1983) auf den theoretischen Hintergrund der klinischen Forschung hingewiesen. Einige seiner Ideen können dazu dienen, neue Fragestellungen zu finden und zu bearbeiten:

- Klinische Daten müssen geeignet sein, Vorhersagen zu treffen. Wie lassen sich für den Einzelfall aus der Forschung geeignete Prädiktoren finden?
- Klinische Daten müssen sich nicht auf »harte« Parameter beziehen, um wissenschaftlichen Ansprüchen zu genügen. Man kann sich u. a. mit den Mitteln der Kultur- und Gesellschaftswissenschaften den »weichen« Daten nähern und sie für die Medizin brauchbar machen.
- Man muss die Chronometrie (Veränderung einer Krankheit über die Zeit) sowie

Tab. 4-1 Die Entwicklung der Therapie des Duodenalulkus im Laufe der Jahrzehnte.

Therapie	Befürworter	Gegner
Antazida	Hausarzt	Chirurg
Superselektive Vagotomie	Chirurg	Psychosomatiker
H_2-Blocker	Internist	Chirurg
Protonenpumpenhemmer	Internist	Anhänger der Helicobacter-Theorie
Heliobacter-Eradikation	Internist	Onkologe/Ökologe

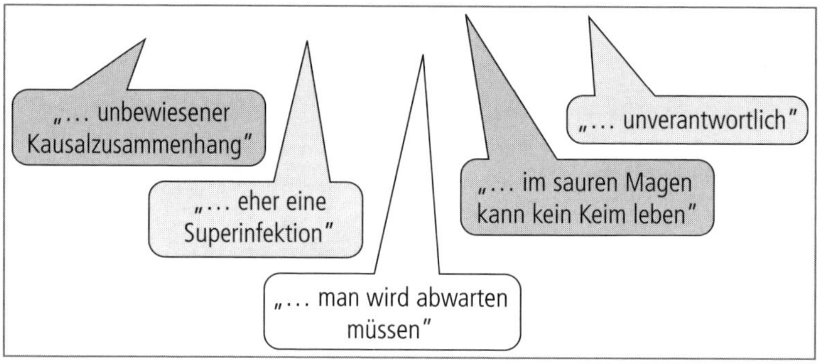

Abb. 4-1 Helicobacter wurde anfangs kaum ernst genommen: Meinungen zu u. a. Bizzozero (1892), Lykoudis (1962) und Warren u. Marshall (1983).

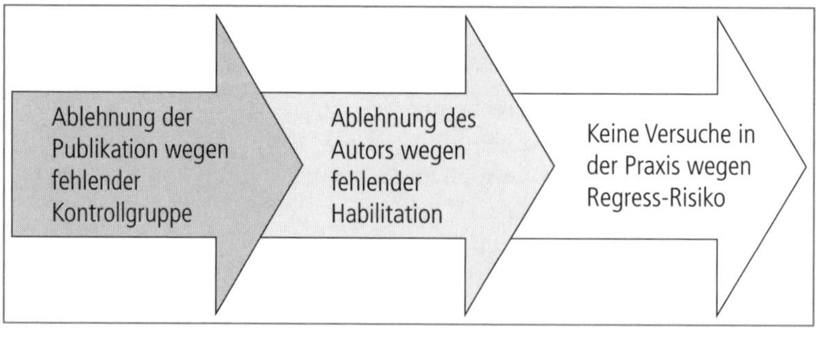

Abb. 4-2 Möglicher Verlauf bei heutiger Nutzen-Bewertung: Helicobacter als Beispiel für Abweichungen von der EBM (*Evidence-based Medicine*).

die Auxometrie (Rate der Progression einer Erkrankung) berücksichtigen.

Insgesamt ermuntert Feinstein dazu, auch in der Praxis zu forschen – nicht notwendigerweise in großen verblindeten Studien, aber mithilfe der *Clinimetrics*. Das sind aus dem klinischen Alltag entwickelte Skalen, die »weiche« Parameter wissenschaftlich adäquat abbilden. Diese Forschung kostet wenig, fällt nicht in jedem Fall unter das Arzneimittelgesetz und vermag im klinischen Alltag zu helfen. Die Validierung eines so genannten klinischen Endpunkts lässt sich, insbesondere was die Prognose betrifft, nur durch retro- oder prospektive Beobachtungsstudien erreichen. Beispielsweise kann es sinnvoll sein, Rasselgeräusche auf ihre prognostische Validität zu untersuchen, wobei möglicherweise eine klinische Beurteilung zunächst in ihre Komponenten unterteilt werden muss (Feinstein et al. 1986).

So lassen sich in der Praxis durch retrospektive Untersuchungen, Erfahrung und die Patientenakte mit geringen Kosten klinische Studien betreiben. Voraussetzung ist allerdings, dass das gut Beobachtete auch gut dokumentiert wird. Man könnte überlegen, die Patientenakte wie ein Laborbuch zu führen, d.h. mit gebundenen Büchern oder elektronisch auditierbaren Systemen zu arbeiten (Feinstein 1977).

Einfache Fragestellungen lassen sich als Studie der Phase IV im weiteren Sinne anlegen: Tagesdosis, Verteilung der Dosen über den Tag, Einnahmezeitpunkte oder die Ergebnisse systematischer Beobachtung bei Kombinationen lassen sich heranziehen. Auch die Verwendung neuer Endpunkte und Biomarker (zur Validierung) sind dankbare Themen. Auch zusätzliche, meist vernachlässigte Effekte sind zu untersuchen, etwa die kognitiven Effekte verschiedener Anti-Parkinsonmittel.

Vor allem interessant sind (völlig) neue Indikationen – meist ergeben sie sich aus eigener Erfahrung oder kleinen Fallbeschreibungen oder Studien. Als Voraussetzung muss jedoch auch das systematische Beobachten und das klare Beschreiben des Beobachteten als Prinzip jeder Forschung geübt werden. Eine überraschende Beobachtung wird mehrfach in jedem Heft von *The Lancet* als »Letter to the Editor« oder als kleine Forschungsstudie mitgeteilt.

In diesem Stadium ist eine konfirmatorische Studie oft völlig unnötig, da erst Hypothesen generiert werden sollen. So lässt sich auch mit kleinen Fallzahlen zufrieden stellende und publikationswürdige Forschung betreiben.

Steht das entsprechende Instrumentarium zur Verfügung, so können Patientenpopulationen durch Genomik, Proteomik oder Metabolomik charakterisiert werden. Dass dies auch in der Phase IV sinnvoll sein kann, zeigte eine Studie zum Arzneistoff Abacavir kürzlich (Mallal et al. 2008). Von dieser retroviralen Substanz ist bekannt, dass bis zu 5% der Patienten nach der Gabe von Abacavir starke Hautreaktionen erleben. Aufgrund systematischer Beobachtungen erhärtete sich der Verdacht, dass das HLA-Allel B*5701 mit dieser Reaktion assoziiert sein könnte. Eine randomisierte Studie zeigte, bei der in einem Arm alle Patienten mit Abacavir und im anderen Arm vor der Therapie alle Patienten mit diesem Allel ausgeschlossen wurden, dass sich diese Nebenwirkung um über 95% reduzieren ließ.

4.1.1 Fallserien als Erkenntnismittel

In einer Fallserie untersucht man die Ergebnisse einer Intervention, die allen geeigneten Patienten gegeben wird und deren Entscheidung allein von dem Zustand vor der Behandlung abhängt (Moses 1984). Die Datensammlung selbst kann einem Forschungsplan folgen, sie kann aber auch retrospektiv nach Abschluss aller Fälle geschehen.

Die folgenden Faktoren können die Interpretation einer Fallserie beeinflussen:

Es muss dargestellt werden, wie viele Patienten eingeschlossen wurden, nach welchen Kriterien dies geschah, und was mit jedem einzelnen Patienten geschah. Dabei können zwei Probleme auftauchen: Erstens kann es vorkommen, dass

einige Datensätze fehlen und zweitens kann es sein, dass die Auswahl der Patienten nicht nachvollziehbar ist.
Risikofaktoren oder andere intervenierende Variable sollten dargestellt werden. Vor allem, wenn mit anderen Fallserien verglichen wird, sollte das Ausmaß der intervenierenden Variablen klar sein.
Wichtig sind dabei die folgenden Fragen:

- Wer waren die Patienten?
- Was passierte mit ihnen?
- Wer führte die Intervention durch?
- Wann wurde die Intervention durchgeführt?
- Warum wurde die Intervention durchgeführt?

Vor allem wenn kein korrekter Prüfplan vorhanden war, können die oben genannten Fragen häufig nicht beantwortet werden. Zum anderen führt das Fehlen einer Randomisierung zu einer Verzerrung bezüglich des Einschlusses in die Studie. Dies trifft vor allem auf Indikationen zu, bei denen z. B. Patienten, die für eine chirurgische Intervention nicht geeignet sind, einer anderen Therapie zugeführt werden.
Das Argument, bei der Anwendung von Penicillin bei Syphilis habe man auch keine randomisierte Studie gebraucht, wäre nur dann zutreffend, wenn Arzneimittel oder andere Therapien immer ein eindeutiges Ergebnis lieferten.
Gelegentlich stellt sich die Frage, ob man starke Wirkungen in Studien noch einmal unbedingt zeigen muss. Nun ist es klar, dass eine kleine Studie aus statistischen Gründen ein Ergebnis zeigen kann und die Nullhypothese zurückweist, während eine größere Studie keinen Unterschied der Behandlungen zeigt (Ioannidis 2005). So wurden Studien, die mindestens eintausendmal zitiert wurden, darauf untersucht, inwieweit ihre Ergebnisse von späteren vergleichbar großen Studien reproduziert werden konnten. Die Ergebnisse von etwa 20% der Studien aus dieser Untersuchung wurden später nicht reproduziert, wobei vor allem kleine und nicht randomisierte Studien kein reproduzierbares Ergebnis zeigten.

Eine weitere interessante Frage, die aber auch in nicht interventionellen Studien und ohne medikamentöse Interventionen untersucht werden kann, ist die nach den Funktionsindexen bei Behinderungen oder Störungen jeder Art (Feinstein 1983). Dabei sind die folgenden Aspekte zu berücksichtigen, die aber selbst das Objekt von Forschung sein können:

- **Nichtberücksichtigung der Kooperation der untersuchten Personen:** Dies ist schwer zu bestimmen, selbst bei so einfachen Tests wie z. B. der Gehstrecke oder bei kardiovaskulären Belastungstests z. B. mit dem Ergometer.
- **Rolle persönlicher Präferenzen:** Patienten bewerten verschiedene Behinderungen für sich unterschiedlich. Dies wird bei den Tests oft vergessen, obgleich man den Patienten nach der Bedeutung von bestimmten Veränderungen fragen und somit eine Präferenzliste konstruieren könnte. So könnte sich auch die Therapie auf die subjektiv wichtigste Behinderung konzentrieren.
- **Messung von Veränderung:** Veränderungen lassen sich bestimmen, indem man denselben Test mehrfach hintereinander anwendet. Damit ist jedoch nicht gesagt, dass der Test relevante klinische Veränderungen auch ausreichend misst. Meist ist die Ausprägung der nominalen Kategorien zu klein (0,1,2,3 …) oder der Test ist die Summe von vielen Veränderungen, so dass sich auch eine ausgeprägte Veränderung in einer Funktion in der Summe nicht bemerkbar machen kann. Man kann auch die Veränderung selbst angeben, indem man z. B. fragt, ob es: 1. viel besser, 2. besser, 3. unverändert, 4. etwas schlechter oder 5. viel schlechter geht. Wichtig ist hier, dass die Skala symmetrisch ist und auf suggestives Fragen verzichtet wird.
- **Selektion und Aggregierung von Komponenten:** Beispiele sind Scoresysteme wie TNM (T = Tumor, N = Nodes, M = Metastasen) oder APGAR (Vitalitäts-Score bei Neugenorenen: A = Appearance; P = Pulse; G = Grimace; A = Activity; R = Respiration), wobei die Zusammensetzung oft mehr über die Prognose aussagt als die Summe. Somit ist eine Hierar-

chisierung besser als eine Summe, wobei aber zunächst Entscheidungen über relative Bedeutungen notwendig sind

- **Rechtfertigungslogik:** Meist wird bei einem neuen Test vorgebracht, dass er konzeptionell besser fundiert sei. Eine Validierung des Tests kann nicht allein darin bestehen, dass er mit einem älteren Test verglichen wird und bezüglich Spezifität und Selektivität besser abschneidet. Vor allem auch nicht, da die hier diskutierten Tests sich mit der funktionalen Kompetenz und ihrer Veränderung befassen und nicht mit der Diagnostik. Verlässlichkeit (Reliabilität) ist dabei wichtiger.
- **Fehlerhafte Anwendungen:** Vorhandene Tests werden gelegentlich auch dort angewandt, wo sie nicht hilfreich sind. Es ist besser einen neuen Index zu entwickeln, als einen nicht geeigneten anzuwenden.

Eine Verbindung von klinisch orientierter Studie und Pharmakokinetik ist die Populationspharmakokinetik (Sheiner u. Benet 1985). Man kann mit ihr sowohl die inter- als auch intraindividuelle Variabilität von pharmakokinetischen Parametern untersuchen. Zunächst sollte jedoch bekannt sein, ob es einen Zusammenhang zwischen den Blutkonzentrationen der Substanz und der klinischen Wirkung gibt oder aber zwischen ihr, einem Metaboliten und unerwünschten Ereignissen. Die Blutkonzentration muss einfach und verlässlich messbar sein, wenn möglich, sollten auch Blutentnahme sowie Probenaufbewahrung und -transport unkompliziert sein. Man sollte bei einer Gruppe von repräsentativen Patienten eine komplette Kinetik durchführen. Später kann man dann, im einfachsten Fall, vor der morgendlichen Tabletteneinnahme eine Blutprobe nehmen; auch ein randomisierter Probenplan wird verwendet, so dass sich die populationskinetischen Parameter mit relativ wenigen Messungen ableiten lassen. Um ein Signal zu erhalten, sollte eine Gruppe, die man spezifisch untersuchen will, 20–40 Patienten enthalten. Liegen große Populationen vor, können Korrelationen zwischen Plasmakonzentration und Komedikation versucht werden, die dann aber genauer überprüft werden müssen.

4.1.2 Orphan Drugs und Studien in kleinen Patientenpopulationen

Seltene Erkrankungen stellen besondere Anforderungen an das Design klinischer Studien. Obgleich es keine speziellen Methoden gibt, die nur für solche kleinen Populationen gelten, so sind bestimmte Ansätze dafür besser geeignet. Im Übrigen gelten die gleichen Kriterien auch für Studien an Kindern (CHMP 2006).

Bei sehr seltenen Erkrankungen können Studien von einzelnen Fällen bereits sinnvoll sein, vorausgesetzt die Bedingungen der Behandlung und Datensammlung sind im Sinne des GCPs standardisiert. Insgesamt sind Konfidenzintervalle aussagekräftiger als p-Werte. Auch wenn eine Placebogruppe aus ethischen oder wissenschaftlichen Gründen nicht einsetzbar ist, so sollte eine Dosis-Wirkungs-Beziehung oder eine klare pathophysiologische Beziehung nachweisbar sein. Im letzteren Fall könnten die Beziehungen zwischen der Besetzung eines Rezeptors, pharmakodynamischen Parametern und einem klinischem Ergebnis beispielhaft sein.

Bei der Auswahl der Endpunkte sind zu berücksichtigen: die Zeit bis zur Progression der Erkrankung, ein klinischer Endpunkt oder die Reduktion von Symptomen sowie die Parameter der Lebensqualität oder der Patientenpräferenz im Einzelfall. Verwendet man Surrogat-Endpunkte, so sollte man wissen, inwieweit sie klinisch validiert sind, wie hoch das Risiko der Therapie ist und welche alternativen Therapien es gibt. Statt einer Placebogruppe kann man auch gegen die beste vorhandene Therapie randomisieren; ist dies nicht möglich, so lassen sich Register von Patienten als externe Kontrolle verwenden. Im besten Fall werden die Register parallel zur interventionellen Studie aufgebaut. So kann man der Problematik

historischer Kontrollgruppe begegnen. Verwendet man nur randomisierten Studien gegen eine aktive Kontrolle, so wird es bei kleinen Patientengruppen schwierig, die Nichtunterlegenheit nachzuweisen.
In der Vorbereitung der Endpunkte sollte man auch womöglich auf binäre Endpunkte verzichten, da ihre Verwendung die Fallzahl unnötig erhöht und ein kontinuierlicher Endpunkt bei einer Kovarianzanalyse insbesondere bezüglich der Ausgangswerte sinnvoll sein kann. Weitere mögliche Designs sind so genannte adaptive Methoden, bei denen man rasch Patienten zu der besten Behandlung oder besten Dosierung in großer Zahl alloziert. Auch sequenzielle Studien und Studien mit einem Patienten, bei dem durch einen mehrfachen *Crossover* (n = 1-Studie) eine interne Kontrolle aufgebaut wird, sind möglich.
Bei der Datenanalyse sollten deskriptive statistische Methoden verwendet werden, möglichst jedoch keine parametrischen. Wiederholte Messungen (Zeitreihen) erhöhen ebenfalls die Effizienz der Analyse. Die Verwendung der Bayes-Statistiken kann ebenso empfohlen werden.

4.1.3 Klinische Studien mit Kindern

Klinische Studien mit Kindern sind sehr selten. Deshalb wird häufig ein Arzneimittel ohne Zulassung angewandt mit dem Ergebnis, dass Risiken aufgrund unbekannter und nicht erprobter Dosierung auftreten können. Sowohl die amerikanische als auch die europäische Gesetzgebung schreibt für neue Substanzen einen Entwicklungsplan vor, wenn sie bei Kindern angewandt werden könnten. Für bereits zugelassene Substanzen, bei denen noch keine Daten vorliegen, schafft sie finanzielle Anreize, damit pharmazeutische Unternehmer Studien durchführen. Trotzdem ist nicht zu erwarten, dass für alte und nicht mehr patentgeschützte Substanzen große Anstrengungen unternommen werden (McCune et al. 2006).
Daher ist zu überlegen, wie weit der Wissensstand auch mit verhältnismäßig einfachen Mitteln vorangetrieben werden kann. Dies bedeutet, dass nicht nur randomisierte Studien, sondern auch ein Vergleich mit aktiver Kontrolle und Dosis-Wirkungs-Studien durchgeführt werden sollten. Gelegentlich könnte es ausreichen, Informationen über Dosierung und Pharmakokinetik in Studien zu erhalten, um bei einer bekannten Relation von Blutkonzentration und Wirkung auf die Wirkung beziehungsweise notwendige Dosierung bei Kindern zu extrapolieren.
Alternativ sind klinische Studien mit historischen Kontrollen möglich, oder Studien, bei denen Patienten randomisiert das Medikament entzogen bekommen oder als Responder nach einer offenen Studie dem Arzneimittel oder einer Kontrollgruppe zufällig zugeteilt werden.

4.1.4 Bildgebende Verfahren zur Beschleunigung klinischer Entwicklung

Die Verwendung bildgebender Verfahren hat sich als Ersatz für klassische klinische Endpunkte vor allem in der Onkologie einen Platz erworben. Hier war es besonders einfach, da retrospektiv genügend Daten zur Verfügung standen, die eine Korrelation der Ergebnisse bildgebender Verfahren wie Computertomografie, Kernspintomografie und Positronen-Emissions-Tomografie (PET) mit klinischen Ergebnissen erlaubte. Die Computertomografie ermöglicht hierbei eine hohe Auflösung und rasche Datensammlung und kann die Größe von Tumoren, vor allem im Brust- und Bauchraum, sehr gut quantifizieren. Obwohl die Kernspinresonanz eine geringere Auflösung hat und längere Aufnahmezeit erfordert, so ist sie doch frei von ionisierender Strahlung und ermöglicht teilweise eine funktionale Darstellung von Prozessen, z. B. der Sauerstoffsättigung des Blutes oder der Zusammensetzung bestimmter Körperflüssigkeiten durch Spektroskopie. Die PET schließlich erlaubt es, Stoffwechselabläufe räumlich und zeitlich sichtbar zu machen (Pien et al. 2005).

So wie bildgebende Verfahren die Entwicklung beschleunigen können, so versucht man dies auch mit anderen Surrogat-Endpunkten. Das Versagen von Surrogat-Endpunkten ist jedoch bekannt, insbesondere für Rhythmusstörungen am Herzen. Zum einen kann es sein, dass der Biomarker nichts mit der Pathophysiologie der Erkrankung zu tun hat. Oder er stellt möglicherweise nur einen von mehreren Pfaden der Pathophysiologie dar und/oder befindet sich auf einem Pfad, der durch die therapeutische Intervention nicht berührt ist. Vielleicht verwendet die Intervention selbst völlig andere zum Teil unbekannte Pfade oder der Biomarker ist so empfindlich, dass er mit traditionellen Endpunkten nicht korreliert.

Positive Beispiele sind jedoch die Nutzung der Kernspintomografie bei der multiplen Sklerose, die Verwendung von Kernspintomografie und PET bei der Untersuchung der Angiogenese von Tumoren, beim Schlaganfall und bei der Alzheimerschen Erkrankung.

Auch zur Bestimmung möglicherweise wirksamer Dosierung lassen sich bildgebende Verfahren einsetzen, da man die Besetzung auch zentralnervöse Rezeptoren zuverlässig messen kann. Somit lassen sich unwirksame Dosierungen frühzeitig aussondern und hohe Dosierungen vermeiden, bei denen möglicherweise die Spezifität am Rezeptor verloren geht.

Detaillierte Antworten zu diesen Fragen lassen sich aktuell nachlesen unter www.biomarkers.org.

Wichtige Aspekte

Ideen für die klinische Forschung sind im Allgemeinen nicht schwer zu finden. Hierbei sind vor allem die Ideen gemeint, die nicht innerhalb des Entwicklungsprogramms für ein Diagnostikum, Arzneimittel oder Medizinprodukt liegen, obgleich auch hier bei den Studiendesigns und den auszuwählenden Messparametern relativ viele Freiheitsgrade möglich sind, die zu diesen Beobachtungen anregen können.

Vielmehr lassen sich Fragestellungen oft dadurch finden, wenn man verbreitete Meinungen hinterfragt. Es bietet sich hier an, die Aussagen in einem Lehrbuch, die durch Literatur belegt sein sollen, genauer unter die Lupe zu nehmen. Eine weitere Quelle sind gute Beobachtungen, die auf neue Zusammenhänge hindeuten. Im Übrigen sind viele Arzneimittel durch ebensolche glückliche Entdeckungen *(Serendipity)* gefunden worden.

4.2 Forschungsdesign

Forschungsdesigns für interventionelle Studien lassen sich nach mehreren Parametern unterteilen. Die meisten können beliebig miteinander kombiniert werden.

Es gibt kein Forschungsdesign, das für alle Fragestellungen optimal ist. Forschungsdesigns sind generisch vorhanden, dennoch müssen sie im Einzelfall angepasst werden. Vor der Entscheidung für ein Forschungsdesign muss überlegt werden, welche Fragestellung der geplanten Studie zugrunde liegt:

- **Konfirmatorische Studie:** Wird eine bestehende Hypothese (Null-Hypothese) abgelehnt?
- **Exploratorische Studie:** Wird bewusst mit einer geringeren Fallzahl gearbeitet, da es um die Generierung und nicht die Bestätigung oder Ablehnung von Hypothesen geht?
- **Akademische Studie:** Geht es um eine Frage der Grundlagenforschung?
- **Pragmatische Studie:** Steht vor allem die Realitätsnähe des Designs, der Studienpopulation sowie der Fragestellung im Vordergrund, wie z. B. in vielen Bereichen der Versorgungsforschung?

Entscheidend für viele Forschungsdesigns ist die Frage, welcher Anteil der zu untersuchenden Population in die Studie aufgenommen wird. Es gibt Verfahren, die die Population stark einschränken, wie z. B. ausführliche Ein- und Ausschlusskriterien bei klinischen Prüfungen. Auch andere Verfahren (z. B. eine vorgeschaltete Screeningperiode) oder allein das Vorhandensein eines Placebo-kontrollierten Designs führen zu einer Population, die sich anders als die ursprünglich angestrebte zusammensetzt. Eine weitere Vorauswahl lässt sich durch so genannte *Enrichment-* oder *Impoverishment-*Designs durchführen. Im ersten Fall bedeutet dies, dass Patienten in die Studie aufgenommen werden, wenn sie in einer Vorphase eine gute Reaktion zeigen. Beim *Impoverishment-*Design dagegen werden sie nur in die Studie aufgenommen, wenn sie eine ausreichende Reaktion oder Veränderung in der Vorphase zeigen. Alle diese Maßnahmen führen dazu, dass die Studienpopulation der Krankenpopulation (nach der Zulassung) weitgehend unähnlich ist. Dies verstärkt sich noch, wenn es sich um internationale Studien handelt, bei denen bestimmte Geografien ein Übergewicht haben. Wie sehr die dort gewonnenen Daten u. a. aufgrund unterschiedlicher Ethnien verallgemeinerungsfähig sind, bleibt dahingestellt.

Für die Auswertung der Studie muss überlegt werden, ob man bereits von Anfang an auf eine einzige Endauswertung abzielt. Eine Alternative sind Zwischenauswertungen, mit oder ohne Veränderung des Studiendesigns. Adaptive Studiendesigns, die sehr »patientensparend« wirken, benötigen viele Zwischenauswertungen. Das ist bei EDC einfach, bei üblichen papierbasierten Studien aber sehr aufwändig, da keine zeitnah erhobenen Daten vorliegen. Zwischenauswertungen können auch dazu dienen, die Variabilität des Endpunkts so zu überprüfen, dass die Fallzahl entsprechend nach oben oder nach unten angepasst wird. Während die FDA dies bereits akzeptiert, halten sich europäische Behörden bis heute hier zurück.

Ferner ist zu klären, ob die Beobachtung insbesondere des primären Endpunktes offen oder verblindet geschehen soll. Bei offener Beobachtung ist ein Bias des Beobachters ohne weiteres möglich, was vor allem bei subjektiven Parametern auch bei einer Placebo-kontrollierten Studie ein Problem sein kann. Wird die Beobachtung verblindet, so unterscheiden wir zwischen einfacher, doppelter oder dreifacher Verblindung.

- Einfachblind: Der Arzt, aber nicht der Patient weiß, welche Behandlung verabreicht wird.
- Doppelblind: Weder Arzt noch Patient kennen die Zuteilung der Behandlungsgruppen. Im Falle von schweren Nebenwirkungen muss eine Entblindung jedoch über eine dritte Stelle oder eine Telefonentblindungsstation möglich sein.
- Dreifachblind: Einen Sonderfall bilden in einer doppeltblinden Studie zusätzlich verblindete Beobachter, die Parameter wie z. B. Koronarangiografien auswerten, ohne zu wissen, zu welchem Patienten welche Aufnahme gehört. Mit der Methode des verblindeten Beobachters lassen sich übrigens auch offene randomisierte Studien ausreichend wissenschaftlich bewerten und in ihrer Validität stärken.

Bei klinischen Prüfungen sind Vergleichsgruppen meistens sinnvoll. Dennoch werden viele klinische Prüfungen ohne Vergleichsgruppe durchgeführt, indem etwa auf ausreichende historische Kontrollen verwiesen wird. In den meisten Fällen sind diese historischen Kontrollen nicht wirklich vergleichbar, da außer dem zu kontrollierenden Parameter, d. h. der Behandlung, andere Parameter variiert wurden und der Einfluss dieser Parameter im Nachhinein nicht feststellbar ist (Tab. 4-2).

Bei den kontrollierten Studien sehen wir vor allem die Parallelgruppenvergleiche, die, wo ethisch und wissenschaftlich gerechtfertigt, gegen Placebo und/oder eine aktive Kontrolle durchgeführt werden. Im letzteren Fall kann entweder eine einzelne Dosierung untersucht werden oder es können aber auch mehrere Dosierungen miteinander verglichen werden. Hier ist es sinnvoll, nicht nur zwei bis drei Dosierungen, sondern möglichst eine ganze Bandbreite von Dosierungen zu vergleichen, was möglich ist, ohne die Fallzahl dramatisch zu erhöhen. Auch bei Kombinationspräparaten sollte eine Placebogruppe im Test mitgeführt werden (Pledger 1989). Damit kann sich die Interaktion besser messen lassen. Werden auch die einzelnen Komponenten mitgeführt, so lässt sich auch ein faktorieller Studienplan anwenden (Tab. 4-3).

Einen besonderen Fall stellen die **Crossover-Studien** dar, bei denen meist jeder Patient mit allen Therapieoptionen behandelt wird und bei dem lediglich die Sequenz randomisiert wird. Ein *Crossover* kann einfach oder mehrfach sein. Bei mehrfachem *Crossover* muss berücksichtigt werden, dass sich *Baseline*-Verschiebungen, Perioden- und *Carry-over*-Effekte vervielfachen und mathematisch dadurch

Tab. 4-2 Dosis-Wirkungs-Beziehungen und Studiendesign.

Studientyp	Vorteil	Nachteil
Crossover, fixe Dosis	• Geringere Fallzahl nötig • Populations- und individuelle Dosis-Wirkungskurve • Rückmeldung an Patienten möglich (direkter Nutzen)	• Carry-over-Effekte • Perioden-Effekte • Unklare Daten zur Verträglichkeit • Compliance-Probleme bei mehrfachem Crossover
Parallel, fixe Dosis	• Gute Info zur Verträglichkeit • Randomisierung gleicht bei ausreichender Fallzahl in den Behandlungsgruppen meist unbekannte prognostische Faktoren aus	• Hohe Fallzahl • Keine individuellen Dosis-Wirkungs-Daten
Titration	• Vorsichtiges Vorgehen • Einsparung von Fallzahlen	• Zeit- und Dosis-Wirkungen schlecht analysierbar • Zu frühzeitiges Anhalten bei vermuteter Arzneimittelreaktion
Blutkonzentrations-kontrollierte Studie	• Konzentrations-Wirkungs-Daten, vor allem bei sehr variabler Kinetik • Daten zur Variabilität in der Patientenpopulation	• Bestimmungsmethode muss zeitnah verfügbar sein • Teuer, logistisch aufwendig

Tab. 4-3 Angemessenheit von Placebokontrollen.

Allgemeine Voraussetzungen	Angemessenheit	Randbedingung	Kommentar
Keine anerkannte wirksame Behandlung vorhanden	Ja	Parallelvergleich	Gegebenenfalls sequenzieller Versuch
Standardtherapie vorhanden, hoch wirksam	Ja, mit engmaschiger Überwachung, wenn kein anderes Design möglich ist	Dosis-Wirkung ohne Placebogruppe, »on top« oder klare »Ausstiegskriterien für Einzelfall«	Kriterium des irreversiblen Schadens; Rescue Medication muss möglich sein; Standardtherapie sollte in einem Vergleichsarm angewandt werden
Standardtherapie vorhanden, mäßig wirksam	Ja, mit engmaschiger Überwachung	Parallelvergleich möglich, »on top« eher ethisch vertretbar	Cave: Patienten-Vorselektion; evtl. ungleiche Randomisierung (z. B. 3:1)
Standardtherapie vorhanden, umstritten	Ja	Parallelvergleich möglich	

nicht mehr beherrschbar sind. Der Ausgangszustand einer Erkrankung ist nach einer Behandlungsperiode meistens nicht mehr derselbe wie vorher; eine auf eine Therapieperiode folgende weitere Therapie ist möglicherweise noch durch die vorhergehende Intervention beeinflusst.
Ein *Crossover*-Vergleich ist nur möglich bei Studien, bei denen die Erkrankungsperiode eher kurzlebig ist und die Beobachtungsdauer einige Wochen nicht überschreitet. Auch die Motivation der Patienten bei einem mehrfachen *Crossover* lässt erfahrungsgemäß stark nach. Sinnvoll ist ein solches Design bei Studien zur Behandlung von Migräneanfällen, bei Bioverfügbarkeitsstudien oder bei chronisch wenig progredienten Erkrankungen, etwa bei der chronischen Bronchitis.
Eine besondere Form des *Crossover*-Designs ist die **n=1-Studie** (Reitberg et al. 2005). Diese Studienform benötigt in der Regel nur einen einzigen Patienten, die Zuteilung zu den Behandlungsformen ist randomisiert und kann, aber muss nicht verblindet sein. Es eignen sich in erster Linie chronische Erkrankungen für diese Studienform: allergische Rhinitis, Arthrosen, Diabetes, Refluxerkrankungen oder Depressionen. So kann eine Studie bei allergischer Rhinitis aus vier *Crossover*-Modulen bestehen. Die statistische Analyse kann sich auf deskriptive Parameter beschränken, ebenso lässt sie sich blockweise analysieren oder mittels Bayes-Statistik. Diese Studienform eignet sich auch für Risiko-Managementprogramme, da hier einfach ein Vergleich mit dem Goldstandard durchgeführt werden kann und der Patient sich in einer Alltagssituation befindet. So lassen sich ein valider Vergleich und eine Nutzen-Risikobewertung ableiten, wenn der Ansatz bei vielen Patienten durchgeführt wird. Die Randomisierung ist ein großer Vorteil gegenüber reinen Beobachtungsstudien, die bestenfalls die Feststellung klarer Non-Responder erlauben. Statt eines Placebovergleichs kann man durchaus auch eine aktive Substanz oder eine niedrige Dosis des zu untersuchenden Arzneimittels verwenden. Aus der Studie am einzelnen Patienten kann auch ein komplettes Programm werden, nach dem nur diejenigen Patienten weiter das Arzneimittel erhalten, die in einem n=1-Versuch eine positive Reaktion zeigten.
Eine weitere Möglichkeit sind so genannte **sequenzielle Vergleiche**. Hier wird im klassischen Fall ein Therapiearm mit dem anderen so lange verglichen, bis die Werte außerhalb einer vorher definierten Sicherheitsgrenze herausfallen. Die übliche Form sind jedoch gruppensequentielle Verfahren, bei denen vorher definierte Gruppengrößen getestet werden und deren Testergebnis die Entscheidung beeinflusst, die Studie fortzusetzen (Fleming et al. 1984). Es handelt sich also hier um wiederholte Zwischenanalysen, die allerdings einen statistischen »Preis« fordern und dadurch die Fallzahl stark erhöhen können. Die Vermutung ist also falsch, bei sequentiellen Studien könne man die Fallzahl generell, also nicht nur bei Erreichen der vorher festgesetzten Grenze dramatisch reduzieren (Tab. 4-4).
In der Entwicklung spielt derzeit immer noch die Unterscheidung zwischen Phase II und III eine große Rolle, obgleich der zusätzliche Erkenntnisgewinn der Phase III eher gering ist, zumal die verwendeten Endpunkte aus Mangel an validierten Surrogatparametern meist identisch sind. Dass dies auch möglich ist, wenn man den Endpunkt wechselt, wurde kürzlich zumindest als theoretische Möglichkeit gezeigt (Todd u. Stallard 2005).
Wenn die Anzahl der Patienten insgesamt klein ist, sind manchmal nur kleine Studien möglich. Obgleich die Prinzipien der Randomisierung auch dort gelten sollten, können die Studien effizient angelegt sein und somit auch zu einer Zulassung führen. Eine gute Dosis-Wirkungs-Studie, in die pharmakokinetische und pharmakodynamische Parameter eingebettet sind, so dass auch eine Kausalkette gezeigt werden kann, ist ein Weg. Ein günstiger Endpunkt ist hierbei meist ein klinischer Endpunkt wie z. B. das Nierenversagen beim Fabry-Syndrom, aber auch eine Verbesserung der Symptomatik in Kombination mit Patientenpräferenz ist ak-

Tab. 4-4 Vor- und Nachteile verschiedener Studiendesigns.

Design	Vorteil	Nachteil	Anwendung
Offen, ohne Kontrollgruppe	• Einfach • Wahrscheinlich wenig Bias bei Patientenauswahl • Mega-Studien (Post-Marketing Surveillance, Langzeitexposition, Compassionate Use)	• Interpretation insbes. Unbedenklichkeit schwierig, vor allem wenn keine epidemiologische Datenbasis vorliegt • Daten zur Wirksamkeit oft nicht ausreichend	Compassionate Use; »Real-life«-Studien
Offen, mit Kontrollgruppe	• Vergleich möglich	• Bias durch fehlende Verblindung, vor allem bei subjektiven Endpunkten	Wenn Verblindung technisch nicht möglich ist
Einfachblind, mit Kontrollgruppe	• Besser als offene Studie	• Geringere wissenschaftlicher Wert verglichen mit doppeltblinder Studie	Wenn der Arzt durch Beobachtung des Patienten »entblindet« wird
Doppelblind, mit Kontrollgruppe	• Optimum bei Vergleichsstudien, da Selektionsbias ausgeschlossen ist	• Repräsentativität wg. Patientenvorselektion	Phase IIIa
Doppelblind, mehrere Dosisgruppen, Placebo (+ Kontrollgruppe)	• Vollständige Information (+ Orientierung über Vergleich mit »Gold-Standard«)	• Verallgemeinerungsfähigkeit der Ergebnisse	Phase II, IIIa
Cross-over (vs. Placebo und/oder Kontrollgruppe)	• Reduktion Fallzahl • Daten zur intraindividuellen Streuung	• Nur bei stabiler Baseline möglich; Carryover und Periodeneffekte möglich	Phase II, bestimmte Indikationen; als N=1 – Studie in der Phase IIIb / IV
Faktorielles Design	• Response Surface einer Kombination wird erzeugt mit Möglichkeit, die optimale Kombination festzustellen	• Hohe Patientenzahlen	Kombinationstherapeutika (fix)
Enrichment	• Höhere Response durch Ausfall der Standard-Responder oder Non-Responder in der Vorphase	• Keine absoluten Daten zu Wirksamkeit und Verträglichkeit	Phase II, heuristisches Design
Gruppensequenziell	• Fallzahladaptation durch geplante »Stopps« möglich	• Komplexe Planung; Dauer länger als bei Parallelgruppendesign • Praktisch schwierig bei schneller Rekrutierung	Nur wenn rasches Ergebnis bei Endpunkten möglich (gilt auch für andere adaptive Designs)
Replacement	• Nachweis Langzeitwirkung • Verkürzung Placeboperiode	• Dauer der Prüfung nicht vorhersehbar, komplexe Planung	Wirkungspersistenz, Rückfallvermeidung

zeptabel. Eine andere Möglichkeit ist die Messung der Zeit bis zum Auftreten eines relevanten Ereignisses, wie z. B. eine Progression der Erkrankung. Werden Surrogatparameter verwendet, so sind zu zeigen:

- Eine stringente Kausalkette zwischen dem Surrogat und dem (vermuteten) klinischen Endpunkt
- Das mit der Therapie verbundene Risiko
- Die zur Verfügung stehenden alternativen Therapien

Zur Validierung können auch Daten aus Patientenregistern verwendet werden.

Wird als Vergleichsgruppe eine aktive Kontrolle verwendet, so muss Nichtunterlegenheit gezeigt werden; ist die Basis der Wirkung der Vergleichssubstanz schwach, so muss auf Überlegenheit getestet werden.

Ist eine kontrollierte Studie nicht möglich, so könnten gute Patientenregister als historische Kontrollen dienen.

Statistische Möglichkeiten sind sequentielle Designs oder *Response*-adaptierte Designs. Die Effizienz der Analyse kann durch verteilungsfreie Methoden, die Einbeziehung prognostischer Variablen und wiederholter Messungen gesteigert werden. Auch die Nutzung der Bayes-Statistik kann erwogen werden.

4.2.1 Verblindung

Es können Prüfer und Patienten verblindet sein (doppelblind) oder auch nur der Prüfer oder der Patient (einzelblind). Prüfer und Patient können die Intervention im Einzelfall kennen (offen). Um die Blindheit zu ermöglichen, kann die Verblindung mittels dem *Double-Dummy*-Verfahren angewandt werden, wo zu jedem Prüfpräparat ein identisches Placebo hergestellt wird. Es verdoppelt sich die Anzahl der zu applizierenden Einheiten.

Nur in wenigen Studien wird überprüft, ob die Verblindung tatsächlich eingehalten wurde, d. h., ob Arzt oder Patient bis zum Ende der Studie nicht wussten, welcher Behandlung sie zugeordnet worden war. Dies lässt sich leicht herausfinden, indem man die Beteiligten direkt fragt, welche Behandlung sie glauben erhalten oder durchgeführt zu haben. Wertet man die Befragungsergebnisse mithilfe der Vierfeldertafel aus, so kann man einen Index errechnen, der zwischen null und eins liegt. Allerdings kann dieser Index nicht zwischen der Blindheit in verschiedenen Armen der Studie unterscheiden, da er nur univariat arbeitet (Bang u. Davis 2004).

In einer Studie mit oralem Phenylpropanolamin ließ sich aufgrund des Nebenwirkungsprofils durch die Patienten leicht erraten, welches Medikament sie bekommen hatten, da sie über diese Nebenwirkungen hatten aufgeklärt werden müssen. 74 % der Placebo- und 43 % der Verum-Patienten rieten richtig (Moscucci et al. 1987).

4.2.2 Kontrollgruppen

Eine Studie kann ohne Kontrollgruppe (nicht kontrolliert) oder im Vergleich zu Placebo oder einem anderen Prüfpräparat (kontrolliert) durchgeführt werden. Je nach der Zahl der parallelen Gruppen unterscheidet man 1- bis n-armige Vergleichsstudien. Die kontrollierte Studie gilt als der Goldstandard klinischer Experimente. Dies soll jedoch nicht darüber hinwegtäuschen, dass ihre Ergebnisse aufgrund der wahrscheinlichen Selektion der Patienten nicht einfach zu generalisieren sind. Meist fallen nicht kontrollierte Studien besser für die neue Behandlung aus als kontrollierte, obgleich insgesamt eine Korrelation von $r = 0{,}75$ beschrieben wurde (Ioannidis et al. 2001).

Gerade in der Onkologie wird diskutiert, ob man nicht auf Kontrollgruppe verzichten könne, da der Fortschritt ohnehin rasch sei und eine Randomisierung die Bereitschaft der Patienten, an einer Studie teilzunehmen, stark beeinträchtige. Die meisten Studien sollen Überlegenheit oder Nichtunterlegenheit gegenüber vorhandener und zugelassener Medikation zeigen (Grann u. Grann 2005). Bei der adjuvanten Therapie soll insbesondere der Wert einer prophylaktischen Therapie gezeigt werden. Dies scheint auch besonders bei kleinen Interventionen sinnvoll, da etwa die Verwendung von Beta-Karotin nicht zu einem besseren Überleben, sondern zu einem höheren Sterberisiko führte. Insgesamt zeigte sich, dass nur 7 von 59 Vergleichsstudien einen Unterschied zwischen den Behandlungen zeigte, wenn man die Überlebenszeit maß.

Bezieht man die Lebensqualität zusätzlich ein, so findet man erheblich mehr Unterschiede. Ein großer Nachteil der vergleichenden Studien ist jedoch die Dauer, insbesondere der Patientenaufnahme.

Im Jahre 2005 waren allerdings in den USA nur etwa 3% der erwachsenen Krebspatienten in klinischen Studien, bei den Kindern waren es mehr als 50%.

Insgesamt zeigte sich, dass erst in randomisierten Studien eine klare Aussage bezüglich der Wertigkeit neuer Therapien zu machen war.

4.2.3 Gruppenzuteilung

Existieren mehrere Gruppen, so kann die Zuordnung zufällig (randomisiert) oder willkürlich sein (nicht randomisiert). Im letzten Fall gibt es spezielle Zuordnungen, so dass vergleichbare Einheiten unterschiedliche Interventionen bekommen, wie z. B. beim *Matched-Pairs*-Verfahren. Weitere Verfahren, die aus der sequentiellen Technik entnommen sind, sind u. a. das *Random Walk Design* oder das *Play-the-Winner*. In beiden werden Interventionen, die nicht sehr wirksam zu sein scheinen, frühzeitig bei der Randomisierung benachteiligt.

4.2.4 Anzahl Interventionen pro Subjekt

Der einfachen Parallelstudie, bei der jeder Proband die Intervention nur einmal erhält, stehen die so genannten *Crossover*-Studien gegenüber. Bei diesen erhält nach dem Zufallsprinzip ein Proband in unterschiedlicher Reihenfolge alle oder einen Teil der Interventionen. Einen Sonderfall stellen die so genannten n=1-Studien da, bei denen ein einzelner Patient meist einfachblind in beliebiger Reihenfolge oder Dauer verschiedene Interventionen erhält; diese Methode dient zur Ermittlung der besten Therapie bei chronischen Erkrankungen, sie kann jedoch auch bei mehreren Patienten zu einer biostatistischen Auswertung herangezogen werden. Einen Sonderfall stellt das faktorielle Design dar, das eine so genannte *Response Surface* erzeugt und die optimale Dosierung etwa für Kombinationen von Interventionen zu finden erlaubt.

4.2.5 Patientenauswahl

Die Auswahl von Patienten geschieht bereits vor der Randomisierung, wenn auch meist nicht festgehalten wird, wie viele der Patienten mit einer bestimmten Erkrankung in die Studie aufgenommen wurden. Man rechnet mit weit mehr als der Hälfte der Patienten allein durch den Prüfplan. Oft will noch ein weiteres Viertel nicht an der Studie teilnehmen, weil es die Studie fürchtet (Placebo) oder die Studie zu sehr in die Lebensweise eingreift. Wenn man nicht zumindest die demografischen und krankheitsbezogenen Basisdaten der zunächst infrage kommenden Patienten hat, gibt es nur wenige Chancen, eine Aussage zur Verallgemeinerungsfähigkeit der Ergebnisse zu machen.

Bei vielen Studien werden alle Patienten, die den Einschlusskriterien genügen, in die Studie aufgenommen. Jedoch gibt es auch die Möglichkeit, vor die Randomisierung eine Screeningphase zu setzen. Patienten, die sich in dieser Phase bereits verbessern, werden oft nicht in die Studie aufgenommen; wird Medikation in dieser Phase gegeben, so scheiden alle Patienten aus, die sich verbessern oder sich verschlechtern; im ersteren Fall spricht man von einer »Abreicherung« (*Impoverishment*), im zweiten von einer »Anreicherung« (*Enrichment*).

4.2.6 Phasen der klinischen Forschung

In der klinischen Entwicklung unterscheidet man traditionell zwischen den Phasen I bis IV. In einigen Fällen spricht man von der Phase V, wenn es sich um Studien nach der bereits erfolgten Zulassung des Arzneimittels handelt: Eine neue Dosierung bzw. Anwendungsweise oder der Einsatz bei anderer Indikation soll getestet werden (Tab. 4-5, Abb. 4-3).

Die **Phase I** betrifft meist die Erstanwendung beim Menschen, die einmalige und dann mehrmalige Gabe zur Untersuchung der Verträglichkeit bei steigenden Dosierungen sowie die Pharmakokinetik. Hierbei ist wichtig zu wissen, welche Vorhersagen mittels toxikologischer Untersuchungen überhaupt möglich sind (Griffin 1988). Es zeigte sich in einer Übersicht, dass die besten Übereinstimmungen bei Erbrechen, gastrointestinalen Effekten und kardialen Problemen waren. Im »Mittelfeld« der Vorhersagekraft befanden sich Sedierung, Tremor, Leber und Niere, wenn auch das Risiko seitens der Tierversuche für den Menschen um ein Mehrfaches überschätzt wurde. Durch den Tierversuch waren hingegen (nicht zerebrale) Krämpfe, Schwitzen, Mundtrockenheit, Kopfschmerzen, Unsicherheit beim Stehen und Übelkeit nicht vorhersehbar – alles eher

Tab. 4-5 Klinische Entwicklungsphase und dafür typische Studien.

Studientyp	Phase				
	I	II	IIIa	IIIb	IV
Verträglichkeit und Pharmakokinetik	X				
Kontrollierte Studie, kleine Fallzahl		X			
Kontrollierte Studie, große Fallzahl			X	X	X (z. B. Outcomes-Studie)
Beobachtungsstudie					X

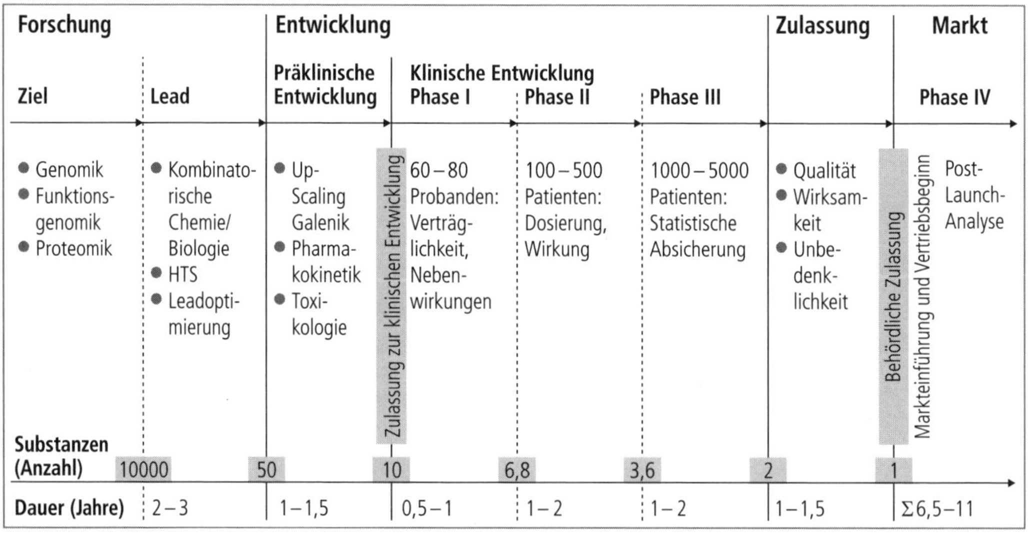

Abb. 4-3 Phasen der Arzneimittelentwicklung aus Sicht der Lehrbücher (HTS = High Throughput Screening; IND = Investigational New Drug; NDA = New Drug Approval).

subjektive Phänomene. Auch schlecht vorhersehbar waren (seltene) Probleme des blutbildenden Systems, z. B. Agranulozytose.

In einigen Fällen, etwa in der Onkologie, findet die Phase I fast ausschließlich am Patienten statt. In der Phase I wird auch nicht selten die Bioverfügbarkeit nach oraler Gabe untersucht, um sicher zu stellen, dass die Substanz bei den Patientenstudien auch vom Körper aufgenommen wird (Tab. 4-6).

In der **Phase II** wird an kleinen Populationen die Wirkung gegen Placebo sowie die Dosis-Wirkungs-Beziehung untersucht (Abb. 4-4). Dabei kommt es noch immer vor, dass diese Studien nicht randomisiert werden. Aus wissenschaftlichen wie ethischen Gründen ist das kein akzeptables Vorgehen. Offene, nicht kontrollierte Studien sollten in einer Arzneimittelentwicklung in der Regel nur dann durchgeführt werden, wenn in sie Patienten aus einer vorhergehenden randomisierten Studie eingeschlossen werden, um die Langzeitwirkung einer Substanz zu beobachten und die Motivation zu erhöhen, an der randomisierten Studie teilzunehmen (Spodick 1982).

Gelegentlich unterscheidet man zwischen **Phase IIa und IIb**, wenn man eine kleine IIa-Studie dazu nutzen will, die Entscheidung über die Fortführung der Entwicklung zu erleichtern, etwa dann, wenn die Substanz dem Placebo nicht überlegen ist.

In der **Phase III** werden die entscheidenden großen Studien zur Wirksamkeit durchgeführt, wobei eine einzelne Studie ausreichen

Tab. 4-6 Vergleich der Entwicklungsphasen bei Arzneimitteln und Medizinprodukten.

Phase	Arzneimittel	Medizinprodukt
Präklinik	• Pharmakologisch-toxikologische Prüfung • Pharmazeutische Qualität • Pharmakokinetik am Tier	• Biologische Sicherheitsprüfung • Sicherheitstechnische Unbedenklichkeit
Phase I	• Probandenstudien zur Verträglichkeit und Pharmakokinetik, ggf. Surrogatparameter	• Anwendungstests bei gesunden Probanden oder Patienten (z. B. Stents)
Phase II	• Kontrollierte Studien an Patienten zur Verträglichkeit und Wirksamkeit, Dosisfindung (ca. 50–100 Patienten pro Arm)	• Dosisfindungsstudien • Kontrollierte kleine Studien zur Wirksamkeit und Verträglichkeit
Phase III	• Konfirmatorische Studien zum Nachweis der Wirksamkeit und Unbedenklichkeit	• Konfirmatorische Studien zum Nachweis der vorgegebenen Leistungen und Unbedenklichkeit • In-vitro-Diagnostika Leistungsbewertungsprüfungen
Phase IV	• Klinische Prüfungen, z. B. Postmarketing Surveillance	• Nach CE: klinische Prüfung nach § 23 MPG
Postmarketing Surveillance	• PASS • Pharmakoepidemiologie • Anwendungsbeobachtung	• Anwendungsbeobachtung • Field Monitoring
Zusätzliche Verfahren	• Einzelfallberichte • Reviews • Meta-Analysen • Anwendungsbeobachtungen • Registerstudien	• Einzelfallberichte • Reviews • Meta-Analysen • Anwendungsbeobachtungen • Registerstudien

CE = Communauté Européenne; MPG = Medizinproduktegesetz

kann, sofern diese auch einen Vergleich mit der derzeit besten wirksamen Substanz enthält. Studien, die vor der Zulassung begonnen werden, deren Ergebnisse aber nicht mehr in die Zulassungsakte eingehen, werden als **Phase IIIb** bezeichnet.

Zu der **Phase IV** gehören streng genommen nur Studien, die exakt in der zugelassenen Indikation durchgeführt werden. Der Begriff ist jedoch inzwischen aufgeweicht, so dass die meisten Studien nach der Zulassung heute dazu gerechnet werden (Abb. 4-5).

Die frühe Entwicklungsphase wird oft auch für so genannte *Proof-of-Concept*(POC)-Studien benutzt. Hierbei soll nachgewiesen werden, dass ein neuer Wirkmechanismus tatsächlich beim Menschen ähnlich wie beim Tier vorhanden ist. Damit ist jedoch oft nichts über die klinische Wirksamkeit ausgesagt. In POC-Studien werden oft nur eine oder zwei Dosierungen getestet und nicht klinisch validierte Biomarker als Endpunkte verwendet. Der Zeitgewinn durch diese Studien wird oft überschätzt, zumal sich bei der wahrscheinlichen Fortführung des Programms eine ausführliche Phase IIb anschließt.

Immer öfter werden klinische Phasen miteinander kombiniert (Abb. 4-6). Während die Phase noch allein steht, werden Phase II und IIIa gerne miteinander verbunden, da die End-

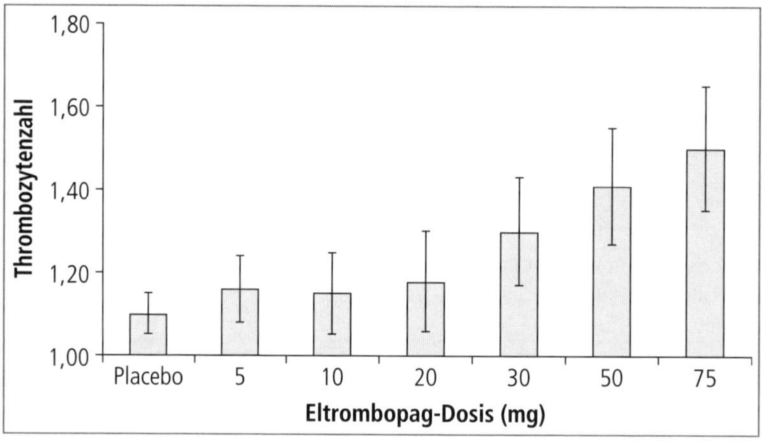

Abb. 4-4 Dosis-Wirkungs-Studien sind essentiell für die Phase II (Dosis-Wirkungs-Studie Eltrombopag bei der Werlhof-Krankheit).

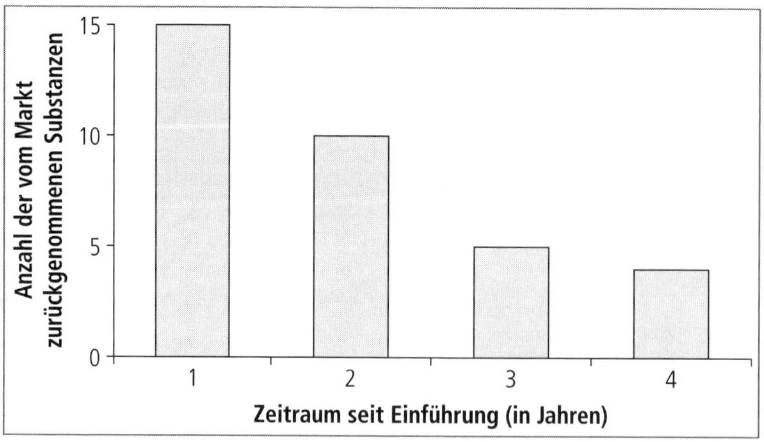

Abb. 4-5 Arzneimittelprobleme werden meist in den ersten vier Jahren nach Einführung erkannt (Anzahl von Rücknahmen von Markt in Relation zum Einführungsjahr – bis 4 Jahre nach Einführung, entspricht 80 % aller Rücknahmen). Verwendet wurden die Daten aus den Jahren 1960 bis 2001.

punkte von Phase II und IIIa bei vielen Erkrankungen ohnehin identisch sind. Eine Zwischenanalyse, bei der gegebenenfalls mehrere Dosisgruppen eliminiert werden, macht diese Studien zugleich ethisch sinnvoll und wissenschaftlich interessant (Tab. 4-7).

Anders verhält es sich, wenn Studien an Kindern durchgeführt werden sollen (Tab. 4-8). Nach europäischem Recht wird dazu ein pädiatrischer Entwicklungsplan nötig. Im Falle eines Produkts, das nur Kindern verabreicht werden soll, sind alle Entwicklungsphasen mit Kindern durchzuführen. In allen anderen Fällen dürfen Kinder erst einbezogen werden, wenn bei Erwachsenen ausreichend Daten zur Wirksamkeit und Verträglichkeit vorliegen. Dies gilt besonders dann, wenn alternative Therapien bereits vorliegen: Hier darf erst nach Abschluss der Phase III bei Erwachsenen die Prüfung auch auf Kinder ausgedehnt werden. Auch muss hier Sorge getragen werden, die Verträglichkeit engmaschig zu verfolgen, um eine minimale Exposition zu gewährleisten.

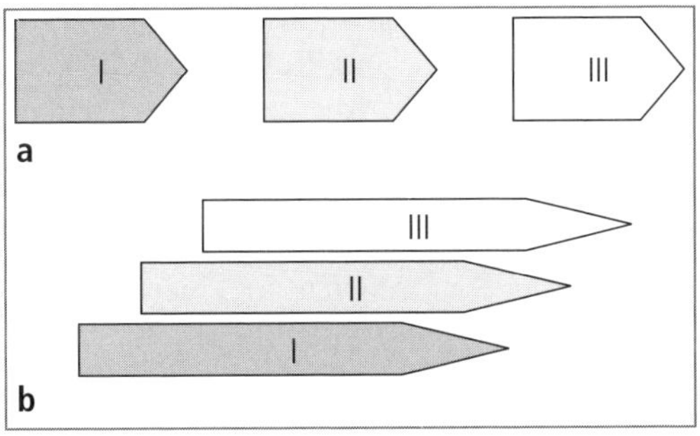

Abb. 4-6 Die lehrbuchartige phasenweise Entwicklung von Arzneimitteln (a) ist der zeitsparenden sich in den Phasen überlappenden Entwicklungsstrategie (b) gegenübergestellt. Die Entscheidungen zu Weitermachen (»Go«) oder Stopp (»No go«) werden von Studien, nicht von Phasen abhängig gemacht.

Für Studien an Kindern stehen verschiedene Studiendesigns zur Verfügung. Zum einen las-

Tab. 4-7 Klinische Anwendungsdauer und deren präklinische Voraussetzungen.

Klinische Anwendung	Phase	Mindestdauer Toxikologie Nager	Mindestdauer Toxikologie Nichtnager
Einmalgabe		2 Wochen	2 Wochen
< 2 Wochen	I, II	2 Wochen	2 Wochen
< 2 Wochen	III	1 Monat	1 Monat
< 1 Monat	I, II	1 Monat	1 Monat
< 1 Monat	III	3 Monate	3 Monate
1–3 Monate	I, II	3 Monate	3 Monate
1–3 Monate	III	6 Monate	3 Monate
> 3 Monate	III	6 Monate	> 6 Monate

Tab. 4-8 Beginn pädiatrischer Studien.

Prüfpräparat/Indikation	Prüfzeitpunkt
Ausschließlich Kinder betroffen	Phase I
Lebensbedrohliche Erkrankungen, keine Therapie vorhanden	Phase I, nachdem Daten von Erwachsenen vorliegen
Erwachsene und Kinder betroffen, keine Therapie vorhanden	Phase II, nach Ergebnissen erster Prüfungen an Erwachsenen
Erwachsene und Kinder betroffen, alternative Therapien vorhanden	Nach Abschluss Phase III mit Erwachsenen

sen sich wichtige Erkenntnisse durch *Surveys*, Fallkontrollstudien und Kohortenstudien erzielen. Bei den experimentellen Ansätzen ist der randomisierte kontrollierte Vergleich dem historischen vorzuziehen. Um die Placebovergleiche zu minimieren, sollten so viele Fragestellungen wie möglich in einer einzigen Studie angegangen werden. Für alle neuen Arzneimittel muss ein *Paediatric Investigation Plan* (PIP) erarbeitet und zur Genehmigung der EMEA vorgelegt werden. Das Verfahren in den USA ist ähnlich. Das Ausmaß der klinischen Prüfungen ist wegen mangelnder Erfahrung bisher nicht bekannt, vor allem da »Kinder« insgesamt vier verschiedene Altersgruppen umfasst (0–1 J., 1–4 J., 4–12 J., 12–18 J.). Für bereits zugelassene Arzneimittel hat die Pädiatrische Kommission der EMEA in mehreren Dokumenten spezifiziert, wo solche Studien noch nötig sind und wo keine gebraucht werden, weil trotz mangelnder Zulassung genügend Information für den sicheren Gebrauch vorliegt (Rose 2005; Murphy 2005). Diese Listen werden fortlaufend ergänzt, gelegentlich werden auch Substanzen aus der Liste gestrichen.

In den USA haben diese Studien bisher im Wesentlichen zu Änderung in der Dosierung und Anwendung und zu neuen Hinweisen zur Patientensicherheit in der Fachinformation geführt; in einigen Fällen wurden neue Darreichungsformen entwickelt und in einigen zeigte sich, dass es keinen Beweis für die Wirksamkeit bisher bei Kindern angewandter Arzneimittel gab (Tab. 4-8).

Die Möglichkeiten der Phase IV werden meist unterschätzt. Wenn auch der Einsatz eines Arzneimittels von dem in der Fachinformation beschriebenen Gebrauch abweicht und streng genommen nicht als Phase IV (sondern Phase II bis III) zählt, so können trotzdem interessante Aspekte geprüft werden: z. B. mit vertieften Untersuchungen zur Dauer der Wirkung (Abb. 4-7) oder Studien zur Populationspharmakokinetik. Ergiebig sind auch Untersuchungen, bei denen *Compliance*, *Adherence* und *Persistence* geprüft werden – was aber eine lückenlose sowie technisch und psychologisch geschickte Dokumentation der *Drug Accountability* voraussetzt (Granger et al. 2005). Zusätzlich interessant sind populationskinetische Untersuchungen, die auch als Beobachtungsstudien durchgeführt werden können und Variabilität in den Plasmaspiegeln und nicht vermutete pharmakokinetische Interaktionen offen legen können (Sheiner 1985).

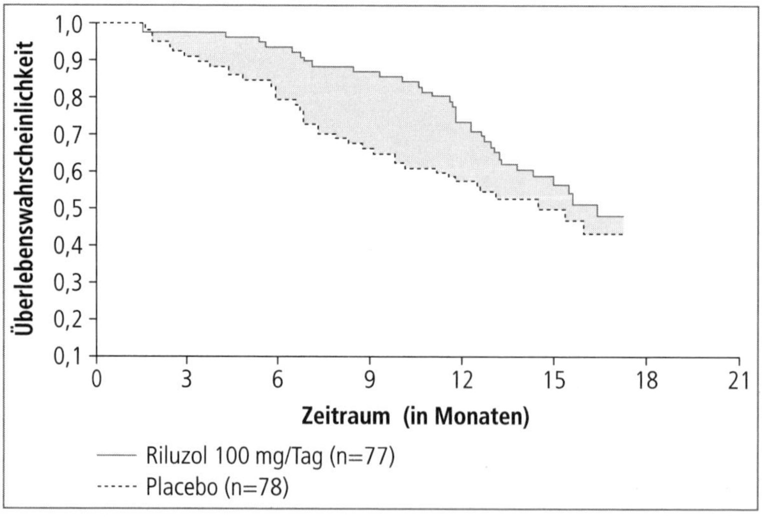

Abb. 4-7 Veränderungen des Effekts über die Zeit am Beispiel des Wirkstoffs Riluzol bei Chorea Huntington.

4.2.7 Heilversuch

Der Heilversuch ist die juristisch konkrete Ausgestaltung des Grundsatzes der ärztlichen Therapiefreiheit. Er bedeutet, dass ein Arzt alle Mittel anwenden darf – auch solche, die »offiziell« nicht zugelassen oder in der wissenschaftlichen Gemeinschaft noch nicht akzeptiert sind. Voraussetzung ist die begründete Vermutung, dass dem konkreten Patienten nur mit dieser Therapie geholfen werden kann. Dies bedeutet, dass die prinzipielle Körperverletzung, die in einem solchen Fall begangen wird, im Rahmen einer juristischen Güterabwägung durch die möglichen Heilungs- oder Besserungschancen mehr als ausgeglichen werden muss. Sie bedeutet auch, dass das Nichtdurchführen eines Heilversuchs unter Umständen als unterlassene Hilfeleistung zu werten ist. Wenn der Arzt also immer streng nach Regel therapiert und dem Patienten eventuell etwas vorenthält, könnte er dadurch sogar zum Schaden des Patienten beitragen.

Aus der Sicht des Arztes ist dies eine schwierige Situation. Es wird vorausgesetzt, dass der Arzt auf dem neuesten Stand der Wissenschaft ist und ihm alle alternativen Therapien bekannt sind. Das Berufsrecht der Ärzte verlangt die Fortbildung. Dies hat zur Folge, dass ein Nichtdurchführen eines Heilversuchs z.B. mit einem für diese Indikation nicht zugelassenen, aber wahrscheinlich wirksamen Arzneimittels keine Verschonung vor juristischen Folgen mit sich bringt.

Die medizinische Begründung eines Heilversuchs ist somit klar: Die alternativen Therapieansätze müssen erschöpft sein. Sie müssen sich aus bestimmten Gründen für genau diesen Patienten als nicht durchführbar oder vom Ergebnis wenig sinnvoll erwiesen haben. Eine weitere Begründung wäre, dass die konventionelle Therapie für Patienten mit einem bestimmten Profil ein besonderes Risiko darstellt. Dies könnte z.B. durch das Nebenwirkungsspektrum bedingt sein.

Diese medizinische Begründung ist durch Literatur zu erhärten und vor allem: Sie ist zu dokumentieren. Es genügt nicht, im Sinne einer patriarchalischen Auffassung von Medizin, einen Heilversuch durchzuführen, ohne den Patienten vorher darüber zu informieren, und dann weder den Heilversuch noch das Informieren des Patienten zu dokumentieren. Darüber hinaus sind alle relevanten Nebenwirkungen, die auftreten zu dokumentieren, selbst dann, wenn es sich um die Anwendung eines für eine andere Indikation zugelassenen Arzneimittels handelt.

Probleme beim Heilversuch ergeben sich in der Regel bei der folgenden Vorgehensweise:

- Zulässige Therapien werden nicht eingesetzt, weil der Patient es nicht wünscht, obwohl sie nach medizinischer Lehre dem Patienten ebenso nützen könnten und ihr Risikoprofil besser absehbar ist.
- Bei neuen Indikationen wird mithilfe der angewandten Definition »Heilversuch« eine Prüfgenehmigung mit dem entsprechenden administrativen Aufwand vermieden und die klinische Prüfung beim Patienten nicht angemeldet.
- Nicht selten werden Heilversuche auf mehrere Patienten ausgedehnt und diese dann zu einer »inoffiziellen« offenen nicht kontrollierten Studie zusammengefasst. Dieser Zustand ist illegal und durch den Einzelfall nicht zu rechtfertigen. Es handelt sich hierbei um einen schweren Verstoß gegen die Regeln des AMG und besonders des Strafgesetzbuchs (Körperverletzung!), die die Forschung mit Patienten betreffen.
- Die Ergebnisse werden nicht publiziert. Wenn der Versuch fehlschlägt, wird dies als nicht publikationswürdig angesehen oder verfliegt das Interesse an dieser Therapieform rasch. Dies ist ethisch bedenklich, da durch eine Publikation weitere ähnliche Heilversuche, insbesondere mit schwerwiegendem Ausgang, vermieden werden können. Das Fehlen von Publikationen behindert den Fortschritt in der Wissenschaft.

Der Arzt benötigt für den Heilversuch Kooperationspartner (Ausnahme: Therapieversuch

mit für andere Indikationen zugelassenen Medikamenten). Diese können renommierte Forscher sein oder ein pharmazeutisches Unternehmen, welches ein Medikament oder ein in Entwicklung befindliches Medizinprodukt zur Verfügung stellt. Problematisch ist es dann, wenn der entsprechende Partner die notwendige Sorgfalt nicht aufbringt. Dies ist oft der Fall, wenn die medizinische Begründung für den Heilversuch im Einzelfall nicht ausführlich dokumentiert wurde oder wenn keine Information über den Verlauf und das Ergebnis des Heilversuchs verlangt wird. Gibt der Partner die Substanzen an jemanden heraus, bei dem man vermuten könnte, dass er die wissenschaftlichen und ethischen Voraussetzungen für einen solchen Heilversuch nicht mitbringt – er ist z. B. wegen wissenschaftlichen Betrugs vorbestraft ist –, gilt die Sorgfalt ebenso als nicht erfüllt.
Insgesamt sollte der Heilversuch in der klinischen Forschung nicht entmutigt werden. Wird er aber durchgeführt, so muss auf eine Publikation der Ergebnisse in jedem Fall geachtet werden. Nur so ist eine ethisch-wissenschaftliche Rechtfertigung vollständig.

4.2.8 Compassionate Use

Die Möglichkeit des *Compassionate Use* existiert seit der 14. AMG-Novelle. Die 15. AMG-Novelle hat dies in § 21 (kostenlose Abgabe durch Hersteller) und § 47 (Ausnahme vom Apotheken-Vertriebsweg) geregelt. Ursprünglich sollte der *Compassionate Use* dazu dienen, vor der Zulassung und nur im Falle einer wahrscheinlichen Zulassung Patienten, die sonst für individuelle Heilversuche hätten angemeldet werden müssen, die Teilnahme an einer offenen unkontrollierten Studie zu ermöglichen.
Für einen *Compassionate Use* muss daher ein Prüf- oder Beobachtungsplan vorliegen, ein positives Ethikvotum vorhanden sein und die Bundesoberbehörde zugestimmt haben. Inwieweit die anderen Regeln der klinischen Prüfung anzuwenden sind, bleibt offen, auch wenn bezüglich der Pharmakovigilanz von den Vorschriften für klinische Prüfungen auszugehen ist. Auch eine Probandenversicherung wird für nötig gehalten.
Hingegen sind die so genannten *Expanded-Access*-Programme klinische Prüfungen ohne weitere Einschränkungen. Die Anforderungen sind identisch. Deutschland unterscheidet sich hierbei von vielen Staaten der EU, bei denen die Anforderungen eher im Sinne des *Compassionate Use* interpretiert werden.
Die in den USA mögliche *Named Prescription* vor der Zulassung gibt es als solche in Deutschland nicht. Dafür gibt es hierzulande die Heilversuche. Auch *Named Patient Programs* sind nicht üblich, da es sich hierbei um eine Form »serieller Heilversuche« handeln würde.

Wichtige Aspekte

Beim Design einer Studie ist zunächst zu unterscheiden, ob sie überhaupt eine klinische Prüfung im engeren Sinne ist oder ob sie den Kriterien des Heilversuchs oder des *Compassionate Use* entspricht.
Das Design beinhaltet folgende Kategorien: Grad der Verblindung, Anzahl und Typ der Arme im Parallelvergleich, Anzahl der Therapiephasen (*Crossover*) und Form der Zuteilung zu den Behandlungsgruppen (*Enriched Designs*; *Random Walk*; fixe Randomisierung).
Der Phasenbegriff in der klinischen Entwicklung von Arzneimitteln löst sich allmählich auf, da vor allem die Phase II und III oft ineinander übergehen.

4.3 Planung

Die Planung der klinischen Forschungsprojekte beginnt nicht erst mit der operativen Planung. Bereits die Auswahl des Themas sollte zu der Überlegung Anlass geben, ob diese die Beschäftigung wert ist und welcher Erkenntnisfortschritt erwartet werden kann. Da klinische Forschung nicht ausschließlich Arzneimittelforschung ist, sondern auch die Forschung in der Chirurgie oder anderer interventioneller Fächer einschließt, sollte nach der primären Idee nach einer einfachen Checkliste vorgegangen werden. Sie könnte u.a. folgende Fragen enthalten:

- Welche offenen Fragen sollte das Forschungsthema beantworten?
- Wie lassen sich die Fragen als Hypothese formulieren?
- Lassen sich die Fragen aus vorhandenen Daten beantworten oder müssen neue Daten gewonnen werden?
  - Wenn noch keine brauchbaren Daten vorhanden sind: Können die Daten nicht-interventionell gewonnen werden oder benötigt man ein experimentelles interventionelles Design?
- Welche Probanden oder Patienten werden für die Untersuchung benötigt?
- Welche Untergruppe soll auf keinen Fall untersucht werden?
- Welches sind die primären und sekundären Endpunkte der Untersuchung und wie kann ich sie messen?
- Welche Aufgaben fallen im Projekt an und welche kann ich selber und welche müssen andere wahrnehmen?
- Welche Finanzmittel stehen mir zur Verfügung und wo können weitere mobilisiert werden?
- Wann kann ich frühestens beginnen und wann wird die Untersuchung einschließlich der Auswertung beendet sein?

Bei alldem ist zu berücksichtigen, dass ein Planungshorizont über zwei Jahre selten möglich ist, wenn keine gesicherten finanziellen und personellen Ressourcen vorhanden sind.

4.3.1 Inhalte

Die Inhalte der klinischen Forschung lassen sich zunächst in der fachlichen Dimension beschreiben, d.h. nach den Erkrankungen und der damit verbundenen Biologie und Pharmakologie. Häufig ist dies ein Punkt, der die Durchführung von Untersuchungen bereits einschränkt, da kardiologische Fragestellungen kaum von einem Chirurgen angegangen werden können. Des Weiteren lässt sich die methodische Dimension beschreiben, bei der es um die Untersuchungsform geht und bei der statistische Überlegungen nicht die wichtigste Rolle spielen. Grundsätzlich unterscheiden wir zwischen konfirmatorischen und explorativen Untersuchungen. Bei den ersten wird eine Nullhypothese widerlegt und bei den zweiten werden Hypothesen erzeugt; meist sind die Fallzahlen jedoch zu klein, um eine definitive Antwort zu erlauben. Ein weiteres Differenzierungsmerkmal ist die Studiengröße: Es gibt große Studien mit meist wenigen Mess- und Endpunkten im Gegensatz zu kleinen Studien, bei denen die einzelne Versuchsperson viele Messungen über sich ergehen lassen muss (Tab. 4-9).

Die klinische Forschung besteht zum Teil aus Arzneimittelstudien, die jedoch eine spezielle Form der interventionellen Studie darstellen. Zur klinischen Forschung zählen ebenso alle Quer- und Längsschnittsuntersuchungen eines Krankheitsbildes oder einer Gruppe von Patienten sowie alle Untersuchungen zu der Pathobiologie, der Genetik, der Proteomik und dem Stoffwechsel.

Interventionelle Studien stellen eine besondere Herausforderung dar, da die zu untersuchende Intervention direkt oder historisch mit einer anderen Intervention verglichen werden soll. Während der direkte Vergleich vorzuziehen ist, muss dann für eine zufällige Zuteilung zu den Behandlungsgruppen gesorgt werden. Auch der Vergleich mit Placebo fällt hier hinein, der aber bei Vorhandensein einer etablierten und evidenzbasierten Therapie ethisch und wissenschaftlich umstritten ist.

Bei einer interventionellen Studie ist zunächst zu unterscheiden, ob sie die Hypothesen erzeugen oder Hypothesen falsifizieren soll. Eine Verifizierung von Hypothesen ist in der Definition der Naturwissenschaft nicht möglich.

Zum zweiten ist zu überprüfen, ob es sich um eine klinische Prüfung mit einem zugelassenen oder nicht zugelassenen Arzneimittel handelt, da hierbei die Anforderungen an das IMPD (Substanzteil der Prüfgenehmigungsdokumente) sehr unterschiedlich ausfallen.

Analoges gilt für Interventionen, die keine Arzneimittel benutzen. Auch in der Chirurgie ist der Vergleich zwischen zwei Interventionen möglich, auch wenn hier keine Verblindung möglich ist. In der Orthopädie wurde eine Studie publiziert, die einfachblind (Patient) zeigte, dass eine arthroskopische Intervention im Kniegelenk im Vergleich zu einem »Placebo-Schnitt« wertlos war (Moseley et al. 2002). Hier gelten die Regeln für Forschungsprojekte, sofern nicht durch den Einsatz eines Medizinprodukts, wie z.B. eines Gefäß-Stents, das MPG eintritt.

Ein weitere Differenzierung ist die Unterscheidung zwischen Gesunden (= Probanden) und Patienten. Man kann jedoch nicht davon ausgehen, dass in der Phase I nur gesunde Freiwillige an einer klinischen Prüfung teilnehmen, da zunehmend – in der Onkologie inzwischen fast schon immer – Patienten in solche Studien eingeschlossen werden.

Zunehmend werden zur Datenerfassung mobile Geräte eingesetzt (El Emam 2006). Meist handelt es sich dabei um elektronische Tagebücher, gelegentlich findet sich auch der CRF auf ihnen. Bei den Patiententagebüchern ist aufgrund der Erfahrungen in der Praxis eine Reihe von Kriterien aufzustellen (denen fast keines der kommerziell erhältlichen Geräte genügt):

- Ausreichende Batterielaufzeit (mind. drei Tage) und einfaches Aufladen
- Gegebenenfalls eine Zweitbatterie (Lithiumionen) als Ersatz fest eingebaut
- Möglicherweise kommerziell erhältliche Batterien (AAA oder AA)
- Großes (mind. 6 × 6 cm) Display mit zusätzlicher Beleuchtung
- Integriertes Mobiltelefon
- Keine beweglichen Teile, kratzfestes Display
- Touchscreen oder echte kleine Tastatur mit Umlauten
- Erinnerungssystem zum Ausfüllen (akustisch und optisch)
- Einfache Ja/Nein-Fragen
- Separate Tasten für »Ja« und »Nein« (verschiedene Farben/Formen)
- USB-Anschluss

Tab. 4-9 Kriterien für Surrogatparameter.

Kriterium	Beispiel
Validierung mit klinischem Endpunkt	Blutdruck und Herzinfarkt
Spezifisch, sensitiv, reproduzierbar	LDL-Cholesterin
Medizinisch und biologisch plausibel	Progressionsfreies Intervall in der Onkologie
Möglichst wenig belastend für Patienten	Kernspintomogramm der Läsionen bei Multipler Sklerose
Qualitative und quantitative Korrelation zum Behandlungsziel	CD4-Lymphozyten und Virusbelastung bei HIV
Validierung durch Medikamente ähnlicher Klasse	HbA1c bei Diabetes (Korrelation mit Spätfolgen?)
Anerkannt als prognostischer Faktor für Krankheitsverlauf	Restenoserate von Stents nach Herzinfarkt
Anerkannt als prognostischer Faktor für Therapieerfolg	Verringerung der peripheren Frakturen bei Osteoporose
Klinischer Nutzen ableitbar	Mikroalbuminurie und chronisches Nierenversagen bei Diabetes
Hinweise aus epidemiologischen Studien vorhanden	ApoE4 und das Risiko, an Alzheimer zu erkranken

- Lokales Print-out möglich
- Audit-Trail

Die Frage, wie elektronische Quelldaten validiert werden könnten, ist damit jedoch nicht beantwortet. Bei der dezentralen Eingabe von Daten (*Remote Data Capture*) ist dies einfach, da meist eine Dokumentation in Papierform besteht. Mit dem Aufkommen von *Electronic Data Capture* (EDC) hätte dies geändert werden können. Es wird jedoch vielfach noch verlangt, dass die Primärdaten auf Papier dokumentiert werden. Eine Alternative ist es, die Daten direkt, d.h. während des Besuchs des Patienten in den elektronischen Prüfbogen (eCRF) oder das elektronische Patiententagebuch (e-diary) einzugeben und somit auf Papier zu verzichten. Zur Validierung könnten die eCRF in Textform zusammengefasst werden, worauf der Prüfer diese gesamthaft durchsieht, gegebenenfalls ändert und somit validiert. Dazu gehören unter anderem *Quality-of-Life*(QoL)-Skalen (Tab. 4-10).

Der Prüfplan ist durch ICH/GCP hinreichend festgelegt. Er besteht im Wesentlichen aus der Einführung in die Substanz und Indikation, der Rationale inklusive Nutzen-Risikobewertung, dem Prüfplan selbst, d.h. dem Studiendesign, den Ein- und Ausschlusskriterien sowie den primären und sekundären Zielparametern. Insbesondere der Abschnitt der Rationale ist wichtig, da dieser meist sehr kurz ausfällt und häufig zu gerechtfertigten Beanstandungen von Bundesoberbehörde und Ethikkommission führt. Die folgenden Fragen sollte man sich hierbei intern stellen:

- Warum wird genau diese Studie jetzt durchgeführt?
- Welche anderen Optionen gäbe es, um die gleichen Ergebnisse zu erreichen?
- Welche Möglichkeiten gibt es, durch Modifikation des Prüfplans den Schutz der Versuchspersonen zu erhöhen?
- Welche klinischen Prüfungen sollen sich anschließen (dies ist besonders wichtig, wenn es sich um eine exploratorische Studie handelt, die per definitionem nur eine Hypothese erzeugen soll)?

Kritische Fragen sind besonders an die *Translational Medicine* gerichtet. Hiermit sind Studien gemeint, bei denen kein klinisch relevanter primärer Endpunkt, sondern ein so genannter Ersatzendpunkt (auch Surrogat) verwendet wird. Dieser ist zwar mit dem klinischen Endpunkt immer mal wieder korreliert, hat aber den Vorteil mit weniger Patienten auszukommen und meist quantitativ sehr gut

Tab. 4-10 Quality-of-Life(QoL)-Skalen.

	Skala	Anwendung/Fundstelle
Allgemeine Skalen	QoL Instruments Database	Befindlichkeit/www.qolid.org
	Short Form 36 (SF-36)	Allgemeine Lebensqualität
	Karnowsky-Index	Onkologie/www.edoc.hu-berlin.de/habilitationen/stoeckle-ulrich-2001-11-02/HTML/
	EuroQoL	Befindlichkeit/www.euroqol.org
	CGI (Clinical Global Impression)	Gesundheitlicher Allgemeinzustand/www.unifr.ch/ztd/HTS/inftest/WEB-Informationssystem/de/4dek01/.../hb.htm – 9k –
Indikations-spezifische Methoden	ADAS-COG	Alzheimer-Krankheit/www.ncbi.nlm.nih.gov/pubmed/11218956
	ADL	Activities of Daily Living (Parkinson-Krankheit)/www.neuro24.de/parkinsonwebsterskala.htm

erfassbar zu sein. Immer dann, wenn dieser Endpunkt gering validiert ist, erheben sich ethische Fragen und dies vor allem dann, wenn es sich um eine invasive Methode handelt (Abb. 4-8 u. 4-9).

Bei den klinischen Endpunkten ist nicht nur deren Operationalisierbarkeit bedeutsam. Dies bedeutet, dass die Messung definiert und reproduzierbar sein muss. Wichtig ist auch die Frage, ob ein binomiales Signal (Tod – Mortalität), ein kontinuierliches Signal (z. B. Cholesterinkonzentration) oder eine Ordinalskala verwendet wird. Eine oft gebrauchte Ordinalskala wird für Schmerzen verwandt, d. h. es wird von 1 bis 10 angekreuzt. Eine andere Form der Skala sind Übergangsskalen. Bei denen wird ein über die Zeit sich einstellendes Ergebnis abgebildet, indem der Patient z. B. gefragt wird, ob es ihm vergleichsweise schlechter, besser oder gleichbleibend gut wie vor der Intervention geht (MacKenzie u. Charlson 1986).

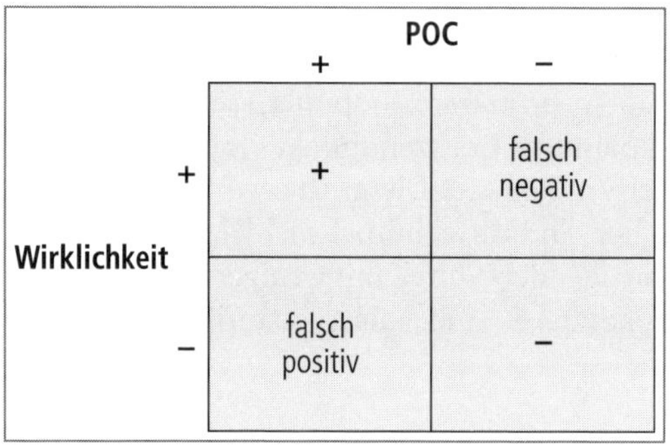

Abb. 4-8 Proof-of-Concept(POC)-Studien sind wie ein Diagnostikum, dessen Wahrheitswert unklar ist.

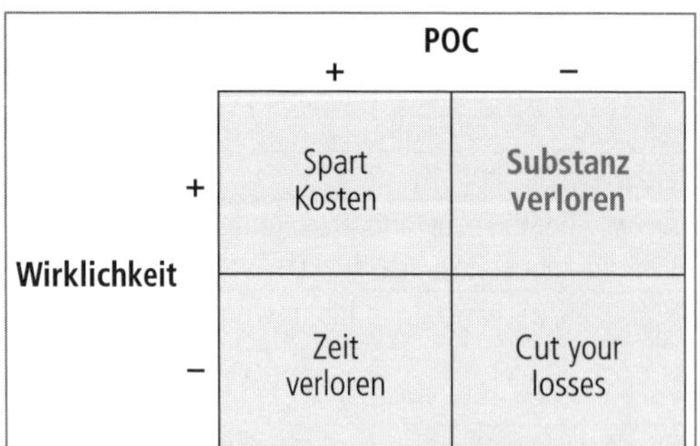

Abb. 4-9 Die Folgen der POC-Philosophie.

An Statusskalen sind die folgenden Anforderungen zu stellen:
- Sind die Skalenelemente gut definiert und unterscheiden sie sich voneinander?
- Sind die Ränge hierarchisch angeordnet?
- Entspricht innerhalb der Skala die Änderung um einen Wert einem klinisch relevanten Punkt?
- Lassen sich mit der Skala Verbesserung wie Verschlechterung gleich gut messen?
- War die Skala im Parallelvergleich mit anderen adäquat?
- Lassen sich die Ergebnisse der Skala mit anderen Ergebnissen vergleichen?

An Übergangsskalen sind die folgenden Anforderungen zu stellen:
- Sind die Skalenelemente definiert und unterscheiden sie sich voneinander?
- Sind die Ränge hierarchisch angeordnet?
- Entspricht eine Veränderung auf der Skala einer klinisch relevanten Veränderung?
- War in einem Crossover-Versuch diese Strategie adäquat?
- Lassen sich die Ergebnisse mit denen anderer Messmethoden vergleichen?

In letzter Zeit sind besonders die zusammengesetzten Endpunkte (*Composite Endpoints*) in die Diskussion geraten. Sie ergeben sich oft aus rein medizinischen Überlegungen, indem man die medizinisch relevanten Ergebnisse einer Intervention zusammenfasst. Dies sind etwa bei einer Stent-Implantation Tod, Stent-Verschluss oder Rehospitalisierung. Dies hat den zusätzlichen Vorteil, dass die Fallzahl geringer wird, wenn die einzelnen Ereigniswahrscheinlichkeiten sehr niedrig sind. Zusätzlich reduziert ein zusammengesetzter Endpunkt das Problem der Multiplizität und des Verlusts an »Power« der statistischen Tests (Chalmer 2004; Kleist 2006; Lubsen u. Kirwan 2002). Allerdings müssen einige medizinische Voraussetzungen erfüllt sein:

- Die Bestandteile des zusammengesetzten Endpunkts müssen für sich gesehen medizinisch sinnvoll sein.
- Die erwarteten Wirkungen sollten ähnlich sein.
- Die wichtigeren Komponenten des Endpunkts sollten nicht negativ beeinflusst worden sein.

Daraus ergeben sich bereits die Probleme dieser zusammengesetzten Endpunkte:
- Die Kombination, vor allem mit häufigen Ereignissen reduziert zwar die Fallzahl, ist aber oft medizinisch nicht relevant.
- Die Surrogatendpunkte sind für sich genommen nicht klinisch validiert.
- Manche Endpunkte sind durch die Therapie bzw. deren Wirkung kaum beeinflussbar.

Ein Hauptrisiko ist auch, wenn aufgrund von »guten« Ergebnissen eine Studie frühzeitig gestoppt wird; insbesondere schwerwiegende Probleme, z. B. erhöhte Mortalität in der Verum-Gruppe, werden dann möglicherweise nicht gesehen, weil der zusammengesetzte Endpunkt durch »weiche« Parameter dominiert wird.
Um die damit verbundenen Interpretationsrisiken zu vermindern, kann man die Endpunkte nach ihrer Bedeutung priorisieren (Lubsen et al. 2000). So war in der PICO-Studie (Wirkstoff Pimobendan bei chronischer Herzinsuffizienz) die *Exercise Capacity* in der Pimobendan-Gruppe vergrößert – allerdings hatte diese Gruppe auch eine erhöhte Mortalität (Lubsen et al. 1996). Um mit diesen diskrepanten Ergebnissen zu arbeiten, wurden die Ereignisse rangförmig angeordnet, nach Bedeutung des Ereignistyps (Tod wichtiger als *Exercise Capacity*). Damit wurde der Tatsache Rechnung getragen, dass für die verstorbenen Patienten keine Daten zur *Exercise Capacity* vorlagen – die wohl dann schlechter gewesen wären. Wichtig ist bei einer solchen Analyse, dass die Gewichtung der Ereignistypen immer vor der Analyse stattfindet, da sie sonst bestenfalls eine heuristische Bedeutung hat.
Die gleichen Fragen sind zu stellen, wenn es sich um Placebo-kontrollierte Studien handelt, ist zwar nicht von vornherein bedenklich. Es gibt ja auch Untersuchungen mit verschiedenen Placebos, deren Wirkung unterschiedlich ausfällt (Kaptchuk et al. 2006). Bei Patienten mit chronischen Armschmerzen war in einer kontrollierten Studie eine Pseudoakupunktur wirksamer als eine Placebo-Pille.
Die Häufigkeit von Placebo-kontrollierten Studien in ein und derselben Arzneimittelentwicklung führt dazu, dass kritische Fragen bezüglich der Notwendigkeit einer weiteren Placebo-kontrollierten Studie aufkommen. Dies gilt vor allem bei Indikationen, bei denen ein zusätzlicher Nutzen im Vergleich zur Standardtherapie nachzuweisen ist, oder wenn andere Studiendesigns, zumindest in der Phase III, das Placebo ersetzen können.
An dieser Stelle soll nun das Problem der fehlenden Kontrollgruppe angesprochen werden. Obgleich in früheren Zeiten gerade in der Phase I und II beispielsweise in der Onkologie auf Kontrollgruppen mit »Gold-Standard« und auch auf Placebo verzichtet worden ist, so handelt es sich hierbei um eine Abweichung vom wissenschaftlichen Vorgehen. Studien ohne Kontrollgruppe sollten in einer klinischen Entwicklung nur dann erlaubt sein, wenn es sich um Indikationen handelt, bei denen a priori keine Therapie zu Verfügung steht und der natürliche Verlauf der Erkrankung genauestens bekannt ist, wie z. B. bei rasch zum Tode führenden Infektionen. Hier wird oft das Beispiel des Streptomycins angeführt, dessen Wirksamkeit bereits nach der Behandlung von drei Patienten nachgewiesen war.
Besonders hohe Anforderungen sind auch an die Phase IV (nach Zulassung des Arzneimittels) zu richten. Klinische Prüfungen, insbesondere so genannte *Outcomes*-Studien haben hier ihre Berechtigung. Sie dienen dazu, Endpunkte in kontrollierten Studien zu untersuchen, die vor der Zulassung noch nicht erfasst werden konnten. Dazu gehört vor allem die

Mortalität. Kleine, unkontrollierte Studien in der Phase IV mit der gleichen Dosierung und in der zugelassenen Indikation sind ethisch und wissenschaftlich abzulehnen.

Mit der Phase IV häufig verwechselt werden klinische Prüfungen mit anderer Dosierung und/oder anderer Indikation, die nach der Zulassung der Erstindikation durchgeführt werden. Wissenschaftlich begibt man sich in solchen Fällen zurück in die Phase II, gelegentlich in die Phase III der Arzneimittelentwicklung.

Bei jedem Arzneimittelentwicklungsprogramm ist zu überlegen, inwieweit man die berechtigten Wünsche nach exploratorischen Studien bereits in frühen Phasen berücksichtigt. Dies könnte man dadurch tun, dass für die Zulassung selbst ein meist auch durch Leitlinien vorgeschriebenes Entwicklungsprogramm ohne Abstriche und mit klaren Endpunkten durchgeführt wird. Ihm könnte parallel ein exploratorisches Profilierungsprogramm für die Substanz an die Seite gestellt werden, das aus kontrollierten, aber auch aus nicht kontrollierten exploratorischen Studien im Sinne der *Translational Medicine* besteht. Hier könnten wichtige neue Hypothesen generiert werden. Die Frage des Patientenschutzes und der Pharmakovigilanz darf in keiner Weise reduziert werden. Viele Beispiele in der Literatur zeigen, dass die Fixierung auf eine Indikation ein Risiko für die Substanzentwicklung ist (Abb. 4-10).

Bei explorativer Forschung ist jedoch gerade der oft gewünschte Mangel einer Vergleichsgruppe schwierig, da oft nicht historische und belastbare epidemiologische Daten vorliegen, mit dem die Ergebnisse verglichen werden können.

Bei den Inhalten einer Arzneimittelentwicklung ist auch früh zu prüfen, inwiefern pädiatrische Indikationen gesucht oder zum Teil sogar vorgeschrieben sind. Die neue europäische Verordnung 1901/2006 zu diesem Punkt ist verabschiedet, jedoch derzeit noch nicht vollständig in deutsches Recht umgesetzt. Dies gilt jedoch nur für die Ausführungsbestimmungen, da es sich nicht um eine Direktive, sondern um eine unmittelbar bindende Verordnung handelt. Jedoch ist zu erwarten, dass bei bestimmten Indikationen bereits in der Phase II pädiatrische Studien durchgeführt werden müssen. Der gesamte Entwicklungsplan muss hierbei der EMEA vorgelegt werden (*Paediatric Investigation Plan*, PIP) und wird auch von dieser genehmigt. Bei zugelassenen Substanzen kann ein PIP eingereicht werden. Auch wenn das Ergebnis keine Erweiterung der Indikation ergibt, so verlängert sich die Patentschutzfrist um 6 Monate.

Bei allen größeren Studien empfiehlt sich die Einschaltung eines unabhängigen Independent *Data Monitoring Committees* (IDMC). Dieses berät den Sponsor (Kerr et al. 2004). Nicht alle Studien benötigen dieses Komitee, wenn aber

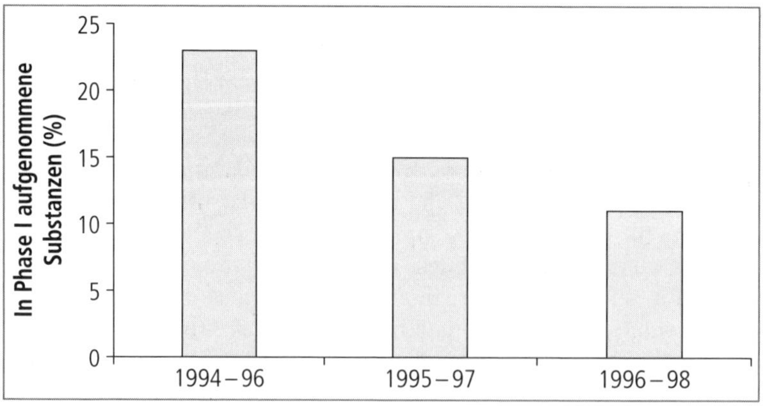

Abb. 4-10 Die Ausbeute der in Phase I getesteten Substanzen hat sich in 10 Jahren mehr als halbiert. Auf der Ordinate ist zu erkennen, dass mittlerweile nur noch etwa 10 % der in Phase I getesteten Substanzen die Zulassung erreichen.

Mortalität oder relevante Morbiditätsendpunkte vorgesehen sind, sollte es nach den Regeln der FDA etabliert werden. Ein IDMC kann sich unverblindete Daten während der Studie ansehen und kann unter drei Bedingungen eine Studie stoppen:

1. Die Wirksamkeit ist überwältigend gut und der Kontrollgruppe wird relevante medizinische Hilfe vorenthalten.
2. Ein großes Sicherheitsrisiko tritt auf.
3. Die Daten weisen darauf hin, dass die Studie aufgrund ihrer Planung das vorgesehene Ziel kaum erreichen wird (*Futility*).

Im Einzelnen kann ein IDMC sehr unterschiedliche Aufgaben haben (McLemore 2006):

- Bewertung der Datenqualität
- Überprüfung der Rekrutierung und der aus der Studie ausgeschiedenen Patienten
- Überprüfung der Einhaltung des Prüfplans
- Überprüfung der Umsetzung des Prüfplans und der Organisation (keine typische Aufgabe; meist beim Sponsor oder *Steering Committee*)
- Überprüfung der Unterschiede in der Wirksamkeit
- Überprüfung der Risikosituation
- Empfehlung zur vorzeitigen Beendigung der Studie
- Empfehlung von zusätzlichen Datenanalysen
- Empfehlung für Prüfplanergänzungen
- Überprüfung der Annahmen zur Fallzahlberechnung
- Überprüfung der Korrektheit der Patienteninformation
- Bewertung zusätzlicher (externer) Evidenz
- Überprüfung der Umsetzung seiner Empfehlungen

Das IDMC verwendet für die Bewertung der Patientensicherheit neben den klinischen auch alle präklinischen Daten. Ein IDMC gibt sich eine »Verfassung«, die im Wesentlichen aus den folgenden Punkten besteht:

- Einführung
- Primäre Verantwortlichkeiten
- Organigramm
- Mitglieder (einschließlich Interessenkonflikte)
- Frequenz und Ziel der Meetings, Meetingtypen
- Prozeduren zur Sicherung der Vertraulichkeit und effektiver Kommunikation (offene/geschlossene Sitzung, Protokolle, Empfehlungen)
- Statistische Monitoringregeln, abhängig von den Ergebnissen eines bereits durchgeführten Monitorbesuchs
- Inhalt und Struktur der offenen/geschlossenen Berichte

Ein IDMC kann aus wenigen Mitgliedern bestehen; immer notwendig ist ein Experte des entsprechenden Fachgebiets sowie ein Statistiker bzw. Epidemiologe. Sinnvoll ist ein Kliniker, der Experte für im Einzelfall typische Nebenwirkungen der Prüfsubstanz ist (Slutsky u. Lavery 2004).

Neben der Einbindung eines IDMC ist die Einbindung erfahrener Kliniker empfehlenswert. Auch wenn zu Recht eingewandt wird, dass ein *Advisory Board* gelegentlich einen Prüfplan erst undurchführbar mache, so ist die Rückmeldung dennoch hilfreich. Aus der Sicht der durchführenden Klinik oder Praxis sollten die folgenden Aspekte berücksichtigt werden (Liauw et al. 2004):

- Wissenschaftliche Aspekte:
  - Was ist das Ziel der Studie?
  - Ist das Ziel wissenschaftlich sinnvoll?
  - Muss die gestellte Frage dringend beantwortet werden?
  - Was ist das therapeutische Potential der neuen Therapie?
  - Was ist meine derzeitige Standardbehandlung?
  - Um wie viel besser müsste die neue Therapie sein?
  - Wann würde ich meine Therapiegewohnheiten umstellen?
  - Welche Risiken hat die neue Therapie?

- Ethische Aspekte:
  - Gibt es für mich ethische Bedenken?
  - Welches Risiko besteht für die Teilnehmer?
  - Wie behandle ich die Patienten anschließend weiter? Gibt es eine Anschlussstudie?

- Logistische Aspekte:
  - Kann die Studie die Fragestellung beantworten?
  - Ist der Prüfplan trotz aller Erfordernisse durchführbar?
  - Ist die Honorierung ausreichend?
  - Gibt es ausreichend Ressourcen an der Prüfstelle?
  - Können die Patienten in ausreichender Zahl gefunden werden?
  - Welche zeitlichen Grenzen hat die Studie?

- Strategische Aspekte:
  - Passt die Studie zur Ausrichtung der Prüfstelle?
  - Passt die Studie zu den wissenschaftlichen Schwerpunkten der Klinik?
  - Kann man publizieren?
  - Gibt es weitere Vorteile, z.B. Einbeziehung in Netzwerke?

Eine wichtige Frage ist die nach der Anzahl der zu sammelnden Parameter und der Häufigkeit der Sammlung, da dadurch auch die Zahl der Visiten der Patienten meist ansteigt, wodurch die *Compliance* der Patienten tendenziell sinkt (Mihalko et al. 2004). Das *Coronary Drug Project* (CDP) hat eine solche Analyse unternommen und ist dabei zu interessanten Schlüssen gekommen (Sox 1986):

- Primäre und sekundäre Endpunkte sollten klar definiert sein, da sich die Fallzahl danach richtet. Man sollte jedoch für die relevanten sekundären Endpunkte ebenfalls eine Fallzahl berechnen, gegebenenfalls auch die Häufigkeit der Datensammlung oder die Anzahl der Patienten reduzieren, bei denen sie gesammelt werden. Eine solche »Substudie« bietet sich an, wenn die geschätzte Patientenanzahl für den sekundären Endpunkt weit geringer ausfällt als für den primären.
- Vermutete oder bekannte unerwünschte Ereignisse sollten genau definiert werden, wobei der Zweck der Datensammlung klar sein sollte.
- Die Notwendigkeit einer ausführlichen Datensammlung zu unerwünschten Ereignissen sollte aus den bekannten Häufigkeiten abgeleitet werden. Bei einer Studiendauer länger als 5 Jahre könnte man nach 4 Monaten, 1,3 und 5 Jahren überprüfen.
- Zusätzliche Messungen zur Untersuchung des Mechanismus sollten nicht in eine solche Studie aufgenommen werden, sondern eher in eine separate Studie oder eine Substudie z.B. bei einem Teil der Prüfstellen.
- Epidemiologisch interessante Parameter können auch in separaten Studien untersucht werden, deren Kollektiv durch die reine Beobachtung eher dem wahren Leben entspricht als die kontrollierte klinische Prüfung.

Es ist wenig sinnvoll, auf Baseline-Untersuchungen zu verzichten, da diese die Population charakterisieren und die Frage der Verallgemeinerungsfähigkeit der Ergebnisse zu beurteilen erleichtern. Die Zuteilung der Patienten zu den Behandlungsgruppen wird heute am effektivsten über ein Spracherkennungssystem (IVRS, *Interactive Voice Recognition System*) gesteuert. Ein solches System erkennt nicht nur die Stimme und das Gesagte, sondern kann die folgenden Prozesse auslösen oder unterstützen:

- Aufnahme der Patienten in die Studie und Screening
- Zentrumsaktivierung
- Randomisierung
- Steuerung der Prüfmedikation
- Lagerverwaltung
- Patiententagebücher
- Patientenerinnerung (via Handy oder Telefon)

- Datensammlung und Bericht
- Nachverfolgung der Laufzeit der Prüfpräparate
- Entblindung in Notfällen

Weiter stellt sich die Frage, wie man die Qualität des Monitorings sicherstellen kann. Ein *Data Safety Monitoring Plan* ist daher für jede Studie notwendig (Slimmer u. Andersen 2004). Er beschreibt die folgenden Aspekte:

- **Sicherheitsmonitoring:** Wichtige Information zur Sicherheit, Stoppregeln und das Berichten von unerwünschten Ereignissen müssen hier aufgeführt werden. Die Parameter für die Beschreibung der unerwünschten Ereignisse sollten operational definiert sein. Die Daten überwachende Person ist zu benennen, wobei der Monitor kein Arzt sein muss, auch wenn die Beurteilung der Nebenwirkungen an einer Stelle das Mitwirken eines Arztes erfordert. Die Stoppregeln sollten für den einzelnen Patienten wie für die Studie als Ganzes definiert werden. Es reicht dabei nicht aus, nur die klinische Beurteilung des Prüfarztes zu nennen. Bezüglich der Berichtspflichten muss am besten in Diagrammform angezeigt werden, wer welche Berichte an wen zu senden hat.
- **Datenmonitoring:** Im Gegensatz zum Sicherheitsmonitoring dient das Datenmonitoring dazu, die korrekte Durchführung des Prüfplans zu gewährleisten. Hierbei sind besonders die Monitoringintervalle zu beschreiben, sowie welche Dokumente bei wie viel Prozent der Patienten zu untersuchen sind. Auch die Abfolge, wer welche Dokumente an wen schickt, wer sie durchsieht und wie sie gelagert werden, ist zu beschreiben.
- **Produktverantwortung:** Dies bedeutet meist die komplette Übersicht über das zu prüfende Produkt, d.h. Herstellung, Verpackung, Versand, Empfang, Lagerung an der Prüfstelle, Verbrauch, Rücksendung und Vernichtung oder Wiederverwendung.
- **Datenschutz:** Maßnahmen zum Schutz der Daten sind auf ihre Wirksamkeit zu überprüfen. Dies bedeutet auch, dass der Zugang zu den Daten zu regeln ist. Dies ist besonders wichtig, wenn gekennzeichnetes Testmaterial, z.B. Biopsien oder Röntgenbilder, an weitere Stellen zur Beurteilung versandt werden.

Planung der Prüfpräparate

Die Planung der Prüfpräparate beginnt bei dem Verfassen des Prüfplans. Es ist zum einen zu definieren, welche Wirkungen untersucht werden sollen. Werden beispielsweise zwei Präparate bereits in Kombination bei einer Erkrankung angewandt, so gelten sie nicht als Prüfpräparate, wenn sie für diese Indikation auch zugelassen sind. Im Titel einer solchen Studie sollte also erkennbar sein, dass die zusätzliche Wirkung eines neuen Medikamentes im Vergleich mit Placebo auf der Basis einer bereits etablierten Medikation zu untersuchen ist. Spricht man dagegen von einem Vergleich zwischen einer Dreierkombination und einer Zweierkombination, so sind alle genannten Präparate als Prüfpräparate zu verstehen und vom Sponsor zu finanzieren. Dieser Punkt befindet sich derzeit allerdings in der Diskussion, da zwar Arzneimittel in klinische Prüfungen nicht zu Lasten der Krankenkasse verordnet werden dürfen, andererseits der Sponsor diese zur Verfügung zu stellen hat, wobei offen gelassen ist, ob er dafür eine Zahlung verlangen kann (Murphy u. Hofer 2002).

In Deutschland dürfen bei klinischen Prüfungen in der Phase IV Präparate verwendet werden, so dass lediglich deren Verfügbarkeit in der Planung überprüft werden muss. Da sie auch nicht gekennzeichnet werden müssen, kann man sie aus der Klinikapotheke beziehen und die Kosten dafür rückvergüten.

In allen anderen Fällen sollte man für die Produktion von Prüfmustern mindestens sechs Monate einplanen. Werden Placebos als Vergleichspräparate benötigt, die selbst nicht hergestellt werden können, so kann sich diese Zeit verlängern, da man unter Umständen mit einem Wettbewerber sprechen muss. Die Alternative, z.B. Tabletten in Kapseln zu füllen, ist wegen des dann notwendigen Nachweises der Bioverfügbarkeit selten sinnvoll.

Die Zahl der zur Verfügung gestellten Prüfpräparate richtet sich nach der Zahl der zu behandelnden Patienten. Je mehr Länder in eine Studie einbezogen werden, desto größer muss die über die notwendige Zahl produzierte Zahl von Prüfmustern sein, da eine Verschiebung von Prüfmustern über Ländergrenzen oft schwierig ist. Als Richtmaß können 50% Überproduktion gelten, wenn auch eine zusätzliche Menge von 20% in einigen Studien ausgereicht hat.

Bei allen Studien ist zu bedenken, ob die Laufzeit der Prüfpräparate der Studiendauer entspricht oder ob diese verlängert werden muss bzw. ob die Prüfmuster während der Studie ausgetauscht werden müssen. Letzteres ist ein kostspieliges Unterfangen und sollte wenn möglich vermieden werden. Bei der Dauer der Studie muss die Rekrutierung mitberücksichtigt werden; daher darf nicht von einer optimistischen Annahme ausgegangen werden, um das Risiko des Auslaufens der Haltbarkeitszeit zu vermeiden.

4.3.2 Statistik

Die statistische Planung einer klinischen Prüfung ist wissenschaftlich notwendig, aber auch gesetzlich vorgeschrieben. Hierbei betrifft die Statistik zum einen die Planung der Studie – insbesondere die Ermittlung der notwendigen Stichprobengröße –, zum anderen die Auswertung der klinischen Prüfung, um interpretationsfähige Resultate zu erhalten. Obgleich die Aufgabe des Statistikers vom Mediziner nicht übernommen werden sollte, ist es doch sinnvoll, Schätzungen zur Fallzahlberechnung selbst durchführen zu können (Campbell et al. 1995).

Die Statistik geht dabei von Verteilungen der Zielvariablen aus, die sich verändern. Solche Verteilungen sind beschrieben, etwa durch den Mittelwert oder den Median sowie durch eine Abweichung, die als Standardabweichung oder als Quartil (Bereich in dem sich 25% aller Werte voraussichtlich befinden) definiert ist (Armitage u. Berry 1988).

Die Statistik vergleicht im Wesentlichen die Verteilung der Zielpunkte vor und nach der Intervention, also z. B. der Gabe eines Medikamentes. Überdies werden Gruppen wie Substanz und Placebo gegen einander verglichen. Hierbei sollten einige Ausführungen zu den Endpunkten gemacht werden, die sich einer Ordinalskala bedienen (MacKenzie et al. 1986). Es kann sich hierbei um Skalen handeln, bei denen zu einem bestimmten Zeitpunkt etwas gemessen wird, oder um Übergangsskalen, mit denen man eine Veränderung über einen Zeitraum hinweg misst. Zunächst müssen auf einer Skala alle Ränge klar definiert sein, d. h. wenn eine Skala von 1–4 besteht, so müssen die Bedingungen zum Erreichen eines der Ränge definiert werden. Auch müssen die Ränge hierarchisch zu ordnen sein. Zum anderen muss der Skala ein klinischer Kontext zugrunde liegen. Die Spannweite einer Skala ist weiterhin wichtig: Je weniger Ränge, desto mehr Information geht verloren und desto größer müssen gegebenenfalls auch die Fallzahlen einer Studie sein. Es ist nicht notwendig, dass die Patienten einer Stichprobe bezüglich der Ränge normal- oder gleichverteilt sind. Hingegen muss von der Skala verlangt werden, dass sie unabhängig vom Ausgangspunkt Verbesserung und Verschlechterung gleich gut messen kann.

Die Statistik kann nichts beweisen, sondern nur etwas widerlegen. Daher nimmt die Statistik eine Nullhypothese an, d. h. der Zielpunkt verändert sich nicht. Ändert er sich dennoch, so kann diese Nullhypothese »verworfen« werden.

Die Statistik hat weitere Methoden entwickelt: die Trendanalyse, die Zeitreihenanalyse sowie die Varianzanalyse zur Untersuchung von Abweichungen.

Die Aufgaben des Statistikers unterscheiden sich je nachdem, ob eine exploratorische oder konfirmatorische Studie durchgeführt wird. Bei der exploratorischen Studie soll nichts bewiesen oder widerlegt werden. Stattdessen können Hypothesen generiert werden, an denen gegebenenfalls weiter gearbeitet werden kann. Es handelt sich um so genannte »Pilotstudien«.

Exploratorisch gibt man daher den Mittelwert oder Median und die so genannten Vertrauens- oder Konfidenzintervalle dieses Mittelwertes an.

Anders sieht die Situation aus, wenn eine Nullhypothese abgelehnt werden soll, da die klinische Prüfung konfirmatorisch ist. Um die Nullhypothese ablehnen zu können, müssen zunächst einige Parameter festgelegt werden. Da die Ablehnung einer Nullhypothese zunächst zwei Fehler einschließt, so muss ein Grenzwert für jeden dieser Fehler festgelegt sein. Der eine Fehler ist der so genannte Alpha-Fehler: Man lehnt die Nullhypothese ab, obwohl man sich nicht hätte ablehnen dürfen. Er wird vereinbarungsgemäß meist auf 5% festgelegt. Der zweite Fehler ist der Beta-Fehler: Die Nullhypothese wird angenommen, obwohl sie abgelehnt werden müsste. Dieser Beta-Fehler wird meist auf 10 oder 20% festgelegt. Dies gilt, wenn nur ein Parameter konfirmatorisch untersucht wird; bei multiplem Testen steigt die benötigte Fallzahl, da der Alpha-Fehler in einfacher Annäherung durch die Zahl der zu testenden Parameter dividiert werden muss.

Neben diesen statistischen Variablen sind zwei Parameter wichtig, die der Statistiker und Mediziner gemeinsam diskutieren und festlegen müssen. Der eine Parameter ist die Variabilität des Messpunktes. Es versteht sich, dass bei einer großen bereits normal vorhandenen Variabilität eines Endpunktes die Stichprobe sehr groß sein muss, um einen Unterschied festzustellen. Meist findet man diese so genannte Variabilität publiziert, manchmal muss man selbst Pilotuntersuchungen machen, um für die entsprechende Patientengruppe die Variabilität kennen zu lernen. Bei Überlebensstudien in der Onkologie ist es die Häufigkeit des Zielereignisses (Tod oder Überleben ohne Progression).

Der zweite Parameter ist der Unterschied zwischen den Behandlungsgruppen bezüglich des gewählten Endpunkts, der überprüft werden soll, das so genannte Delta. Dieses Delta richtet sich nach der medizinischen Relevanz des Unterschieds. Der Unterschied wird also so festgelegt, dass er nicht kleiner ist, als es medizinisch relevant wäre, und nicht größer ist, als es medizinisch erforderlich ist. Dies bedarf einer ausreichenden Expertise und Abstimmung, etwa mit Fachgesellschaften und Zulassungsbehörden.

Erschwert wird die Aufgabe des Statistikers, wenn im Verlauf einer länger dauernden Studie mehrfach getestet werden soll oder wenn man mehr als einen primären Endpunkt hat.

Am Rande sei bemerkt, dass der Statistiker eine weitere Annahme treffen muss: Die Werte in einer Stichprobe können nach Art einer Glockenkurve verteilt sein. Die bezeichnet man als parametrisch und wird mit den Begriffen Mittelwert und Standardabweichung definiert. Da man in der Natur nicht von Glockenkurven ausgehen kann, ist es sicherer, eine nicht parametrische Verteilung anzunehmen, die durch den Median und die Quartile definiert ist. Der Nachteil der letzteren Annahme ist, dass für klinische Prüfungen bei nicht parametrischer Verteilung die notwendige Stichprobe um einiges größer sein muss. Bei seltenen Ereignissen nimmt man häufig die links schiefe Poisson-Verteilung an.

Bei den Endpunkten wiederum unterscheiden wir zwischen kontinuierlichen und binomialen Endpunkten. Kontinuierlich sind Endpunkte z.B. beim Blutdruck oder bei der Blutglukose. Binomial sind Endpunkte wie Mortalität oder das Auftreten eines bestimmten Ereignisses. Bei diesen Endpunkten muss ebenso von einer erheblich höheren Stichprobe ausgegangen werden. Außerdem könnte man das Ausmaß der Variabilität in den unterschiedlichen Behandlungsarmen stark unterschätzen. Binomiale Endpunkte könnten auch Nichtlinearität zwischen Endpunkt und Variable verdecken. Wenn man binomiale *Cut-offs* benötigt, so sollte man sich nicht automatisch am Median der Stichprobe orientieren (Altman u. Royston 2006). Insgesamt ist zu empfehlen, eine lineare Regression und die dazu gehörigen statistischen Tests eher zu verwenden als die (numerisch einfacheren) Tests bei binomialen Variablen oder Endpunkten.

Für die Auswertung einer Studie wird die Computersoftware von SPSS, SAS oder ClinTrial eingesetzt. Obgleich SAS am häufigsten verwendet wird, gibt es keinen Grund, das einfacher zu erlernende und bezüglich der Lizenzkosten viel preiswertere SPSS nicht zu verwenden.
Es stellt sich die Frage, wie die Stichprobengröße berechnet wird. Hierfür gibt es einfache Formeln und Nomogramme. Sie können allerdings nur einen Anhaltspunkt dafür bieten, mit welchen Größenordnungen bei einer Studie gerechnet werden muss. Diese Frage wird deshalb ganz am Anfang gestellt, wenn bereits klar ist, wie hoch das Budget sein könnte. Diese Formeln finden sich im Anhang (s. S. 305).
Neben der klassischen Statistik (*Frequentist*; Häufigkeit) gibt es die von Reverend Bayes (1764) entwickelte. Geht die klassische Statistik nicht von Annahmen aus, so vermutet Bayes eine a priori, als von vorn herein vorliegende Verteilung. Die Methodik von Bayes wird vor allem bei der Bewertung diagnostischer Tests herangezogen. Bei Bayes nimmt man zunächst etwas an, während man den unbekannten Variablen grundsätzlich einer Wahrscheinlichkeitsverteilung zuordnet. Die Fallzahl lässt sich damit auch adaptieren (Berry 2006). Mit Bayes Statistik wäre es beispielsweise bei einer onkologischen Studie kein Problem, mehrere Krebsarten einzuschließen, da die meisten Chemotherapeutika bei mehreren Krebsarten wirken. Auch eine hierarchische Bezugnahme auf die Klasse des Medikaments könnte bei Bayes berücksichtigt werden, so dass Entscheidungen früher gefällt werden könnten (Tab. 4-11).
Hier seien noch einige Bemerkungen zur Datenanalyse angebracht sowie einige Begrifflichkeiten (Mosteller u. Tukey 1977). In der Statistik unterscheidet man zwischen den primären statistischen Parametern (z.B. dem Mittelwert einer Stichprobe), den sekundären (z.B. der Varianz) sowie den tertiären (z.B. der Fallzahl).
Eine häufig verwendete Statistik ist die t-Statistik nach Student (Pseudonym; Gosset 1908); sie setzt allerdings voraus, dass die Werte einer Normalverteilung gehorchen, was von biologischen Parametern nicht a priori vermutet werden kann. Zwar lassen sich aus der Normalverteilung durch Transformation auch schiefe oder sehr breite Verteilungen ableiten, nicht jedoch etwa zweigipfelige.
Analysiert man kategorische Daten (verbessert, gleich, verschlechtert usw.) so wird deutlich, dass der numerische Wert sich nicht wie eine monotone mathematische Reihe verhält, d.h. dass ein Punkt 2+ auf einer Schmerzskala nicht etwa halb so viel Schmerz bedeutet wie ein 4+ auf derselben Skala. Auch die Bildung von Mittelwerten solcher Skalen ist mehr als problematisch (Moses et al. 1984). Für solche Parameter eignet sich der Wilcoxon- oder Mann-Whitney-Test. Dabei werden die Stichproben in einer Reihenfolge nach Rängen angeordnet. Die Summenstatistik heißt auch U-Statistik.
Ein besonderer Fall ist die Frage, ob Post-Marketing-Studien zur Wirksamkeit randomisiert sein sollten (Strom et al. 1983). Zudem stellt sich die Frage, welche Form der Randomisierung gewählt werden soll (Tab. 4-12). Man kann diese Frage anhand von einigen Beispielen annähernd beantworten:

- Naloxon bei Überdosis von Methadon, Penicillin bei Pneumokokken-Pneumonie: Eine vergleichende Studie ist nicht notwendig.

Tab. 4-11 Klassische Statistik und Bayes-Statistik im Vergleich.

Kriterium	Klassische Statistik	Bayes-Statistik
Grundannahme	Keine	Wahrscheinlichkeit a priori vorhanden
Fallzahl	Eher hoch	Höher oder (meist) niedriger
Konfirmatorische Sicherheit	Sehr hoch	Hoch
Studiendesign	Vorgegeben	Flexibel (adaptiv)

- Masernimpfung bei Kindern: Eine Verzerrung durch die Indikation ist nicht vorhanden.
- Penicillin zur Prophylaxe der tertiären Syphilis, Antikoagulation nach Myokardinfarkt: Eine Verzerrung ist möglich, lässt sich aber z. B. bei binären Parametern kontrollieren.
- Isoniazid zur Prophylaxe bei Patienten mit positiven Tuberkulintest: Eine Verzerrung ist möglich, jedoch kann man die Indikation ausreichend charakterisieren.
- Ampicillin zur Behandlung einer Infektion der unteren Harnwege: Eine Verzerrung durch die Indikation ist vorhanden und nicht kontrollierbar.

Klinische Forschung benötigt immer biostatistische Methoden und Verfahren, wenn sie nicht nur Einzelfälle als Kasuistiken berichten will. Will man die Ergebnisse einer Behandlung von mehreren oder vielen Patienten zusammenfassen, so benötigt man dafür geeignete Messwerte und geeignete Verfahren, um die Einzelwerte dieser Messwerte zusammenzufassen. Es kann nichts verifiziert, sondern nur eine Hypothese falsifiziert werden (Senn 1991).

Dies gilt auch dann, wenn ein so genannter Pilotversuch vorliegt. In einem solchen Fall möchte man keine Vermutung – eine Hypothese – überprüfen, sondern »einfach« einmal beobachten und vorläufige Vermutungen anstellen – oder auch nicht. Wenn man vermutet, ein bestimmter Test sei bei Patienten mit einer bestimmten Krankheit immer positiv, wird man zunächst vielleicht 20 Personen testen. Und erst dann, wenn sich der Verdacht zu bestätigen scheint, diesen mit einer größeren Menge von Patienten prüfen. Ein Pilotversuch strebt nicht von vorne herein eine statistische Beweisführung an.

Wir betrachten zum einen die deskriptive Statistik, die Verfahren anbietet, mit denen Einzelwerte durch geeignete Lage- und Streuungsparameter beschrieben werden können. Ein Lageparameter gibt den Mittelwert verschiedener Einzelwerte an oder den Median, bei dem genau die Hälfte aller Werte darüber oder darunter liegt. Ein Streuungsparameter gibt an, wie stark die anderen Werte von diesem Wert abweichen. Der Streuungsparameter ist umso höher, je mehr Werte weitab vom Lageparameter liegen. Dazu zwei anschauliche Beispiele: Die Streuung beim Bierkonsum ist in Deutschland sehr hoch, da es einerseits Nichtbiertrinker gibt, aber auch viele Menschen, die mehr als einen Liter pro Tag schlucken. Die Streuung beim Benzinverbrauch pro 100 Kilometer ist

Tab. 4-12 Vor- und Nachteile verschiedener Randomisierungen.

Methode	Vorteile	Nachteile
Einfach	• Leicht umsetzbar • Nicht vorhersehbar	• Ungleichgewicht in Armen möglich • Keine Balance prognostischer Faktoren
Blocks	• In etwa gleich große Arme	• Keine Balance prognostischer Faktoren • Etwas vorhersehbar • Bei großen Blocks hohe Kosten für Prüfpräparate
Stratifizierung und Blocks	• In etwa gleich große Arme • Balancierung prognostischer Faktoren	• Nur wenige prognostische Faktoren erfassbar • Etwas vorhersehbar für den »blinden« Prüfer
Minimisierung	• Balancierung vieler prognostischer Faktoren	• Alle Charakteristiken der Patienten müssen bekannt sein • Vorhersage möglich, nicht mehr ganz zufallsverteilt

in Deutschland dagegen eher geringer, da recht viele Autos heute irgendwo zwischen 5 und 10 Liter benötigen. Die Verteilung dieser Werte folgt oft einer so genannten Glockenkurve (= Normalverteilung), d.h. sehr viele Werte gruppieren sich um den Mittelwert, während es an den Rändern weniger sind. Neben diesen Werten, die man als kontinuierliche Messungen angibt, finden wir noch zwei andere: die kategorischen (ordinalen), z.B. bei Schulnoten, und die dichotomen, die nur zwei Ausprägungen kennen, z.B. tot oder lebendig, krank oder gesund. Auch für sie gibt es statistische Methoden und Verfahren.

Neben der deskriptiven betrachten wir die konfirmatorische Statistik. Sie bestätigt im Übrigen nichts, wie der Name suggerieren könnte, sondern dazu dient, die Nullhypothese abzulehnen. Die Nullhypothese ist eine Vermutung, bei der man beispielsweise davon ausgeht, dass ein Unterschied, zwischen zwei Behandlungen nicht existiert. Die Ablehnung oder Falsifizierung (das »für falsch erklären«) von Hypothesen bedeutet umgekehrt nicht den »Beweis« des Gegenteils. Findet man keinen Unterschied zwischen zwei Behandlungen, darf man daraus nicht auf gleiche Wirksamkeit schließen (auch wenn schlechte Publikationen dies gerne so darstellen). Erkenntnistheoretisch fußt die konfirmatorische Statistik auf den Arbeiten des Philosophen Karl Popper (1934).

Ähnlich wie diese falsche Schlussfolgerung ist auch die Vereinfachung der deskriptiven Statistik auf die Normalverteilung (die berühmte Gauß-Kurve) hin zu bewerten. Obgleich einige biologische Parameter in der Verteilung der Häufigkeiten einer Glockenkurve ähneln, ist dies doch kein Naturgesetz. So sind in einer Bevölkerung die Cholesterinwerte nicht normal verteilt. Obgleich viele andere biologische Größen normalverteilt sind oder über eine mathematische Transformierung (z.B. Logarithmierung) in eine Normalverteilung überführt werden können, so gibt es doch in der Natur mehr nicht normalverteilte Größen als normalverteilte. Würde man den Mittelwert bilden, so würden die Ausreißerwerte diesen stark verzerren. Für solche Fälle wird der schon erwähnte Median eingeführt. Kommt übrigens ein Wert mehrfach vor, so wird er durch seine Häufigkeit dividiert und im weiteren Verlauf als mehrere Werte betrachtet. Statt der Standardabweichung gibt man häufig die Quartile an, von denen es vier gibt. In jedem Quartil befinden sich ein Viertel aller Werte, man bestimmt sie ähnlich wie den Median. Mit Tabellenkalkulationsprogrammen ist die Berechnung heutzutage nicht komplizierter als die von Normalverteilungen. Man sollte von einer nicht normalen Verteilung ausgehen, wenn man nicht sicher weiß, ob die Daten normalverteilt sind. Dies gilt vor allem, wenn man mit relativ kleinen Stichproben arbeitet, also weit unter 100 pro Gruppe.

Für die medizinische Statistik gibt es vier miteinander verbundene Parameter, die u.a. für die Berechnung einer benötigten Fallzahl (also für die konfirmatorische Statistik) relevant sind. Nimmt man diese als Basis für die Berechnungen, kann man die Nullhypothese testen. Umgekehrt kann man bei exploratorischen Studien – man testet dort keine Nullhypothesen – mit ihrer Hilfe abschätzen, wie stark die Aussage bei gegebener Fallzahl ist (manchmal so schwach, dass man auch würfeln könnte ...) (Tab. 4-13).

■ **Alpha-Fehler:** Ein statistischer Fehler der zustande kommt, wenn man zu Unrecht einen Unterschied annimmt und die Nullhypothese

Tab. 4-13 Realität und Irrtumswahrscheinlichkeiten.

Realität/Studie	Effekt vorhanden	Effekt nicht vorhanden
Effekt wirklich	Signifikanzniveau (100-alpha)	Beta-Fehler (10–20 %)
Effekt nicht wirklich	Alpha-Fehler (meist 5 %)	Power (100-beta)

verwirft; man legt ihn traditionsgemäß mit 5% fest. Man stellt sich dabei vor, dass die Verteilung der Wirksamkeitswerte beim Vergleich zweier Medikamente durch je eine Glockenkurve dargestellt wird. Die Glockenkurven überlagern sich. Wenn sie dies zu mehr als 95% tun, so nimmt man an, dass sie nicht voneinander unterscheidbar sind. Überlagern sie sich weniger als 95%, so nimmt man einen (signifikanten) Unterschied an.

- **Beta-Fehler:** Hier wird ein tatsächlich vorhandener Unterschied übersehen und die Nullhypothese nicht verworfen; man nimmt meist 20%, in letzter Zeit immer häufiger 10% an (um eine höhere Sicherheit zu erlangen).
- **Die Variabilität des zu testenden Parameters:** Je größer dieser bei Messungen streut, desto höher steigt die Fallzahl, da mehr Streuung auch mehr statistische Unsicherheit bedeutet. Die Glockenkurve der Normalverteilung wird dann immer »breiter«. Bevor man berechnet, wie viele Patienten man für eine vergleichende Studie braucht, muss man diese Variabilität abschätzen können. Die Annahmen zur Variabilität werden meist auch mithilfe publizierter Daten getroffen, wobei »konservativ« geschätzt wird: Man geht eher von einer größeren Variabilität aus als von einer kleineren. Dieser Ansatz vermeidet Ergebnisse recht gut, die keine Schlussfolgerungen zulassen, führt aber auch zu Studien, an deren Ende man feststellt, dass man auch mit viel weniger Patienten die Nullhypothese hätte ablehnen können. Ähnliches gilt, wenn man das Auftreten eines Ereignisses abschätzt (dichotome Werte!), etwa wie häufig es unter bestimmten Behandlungen zu einem Herzinfarkt kommt. Benutzt man hier ältere Daten aus der Literatur, kann man die Häufigkeit oft überschätzen, so dass man eine zu kleine Stichprobe glaubt nehmen zu können.
- **Die Verwendung dichotomer (binärer) Parameter erzeugt »Kosten«:** Zunächst geht durch die Kategorisierung Information verloren, wie sie u.a. in der Verteilung der Einzelwerte noch vorhanden war. Auch könnte man die Variabilität zwischen den Gruppen durch diese »Vereinfachung« unterschätzen. Außerdem ist es nicht mehr möglich, nicht linearen Beziehungen zwischen Variablen auf den Grund zu gehen, wenn man diese vor der Analyse zu dichotomen Variablen macht oder sie sogar primär als solche dokumentiert. Der Vorgang des »Dichotomierens« stellt auch die Frage nach dem Grenzwert (*Cut-off Point*). Stattdessen wird häufig der Median genommen – was medizinisch wenig sinnvoll sein kann. Einer dichotomen Analyse (außer bei eindeutigen Parametern wie der Mortalität) ist eine lineare Regression von kontinuierlichen Variablen immer vorzuziehen.
- **Der klinisch relevante Unterschied des Parameters:** Diesen gibt man bei Vergleichsstudien als prozentuale Veränderung zum Ausgangswert oder prozentualen Unterschied zur Vergleichsgruppe an. Zur Vereinfachung der Rechnung kann man bei normal verteilten Variablen den klinisch relevanten Unterschied auch als Bruchteil der Standardabweichung angeben. Nimmt man einen dichotomen Parameter, bei dem es keine »Graustufen« gibt, z.B. Vergleich der Responder mit Non-Responder, so gilt dies auch.

Schwierig ist die Bestimmung des Parameters dennoch, da es außer der klinisch relevanten Differenz auch verschiedene medizinische Meinungen geben kann. Nimmt man bei der Fallzahlberechnung einen sehr großen Unterschied an, so ist im positiven Fall das Ergebnis medizinisch eher unumstritten. Ist der wirkliche Unterschied aber kleiner, so kann unter Umständen die Nullhypothese nicht verworfen werden – und daran würde auch keine höhere Patientenzahl etwas ändern. Zur Bestimmung des relevanten Unterschieds zieht man bei Zulassungsstudien die bei anderen kürzlich zugelassenen Substanzen akzeptierten Differenzen heran. Soll eine Abweichung, etwa eine Überlegenheit zu einer bereits zugelassenen Substanz gezeigt werden, sind in der Regel große Fallzahlen notwendig – nur dann lässt sich die »4. Hürde« (gesundheitsökonomisch) überspringen, wenn man einen Vorteil zeigen kann (Canner 1984).

Man könnte annehmen, dass mit der Festlegung der Parameter die Fallzahl endgültig festgelegt wäre. Bei großer Unsicherheit über die Variabilität empfiehlt es sich, im Prüfplan eine verblindete Zwischenanalyse vorzusehen. Ist die Variabilität größer als angenommen, so kann die Fallzahl nachträglich erhöht werden. Tut man dies nicht, so könnte eine Studie »negativ« ausgehen, weil man irrtümlich die Fallzahl zu gering bemessen hat. Ist die Variabilität kleiner als angenommen, so lässt sich die Fallzahl nachträglich verringern, sofern diese Möglichkeit im Prüfplan beschrieben wurde.
Vor Planung einer Studie muss daher überlegt werden, ob man eine exploratorische oder konfirmatorische Studie durchführen will. Grundsätzlich lassen sich exploratorische Studien natürlich ohne eine Vergleichsgruppe anlegen, was die Durchführung, insbesondere aber die Gewinnung von Patienten erleichtert. In der Onkologie, gelegentlich auch bei anderen Indikationen, wird damit argumentiert, dass man ja historische Daten und die eigene Erfahrung habe. Dass dieses Verfahren besser als die randomisierte Studie sei, ist indes völlig unbewiesen. Man sollte daher immer eine Vergleichsgruppe anstreben – das muss nicht Placebo sein – insbesondere dann, wenn man sich über die richtige Dosierung oder Anwendung noch im Unklaren ist. Eine Placebogruppe wäre nur ethisch bedenklich, wenn dem Patienten eine wirksame Therapie vorenthalten wird **und** er dadurch einen relevanten Schaden erleidet oder wenn es bereits ausreichende Erfahrungen mit dieser Substanz und Placebo-vergleichenden Studien gibt.
Statistische Fragen sind also untrennbar mit Fragen der Ethik verbunden. Studien zu planen, deren Fallzahl so niedrig ist, dass sie keine Schlussfolgerung zulässt, ist unethisch. Ebenso ist die »Nutzung« der Fallzahlberechnung zum Erfüllen eines Studienbudgets unzulässig – mathematisch möglich, denn man kann eine Gleichung auch nach der Variabilität auflösen und diese geringer annehmen. Eine Fallzahl niedrig zu halten, weil man nur einmal »probieren« will, kann akzeptabel sein, wenn klar ist, zu welchen Konsequenzen die möglichen erwarteten Ergebnisse führen.
Eine besondere ethische Problematik ergibt sich bei der vorzeitigen Beendigung einer Studie (Montori et al. 2005; Pocock 2005). In einer Meta-Analyse von Studien, die wegen eines beobachteten Nutzens vorzeitig beendet wurden, zeigte es sich, dass die Informationen, die zu dieser Entscheidung führten, meist inadäquat dargestellt wurden. Dazu gehörten die ursprünglich geplante Fallzahl, die Interimanalyse sowie die Regel, die zum Abbruch führte. Letztere sollte statistisch klar definiert sein. Besonders problematisch ist der Abbruch von Überlebensstudien in der Onkologie aufgrund von Surrogatendpunkten, z. B. der Zeit bis zur Progression (*Time to Progression*). Oft ist dieser Parameter nämlich nicht mit dem Gesamtüberleben klar korreliert. Es besteht auch kein Grund, eine Studie bereits dann anzuhalten, wenn bei einer der ersten Interimanalysen die *Stopping Boundary* überschritten wird. Die Entscheidung sollte auch, wenn immer möglich von einem IDMC vorbereitet werden, dessen Mitglieder keine eigenen Interessen an der Studie verfolgen.

Zuteilung der Patienten zu den Behandlungen

Es gibt erheblich mehr als die üblicherweise genannte komplette Randomisierung bei der Zuteilung von Patienten zu unterschiedlichen Behandlungen. Zwar gilt sie als Goldstandard, sie hat jedoch den Nachteil, dass die verschiedenen Gruppen in ihrer Prognose sehr unterschiedlich ausfallen können. Eine Alternative ist das *Truncated Binomial Design*, bei dem die Hälfte der Patienten zufällig zugeteilt wird. Bei der Methode des *Biased Coin Design* erhält der Patient bei zwei Behandlungsarmen zunächst für jede der Behandlung eine Wahrscheinlichkeit von 50 %, danach wird, wenn eine Ungleichheit aufgetreten ist, die Wahrscheinlichkeit auf über 50 % erhöht. Weitere Methoden wie *Wei's Urn Design* sind dieser Methode ähnlich, da auch dort die Wahrscheinlichkeit der

Zuteilung dynamisch verändert wird (Kalish u. Begg 1985).

Eine weitere Gruppe umfasst die Methoden, bei denen die Patienten direkt oder indirekt gleichgewichtige Behandlungen zugeordnet werden. Die einfachste Methode sind die permutierten Blöcke, die sich leicht für Stratifizierung erweitern lassen. Zur gleichen Gruppe gehört die Methode der Minimisierung, bei der viele prognostische Faktoren ausgeglichen werden sollen, für die Grenzwerte angegeben sein müssen.

Eine andere Kategorie von Methoden soll die Effizienz der Studie erhöhen, indem die Zuteilung zu einer Gruppe ein Resultat der Wirksamkeit in dieser und anderen Gruppen ist. Dies bezeichnet man auch als Studien nach einem adaptiven Design (Miller u. Murphy 2006). Da die Anpassung (Adaptation) rasch erfolgen muss, sollte das auslösende Ereignis entweder ein durch die Verträglichkeit oder Wirksamkeit (Surrogatparameter) gegebener Endpunkt sein. Dies ist jedoch nur sinnvoll, wenn die Daten rasch erhoben und ausgewertet werden können und die Zuteilung zu den Behandlungsgruppen »trägheitsfrei« umgesetzt werden kann. Dazu benötigt man z. B. die elektronische Datenerfassung (online) und ein interaktives Randomisierungssystem, das mit den Ergebnissen dieser Endpunkte zeitnah versorgt wird.

Weitere Methoden verwenden Aspekte von jeder der oben angegebenen Gruppen. Beispielsweise kann man eine Balance der beteiligten Prüfstellen herstellen oder Markov-Ketten verwenden, wobei die Übergangswahrscheinlichkeiten für die einzelnen Patienten zu berechnen sind.

Randomisierte Studien haben eine meist unterschätzte Verhaltenskomponente (Spodick 1982). Meist sind es die nicht kontrollierten Studien, die (zunächst) großen Enthusiasmus hervorrufen, wie man es am Beispiel des Diethylstilboestrol (wurde Müttern in der Frühschwangerschaft gegeben) gesehen hat. Es wurde lange Zeit ohne ausreichende Evidenz und selbst nach erwiesener Wirkungslosigkeit weiter verschrieben, bis man dann das Vulvakarzinom als Spätfolge bei den Töchtern dieser Frauen feststellte.

Die meisten Probleme entstehen durch »Haltungen« der Ärzteschaft:

- Achtung vor Autoritäten (Meinungsbildnern)
- Achtung vor der Tradition
- Arzt-Patienten-Beziehung
- Überschätzung
- Angst (vor randomisierten Studien)
- Negativer Einfluss von »Pilotstudien«, die meist nicht kontrolliert sind (häufig in der Onkologie)

Im Übrigen zeigt sich im Vergleich kontrollierter Studien bei Kindern, dass zumindest in der Onkologie sich die Studien mit Vorteilen für das neue vs. das alte Medikament die Waage halten (Kumar et al. 2005). Vor allem waren die oft exzellenten Ergebnisse der Phasen I und II selten in der Phase III reproduzierbar. Vergleicht man eine Stichprobe kontrollierter Studien mit unkontrollierten oder Patienten, die nicht an der Studie teilnehmen, so ergibt sich beim klinischen Ergebnis kein wesentlich anderes Bild (Vist et al. 2005).

Vergleichbarkeit von Gruppen

Die Unterschiede zu Beginn der Studie sollten durch die Randomisierung kompensiert werden (Berger u. Weinstein 2004).

Es gibt jedoch Verzerrungen durch die Selektion der Patienten, vor allem dann, wenn die Zuordnung nicht verblindet erfolgt. Besondere Vorsicht ist gegeben, wenn eine Randomisierung in Blöcken vorgesehen ist, da die künftige Zuteilung oft leicht vorhergesagt werden kann. Es ist bekannt, dass der Behandlungseffekt bei Studien, in denen die Zuordnung dem Prüfer oder den Patienten offensichtlich war oder vermutet wurde, größer ist als bei tatsächlich verblindeten Studien. Ein weiterer Faktor sind offene Vorperioden. Erstens führen sie zu einer Selektion von Patienten, und zweitens können Patient und Arzt lernen, welche Effekte unter dem Arzneimittel auftreten.

Ethik und Wissenschaft bei Placebo

Bei Placebo-kontrollierten Studien wird häufig der Effekt »vorher – nachher« in der Placebogruppe als Placeboeffekt bezeichnet (Hrjobjartsson 2002). Im Gegensatz dazu könnte dieser Effekt aber auch durch den natürlichen Verlauf der Erkrankung erklärt werden. Daher sollte man besser von einer Veränderung in der Placebogruppe sprechen und keine eigene »Wirkung« des Placebos annehmen. Andererseits lässt sich argumentieren, dass im Kontrollvergleich ein Placebo durchaus eine zusätzliche Wirkung entfalten kann. Außerdem gibt es noch die Interaktion zwischen Patienten und Arzt, die in den Placeboeffekt einfließt (Spodick 1983).

Um den Effekt des Placebos zu messen, kann man immerhin eine randomisierte Studie durchführen. In einer Metaanalyse von Studien, in denen Placebo und die Abwesenheit einer Behandlung verglichen wurden, zeigte sich kein signifikanter Effekt, wenn man von den Wirkungen absieht, die die Patienten selbst dokumentierten (z. B. die Veränderung von Schmerzen).

Nimmt man die Wirkung des Therapeuten selbst als Teil der Placebowirkung, so lassen sich aus entsprechend randomisierten Studien durchaus Hinweise darauf erkennen, dass unterschiedliche Ärzte und unterschiedliche Erwartungen der Patienten eine Einfluss haben. Dass man die Interaktion zwischen Patienten und Arzt nicht verblinden kann, ist ein methodisches Problem. Möglicherweise ist es besser, die Intervention der Kontrollgruppe klar zu definieren, als generell von einem Placeboeffekt zu sprechen. Aus ethischen Gründen sind Placebo-kontrollierte Studien durchaus akzeptable (Lin et al. 2002).

Placebo-kontrollierte Studien sind in der Psychiatrie ein besonderes Problem, da meist bereits eine Therapie existiert. Bei der Depression etwa ist die Placeborate sehr hoch und der zusätzlichen Wirkung des Arzneimittels in vielen Studien nur geringfügig unterlegen, so dass ein Placebo auch gerechtfertigt erscheint. In einer kürzlich publizierten Studie betrug der Placeboeffekt im Mittel 30 %, mit einer Schwankungsbreite von 12–52 % (Walsh et al. 2002). Ähnliche Zahlen gibt es für Angststörungen, Panikstörungen und die Raucherentwöhnung. Die Gründe für diese Problematik sind bekannt und können teilweise vermieden werden:

- Falsche Klassifikation: Unter Zeitdruck möglichst viele Patienten aufnehmen zu müssen, könnte ebenso ein Faktor sein wie ein schlechtes Rater-Training vor der Studie.
- Ungeeignete Ein- und Ausschlusskriterien: Dies könnte durch viele leichte Fälle von bisher nicht behandelten Patienten ebenso gelten wie für Situationen, in denen vor allem Behandlungsversager in die Studie eingeschlossen wurden. Eine Selbstbewertung durch den Patienten unabhängig vom Arzt könnte eine Lösung sein.
- Endpunkte nicht sensitiv genug: Der Hamilton-Score beispielsweise ist in seiner 6-item-Version besser als in seiner 17-item-Version geeignet. Auch patientenorientierte Scores sollten überprüft werden, da sie gelegentlich besser als die Standardtests differenzieren.
- Messfehler: Dieser kann bei zu großer Heterogenität zwischen den Ratern auftreten. Allerdings scheint es besser zu sein, wenn nicht immer derselbe Rater den Patienten bewertet.
- Schlechte Qualität bei der Dateneingabe und Verifizierung: Scores werden nicht unmittelbar eingetragen.
- Variabilität der Erkrankung: Patienten sind nicht stabil, sondern können zyklische Veränderungen haben.
- Regression zum Mittelwert: Diese kann durch Statistik ausgeglichen werden (Kovarianzanalyse). Run-in-Phasen mit Placebo helfen nicht, dies zu vermeiden.
- Erwartung von Arzt und Patient: Sie könnte – bei verblindeten Behandlungen und hohen Erwartungen – die Placeborate erhöhen.
- Studiendesign

- Nicht spezifische Effekte: Zuwendung u. a. kann, insbesondere wenn häufige und komplexe Visiten stattfinden, als ein solcher Effekt stark wirken.

Placebo-kontrollierte Studien sollten so oft wie nötig aber so selten wie möglich durchgeführt werden. Bei bestimmten Indikationen wurden neuartige Designs vorgeschlagen, die das Dilemma lösen helfen sollen.
Bei Depressionsstudien ergibt sich für Placebo eine recht hohe *Responder*-Rate. Kürzlich wurde ein sequentieller Parallelvergleich vorgeschlagen, um die hohe Placeborate zu vermindern (Fava et al. 2003). Zunächst erhalten zwei Gruppen ein Placebopräparat und eine andere Gruppe ein Verum. Die Responder der Verum-Gruppe erhalten weiter Verum, die *Non-Responder* bleiben verblindet, werden aber nach einigen Wochen auf Placebo umgestellt. In der ersten Placebogruppe gehen die Responder in die offene Weiterbehandlung über, während die Non-Responder zunächst verblindet werden und erst nach einigen Wochen auf Verum umgestellt werden. In der zweiten Placebogruppe wird identisch vorgegangen, außer dass die Non-Responder auf Placebo umgestellt werden.
Ein weiteres Verfahren, das bei Psychiatriestudien angewandt wurde (Holbrook u. Goldsmith 2003), randomisiert zunächst in drei Gruppen, davon zwei als Placebo. Am Ende der ersten Phase wechseln die Responder in der Behandlungsgruppe mit Verum in eine offene Phase, die Non-Responder bleiben doppelblind, werden aber zu Placebo gewechselt. Die Placebo-Responder der ersten Phase wechseln ebenso in eine offene Phase, während die Non-Responder entweder auf Placebo wechseln oder auf Verum bleiben, je nachdem in welcher der beiden Placebogruppen sie waren.
Alternativ kann ein faktorielles Design versucht werden, bei dem in einer 2 × 2-Tafel Placebo, neue Therapie, Standardtherapie und die Kombination beider Therapien verglichen werden. Einer der Vorteile des faktoriellen Designs ist, dass es weniger Patienten braucht. Hat man etwa vier Behandlungen, so erhält im Parallelgruppenvergleich nur ein Viertel der Patienten eine bestimmte Therapie, beim faktoriellen Design die Hälfte. Außerdem lassen sich die Kombinationen gut mit den Monosubstanzen vergleichen. Nimmt man noch mehr Behandlungsgruppen, so lassen sich zwei Dosis-Wirkungs-Studien kombinieren, wobei man eine *Response Surface* erhält. Ein Problem tritt dann auf, wenn man die Substanzen nicht kombinieren kann oder darf. Dann müssten einige »Zellen« leer bleiben.

Faktorielles Design

Das faktorielle Design in seiner einfachsten Form ist dann gegeben, wenn zwei Interventionen A und B miteinander verglichen werden. Ein Viertel der Patienten erhält dann keine Behandlung, ein Viertel die Intervention, ein Viertel erhält die Intervention B und das letzte Viertel erhält eine Kombination von A und B.
Bei einer faktoriellen Studie kann man zwei Vergleiche in einem einzigen Experiment durchführen. Somit bietet sich dieses Design immer dann an, wenn geringe finanzielle Ressourcen zur Verfügung stehen. Ähnliche Designs wurden bei Studien verwendet, bei denen ein neues Medikament getestet wurde, wobei man mit einem alten Medikament oder der Kombination vergleichen konnte.
Die Randomisierung in einem faktoriellen Design ist ähnlich mit der eines normalen Gruppenvergleichs. Die Stichprobengröße errechnet sich, indem man zunächst den Vergleich heranzieht, für den die vermutlich größte Stichprobe anfällt. Man kann also drei aktive Behandlungen mit einer Kontrollgruppe vergleichen und so zeigen, dass jede der Behandlungen im Vergleich zur Kontrolle wirksam ist. Ebenso kann man sechs paarweise Vergleiche zwischen allen vier Gruppen durchführen.
Bei der Analyse eines faktoriellen Designs wird neben dem Vergleich der Einzelsubstanzen auch die Interaktion getestet. Ein Problem kann sich dann ergeben, wenn der Test auf eine Interak-

tion hindeutet, aber nicht stark genug ist, um eine solche zu beweisen.

Faktorielle Designs können auch sequenzielle Studien begleiten. So können mehrere Randomisierungen hintereinander in einem faktoriellen Design durchgeführt werden. Obgleich theoretisch die Zahl der Interventionen unbegrenzt ist, so sollte sie doch auf das absolut notwendige beschränkt werden. Neben den balancierten faktoriellen Studien kann man auch unvollständige oder partielle Designs durchführen. Dies bedeutet, dass man bestimmte Therapien oder Interaktionen ausschließt. Weiterhin kann man den unterschiedlichen Behandlungsgruppen unterschiedliche Patientenzahlen zuweisen, insbesondere dann, wenn man nur für einige Vergleiche konfirmatorische Statistik anwenden will.

Die großen Vorteile des faktoriellen Designs sind die reduzierten Kosten (man kann unter Umständen eine ganze Studie einsparen), die verringerte Stichprobengröße sowie die Möglichkeit, Interaktionen zu untersuchen. Letzteres ist jedoch nicht immer leicht, da die statistische Power dafür gelegentlich nicht ausreicht. Ein weiteres Problem stellt die häufig reduzierte *Compliance* der Patienten dar, wenn sie mehrere Medikamente einnehmen müssen (Tab. 4-14).

Nichtunterlegenheit (*Non-inferiority*)

Nichtunterlegenheit bedeutet, zu zeigen, dass die Wirkung einer neuen Behandlung mindestens so gut ist wie die des direkten Vergleichs. Diese Studien gehören zu den Äquivalenzstudien und werden meist durchgeführt, wenn eine Standardmedikation existiert und gegen Placebo nicht getestet werden kann. Es ist auch möglich, diesen Ansatz mit dem statistischen Mittel der Überlegenheit zu kombinieren. Zur Vorbereitung einer solchen Studie gehört die Festlegung des Grenzwertes, um welchen das neue Medikament schlechter sein darf als das andere. In vielen Fällen liegt dieser Grenzwert bei 5 bis 10 %. Für Indikationen, in denen ein neues Präparat regelmäßig nur gegen den Standard geprüft wird, kann auf mittlere Sicht der Standard tendenziell unterschritten werden.

Die Stichprobengröße ist auf den primären Endpunkt bezogen, wobei die Null-Hypothese aussagt, dass das neue Medikament um mehr als den Grenzwert unterlegen ist und die Alternativhypothese dies verneint. Üblicherweise sollte man ein einseitiges Konfidenzintervall benutzen (Tab. 4-15). Die Fallzahl steigt deutlich an, wenn sich der Grenzwert auch nur wenig verkleinert. Liegt etwa die Erfolgsrate bei

Tab. 4-14 Phase-II-Designs.

Design	Keine Stoppregeln	Details zur Fallzahlberechnung
Fleming A'Hern	Stichprobe fix	Vorgeplant
Randomisierung	Stichprobe fix	Vorgeplant, hängt von Anzahl Testsubstanzen ab
	Früher Stopp möglich	
Gehan	Maximale Stichprobe unbekannt	Stichprobe von Anzahl Respondern in Stufe I abhängig
Simon/Optimal	Maximale Stichprobe fix	Stichprobe Stufe I so gewählt, dass inaktive Substanz nicht in Stufe II geht
Simon/Minimax	s. Simon/Optimal	Stichprobe maximal soll minimal groß sein
Tan-Machin-STD	s. Simon/Optimal	s. Simon/Optimal
Tan-Machin-DTD	s. Simon/Optimal	s. Simon/Minimax
Bryant-Day Optimal	s. Simon/Optimal	s. Simon/Optimal

Tab. 4-15 p-Wert, Konfidenzintervall und klinische Relevanz an drei fiktiven Beispielen.

p-Wert	Vergleich	Klinische Bedeutung	Konfidenzintervall (Confidence Interval, CI)
Hämoglobin A1 c sinkt um 0,2 % ($p < 0,05$)	Placebo	Wenig relevant, möglich sind auch leichte Steigerungen(!)	-0,8 bis +0,3 (wahrer Wert liegt mit 95 %iger Wahrscheinlichkeit dazwischen)
Hämoglobin A1 c sinkt um 1,4 % ($p < 0,05$)	Placebo	Relevant	-3,0 bis +0,1 (Senkung bei 95 % sehr wahrscheinlich)
Hämoglobin A1 c sinkt um 1,8 % ($p > 0,05$)	Placebo	Relevant, wenn auch nicht signifikant	-3,4 bis +2,0 (hohe Streuung, Fallzahl wahrscheinlich zu klein)

einem Medikament bei 88 %, so benötigt man bei einem Grenzwert von 12 % 569 Patienten, bei einem Grenzwert von 10 % bereits 814 Patienten.

Nichtunterlegenheitsstudien haben Probleme mit der internen Validität. Dies lässt sich kompensieren, indem man eine Placebogruppe einführt, indem man die Studie sehr genau monitoriert, als Vergleichsgruppe einen etablierten Standard verwendet und sicherstellt, dass die Protokollanalyse und die *Intent-to-Treat*-Analyse gleich lautende Ergebnisse zeigen.

Ein Beispiel aus der Gruppe der adaptiven Designs ist der so genannte *Random Walk* (Hall et al. 2005) Dieses Design, von dem der weitere Verlauf, d. h. die Richtung der Randomisierung, abhängt, lässt sich nur dann verwirklichen, wenn der Endpunkt im Einzelfall die Randomisierungsrate »überholt« und ein rascher Datenrücklauf gewährleistet ist. Es handelt sich um eine Sonderform des gruppensequentiellen Designs. Weil pro Block nur zwei, später ein Patient Placebo erhalten, verringert sich die Patientenzahl dramatisch. Hingegen sind in jedem Block vier Patienten mit Verum. Die notwendige Fallzahl wird unter verschiedenen Annahmen durch Simulation geschätzt (Bauer u. Kohne 1994).

Adaptive Studiendesigns aus Sicht der Zulassungsbehörden (CHMP 2006)

Zulassungsbehörden sind grundsätzlich der Auffassung, dass Zwischenanalysen die Integrität einer Studie beschädigen können. Um dies zu verhindern, sollte überlegt werden, ob man eine solche Analyse braucht. Und wenn ja, ob die Zahl dieser Analysen gerechtfertigt ist und ob der Informationsfluss gut beschrieben ist und kontrolliert wird. Die vorzeitige Beendigung einer Studie aufgrund überlegener Wirksamkeit ist besonders kritisch zu sehen, wenn man lediglich die primären Endpunkte ansieht.

Führt man Interimanalysen durch, um das Design zu modifizieren, so sollte immer eine Korrektur des Fehlers erster Art bedacht werden. Insbesondere ist daran zu denken, dass man die Ergebnisse der verschiedenen Phasen einer solchen Studie später kombinieren kann. Ist der Sponsor bei diesen Entscheidungen beteiligt, so kann die Glaubwürdigkeit der Studien leiden.

Obwohl eine spätere Schätzung der Fallzahl möglich ist, so sollte dies nicht die Sorgfalt bei der Planung der Studie ersetzen. Mehr als eine Überprüfung der Fallzahl ist jedoch methodisch fragwürdig, da es darauf hinweist, dass möglicherweise die Indikation nicht recht verstanden wurde.

Ganz wenig akzeptabel ist die Veränderung des primären Endpunkts, insbesondere wenn dies

nach einer Interimanalyse vorgesehen ist, weil beispielsweise einige sekundäre Endpunkte für den Nutzen des Patienten wichtiger zu sein scheinen (Karrison et al. 2003).
Viele adaptive Designs werden gewählt, um bestimmte Behandlungsgruppen beenden zu können. Dies ist möglich, wenn z. B. die Überlegenheit gegenüber Placebo bereits nachgewiesen ist, so dass in den folgenden Phasen der Studien auf den Placeboarm verzichtet werden kann. Gerade aber eine solche Entscheidung könnte dazu führen, dass im Vergleich zur ersten Phase andere Gruppen von Patienten in die Studie aufgenommen werden, weil sich das persönliche Risikoprofil der Patienten aufgrund der neuen Patienteninformation beeinflussen lässt.
Die Kombination einer Studie der Phase II mit einer der Phase III ist prinzipiell möglich, jedoch sollte dies in einem einzigen Studienprotokoll dokumentiert werden.

Aspekte der Systemvalidierung

Bei der Systemvalidierung von Software sollten die folgenden Aspekte berücksichtigt werden (Trespalacios 2006):

- Definition der Notwendigkeiten hinsichtlich der Geschäftsprozesse und Funktionen (Braun et al. 2004)
- Überprüfung, ob das System das Pflichtenheft erfüllt
- Validierung des Entwicklungslebenszyklus des Software-Anbieters
- Validierung der Testmethodik des Anbieters
- Überprüfung des Systems auf seine Auditeignung
- Verifikation der Sicherheit des Systems
- Durchführung eigener Tests
- Zurückhaltung bei der Überprüfung der Validierung des Anbieters
- Validierung des *Change Management*
- Qualifikation der Rechnerumgebung und der Produktinstallation
- Testung in Bezug auf das Pflichtenheft
- Verifikation von Dokumentation und Training

Die entscheidende Frage in der klinischen Forschung ist jedoch, inwieweit die Ergebnisse auf alle Patienten mit dieser Erkrankung angewandt werden können (Rothwell 1995; Charlson u. Horwitz 1984). Als man die Ergebnisse einer großen Studie zur Karotis-Chirurgie und die der Sekundärprävention mit Aspirin eingehend untersuchte, zeigte sich eine große Heterogenität des Therapieeffektes in beiden Studien, auch wenn keine eindeutige Beziehung zwischen dem Risiko zu Beginn der Studie und dem relativen Effekt der Behandlungen herzustellen war (Farrell et al. 1991). Die Anwendung prognostischer Modelle ist nur eine der Möglichkeiten. Eine ähnliche Untersuchung wurde zur externen Validität bei Studien zum akuten Herzinfarkt durchgeführt (Steg et al. 2007). Dabei zeigte sich, dass die in die Studie eingeschlossenen Patienten ein geringeres Risiko hatten als die eigentlich für die Studie geeigneten und dass nicht geeignete Patienten der höchsten Risikokategorie angehörten. Es wäre wichtig, gerade an Patienten mit schlechter Prognose neue Therapien zu erproben.

4.3.3 Finanzen und Ressourcen

Es ist notwendig, vor Beginn einer Studie ein Budget zu erstellen und eine Schätzung der notwendigen Personalressourcen anzustellen. Dies gilt unabhängig davon, ob es sich um einen industriellen oder nicht industriellen Sponsor handelt. Es ist ethisch und wissenschaftlich nicht zu verantworten, wenn eine Studie beendet werden muss, weil die finanziellen Belastungen nicht getragen werden können.
Dabei sind als Risiken für Finanzen und Ressourcen folgende zu nennen:

- Dauer der Studie
- Notwendiges zusätzliches Monitoring
- Eröffnen von zusätzlichen Zentren (da die ursprüngliche Schätzung zu optimistisch war)
- Änderungen im Prüfplan, die meist die Rekrutierung von Patienten erschweren und zu zusätzlichen Kosten führen

Eine Budgeterstellung sollte einmal jährlich auf Jahresbasis und je Projekt, Programm und/oder klinischer Prüfung erfolgen.

Die notwendigen Kostenarten sollten wie folgt unterschieden werden:

- Interne Ressourcen bzw. Kosten dieser Ressourcen
- Externe Ressourcen: Dazu gehören z. B. die Kosten einer CRO oder eines *Advisory Board*.
- Gebühren: Sie werden erhoben von den Bundesbehörden und der Ethikkommission und addieren sich in der Regel auf ca. € 8 000 pro Studie, wenn eine einzige EK involviert ist; jede weitere kostet im Schnitt ca. 1 000 € zusätzlich, hinzukommen noch Gebühren für die Nachmeldung von Prüfstellen und die Meldung von SUSARs (bis zu 5,000 € pro Studie und EK).
- Prüfarzthonorare: Hierbei sollten die Ziffern der GOÄ zur Berechnung herangezogen werden, wobei bis zum 3,5-fachen Satz bei persönlichen und bis zum 2,3-fachen Satz bei technischen Leistungen ausgegangen werden kann. Werden Leistungen dort nicht erfasst, so kann entweder die notwendige Zeit oder eine vergleichbare Leistung herangezogen werden, etwa für die Durchführung des Aufklärungs- und Informationsgesprächs mit entsprechender Dokumentation. Man muss davon ausgehen, dass Prüfarzthonorare während einer Studie stabil sind, es sei denn, der Prüfplan wird so geändert, dass zusätzliche Leistungen erbracht werden müssen. Grundsätzlich sollten die Honorare jedoch nicht verändert werden.
- Kosten anderer Teilnehmer: Es müssen hier Leistungen für die Study-Nurse, aber auch Reisekosten für teilnehmende Patienten berücksichtigt werden. In der Regel bietet man dem Patienten pro Visite pauschal zwischen € 20 und € 80 als Reisekosten an, da alles andere zu aufwändigen Verrechnungen führt; anders ist es bei klinisch-pharmakologischen Untersuchungen, wo der Patient für Tage hospitalisiert wird, so dass weitere Kosten hinzu kommen.
- Prüfmuster: Sie sind seit der 14. AMG-Novelle nicht mehr aufwändig zu beschriften, insofern es sich um eine Phase-IV-Studie handelt. Kommt eine Verblindung hinzu, so müssen komplexe Vorschriften beachtet werden (s. Abschnitt GMP, S. 22), so dass die Kosten für Prüfmuster zwischen 10 und 20% der Gesamtsumme ausmachen können. Das gilt insbesondere, wenn es sich um teure Substanzen wie z. B. monoklonale Antikörper handelt. Prüfmuster müssen nicht in jedem Fall kostenlos abgegeben werden. Wenn beispielsweise in einer Vergleichsstudie in der Onkologie ein zugelassenes Vergleichspräparat verwendet wird, so kann bei nicht kommerziellen Studien nach Rücksprache mit dem Gemeinsamen Bundesausschuss die Krankenkasse diese Kosten übernehmen. Zu beachten ist die Definition der Prüfpräparate. Enthält der Studientitel etwa einen »Vergleich« der Dreier- mit einer Zweierkombination, so sind alle genannten Präparate auch Prüfpräparate. Wird lediglich vom zusätzlichen Effekt des »dritten« Präparats (etwa im Vergleich mit Placebo) gesprochen, so ist nur dieses Präparat (und das zugehörige Placebo) ein Prüfpräparat.

Bei der Planung der Prüfpräparatanzahl sind die folgenden Aspekte zu berücksichtigen (Hamilton 2000):

- **Monozentrische vs. multizentrische vs. multinationale Studie:** Je mehr Zentren und Länder involviert sind, desto mehr muss damit gerechnet werden, dass es an einer Stelle zu viele Prüfmuster gibt, an anderer Stelle Mängel auftreten. Dies lässt sich teilweise durch mehrsprachige Etiketten kompensieren. Auch der Transport in die Zentren ist zu bedenken, wobei entweder Prüfmuster abgerufen und sofort versandt werden oder kleine Zwischenlager auch an der Prüfstelle bestehen, auf die bei neuen Patienten zugegriffen wird. Komplex wird dies vor allem bei zentraler Randomisierung und bei Arzneimitteln, die nicht einfach von einer zur anderen Prüfstelle transferiert werden können. Ein Überschuss von mindestens 20 % ist sinnvoll, zur Vermeidung von Problemen genügen meist 30 % (Coull et al. 2004).

- **Haltbarkeit der Prüfmuster und Vorschriften zur Aufbewahrung:** Prüfmuster erhalten ein Haltbarkeitsdatum, das jedoch prinzipiell verlängert werden kann, wenn entsprechende Daten generiert werden. Es ist darauf zu achten, dass die zu Beginn verwendete Prüfmustercharge bis zum Ende der Prüfung haltbar ist. Wenn nicht, so muss geplant werden, ab welchem Patienten spätestens (Zeitpunkt!) eine neue Charge mit längerer Haltbarkeit eingesetzt werden muss. Obgleich möglich, ist ein Rückruf und Austausch von Prüfmustern teuer und komplex. Bezüglich der Haltbarkeit ist darauf zu achten, dass bei den Bedingungen die Möglichkeiten ausgeschöpft werden, auch bezüglich der unterschiedlichen Klimazonen. Ist ein Präparat bei Raumtemperatur aufbewahrungsfähig, sollte keine Temperaturgrenze, z. B. 25 °C, angegeben werden, da dies dann auch verifiziert werden müsste.
- **Vergleichspräparate:** Bei nationalen Studien, aber auch bei Studien in EU-Ländern, besteht kein Problem beim Import oder Export. Bei Einbeziehung anderer nicht EU-Länder sind Zeit, Kosten und möglicherweise Komplikationen möglich. Auch eine große Menge an Vergleichspräparaten eines anderen Herstellers kann zum Problem werden, wenn diese nicht auf dem normalen Apotheken- oder Großhandelsmarkt besorgt werden kann, so dass der andere Hersteller direkt angegangen werden muss. Eine Verpflichtung, Präparate an einen Sponsor zu liefern, besteht nicht. Daher sollte man möglichst einen Beschaffungsplan bei großen Studien vorsehen.
- **Vernichtung von Prüfpräparaten:** Grundsätzlich ist ein »geschlossener Kreislauf« zu empfehlen. Die die Prüfmuster versendende Stelle sollte die Restmuster auch zur Vernichtung zurückerhalten. Handelt es sich um Betäubungsmittel, so sind die Zulassungskriterien für eine solche Stelle sehr hoch. Keinesfalls sollte man den einzelnen Prüfzentren die Vernichtung überlassen.
- **Externe Logistik:** Es entstehen die Kosten eines Zentrallabors sowie der dazu notwendigen Transporte.
- **Verwaltungskosten:** Für die Kliniken gilt das Sozialgesetzbuch V., so dass alle über die klinische Prüfung hinaus gehenden Kosten vom Sponsor zu tragen sind. Das beinhaltet den gesamten Satz (wenn nicht per DRG geregelt), sofern die Hospitalisierung von Patienten gegenüber der Standardbehandlung verlängert wird.

Ein erstelltes Budget erfordert die regelmäßige Kontrolle. Die Kontrollintervalle sollten nicht zu häufig, jedoch mindestens einmal im Quartal durchgeführt werden, inklusive einer Schätzung der notwendigen Rückstellungen. Eine monatliche Kostenkontrolle empfiehlt sich für Studien, die mit der Rekrutierungsphase weniger als ein Jahr dauern.

Die vorhandenen Ressourcen und Arbeitskräfte sollten ebenfalls regelmäßig kontrolliert werden. Oft stellt es sich heraus, dass die Planung zu optimistisch war, die Ressourcen nicht ausreichen und Überstunden geleistet werden müssen. Technisch hat sich der Einsatz des *Full Time Equivalent* (FTE) als hilfreich herausgestellt. Hier wird nicht von einer Person, sondern von Einheiten an Arbeitskraft ausgegangen. Eine solche FTE kann sich auch aus Beiträgen mehrere Einzelpersonen zusammensetzen, die alle an einer Studie arbeiten.

Um dies zu kontrollieren, ist ein Zeitaufschreibungssystem nach Programm bzw. nach Studie notwendig. Wenn kein *Enterprise-Ressource-Planning*-System (ERP) wie SAP zur Verfügung steht, so reicht eine einfache Dokumentation durch z. B. Excel aus. Dies ist jeweils regelmäßig mit den geplanten Ressourcen in Bezug zu setzen, um frühzeitig Überschreitungen des Ressourcenbudgets feststellen zu können.

Die Problematik von Finanzen und Ressourcen trifft besonders bei nicht kommerziellen Studien zu. Um deren Unterfinanzierung zu vermeiden, ist eine strikte Planung notwendig. Bei diesen IIT (*Investigator-initiated Trials*; auch IST, *Investigator-sponsored Trials*) sollten keine Prüfarzthonorare anfallen, da der Prüfarzt meist selbst Sponsor oder Teil der Sponsororganisation ist. Eine Finanzierungslücke sollte keinesfalls zu Beginn des IIT geduldet werden, da sie später schwer zu schließen ist und gegebenenfalls andere Drittmittel dazu verwendet werden, was im Grunde kein zulässiges Verfahren sein kann.

4.3.4 Juristische und regulatorische Aspekte

Die juristischen Aspekte, soweit sie das Arzneimittelgesetz und die GCP-Verordnung betreffen, sind ausführlich an anderer Stelle beschrieben. Hier wird auf spezielle Aspekte bei der Planung von Studien eingegangen (Tab. 4-16 u. 4-17).

Klinische Forschung wird meist mit Kooperationspartnern gemacht, so dass Verträge ein Muss sind. Die wichtigsten Verträge bei Studien nach dem Arzneimittelgesetz sind diejenigen zwischen Prüfer und Sponsor. Dies ist solange einfach, wie Leistung und Gegenleistung klar beschrieben sind und der Prüfer selbstständig als Vertragspartner handeln kann. Kann er das nicht, etwa weil er Angestellter eines öffentlichen Krankenhauses ist, muss die Unterschrift der zuständigen Verwaltung eingeholt werden. Auch dürfen die Zahlungen nur auf das Drittmittelkonto der Klinik erfolgen. Wird die Abwicklung von Studien über abhängige, aber rechtlich anders konstruierte Studienzentralen gemacht, so ist zu berücksichtigen, dass diese wiederum vertraglich eingebunden sind und dass ihre Haftung ausreichend gestaltet ist, was bei einer GmbH ein Problem sein kann.

Die Vorschriften des Arzneimittelgesetzes sind in der Regel strafbewehrt, zum Teil werden Verstöße dagegen auch als Ordnungswidrigkeiten geahndet. Ähnliches gilt für das Datenschutzgesetz bzw. die Datenschutzgesetze der Bundesländer.

Tab. 4-16 Rechtliche Anforderungen vor Beginn der klinischen Prüfung.

Titel	Aktivität	Bemerkung
Benennung des Leiters der klinischen Prüfung (LKP)	Auswahl und Überprüfung ist Voraussetzung (2 Jahre Erfahrung mit klinischen Prüfungen)	Dadurch ist die zuständige EK bestimmbar; keine weiteren rechtlich relevanten Funktionen außer bei Studien vor 12. AMG-Novelle
Positives Votum der Ethikkommission (EK) des LKP	Zusendung der Unterlagen sowie Versand an alle beratenden EK	Gleichzeitig
Vertrag mit Prüfstelle	Vertragsverhandlungen	Cave: diverse Universitätskliniken!
Probandenversicherung	Nennung der Studie (wenn nicht Pauschalvertrag mit Patientenzahlen Ende Kalenderjahr)	Rahmenvertrag sinnvoll, möglichst für alle Studientypen und Substanzklassen; häufig jedoch Einzeldiskussionen insbes. bei Langzeitstudien
Meldung bei regionaler Überwachungsbehörde	Serienbrief	Abmeldung nach Studienende nicht vergessen
Positives Votum der Bundesoberbehörde (BOB)	Zusendung der Unterlagen (Clinical Trial Application, CTA)	Parallel mit EK; bei Diskrepanzen und Mängeln diese ausräumen, bis Prüfgenehmigung vorliegt
Genehmigung durch Bundesamt für Strahlenschutz (BfS)	Formulare im Internet, herunterladen, ausfüllen	Nur bei Anwendung ionisierender Strahlung über Standardverwendung hinaus; Ausnahmen bei bestimmten Verfahren der Onkologie (RECIST); kann 6 Monate dauern
Meldung der Prüfer	An Aufsichtsbehörde (nicht an BOB)	Nur für Studien ab 15. AMG-Novelle

Tab. 4-17 Informationen zum Antrag bei Bundesoberbehörde (BOB) und Ethikkommission (EK).

EK	BOB	Titel	Bemerkung
X	X	Bestätigung EUDRACT-Nummer	
X	X	Begleitbrief	
X	X	Antragsformular	
X	X	CD mit XML-Datei des Antrags	
X	X	Prüfplan mit allen Amendments	Version, Datum!
X	X	Investigator's Brochure	Version, Datum!
	X	Investigational Medicinal Product Dossier (IMPD)	Version, Datum!
	X	Fachinformation	Bei in der EU zugelassenen Produkten (statt IMPD)
	X	Liste der in die Studie einbezogenen Competent Authorities	Länder!
X	X	Kopien der vorhandenen EK-Voten	Aus anderen Ländern!
X	X	Autorisierungsbrief des Sponsors	Wenn Antragsteller und Sponsor nicht identisch sind
X	X	Autorisierung für die Verwendung genetisch veränderter Organismen	Bei Bedarf
	X	Patienteneinwilligungserklärung	
	X	Patientenaufklärungsbogen	
X		Informationen zur Patientenrekrutierung	Nur EK
X		Kurzfassung Prüfplan in Landessprache	Nur EK (ca. 1–2 Seiten)
X	X	Liste aller aktiven Studien mit diesem IMP	
X	X	Nutzen-Risiko-Bewertung für die Studie	
X	X	Studien zur viralen Sicherheit	Nur bei biologischen Substanzen
X	X	Kennzeichnungsbeispiel	In Landessprache
	X	Genehmigung durch Bundesamt für Strahlenschutz	Wenn ionisierende Strahlen angewandt werden
	X	BSE-Zertifikat (Freiheit von BSE-Erregern)	Wenn nötig
X	X	GMP-Status	
X	X	Kopie der Autorisierung des Herstellers	
X	X	Deklaration über Qualified Person	Datiert
X		Kopie der Autorisierung des Importeurs	Wenn nötig
X		Analysenzertifikat	Nur wenn Unreinheiten entgegen Spezifikation aufgetreten sind
	X	Qualität Prüfstelle	
	X	Lebenslauf des LKP	
	X	Lebenslauf jedes Prüfers	
	X	Information über nicht ärztliches Personal an Prüfstelle	
	X	Information über Kontaktstelle bei BOB (für Patienten)	
	X	Probandenversicherung	
	X	Haftung Sponsor/Prüfer, z. B. Haftpflichtversicherung	
	X	Zahlungen an Versuchspersonen	
	X	Vertrag zwischen Sponsor und Prüfer	Nur Muster notwendig
	X	Vertrag zwischen Prüfern und Prüfstellen	Datiert (nur wenn ein solches Verhältnis besteht)

GMP = Good Manufacturing Practice; IMP = Investigational Medicinal Products; LKP = Leiter der klinischen Prüfung

Nutzen-Risiko-Bewertung

Nutzen ist der erwiesene Vorteil eines Arzneimittels auch und einschließlich der subjektiven Bewertung durch den Patienten. Risiko ist die Wahrscheinlichkeit, dass ein Schaden entsteht. Nutzen und Risiko sind Begriffe zur Bewertung, die eine Abwägung darstellen. Daher ist auch der Begriff der Nutzen-Risiko-»Ratio« nicht so gut wie der der Nutzen-Risiko-Abwägung.
Es gibt verschiedene Modelle der Nutzen-Risiko-Abwägung. Ein Sonderfall ist die Situation vor der erstmaligen Gabe der Substanz an Menschen. Hierbei muss vor allem auf die toxikologischen Daten zurückgegriffen werden. Daneben aber muss der zu erwartende Nutzen abschätzbar sein. Existieren therapeutische Alternativen bereits, so ist an diese Abwägung ein besonders hoher Anspruch zu stellen. Auch Ergebnisse von Tiermodellen, wenn sie bereits klinisch validiert sind, können herangezogen werden. Dennoch ist bei der Phase I, mit Ausnahme der möglicherweise schon therapeutischen Phase I etwa in der Onkologie, in erster Linie die Risikofrage zu stellen. Dies gilt im Übrigen auch für alle späteren Studien, wenn der Patient aufgrund der Dauer der Anwendung, der Dosierung oder anderer Umstände eigentlich ein klinisch-pharmakologisches Experiment an sich durchführen lässt. Der *Council for International Organizations of Medical Sciences* (CIOMS) hat dafür das *Principle of Three* in die Diskussion eingeführt (CHMP 2007). Hierbei werden die drei Parameter Schwere der Erkrankung, Dauer und Häufigkeit der Erkrankung mit hoch, mittel oder niedrig eingestuft.
Ein weiteres Modell ist TURBO (*Transparent Uniform Risk Benefit Overview*). Der Risikofaktor R wird dabei aus der medizinisch schwerwiegendsten Nebenwirkung (auf einer Skala von 1–5) sowie der zweitwichtigsten oder häufigsten Nebenwirkung (auf einer Skala von 1–2) addiert; der Nutzenfaktor B wird ähnlich aus dem wichtigsten und zweitwichtigsten Nutzen für den Patienten errechnet.

Beachtung hat auch ein Modell der *Multi Criteria Decision Analysis* (MCDA) gefunden, bei dem auch Risiko- und Nutzenkriterien bewertet werden, die gewichtet werden. Zusätzliche Kriterien lassen sich leicht einführen. Auch Sensitivitätsanalysen kann man mit dieser Methode durchführen. Nachteilig ist die Linearität des Ansatzes, der keine Wahrscheinlichkeiten einbezieht, sowie die Notwendigkeit, für jede Indikation ein neues Modell zu konzipieren.
Für einzelne klinische Prüfungen lassen sich die Konzepte von *Number Needed to Treat* (NNT) bzw. *Number Needed to Harm* (NNH) verwenden. Zusätzlich hat man die Parameter NNTu (*Unqualified Success*) eingeführt, d.h. ein Erfolg ohne Nebenwirkungen, sowie NNHu (*Unmitigated Failure*), die Zahl der Therapieversagen, die von klinisch relevanten Nebenwirkungen begleitet waren.
Bei der Nutzen-Risiko-Bewertung ist zu beachten:

- Für jede Indikation braucht man eine gesonderte Nutzen-Risiko-Bewertung.
- Alle Daten sollten bei dieser Abwägung berücksichtigt werden.
- Die Erkrankungen und ihr natürlicher Verlauf sollten mit in die Überlegung einbezogen werden.
- Die Nutzen-Risiko-Abwägung ist ein relatives Konzept, da die zu erprobende Therapie sich mit alternativen Therapieoptionen, Placebo oder keiner Behandlung vergleichen muss.
- Die Nutzen-Risiko-Abwägung ist dynamisch und entwickelt sich über die Phasen der Arzneimittelentwicklung.

Die ethischen Herausforderungen bei diesen Abwägungen sollen in einigen Beispielen erklärt werden:

- Eine bestimmte Therapieform heilt 50 % der behandelten Patienten, geht aber mit einer Mortalität von 0,1 % einher.
- Eine bestimmte Therapieform rettet 1 von 1 000 Patienten das Leben, verursacht aber bei allen Impotenz.

- Statine reduzieren das Risiko koronarer Herzerkrankungen, jedoch erhöht sich mit ihnen das Risiko einer seltenen tödlichen Muskelerkrankung.

Weder in der Literatur noch über die Zulassungsbehörden gibt es eine feste Liste von Nutzen und Risiko-Kriterien. Orientierung bietet ICH, das CDER *Clinical Review Template* der FDA und der CHMP *Guidance on the Assessment Report*.
Beim Nutzen sind für jede Studie die folgenden Punkte zu bedenken:

- Wirksamkeit im primären Endpunkt im Vergleich zur Kontrollgruppe und deren klinische Bedeutung
- Statistische Signifikanz der Wirksamkeitsergebnisse
- Klinische Relevanz der primären Endpunkte
- Repräsentativität der Studienpopulation im Vergleich zur in der Indikation ausgewiesenen Population
- Evidenz für wirksamkeitsrelevanten Untergruppen, z. B. Kinder oder ältere Menschen
- Design, Durchführung und statistische Aussagekraft der Studie
- Bestätigung der Behandlungsergebnisse durch die Ergebnisse der sekundären Endpunkte
- Bestätigung der Wirksamkeit durch die Ergebnisse anderer, nicht pivotaler Studien
- Voraussichtliche Compliance und Adhärenz (Einnahmetreue) der Patienten
- Konsistenz der Ergebnisse in den verschiedenen Zulassungsstudien

Surrogat-Endpunkte in der Onkologie

Die hohen Kosten der Entwicklung von Arzneimitteln (über eine Milliarde US-Dollar) sowie die hohen Kosten bei der Anwendung in nicht differenzierten Patientengruppen machen es notwendig, Patientengruppen, die von solchen Arzneimitteln profitieren, durch die Bestimmung geeigneter Parameter frühzeitig zu definieren (Keloff u. Sigman 2005). Dies gilt in der kurativen wie in der prophylaktischen Medizin. Surrogat-Endpunkte sind definiert als Laborparameter oder klinische Zeichen, die das Befinden, die Funktion oder das Überleben von Patienten vorhersagen können. Veränderungen eines solchen Endpunktes deuten auf Änderungen eines klinisch relevanten Endpunktes hin. Klinische Korrelate sind meist von der Reaktion des Tumors abgeleitet oder Ergebnisse bildgebender Verfahren. Biomarker sind zum Beispiel DFS (*Disease Free Survival*) bei Ovarialtumor, PSA (*Prostate Specific Antigen*) bei Prostata-Karzinom oder CEA (*Carcinoembryonic Antigen*) bei Darmtumoren. Zu den prädiktiven Biomarkern gehören die Wirkung auf ein molekulares Ziel, bildgebende Verfahren zu Anatomie und Funktion, Biomarker der Proliferation, Apoptose oder Differenzierung. Zur Validität gehören die folgenden Kriterien:

- Korrelation zum biologischen Mechanismus der neoplastischen Progression
- Biomarker mit ausreichend empfindlicher Bestimmung, Spezifität und Genauigkeit
- Klinisch einfache Messung des Biomarkers

Um die Validität von Biomarkern nachzuweisen, wird empfohlen, Surrogat-Endpunkte in alle klinischen Studien einzubeziehen und, wenn möglich, auch abgeschlossene Studien bezüglich der Korrelation des Biomarkers mit den klinischen Befunden zu untersuchen.

Regulatorische Aspekte von Surrogat-Endpunkten

Biomarker können in verschiedenen Stadien der Arzneimittelentwicklung eine Rolle spielen und eine positive Auswahl geeigneter Patienten ermöglichen. Außerdem erlauben sie oft, die zu überprüfenden Dosierungen zu bestimmen, später eventuell einen diagnostischen Test zur Auswahl geeigneter Patienten zu entwickeln (Lesko 2007).
Bei klinischen Prüfungen mit Antidepressiva wurde mithilfe einer Metaanalyse festgestellt,

dass 171 neuropsychologische Tests verwendet und 35 Biomarker mehr als fünfmal eingesetzt wurden. Dennoch stellte sich heraus, dass die beste Vorhersage durch EEG (Elektroenzephalografie), REM (*Rapid Eye Movements*) auf Dauer und *Flicker Tests* gemacht wurde. Bekannte Biomarker sind u. a.:

- Physiologie: Blutdruck, Cholesterin
- Pharmakokinetik: Blutkonzentration des Wirkstoffs
- Pharmakodynamik: INR bei Thromboserisiko
- Biochemie: Serum-TSH bei Schilddrüsenunterfunktion
- Pharmakogenetik: UGT1A1*28 bei Neutropenie

Sehr erfolgreich war die Validierung bei Arzneimitteln gegen Humanes Immundefizienz-Virus (HIV). Die CD4-Zellzahl und die HIV-Plasma-RNA sind mittlerweile etabliert.

Im Gegensatz dazu zeigte sich bei der Entwicklung von Gefitinib, dass die Reduktion der Tumorgröße nicht mit dem Überleben korreliert war.

Daher sollten bei der Entwicklung von Biomarkern die bereits aus der Diagnostikentwicklung bekannten Parameter Sensitivität, Spezifität und Reproduzierbarkeit sowie der positive und der negative Vorhersagewert herangezogen werden.

Bei den Risiken sind die folgenden Aspekte zu berücksichtigen:

- Häufigkeit der Nebenwirkung
- Häufigkeit der schwerwiegenden Nebenwirkungen
- Reversibilität der Nebenwirkung
- *Drop-out*-Rate in Folge von Nebenwirkungen
- Interaktion mit anderen Arzneimitteln und mit Nahrungsmitteln
- Sicherheit in Untergruppen (alte Menschen, Rassen, Männer vs. Frauen)

Potential für nicht bestimmungsgemäßen Gebrauch und daraus folgende Sicherheitsrisiken:

- Potential für zusätzliche Risiken, die präklinisch beobachtet, aber in Studien bisher nicht beobachtet wurden
- Potential für Sicherheitsrisiken, die bei dieser Substanz nicht, aber bei Vertretern der gleichen Substanzklasse bereits gefunden wurden

Ein Modell für die Nutzen-Risiko-Bewertung sollte die folgenden Kriterien erfüllen:

- Daten des Zulassungsdossiers berücksichtigt
- Keine zusätzlichen Quelldaten oder Metaanalysendaten nötig
- Ähnlicher Aufbau wie die Nutzen-Wirksamkeits-Bewertungen der Zulassungsbehörden
- Nutzbar zur Zulassung und nach der Zulassung
- Anwendbar für alle Arten von Arzneimitteln einschließlich Vakzinen
- Kann validiert werden

Bezüglich der Einverständniserklärung der Patienten sind besondere Situationen zu berücksichtigen (Appelbaum u. Grisso 1988). So ist vor allem wichtig zu wissen, ob die Person voraussichtlich in der Lage sein wird, Wesen, Bedeutung und Tragweite der klinischen Prüfung zu erfassen. Hierbei wurden verschiedene Tests entwickelt, die helfen können, seine Fähigkeiten zu erkennen.

- Kann der Patient seine Entscheidungen mitteilen? Bei manchen Erkrankungen (z. B. Demenz), aber auch in einigen reversiblen Zuständen (z. B. epileptischer Anfall) ist das für den Kranken nicht möglich. Testen lässt sich dies leicht, indem man die Person Sätze wiederholen lässt.
- Kann der Patient relevante Information verstehen? Hierfür benötigt er ein intaktes Gedächtnis für Wortfolgen und die Abschätzung von Wahrscheinlichkeiten. Daher sollte man den Patienten auffordern, das Gesagte in seinen eigenen Worten zu wiederholen. Auch kann man fragen, inwieweit sie den Vorgang des Einholens des Einverständnisses tatsächlich verstanden haben.

- Kann der Patient die Situation und die möglichen Folgen erfassen? Hierzu gehört, dass der Patient wahrscheinliche Konsequenzen einordnen kann. Um dies zu überprüfen, spricht man mit dem Patienten detailliert über seine Erkrankung, die Prognose und mögliche Therapien. Die Gedanken des Patienten dazu werden im Gespräch zutage gefördert.
- Kann der Patient mit der Information rational umgehen? Das würde bedeuten, dass er verschiedene Informationen gewichten kann, um zu einer Entscheidung zu kommen. Dies kann gestört sein bei Psychosen, Delirium, Demenz, extremer Phobie, Depression oder Wut. Herausfinden lässt sich dies, indem man den Patienten nach seinem Entscheidungsweg befragt und überprüft, ob er einer rationalen Denkweise gefolgt ist.

Es ist möglich, dass kein eindeutiges Bild entsteht. Die Fähigkeiten können sich täglich oder noch öfter anders darstellen. Es ist die Aufgabe des Arztes herauszufinden, ob der Patient die Entscheidungskompetenz noch besitzt. Es wurde auch vorgeschlagen, in bestimmten Fällen einen von der Studie unabhängigen zweiten Arzt mit dieser Abschätzung zu beauftragen. Dieser kann zwar möglicherweise objektiver sein, verfügt aber meist über weniger Information zur Beurteilung als der Arzt, der den Patienten schon länger kennt.

Im Falle von mangelnder Kooperation eines Patienten sollte man, insbesondere in Notfallsituationen, davon ausgehen, dass der Patient in dem Moment keine ausreichende Entscheidungskompetenz hat. Seit der 15. AMG-Novelle ist eine mündliche Einwilligung unter Zeugen möglich, wenn der Patient nicht mehr schreiben kann.

Wichtige Aspekte

Die Planung einer klinischen Prüfung muss gleichermaßen Inhalte, Statistik, Finanzen und regulatorische und juristische Aspekte berücksichtigen.

Die häufigsten Stolpersteine bei der Planung sind: ungenügende Rationale (Begründung für die Studie; führt zu Zurückweisung bei BOB und EK), falsche Einschätzung der Bereitschaft des Patienten zur Studienteilnahme, optimistische (und somit sparsame) Statistik, v.a. bezüglich der Fallzahl, Mangel an Reserven finanzieller Art für den Fall einer langsameren Rekrutierung und somit erhöhter Monitoringkosten sowie mangelndes Qualitätsbewusstsein und eine hohe Anzahl von Prüfplanverletzungen.

4.4 Durchführung

Bei der Realisierung einer klinischen Prüfung treten erwartungsgemäß die meisten Probleme

Tab. 4-18 Fehler beim Ausfüllen des CRF und ihre Vermeidung.

Fehler	Vermeidungsstrategie
Nicht ausgefüllte Felder	Vom Arzt auszufüllende Fehler farblich unterlegen, im eCRF Plausibilität und Vollständigkeit vorprogrammieren (cave: Datenfluss wird dadurch langsamer!)
Begleitdiagnose fehlt	Monitoring und Quelldatenvergleich optimieren
Begleittherapie fehlt	Monitoring; Gestaltung Dokumentation Visiten übergreifend, gegebenenfalls Plausibilitätsprüfung von Diagnose/Therapie
Unleserliche Freitexte	Freitexte vermeiden; möglichst bei Zulassungsstudien alles auf Englisch dokumentieren (elektronisches Wörterbuch)
Fehlen von schwerwiegenden unerwünschten Ereignissen	Anforderung: primär im CRF, erst danach in Patientenakte; SAE-Faxformular bereitstellen
Implausible Einträge	Monitoring, bei EDC Hintergrund-programmierte Checks

(e)CRF = (electronic) Case Record Form; EDC = Electronic Data Capture; SAE = Serious Adverse Event

auf. Daher ist es notwendig, bereits bei der Planung die möglichen Risiken zu berücksichtigen und »Notfallplanungen« zu erstellen. Bei der Durchführung ist es ferner wichtig, dass Gegenmaßnahmen bei Problemen so früh wie möglich getroffen werden. Ein *Wait and See* ist nicht sinnvoll (Tab. 4-18).
Die folgenden Aktivitäten sind bei der Durchführung zu berücksichtigen.

4.4.1 Präinitiierung

Die Präinitiierung ist der Besuch, bevor die eigentliche Initiierung und damit die Studie beginnen können. Eine Präinitiierung eines Zentrums kann durch einen Besuch oder auf indirektem Wege erfolgen. Letzterer ist dann möglich, wenn das Zentrum bereits gut bekannt ist und ein Prüfertreffen stattgefunden hat. Bei einem solchen Treffen können beispielsweise alle essentiellen Dokumente vom Prüfer unterschrieben und sogleich eingesammelt werden. Bei der Präinitiierung soll das Zentrum dahingehend überprüft werden, ob es bereit und in der Lage ist, die klinische Prüfung durchzuführen. Hierbei ist vor allem zu berücksichtigen, ob die dortigen Ressourcen ausreichend vorhanden sind (Urlaubsplanung!). Die notwendigen technischen Untersuchungen sollten durchgeführt werden können und das Zentrum muss über ausreichend Patienten verfügen bzw. Patienten auf anderem Wege gewinnen können. Es wird erwartet, dass sich der Leiter des Zentrums, ob Klinik oder Praxis, Zeit für die Präinitiierung nimmt. Ist dies nicht der Fall, liegt der Schluss nahe, das die klinische Prüfung an diesem Zentrum suboptimal ablaufen wird. Ferner ist wichtig, das gesamte Team kennenzulernen (kann in der Klinik etwas schwierig sein), um die Interaktionen der Teammitglieder überprüfen zu können. Eine Präinitiierung kann entfallen, wenn mit einem Zentrum bereits zusammengearbeitet wurde, gute Arbeit geleistet wurde und keine Qualitätsprobleme aufgetreten sind. Voraussetzung ist eine vorliegende Dokumentation hierüber. Keinesfalls sollte versucht werden, die Präinitiierung komplett auf ein Prüfarzttreffen (*Investigator Meeting*) zu verschieben, da dort in der Regel diejenigen Personen erscheinen, die schließlich mit der klinischen Prüfung selbst wenig zu tun haben. Besonders wichtig ist die Präinitiierung bei Studien, bei denen der Prüfer auf die Kooperation mit anderen an der Prüfung beteiligten angewiesen ist, etwa mit Fachkollegen (z. B. Radiologen) oder mit Kollegen innerhalb des gleichen Hauses (Chirurgen, Onkologen bei onkologischen Studien). Deutet sich an, dass dort Kooperationsprobleme bestehen, so sollten sie bei der Präinitiierung angesprochen und gegebenenfalls weitgehend ausgeräumt werden.

4.4.2 Initiierung

Für die Initiierung müssen die entsprechenden Unterlagen für den Beginn der klinischen Prüfung vorhanden sein. Hier sollte erwähnt werden, dass bereits bei der Präinitiierung bei einer bekannten Prüfstelle alle Unterlagen vorhanden sein könnten, so dass die Initiierung lediglich durch die Freigabe und den folgenden Versand der Prüfmuster definiert ist. Da häufig aber aufgrund der nicht berechenbaren Beratungszeiten von Ethikkommissionen und Bundesoberbehörde zwischen Präinitiierung und Initiierung ein Zeitraum von mehreren Monaten besteht, empfiehlt es sich, die Initiierung physisch vorzunehmen, so dass das Team nochmals in die Studie eingeführt wird und ein *Dry Run* erfolgen kann. Wenn nicht vorher erledigt, sollten die folgenden Unterlagen bei der Initiierung bereitstehen:

- Unterschriebener Vertrag
- Unterschriebene Protokolle (bei Hauptprüfer)
- Liste der an der Prüfung teilnehmenden Personen, auch des nicht ärztlichen Personals
- Dokumentierte Überlegungen, wie Patienten in die Studie aufgenommen werden könnten

Die Initiierung kann auch so terminiert werden, dass bei der Initiierung nach Versand der Prüfmuster der erste Patient in Studie aufgenommen wird und der Monitor ihn an diesem Tag in der Studie »begleitet«. Dies hat den Vorteil, dass Prüfzentren, vor allem bei komplexen Studien, die Anfangsschwelle leichter überwinden können.

4.4.3 Monitoring

Das »klassische« Monitoring war vorwiegend eine, durch physische Besuche definierte Überprüfung der Quelldaten mit den Daten im Papier (Prüfbogen). Mit der Einführung von *Electronic Data Capture* (EDC) wird dies einerseits komplexer (mehr Technik) und doch einfacher, wenn direkt und zeitnah in EDC eingegeben wird. *Source Data Verification* (SDV, Quelldatenvergleich) wird auch dann einfacher, wenn bereits vorher definiert ist, ob die Quelldaten elektronisch erfasst werden und welche Quelle ein bestimmtes Datenfeld hat. Dies sollte im Prüfplan geschehen. Wenn das nicht möglich ist, so sollte eine spezielle Vereinbarung aufgesetzt werden, in der für jeden Parameter festgelegt wird, was als Datenquelle anzusehen ist.

Das Monitoring dient nicht nur der Überprüfung der Prüfbögen (dies kann bei EDC auch elektronisch von zu Hause erfolgen). Sie wird auch verwendet für die Überprüfung der weiter bestehenden Eignung von Prüfzentren und Personal sowie für die Besprechung von Problemen z. B. bei der Aufnahme von Patienten. Es gibt keine Regel, wie häufig Monitoringbesuche stattfinden sollen. Es empfiehlt sich jedoch, einen Monitoringbesuch nach dem ersten Patientenbesuch durchzuführen. Bei hohem Patientenaufkommen (mehr als 10 Patienten pro Monat) sollte nach drei bis fünf Patienten bereits der zweite Besuch durchgeführt werden. Ist die Qualität ausreichend, so können die Monitoringbesuche seltener erfolgen, insbesondere dann, wenn es sich um eine Langzeitstudie handelt. Grundsätzlich aber sollte ein Monitoringbesuch vom Intervall nicht länger sein als das doppelte des Intervalls der Patientenvisiten. Kommen bei Kurzzeitanwendungen keine neuen Patienten in die Studie, so kann der Monitoringbesuch durch einen Telefonkontakt ersetzt werden. Monitoringbesuche bei Zentren, die keine Patienten einschließen, sind wenig sinnvoll und dienen, trotz eventueller gegenteiliger Beteuerung, nicht der Motivation. Im Übrigen ist es sinnvoll, bereits bei der Präinitiierung darauf hinzuweisen, dass bei Nichteinschluss von Patienten innerhalb eines bestimmten Intervalls – bewährt haben sich 2 Monate – das Zentrum ohne größeren Aufwand wieder geschlossen wird.

Auch das Überprüfen der Datenqualität mit statistischen Mitteln soll hier erwähnt werden (Al-Marzouki et al. 2005). Mit einer geeigneten Methode sollte getestet werden, ob bestimmte Ziffern besonders häufig vorkommen. Mithilfe einer weiteren kann man Mittelwerte und Varianz der Baseline-Werte zwischen den Gruppen vergleichen. Treten hierbei große Unterschiede auf, so ist eine effektive Randomisierung wohl nicht erfolgt.

Besprechungen müssen gut vorbereitet werden, indem man für jeden Tagesordnungspunkt ein Ziel festgelegt (Kammerer 2005). Alle Ziele müssen konkret formuliert werden, realistisch sein, und ihre Ergebnisse muss man überprüfen können. Ein unscharfes Ziel – z. B. Rekrutierung verbessern – lässt sich leichter umsetzen, wenn man eine Vorgabe macht: In den kommenden zwei Wochen drei neue Patienten aufnehmen. Trifft der Monitor den Prüfer, so muss von beiden Seiten zunächst überprüft werden, wie viel Zeit vorhanden ist und welche Punkte man heute diskutieren will. Wo immer möglich, sollte eine visuelle Unterstützung gegeben werden. Aus psychologischer Sicht ist es oft geschickter, wenn der Monitor Fragen an den Prüfer formuliert, anstatt selbst Lösungen vorzuschlagen bzw. vorzugeben. Durch sokratisches Fragen hat der Prüfer die Möglichkeit, selbst eine zielgerichtete Idee oder Aktion zu entwickeln. Dabei sind Schuldzuweisungen zu vermeiden und der Monitor muss bei emotionalen Ausfällen immer bemüht sein, das Gespräch auf eine sachliche Ebene zurückzubringen. Alle Vereinbarungen sind schriftlich festzuhalten; am besten ist es, diese Schriftform unmittelbar zu übergeben, spätestens aber am Tage nach dem Gespräch zuzustellen. Das Gespräch muss immer mit einem positiven Gefühl enden – denn das wird mit Sicherheit im Gedächtnis haften bleiben.

4.4.4 Close-out-Visit (Abschlussbesuch)

Der Abschlussbesuch an einem Zentrum wird auch *Close-out-Visit* genannt. Hier sollten sämtliche, für die Prüfung notwendigen Unterlagen zusammengestellt und vom Monitor oder einem Dienstleister (Paketdienst) aus dem Prüfzentrum herausgenommen werden. Der *Close-out-visit* dient auch dazu, auf mögliche *Data Queries* hinzuweisen, die danach noch erfolgen können, da die Schließung der Datenbank in der Regel erst Wochen oder Monate später erfolgt. Teil des Abschlussbesuchs ist auch die Diskussion zu Folgeuntersuchungen von Patienten mit schwerwiegenden unerwünschten Begleiterscheinungen. Der Prüfarztordner bleibt an der Prüfstelle (Tab. 4-19).

Fallstudie

Alternativen zur Archivierung beim Prüfarzt

Der Prüfarzt ist 70 Jahre alt und wird in zwei Jahren die Praxis aufgeben. Er weist die Firma auf seine Teilnahme an 10 IND-Studien hin.

Tab. 4-19 Inhalt des Prüfarztordners.

Inhalt	Bemerkung
Prüfplan	Datiert und unterschrieben
Investigator's Brochure	Neueste Version (vorherige bitte regelmäßig entsorgen)
Lebensläufe des Personals am Prüfzentrum	
Zuständigkeitsliste des Personals für bestimmte Prozesse	Vom Hauptprüfer zu verantworten, insbesondere Änderungen
Votum der Ethikkommission	Kopie
Votum der Bundesoberbehörde	Kopie
Versicherungsbestätigung und volle Version der Versicherungsbedingungen	Muss aktuell sein
Schriftwechsel mit Sponsor	Kann auch elektronisch vorhanden sein
Muster der Patientenaufklärung und Einwilligungserklärung	Aktuelle Version sowie Vorversionen
Anmeldung der Studie bei Behörde	Sollte Sponsor tun
Listen zur Drug Accountability	Insbesondere Empfangs- und Versandbestätigungen
Notfallkuverts	Nur wenn nicht elektronische Entblindung möglich ist; auch notwendig: Nachweis der Entblindungsmöglichkeit 24 Stunden und an 7 Tagen
Kontaktliste	
Periodische Sicherheitsberichte, Jahresbericht	SUSARs können erst am Ende der Studie oder bei einem Audit oder einer Inspektion, z. B. als CD-ROM, komplett vorliegen; PISR und ASR möglichst aktuell
Details zur Technik	z. B. Eichzertifikate, Computervalidierung

Kommentar: Die folgenden Möglichkeiten bieten sich an, wenn man vermutet, dass Unterlagen archiviert werden müssen:

- Reduktion der Menge auf das Wesentliche:
  - Nur die Patientenidentifikation sowie die Originalpatiententagebücher
  - Keine NCR-Durchschläge
  - Keine Korrespondenz mit Sponsor
- Mikroverfilmung oder Einscannen und Speicherung auf optische oder elektronische Medien

4.4.5 Patientenwerbung

Grundsätzlich lassen sich zwei Gruppen von Patienten unterscheiden: Zur ersten gehören Patienten, die eine akute Erkrankung haben und im Einzelfall unvorhersehbar im Prüfzentrum ankommen. Die zweite Gruppe von Patienten sind solche – dazu gehören auch Probanden für Phase-I-Versuche –, die man vor der Studie zu bestimmten Visiten einbestellen kann, da bei ihnen keine hochakute Erkrankung vorliegt. Im ersteren Fall ist eine aufwändige Patientenwerbung nicht nötig, sie beschränkt sich auf eine gute Gestaltung der Patienteninformation durch einen für diesen Fall trainierten Arzt. Vorher muss für die Studie eine »Werbung« durchgeführt werden: Sie wird in der Klinikkonferenz vorgestellt, damit alle (z.B. in der Ambulanz), die Zugang zu potentiellen Patienten haben, ausreichend informiert und motiviert sind. Im zweiten Fall ist der intelligente Einsatz von Patientenwerbung sinnvoll. Dabei haben sich, je nach Indikation, Werbemethoden herausgestellt, die unterschiedlich erfolgreich sind. Das Internet ist derzeit nur in Ausnahmen zweckdienlich, beispielsweise bei Erkrankungen, bei denen Patienten aufgrund des Status der Erkrankung (onkologische oder seltene Erkrankungen) das Internet häufig nutzen. Radio- und Fernsehwerbung sind entgegen gängiger Meinung wenig erfolgreich, da sie Streuverluste haben. Neben der Werbung in der Praxis durch Broschüren, Aushänge und Praxis-TV, haben sich lokale Zeitungen, gelegentlich auch die kostenlosen Wurfsendungszeitungen, als sehr wirksam herausgestellt, da sie von allen Bevölkerungsschichten gelesen werden. Auch zielgruppenspezifische Zeitungen und Zeitschriften sollten versucht werden. Die Häufigkeit der Werbung ist in ihrer Wirkung noch nicht untersucht worden. Wahrscheinlich ist einmal pro Woche zu wenig, mehr als dreimal eher unnötig. Allerdings kann bei Tageszeitungen eine noch höhere Frequenz sinnvoll sein, vor allem wenn die Anzeige an verschiedenen Stellen geschaltet wird. Jede Werbung benötigt eine gewisse Vorlaufzeit. Die Werbemaßnahmen sollten spätestens bei der Einreichung des Prüfplans feststehen, da sie von der Ethikkommission genehmigt werden müssen und die Umsetzung mehrere Wochen Zeit erfordert.

4.4.6 Prüfarzttreffen

Ein gemeinsames Treffen der beteiligten Prüfer ist eine traditionelle Methode, um Prüfer mit dem Prüfplan und dem Sponsor vertraut zu machen. Früher waren diese Treffen außerdem mit der Möglichkeit einer nicht sachbezogenen Aktivität (z.B. Stadtrundfahrt, Theaterbesuch) verbunden. Der Kodex der Pharmaindustrie verbietet mittlerweile solche Aktivitäten, so dass diese Treffen auf die Vermittlung und Diskussion von Inhalten der Prüfung und GCP beschränkt sind. Damit hat die Attraktivität bei einigen Prüfern erheblich nachgelassen. Es muss auch festgehalten werden, dass die Prüfertreffen häufig von den falschen Personen besucht werden, d.h. vom Hauptprüfer, der mit der Prüfung wenig zu tun hat und die Inhalte meist nicht weiter vermittelt. Die Kosten dieser Treffen sind sehr hoch, insbesondere wenn es sich um internationale Meetings handelt. Dennoch sind diese Zusammenkünfte bei neuen Substanzen wichtig und sinnvoll, etwa wenn ein neues therapeutisches Prinzip dargestellt werden soll. Gute Initiierung reicht in diesem Fall nicht aus, da ein intensives Fachgespräch mit dem Monitor nur schwer zu führen ist.

4.4.7 Monitortreffen

Diese Treffen sind eine der Möglichkeiten, die beteiligten Monitore mit der Studie vertraut zu machen. Es empfiehlt sich, diese Treffen zu bündeln, d.h. mehrere Studien zusammen vorzustellen. Ein Treffen mit den Beteiligten ist oft sinnvoll, jedoch reicht es bei weniger komplexen Studien aus, nach dem Prinzip des *Train the Trainer* einen oder zwei Monitore zu schulen, die dann die anderen per Telefonkonferenz (evtl. durch zusätzliche digitale Hilfsmittel) auf die Studie vorbereiten. Auch Monitortreffen sind streng genommen eine große Investition in Zeit und Ressourcen und sollten in jedem Einzelfall auf ihre Sinnhaftigkeit überprüft werden.

4.4.8 For Cause Audit (Audit auf Verdacht)

Findet der Monitor an einer Prüfstelle etwas vor, das eine erhebliche Verletzung von GCP darstellt, so gehört es zu seinen Aufgaben, eine Überprüfung dieser Stelle zu beantragen (*For Cause Audits*). Keinesfalls sollte der Monitor dafür »bestraft« werden, indem man ihn nach der Zahl solcher Audits negativ bewertet. Nur durch gezielte Audits können bereits während des Verlaufs einer Studie Fehlentwicklungen korrigiert und grob-fahrlässige oder betrügerische Prüfer aussortiert werden. *For Cause Audits* sind notwendig und entbehren auch nicht eines gewissen Abschreckungspotenzials. Prüfer und andere an der Prüfung beteiligte Personen sollten bereits bei der Präinitiierung auf diese Möglichkeit hingewiesen werden, um die Bedeutung von GCP zu unterstreichen (Tab. 4-20). Bei kritischen Befunden sind EK und Behörden schriftlich über die Befunde zu informieren.

Pharmakovigilanz

Die Sicherheit eines Fertigarzneimittels wird fortlaufend überprüft, damit unerwünschte Nebenwirkungen entdeckt und beurteilt werden können. Diese Überwachung wird als Pharmakovigilanz bezeichnet und ermöglicht die frühzeitige Ergreifung von Maßnahmen zur Risikominimierung.
Die Pharmakovigilanz in klinischen Prüfungen ist in Deutschland vorwiegend durch das Arzneimittelgesetz und die GCP-Verordnung geregelt. Dabei muss man zunächst untersuchen, ob die Substanz sich ausschließlich in klinischer Prüfung befindet, also noch nicht zugelassen ist, ob sie für eine andere Indikation oder Dosierung bereits zugelassen wurde oder ob sie zugelassen ist und somit die klinische Prüfung eine Studie der Phase IV darstellt.
Zum anderen ist zu berücksichtigen, ob es sich um eine rein nationale klinische Prüfung handelt oder ob die Prüfung auch in den USA stattfindet, was die Anwendung der Regeln der FDA impliziert.
Zunächst muss man sich mit den Definitionen beschäftigen:

- Unerwünschtes Ereignis: Dieses Ereignis ist jedes nachteilige Vorkommnis, das einer Person widerfährt, der ein Prüfpräparat verabreicht wurde, und das nicht notwendigerweise in ursächlichem Zusammenhang damit steht. (European Commission 2006) Detailed Guidance on the collection, verification and presentation of adverse reaction reports arising from clinical trials on medicinal products for human use. April 2006)
- Baseline Complaint: Ereignis, das bereits vor Aufnahme des Patienten in die Studie bestanden hat.
- Treatment Emergent Event: Ereignis, das erst nach Gabe der ersten Dosis Prüfpräparat aufgetreten ist, oder ein vorher bestehendes Ereignis, das sich an Intensität oder Dauer verstärkt hat.
- Nebenwirkung: Unerwünschtes Ereignis, bei dem ein zeitlicher und kausaler Zusam-

Tab. 4-20 Vorbereitung auf Audit (Checkliste).

Aktivität	Check
Allgemeine Informationen	
Verfügbarkeit des Studienpersonals	Urlaubsplanungen, sonstige Abwesenheiten, insbesondere Hauptprüfer (Prinicipal Investigator Oversight)
Verfügbarkeit der Technik zur Überprüfung, z. B. Internetzugang	Testen
Information über zusätzliche/konkurrierende Studien	Liste aufstellen
Prüfarztordner	
Unterzeichneter und datierter Prüfplan/Vertrag	
Lebenslauf des Hauptprüfers und der Prüfer	
Neueste Investigator's Brochure	
Vollständige Arzneimittelsicherheitsinformation	Alle SUSAR, PISR, ASR als Kopie oder elektronische Version vorhanden
Korrespondenz mit Sponsor (Papier oder elektronisch)	Vollständigkeit überprüfen
Studienbezogene SOPs	Auswahl
Ethikkommission	
Votum zum Prüfplan	Bezogen auf Prüfvorhaben
Votum für die Prüfstelle	Bezogen auf Prüfzentrum und Prüfereignung
Schriftverkehr zwischen Sponsor und Ethikkommission	
Patientenaufklärung und -einwilligung	
Musterformular vorhanden	Inkl. Text Probandenversicherung
Ablage der Einwilligungserklärungen komplett	
Prüfpräparate	
Empfang der Medikation dokumentiert	
Rückgabe der Medikation dokumentiert	
Ausgegebene Medikation dokumentiert	
Adäquate Lagerung der Prüfpräparate	Nachweis der Temperaturkontrolle, insbes. bei zu kühlenden Prüfpräparaten!
Studienzentrum/Organisation	
Liste des Prüfpersonals mit Aufgabenbereichen	
Liste mit Datum der Monitorbesuche	Evtl. Kopie des Monitorbesuchsberichts!
Patientenakten	
Vorhandensein der Akten	Cave: Computerdateien
Vermerk über Teilnehme an Prüfung	In Patientenakte
Vermerk über Visiten	In Patientenakte
Vermerk über schwerwiegende unerwünschte Ereignisse	Ereignis/Datum; Beginn/Ende
Einverständniserklärung der Patienten	
Quelldaten entsprechend Prüfplan in Patientenakte	

ASR = Annual Safety Report; PISR = Periodic Investigator Safety Report; SOP = Standard Operating Procedures; SUSAR = Suspected Unexpected Serious Adverse Reaction

menhang mit einem Arzneimittel hergestellt werden kann.

- Verdacht auf eine Nebenwirkung: Wie Nebenwirkung, wobei jedoch ein schwächerer Zusammenhang existiert, nicht alle Kriterien zutreffen oder eine Entscheidung noch nicht getroffen werden konnte.
- Relevantes medizinisches Ereignis: Vom Sponsor in Absprache mit Behörden oder EK definiertes Ereignis, das nicht schwerwiegend ist. Es kann aber für die Entscheidung, eine Studie abzubrechen, von Bedeutung sein.
- Nebenwirkungen bei Impfungen:
  - Impfreaktion: Definition analog zu Nebenwirkung
  - Impfschaden: Folgen von Impfungen, wie sie im Impfschadengesetz (ImpfSchG) definiert sind.
- Typ-A-Reaktion: Nebenwirkung, die mit der Pharmakologie oder Toxikologie erklärt werden kann und häufig dosisabhängig ist. Sie macht ca. 75 % aller vorkommenden Nebenwirkungen aus.
- Typ-B-Reaktion: Bekannt sind Typ I–IV. Sie ist nicht vorhersehbar und wird zum Teil durch nicht bekannte Unverträglichkeiten u. a. auf genetischer Grundlage verursacht.

Alle neuen präklinischen oder klinischen Informationen müssen in die *Investigator's Brochure* (IB) aufgenommen werden. Die IB gilt als *Substantial Amendment*, um zu verhindern, dass neue Kenntnisse dort auftauchen, ohne dass die Nutzen-Risiko-Bewertung mit allen Folgen revidiert wird.

Neben den SUSARs gibt es *Periodic Investigator Safety Reports* (PISR, Quartalberichte zur Arzneimittelsicherheit), der die SUSARs in Tabellenform darstellt und summarisch bewertet. Diese Berichte sind vom Gesetzgeber nicht vorgeschrieben.

Der *Annual Safety Report* (ASR, jährlicher Sicherheitsbericht), dessen Aufbau dem PISR entspricht, enthält ggf. eine neue Nutzen-Risiko-Bewertung.

Periodic Safety Update Reports (PSUR) müssen für alle zugelassenen Substanzen im Abstand von 5 Jahren erstellt werden.

4.4.9 SUSAR

Die europäische Direktive und ihre nationale Umsetzung sehen vor, dass neben den jährlichen und periodischen Sicherheitsberichten auch jede *Suspected Unexpected Serious Adverse Reaction* (SUSAR) gemeldet wird (Abb. 4-11). Um eine Überflutung mit irrelevanten SUSARs zu vermeiden, sollte hier berücksichtigt werden, welches die Kriterien einer SUSAR sind:

- Sie muss schwerwiegend sein, d. h. den Kriterien eines schwerwiegenden, unerwünschten Ereignisses genügen.
- Sie muss unerwartet auftreten, d. h. sie darf in der IB nicht bereits erwähnt sein oder muss deutlich häufiger auftreten.
- Bei Verdacht auf SUSAR muss ein plausibler Zusammenhang mit dem geprüften Arzneimittel angenommen werden können. Es reicht also nicht, bei Vermutung, man könne einen Zusammenhang nicht ausschließen, bereits eine SUSAR anzunehmen.

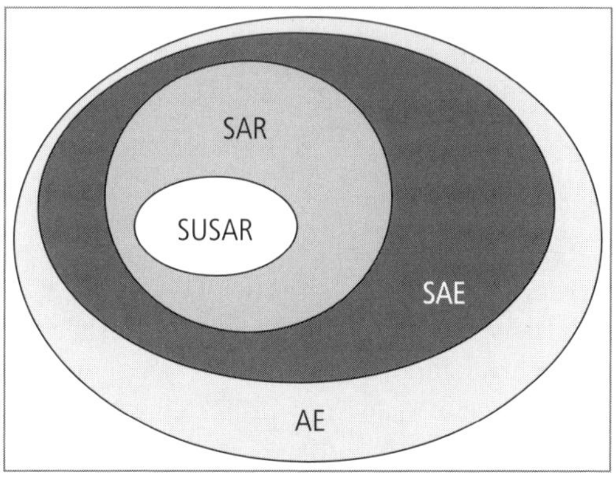

Abb. 4-11 Vom Ereignis zum SUSAR (Suspected Unexpected Serious Adverse Reaction): mengentheoretische Darstellung von Klassen unerwünschter Ereignisse (AE = Adverse Event; SAE = Serious Adverse Event; SAR = Serious Adverse Reaction).

SUSARs müssen an alle Prüfärzte unverzüglich, d.h. innerhalb von 7 Tagen (beim Todesfall), ansonsten 14 Tagen (bei allen anderen Fällen) gemeldet werden. Dies kann per elektronischer Post, Fax oder normaler Post erfolgen. Es ist wichtig, dass der Arzt am Ende der klinischen Prüfung eine Zusammenfassung aller SUSARs erhält. Eine Notwendigkeit, dass der Monitor die Ablage im Prüfarztordner überwacht, besteht nicht.

4.4.10 Feasibility (Durchführbarkeit)

Die Durchführbarkeit bzw. Machbarkeit einer klinischen Prüfung ist eine der wichtigsten Testungen, bevor ein Zentrum zur Prüfung zugelassen wird. Es handelt sich dabei um eine Reihe von geschlossenen Fragen, z.B. ob bestimmte Ausstattungen vorhanden sind. Diese Fragen werden mit ja oder nein beantwortet. Hinsichtlich der möglichen teilnehmenden Patienten wird jedoch eine konkrete Anzahl verlangt. Ungünstig ist es, direkt zu fragen, ob das Zentrum in der Lage ist, eine bestimmte Anzahl von Patienten pro Monat in die Studie aufzunehmen; die entsprechende Antwort ist häufig wertlos. Es sollte gefragt werden, wie viele Patienten das Zentrum erwartet, pro Monat einschließen zu können, wobei keine Vorgaben gemacht werden, sondern als offene Frage vom Prüfer mit einer Zahl zu beantworten ist. Die Erfahrung zeigt, dass diese Zahl in der Regel zu hoch ist, so dass sie bei einfachen Studien durch 4 und bei komplexen Studien (z.B. Onkologie) durch 8 oder 10 zu dividieren wäre. Weshalb unrealistische Zahlen genannt werden ist unklar, wahrscheinlich handelt es sich meist um Überschätzung. Nach bisheriger Erfahrung kann dies nicht dadurch vermindert werden, wenn man vom Prüfer eine Liste potenzieller Patienten aus seinem Bestand verlangt. Die offene Frage nach der Anzahl der Patienten scheint sogar genauer zu sein als die scheinbar präzise Liste.

4.4.11 Meilensteine

Bei der Messung des Fortschritts einer Studie kommt man ohne verschiedene Meilensteine nicht aus. Es reicht allerdings nicht, diese linear zu beschreiben. Viel wichtiger ist es, ihre Abhängigkeit voneinander grafisch darzustellen. Die wichtigsten sind nachfolgend genannt:

1. Prüfgenehmigung bei Ethikkommission eingereicht
2. Prüfgenehmigung bei Bundesoberbehörde eingereicht
3. Prüfgenehmigung von Ethikkommission erhalten
4. Prüfgenehmigung von Bundesoberbehörde erhalten
5. 90% der Zentren startklar
6. First Patient First Visit (FPFV)
7. Last Patient First Visit (LPFV)
8. Last Patient Last Visit (LPLV)
9. Alle Rückfragen beantwortet
10. Database freeze
11. Prüfung bei Behörde und Ethikkommission abgemeldet
12. Bericht vorhanden und freigegeben

Es ist selbstverständlich möglich, weitere Meilensteine zu definieren, jedoch ist die damit verbundene »Pflege« sehr aufwendig. Wichtig ist es, unmittelbar bei Verletzungen der geplanten Meilensteintermine Gegenmaßnahmen zu treffen.

Wichtige Aspekte

Bei der Durchführung sind die Auswahl und Vorbereitung des Zentrums und die Bereitstellung aller für die Studie notwendigen Materialien wesentlich. Eine klinische Prüfung benötigt die Mitarbeit des gesamten Teams, so dass eine Einführung im Rahmen des Initiierungsbesuchs optimal ist. Dies gilt vor allem dann, wenn komplexe Messverfahren notwendig werden.

Ein weiterer wichtiger Aspekt ist der regelmäßig durchgeführte und zeitnah dokumentierte Monitoringbesuch. Die sich er-

gebenden Konsequenzen sind umgehend einzuleiten und Probleme über das Projektmanagement nachzuverfolgen.
Während der Studie ist es notwendig, den Kontakt auch zwischen den Zentren aufrecht zu erhalten. Dabei werden zunehmend Telefonkonferenzen eingesetzt, zusätzlich zu Newsletters und Prüfertreffen.

4.5 Analyse

4.5.1 Analysenplan

Eine Analyse einer klinischen Studie benötigt einen Analysenplan. Dieser ist Bestandteil des Prüfplans, darf jedoch nach Schließen der Datenbank modifiziert werden. Die Gründe für die Änderungen sind zu dokumentieren.
Bei klinischen Studien unterscheidet man zunächst zwei Formen der Analyse: die Analyse *Per Protocol* (PP), d.h. unter genauer Beachtung der Ein- und Ausschlusskriterien, sowie die Analyse nach *Intent to Treat* (ITT), bei der alle Patienten ausgewertet werden, die mindestens eine Dosis des Prüfpräparats erhalten haben. Beide Analysen werden bei Zulassungsanträgen verlangt und können unterschiedliche Ergebnisse liefern. Auch die *Per-Protocol*-Analyse kann noch Patienten aufnehmen, die »technische« Protokollverletzer sind, sofern das *Data Review Board* die Abweichung als nicht schwerwiegend bezüglich der Auswertbarkeit der Studie ansieht. Eine solche Entscheidung muss immer vor der Entblindung getroffen werden.
Bevor die eigentliche Analyse durchgeführt wird, wird vor der Entblindung ein *Blinded Analysis Meeting* durchgeführt. Besprochen werden hier:

- Änderungen des Analysenplans, etwa um weitere Endpunkte zu analysieren
- ITT- und PP-Patientenpopulation
- Für die Studie auswertbare Patienten sowie das Verfahren bei fehlenden Werten (Inter- und Extrapolation)
- Umgang mit den noch fehlenden Daten, insbesondere hinsichtlich Verträglichkeit
- Umgang mit den Daten derjenigen Patienten, die vorzeitig aus der Studie ausgeschieden sind; hierbei ist zu dokumentieren, welche Rückfragen unbeantwortet bzw. unbeantwortbar sind und welche Patienten aus welchen Gründen als Prüfplanverletzer zu gelten haben

Handelt es sich um eine Zwischen- oder Interimanalyse, so muss dokumentiert sein, dass diese im Prüfplan vorgesehen waren. Keinesfalls dürfen z.B. bei offenen, randomisierten Studien beliebig Zwischenanalysen durchgeführt werden. Das gilt auch für verblindete Studien, selbst wenn die Gruppen nur als A und B dargestellt werden.
Werden zusätzliche statistische Analysen durchgeführt, so sollten die dabei berechneten p-Werte (wenn man sie überhaupt angibt) als exploratorische bezeichnet werden, da sie konfirmatorisch wertlos sind (Bulpitt 1988). Besser sind Mittelwerte oder Mediane mit den zugehörigen Vertrauensintervallen.
Um zu verhindern, dass aufgrund methodischer Schwächen falsche Schlussfolgerungen gezogen werden, ist eine Reihe von Risiken bezüglich der Validität einer Studie zu berücksichtigen. Es handelt sich dabei – diese Aufzählung ist nicht erschöpfend – um die folgenden (Sackett 1979):

- **Selektion:** Die für die Studie nicht geeigneten bzw. nicht repräsentativen Patienten oder Probanden könnten etwa dann gesucht werden, wenn es sich nicht um eine Zufallsauswahl handelt. Selbst aber bei einer Zufallsauswahl kann es sein, dass die Auswahl der Patienten, die für die Studie angesprochen wird und die Untergruppe derjenigen, welche bereit sind in Studie aufgenommen zu werden, nur einen kleinen Ausschnitt der Wirklichkeit widerspiegeln.
Häufig werden die etwas »gesünderen« Patienten in eine Studie aufgenommen; handelt es sich um Probanden, so kann es sein, dass vorwiegend Probanden herangezogen werden, die

nicht im Arbeitsleben stehen. Bei klinischen Studien ist es nicht selten, dass aufgrund der Komplexität der Studie bestimmte Ausbildungen überrepräsentativ bevorzugt werden oder wegen sehr häufiger Besuchsfrequenzen beim Arzt fast nur Rentner und Pensionäre in Frage kommen. Problematisch wird dies vor allem, wenn Wirkung und Verträglichkeit bei dieser Population auf die Gesamtpopulation verallgemeinert werden. Vermeiden lässt sich diese Schlussfolgerung dann, wenn man innerhalb der vorhandenen Gruppe versucht, soweit zu stratifizieren, dass eine Extrapolation der verschiedenen Strata wiederum eine Repräsentativität »herstellt«.

- **Neyman's Bias:** Bei epidemiologischen Studien findet man nicht selten die von Neyman beschriebene Verzerrung. Werden Patienten erst in die Studie aufgenommen, wenn das möglich einwirkende Agens bereits verschwunden ist oder die Störung sich voll entwickelt hat, so können einige Patienten, die entweder verstorben sind oder sich ohne Folgen von dieser Störung erholt haben, nicht in eine Studie aufgenommen werden. Dies ist insbesondere dann nicht möglich, wenn etwa wie bei der Depression Patienten entweder Suizid begangen haben oder wenn ihre Depression zum Zeitpunkt der Erfassung nicht mehr existiert. In der Folge kann diese Verzerrung (Bias) zu zwei Schlussfolgerungen führen: Werden verstorbene Patienten nicht in die Analyse der Studie eingeschlossen, so erscheint die Erkrankung weniger schwerwiegend; werden andere nicht einbezogen, die sich bereits vollständig erholt haben, so scheint die Erkrankung erheblich schwerer zu sein.
- **Berkson's Bias:** Eine weitere Verzerrung ist die von Berkson erstmals beobachtete. Es handelt sich hierbei um eine zufällige Assoziation zwischen einigen Parametern und einer Erkrankung, die mit der unterschiedlichen Aufnahmerate und dem unterschiedlichem Aufnahmeverhalten in die stationäre Pflege oder in ein Zentrum zu tun hat. Dieses Aufnahmeverhalten ist dann für Patienten mit oder ohne die Erkrankung bzw. mit den entsprechenden Parametern unterschiedlich.

Beispiel: Angenommen 10 % der Patientinnen mit Zervixkarzinom und 10 % der Patientinnen mit anderen Krebsarten hätten Blutungen aus der Scheide. Liegt die Wahrscheinlichkeit, wegen einer vaginalen Blutung in ein Krankenhaus aufgenommen zu werden, bei 70 %, so ist dies 10 % wegen des Zervixkarzinoms und 50 % wegen anderer Formen von Krebs. Daraus lässt sich folgern:

- Von 100 stationär aufgenommenen Patientinnen mit Vaginalblutungen und Zervixkarzinom, wurden 10 % (10 Patientinnen) aufgrund des Zervixkarzinoms aufgenommen, während von den anderen 90 % (90 Patientinnen), 70 % (63 Patientinnen) aufgrund vaginaler Blutungen aufgenommen wurden. Das bedeutet, dass insgesamt 73 Frauen wegen Zervixkarzinom und Blutungen aufgenommen wurden.
- Verändert man die Aufnahmerate der verschiedenen Karzinomtypen, so ändern sich die Wahrscheinlichkeiten vollständig, wie man leicht nachweisen kann. Dies bedeutet, dass etwa bei multinationalen Studien, bei denen die Gesundheitssysteme unterschiedliche Hospitalisierungsraten angeben, von systematischen Verzerrungen ausgegangen werden muss.

Auch die Frage, ob ein Patient an einer klinischen Prüfung teilnimmt, separiert die Teilnehmer von der Gesamtgruppe. So fand sich bei der US-amerikanischen National Diet-Heart-Studie, dass die Freiwilligen im Vergleich zu den Nichtteilnehmern tendenziell nicht rauchten, sich um ihre Gesundheit sorgten, bessere Ausbildungen und Jobs hatten, Protestanten oder Juden waren, in Familien mit Kindern lebten und in ihrer Gemeinde aktiv waren. Es hat sich auch gezeigt, dass in einer Studienreihe die Gruppen sehr gut reagierten, die Placebo erhielten, da sie wahrscheinlich als Freiwillige an einer Studie zusätzliche Veränderungen in ihrem Leben vornahmen, als Folge ihrer besseren Erziehung und ihres höheren Gesundheitsbewusstseins.

Verwandt mit diesem Phänomen ist der so genannte **Hawthorne-Effekt**, der ursprünglich bei einer Untersuchung bei Western Electric beobachtet wurde und im Grunde zeigt, dass jedwede Veränderung in einem System zu Verbesserungen führt. Es ist bekannt, dass Patienten in Studien häufig ein besseres Endresultat zeigen als außerhalb von Studien und dass dies nicht allein mit der zusätzlichen Diagnostik und Therapie zu tun hat. Eine zusätzliche Kontrolle einzuführen, der die gleiche Aufmerksamkeit entgegengebracht wird, erscheint allerdings wenig praktisch.
Für jeden Patienten werden drei Datentypen gesammelt: die Zuordnung zu den Behandlungen, die Endpunkte und die prognostischen Faktoren. Bei den Endpunkten unterscheiden wir zwischen qualitativen, quantitativen sowie der Zeit bis zum Eintreten eines gewissen Ereignisses.
Die qualitativen Kriterien sind meist halbquantitative. In der Onkologie spricht man von kompletter oder partieller *Response*, in der Psychiatrie vom Rückfall in die Depression (bei vorgegebenem Zeitfenster). Sie werden meist als Prozentsatz dargestellt.
Die quantitativen Kriterien sind meist kontinuierliche, quasikontinuierliche oder auch Analogskalen. Bei ihnen gibt man Mittelwert oder Median sowie das Konfidenzintervall an; man bezeichnet diese auch als Lage- und Streuungsmaße. Den Median sollte man immer nehmen, wenn es keine Hinweise gibt, die für eine Normalverteilung sprechen. In der Analyse ist es bei kleineren Studien sinnvoll, die Veränderungen der Einzelwerte darzustellen.
Die Zeit bis zum Eintritt eines gewissen Ereignisses setzt in der Regel eine lange Beobachtungszeit voraus.

4.5.2 Statistische Tests

Für die verschiedenen Studiendesigns sind spezielle Tests vorgesehen.

- Vergleich von zwei Prozentsätzen: Chi-Quadrat-Test
- Vergleich von zwei Mittelwerten: Zweistichproben-t-Test
- Vergleich von zwei Verteilungen: Wilcoxon-Test

Einfacher Test für den »Hausgebrauch«: In den meisten Fällen ist das Ergebnis einer klinischen Prüfung ein bestimmtes Ereignis, z. B. Tod oder Herzinfarkt, oder ein zusammengesetzter Endpunkt. Man kann beim Vergleich der Ergebnisse zweier Behandlungsgruppen einen einfachen Test anwenden, vorausgesetzt die beiden Gruppen haben eine ähnliche Größe. Dabei berechnet man den Unterschied der zwei Zahlen für das Ereignis und dividiert dieses Ergebnis durch die Wurzel aus der Summe der Ereignisse in den beiden Gruppen. Der sich ergebende Wert kann leicht über die Tafeln für die Normalverteilung in einen p-Wert übertragen werden. Ein Wert von 1,96 bedeutet einen p-Wert von 0,05 und 2,58 einen von 0,01. Dieser Test lässt sich ebenfalls bei Meta-Analysen anwenden. Auch hier nimmt man die Summe der Ereignisse in einer der Behand-

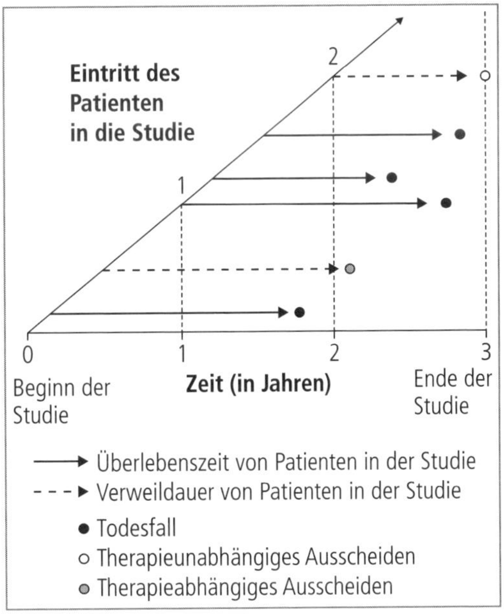

Abb. 4-12 Beispiel von »zensierten« Daten bei der Analyse von Überlebenszeiten.

lungsgruppen und in der anderen und für die gleichen Rechenoperationen durch (Pocock 2006).

Für Studien, bei denen ein vorher definierter Endpunkt zu beobachten sein wird, z. B. Mortalität oder Morbidität, wird eine Überlebensanalyse nach Kaplan-Meier durchgeführt (Kaplan u. Meier 1958). Die Besonderheit ist, dass der »Endpunkt« nicht von allen Patienten erreicht wird und dass man daher von »unvollständigen Beobachtungen« spricht (Abb. 4-12).

Oft kommt es vor, dass die Mittelwerte mehrerer Gruppen miteinander verglichen werden müssen (Godfrey 1985). Zwar ist es möglich, nach einer Korrektur für multiples Testen (z. B. nach Bonferroni) mehrere t-Tests zu berechnen, wobei das Signifikanzniveau durch die Zahl der Vergleiche dividiert wird. Auch eine Varianzanalyse ist möglich. Sie ist jedoch wenig hilfreich, wenn Fragen nach den Unterschieden verschiedener Behandlungsgruppen zu testen sind. Hier lassen sich die Tests von Scheffé, Tukey, Newman-Keuls oder Duncan anwenden. Oft ist es besser, eine nicht normale Verteilung anzunehmen und den Kruskal-Wallis-Test anzuwenden.

Es empfiehlt sich auch, die Möglichkeit einer nicht vorhandenen Wirkung zu testen. Hierbei kann man die Randomisierungsstatistik Z verwenden, die auch bei Überlebensstatistiken anwendbar ist (Gail et al. 1988).

Bei allen Untersuchungen sollten die Konfidenzintervalle für Mediane und Quartile und für Unterschiede berechnet werden (Campbell u. Gardner 1988). Eine weitere wichtige Berechnung sind die Konfidenzintervalle bei Regression und Korrelation (Altman u. Gardner 1988). Auch für Überlebenszeitberechnungen gibt es einfache Formeln zur Berechnung des Konfidenzintervalls (Machin u. Gardner 1988). Auch für die Kaplan-Meier-Statistik gibt es einfache Berechnungsmodelle (Simon 1986).

Sollte die Analyse einer Studie negativ oder nicht konklusiv ausfallen (der Trend ist richtig, aber die Nullhypothese kann nicht angelehnt werden), so sollten die Ergebnisse dennoch weiter untersucht werden. Um die explorative Datenanalyse zu fördern, werden folgende Schritte vorgeschlagen:

1. Eine Liste der zu untersuchenden Variablen und Daten ist anzufertigen.
2. Die Darstellungsmethoden sollten vorgestellt werden, z. B. Streudiagramme (*Scatter Plots*), Balkendiagramme (*Bar Charts*), Tortendiagramme (*Pie Charts*), 3D-Darstellungen.

Gerade der *Scatterplot* kann von großem heuristischem Wert sein. Hierbei kann man diese exploratorische Datenanalyse auch ohne einen vorherigen statistischen Analysenplan durchführen, man sollte aber nicht versucht sein, bei »schönen« Zusammenhängen p-Werte berechnen zu wollen. Mittels Excel-Programmen kann man etwa die einzelnen Datenpunkte noch kodieren, etwa indem man in einem Diagramm die Placebo- und die Verum-Gruppe zusammenfasst. Es ist jedoch sinnvoll, besonders bei sehr vielen Datenpunkten eine Glättungskurve zu berechnen. Hierbei geht man schematisch wie folgt vor: Man berechne die Mittelwerte auf vielen Punkten der Abszisse, dann für jeden Punkt die Differenz von Einzelwert und Mittelwert. Diesen Wert stelle anschließend man gegen die x-Werte dar und berechne eine Glättungskurve (Cleveland u. McGill 1984).

Gefährlich ist nur das Suchen nach guten Korrelationen, wozu meist die Berechnung nach dem Pearson-Korrelations-Koeffizienten verwendet wird (Halperin 1986). Allerdings kann wegen der Annahme der Linearität des Prinzips bei einer großen Spannweite der Daten eine Korrelation leicht vorgetäuscht werden. Auch Extremwerte können leicht dazu führen, da die Berechnung der Korrelation mit der Methode der kleinsten Quadrate diese Werte überproportional berücksichtigt.

■ **Die Analyse von Untergruppen:** Bei einer Untergruppenanalyse werden entweder einige der Patienten als Untergruppe definiert oder die gesamte Patientengruppe in Untergruppen

aufgeteilt. Die Analyse hängt stark davon ab, ob sie bereits vor Beginn der Studie geplant war. In solchen Fällen spricht man auch von einer stratifizierten Randomisierung. Selbst wenn man die Analyse der Untergruppen nicht vorher bestimmt hat, kann diese dennoch sinnvoll sein. Vorsicht ist geboten, wenn in der Analyse einer Studie bestimmte, nicht physiologisch oder pathologisch sinnvolle Untergruppen etwa einen therapeutischen Vorteil haben. Eine Behauptung etwa, eine Behandlung des hohen Blutdrucks sei bei schweren Formen des Bluthochdrucks wirksamer als bei leichtem, ist eher als Regression zum Mittelwert zu begreifen. Eine gerechtfertigte Subgruppen-Analyse ist die nach *Intent to Treat* bzw. nach *Per Protocol*. Auch eine Untersuchung der Responder in Verum-und Placebogruppe kann sinnvoll sein.
Grundsätzlich ist eine Analyse nach Untergruppen sinnvoll, wenn das Gesamtergebnis bereits statistisch signifikant ist. Zeigt aber das Gesamtergebnis keine statistische Signifikanz, so ist die Untersuchung von Untergruppen äußerst fragwürdig. Subgruppen sollten auch unter Zuhilfenahme der pharmakokinetischen oder -genetischen Daten gebildet werden, so diese vorliegen.

Bei multizentrischen Studien ist die Zahl der Patienten pro Zentrum selten identisch. Kommt es zu extremen Abweichungen, so kann es zum Verlust der statistischen Power und der Empfindlichkeit des Tests zur Entdeckung eines Behandlungsunterschieds kommen (Ruvuna 2004). So lässt sich ein Parameter λ (lambda) berechnen, der die Power des Tests entsprechend adjustiert. Nimmt man etwa eine Studie mit 100 Patienten in vier Zentren, so reduziert sich der bei Gleichverteilung berechnete Wert für die Power von 0,8 auf 0,707, wenn drei Zentren je 30 und ein Zentrum 10 Patienten beigetragen hat. Auf 0,611 reduziert sich die Power, wenn zwei Zentren je 10 und zwei Zentren je 40 Patienten beigetragen haben.
Bei faktoriellen Studien gibt es keine definierten Standards für Analyse und Bericht (McAlister et al. 2003). Vor allem kommt es darauf an, dass nicht nur Analysen am »Rand«, sondern auch in der »Mitte« der Tabelle vorgenommen werden.

Wichtige Aspekte
Die wichtigste Unterscheidung bei der Analyse sind die *Intent to Treat* (ITT) und die *Per Protocol* (PP); in letzterer werden Prüfplanverletzer nur berücksichtigt, wenn sie nicht das Ziel der Studie beeinflussen können.
Wichtig ist die Möglichkeit geplanter Zwischenanalysen, vor allem dann, wenn die Fallzahlberechnung auf Annahmen begründet war und die Zahl gegebenenfalls viel niedriger oder höher ausfällt: Man bezeichnet solche Analysen auch als Futility Analysis, wenn gezeigt werden kann, dass ein statistisch signifikantes Ergebnis mit vertretbarem Aufwand nicht zu erreichen ist.

4.6 Berichterstattung

Abgeschlossene klinische Prüfungen sind nach dem AMG in Inhalt und Struktur entsprechend den ICH/GCP-Guidelines zu berichten und mindestens als Abstract in eine öffentlich zugängliche Datenbank einzustellen. Kernpunkt dabei ist, dass Methoden und Ergebnisse sowie sämtliche Rohergebnisse Teil des Berichts werden. Eine Gliederungsvorlage ist in der ICH/GCP-Guideline E9 enthalten. Wie auch andere Guidelines kann man sich diese von der ICH-Website www.ich.org herunterladen. Von dieser Gliederung kann in begründeten Fällen abgesehen werden.
Der Bericht sollte aber mindestens die folgenden Gliederungspunkte enthalten:

- Titelseite
- Zusammenfassung
- Gliederung des Berichts
- Verzeichnis der Abkürzungen und Begriffe
- Ethik
- Prüfer und Organisation der Studie
- Einführung

- Ziele der Studie
- Prüfplan (Studiendesign, Rationale, Ein- und Ausschlusskriterien, Behandlungen, Endpunkte zu Wirksamkeit und Verträglichkeit)
- Qualitätssicherung
- Statistik und Fallzahlplanung
- Änderungen in der Durchführung der Studie oder Analysen
- Studienpatienten (Disposition, Prüfplanverletzer)
- Bewertung der Wirksamkeit (Datengruppen; demografische oder andere Ausgangswerte, Messung der Compliance, Wirksamkeit und individuelle Daten)
- Bewertung der Verträglichkeit (Exposition, unerwünschte Ereignisse)

Bei der Berichterstellung sollten die folgenden Regeln beachtet werden (Bailar u. Mosteller 1988): Die allgemeine Beschreibung der statistischen Methoden sollte im Abschnitt zur Methodik plaziert werden. Für die zusammengestellten Daten im Ergebnisteil sollten die Methoden angegeben werden, mit denen sie analysiert wurden.

Die statistischen Methoden sollten im Detail beschrieben werden, so dass ein erfahrener Leser mit Zugang zu den Originaldaten die berichteten Ergebnisse verifizieren kann.

Wenn immer möglich, sollten Ergebnisse quantifiziert werden. Es sollten auch Parameter für Abweichung, also beispielsweise Konfidenzintervalle, angegeben werden.

Niemand sollte sich nicht allein auf das Testen statistischer Hypothesen verlassen, vor allem nicht auf die Verwendung von p-Werten, da somit wichtige quantitative Information verloren geht. Konfidenzintervalle geben erheblich mehr Informationen als ein einfacher p-Wert. Sie zeigen sowohl die Höhe des Wertes als auch dessen Variabilität an.

Es sollte dargelegt werden, wie die untersuchten Personen ausgewählt worden sind. Zunächst sollte man darstellen, wie der Bereich und die Auswahl definiert waren. Demnach ist es wichtig, darzustellen, inwieweit die Ergebnisse auf die Bevölkerung oder Population als Ganzes übertragen werden können. Dabei ist es wichtig zu erklären, wie die Population und die Auswahlkriterien ermittelt worden sind (Dumville et al. 2006).

Die Randomisierung sollte im Einzelnen dargestellt werden. Auch auf spezielle Formen der Randomisierung, etwa auf Stratifizierung, sollte hier hingewiesen werden. Die Verwendung einer Randomisierung nach Blocks ist besonders wichtig zu erwähnen.

Komplikationen, die bei der Behandlung auftraten, sollten ausführlich beschrieben werden. Es ist zu beachten, dass solche Komplikationen einen Einfluss auf die am Ende der Studie zur Verfügung stehenden Patienten haben können.

Die Zahl der Beobachtungen sollte angegeben werden. Hierbei muss angegeben werden, welches die Standardeinheit für die Beobachtung gewesen ist. Es sollte dargelegt werden, wie viele Beobachtungen nicht gemacht werden konnten und aus welchen Gründen (z. B. der Patient starb vor Ende der Studie).

Literaturverweise auf das Design der Studie und die statistische Methodik sollten sich auf Standardwerke beziehen, weniger auf die Originalpublikation.

Verwendete Computerprogramme sollten angegeben werden, insbesondere dann, wenn es sich nicht um allgemein zugängliche Programme handelt.

Tabellen und Abbildungen sollten auf diejenigen beschränkt werden, die für den Artikel absolut notwendig sind. Grafische Darstellungen können Tabellen mit sehr vielen Einträgen ersetzen. Daten sollten nicht in Grafiken und Tabellen zweimal dargestellt werden.

Festgelegte technische Begriffe sollten nicht außerhalb dieser Begrifflichkeit verwendet werden, z. B. »normal«, »signifikant«, »Korrelation« oder »Stichprobe«. Insbesondere der Begriff der Signifikanz wird häufig missbraucht. Er sollte nur verwendet werden, wenn konfirmatorische Tests durchgeführt worden sind.

Statistische Begriffe, Abkürzungen und Symbole sollten definiert werden.

Bei der Interpretation der Daten sollte die Frage der Verallgemeinerungsfähigkeit der Aussage im Vordergrund stehen (Bonell et al. 2006). Obgleich dies die CONSORT(Consolidated Standards of Reporting Trials)-Kriterien betonen (Moher et al. 2001), so sind doch mehrere Fragen zu stellen, die unabhängig von der durch Ein- und Ausschlusskriterien selektierten Population liegen:

- Kann die Intervention anderswo durchgeführt werden?
- Wie ist die Intervention gesundheitsökonomisch zu bewerten?
- Erfüllt die Intervention die Erwartungen der Patienten?

Gelegentlich kommt der Vorwurf, dass Studien, die von industriellen Sponsoren durchgeführt werden, häufiger signifikante Ergebnisse hätten als andere (Lexchin et al. 2003). Es wird vermutet, dass eine schwächere Vergleichssubstanz bewusst ausgewählt wird.

Bei der Berichterstattung von Studien zur Nichtunterlegenheit oder Äquivalenz (Piaggio et al. 2006) handelt es sich in der Regel um andere Hypothesen, als sie bei Studien, die eine Überlegenheit (und Verwerfung der Null-Hypothese) untersuchen, vertreten sind. Bei Studien zur Nichtunterlegenheit sind Null- und alternative Hypothese umgekehrt, genauso verhält es sich mit den Fehlern erster und zweiter Art. Beim Design der Studien wird angenommen, dass die Bezugstherapie bereits etabliert ist. Ebenso wird der relevante Unterschied aus klinischer Sicht bestimmt, wobei der Unterschied für die statistische Berechnung eher noch etwas kleiner sein sollte.

Die Interpretation der Ergebnisse hängt davon ab, ob das Konfidenzintervall des Behandlungseffekts im Verhältnis zur Grenze der Nichtunterlegenheit und zur Null-Wirkung liegt. Es ist nicht zulässig, eine Nichtunterlegenheit aus einer Studie zur Überlegenheit abzuleiten, wenn dies nicht im Prüfplan eindeutig definiert ist. Ebenso ist es nicht zulässig, bei Nachweis der Nichtunterlegenheit auf eine Gleichheit mit der Bezugstherapie zu schließen. Das Gleiche gilt selbstverständlich, wenn es nicht möglich war, eine Überlegenheit nachzuweisen und der numerische Vergleich der Endpunkte dazu benutzt wird, um Gleichheit herbei zu reden. Daher gelten bei der Berichterstattung, ähnlich wie bei anderen kontrollierten Studien, zusätzlich folgende Punkte:

- Hinweise auf die Berechnung der Stichprobengröße, insbesondere bezüglich des klinisch relevanten Unterschiedes
- Interpretation der Befunde, insbesondere wenn multiple Tests durchgeführt wurden
- Klare Argumentation, warum die Bezugstherapie als Vergleichsgruppe verwandt wurde, ohne eine Placebogruppe zusätzlich heranzuziehen
- Eindeutige Beschreibung der Regeln, wann die Studie vorzeitig hätte gestoppt werden können, z. B. weil die Nichtunterlegenheit nicht hätte nachgewiesen werden können

Für Arzneimittel und Medizinprodukte gelten diese Vorschriften und Anleitungen gleichermaßen. Allerdings sollte bei Studien zusätzlich ein Kurzbericht erfolgen, der in Form einer strukturierten Zusammenfassung oder in Form einer kleinen Publikation aufgebaut sein sollte. Dies ist daher wichtig, weil die Ergebnisse gelesen werden sollen und die Gliederung nach ICH/GCP die Lesbarkeit erheblich beeinträchtigt. Die Qualität der *Abstracts* wurde kürzlich in einer Meta-Analyse untersucht und ergab ein verheerendes Bild (Gotzsche 2006).

Wo immer möglich sollten auch bei klinischen Prüfungen **prognostische Faktoren** berücksichtigt werden. Meist wird dies durch eine Stratifizierung bereits in der Planung der Prüfung erreicht, was aber durch die Anzahl der Faktoren begrenzt ist, um die Studie nicht unübersichtlich und die Randomisierung nicht unnötig kompliziert zu gestalten. Diese Parameter bezeichnet man als *Baseline*-Variablen oder als Kovariate. Eine Korrektur der *Baseline*-Variablen ist nur dann wirklich notwendig, wenn sich die beiden Gruppen trotz Randomisierung stark unterscheiden und dieser

Variable eine hohe prognostische Wertigkeit zukommt (Armitage 1981). Die prognostischen Daten können bereits auf der Stufe der Randomisierung berücksichtigt werden. Viel wichtiger ist die Untersuchung der Frage, ob das Ergebnis mit den unterschiedlichen Patiententypen interagiert. Allerdings ist zu berücksichtigen, dass bei der Suche nach Interaktionen auch scheinbare Zusammenhänge auffallen können (Abb. 4-13). Bei der Untersuchung prognostischer Variablen sollte man die logistische Regression anwenden, bei der man beliebig viele Variable bezüglich ihres Einflusses untersuchen kann.

Nicht inbegriffen bei ICH/GCP ist die Frage, inwieweit die Patienten und die Interventionen der klinischen Prüfung repräsentativ für die mit diesem Arzneimittel später zu behandelnden Patienten sein sollen. Daher ist es wichtig, im Bericht auf diese Frage einzugehen.

Der Bericht kann automatisch Bestandteil des *Common Technical Dossiers* (CTD), also der Zulassungsdokumentation, werden, wenn er entsprechend NTA 2b-CTD-Modul 2.5 ausgefertigt ist. Der Bericht ist nach deutschem Recht vom Leiter der klinischen Prüfung zu datieren und zu unterzeichnen. Er kann in Papierform oder zuverlässig elektronisch dokumentiert werden. Durch das Beifügen der Rohdaten zum Primärbericht wird die nachträgliche Datenanalyse ermöglicht.

Der Bericht ist außerdem an die Bundesoberbehörde und an die federführende Ethikkommission weiterzuleiten. Hierbei empfiehlt es sich, nur die strukturierte Zusammenfassung (Abstract) und/oder den Kurzbericht weiterzuleiten, weil zumindest vor einem Zulassungsantrag weitere umfangreiche Dokumentationen nicht gelesen werden.

Eine Anleitung zum Aufbau eines Berichtes befindet sich in der *Note for Guidance* von CPMP-EWP-2998-03. Für die Berichterstattung gelten einige Regeln, die mehr inhaltlich als formell sind (Montori et al. 2004) und die man aus Empfehlungen für kritische Leser ableiten kann:

- In der Diskussion sollten die Daten nicht anders als im Ergebnisteil dargestellt werden.
- Kleine Behandlungseffekte sollten als Absolutwerte und nicht als die »schöneren«

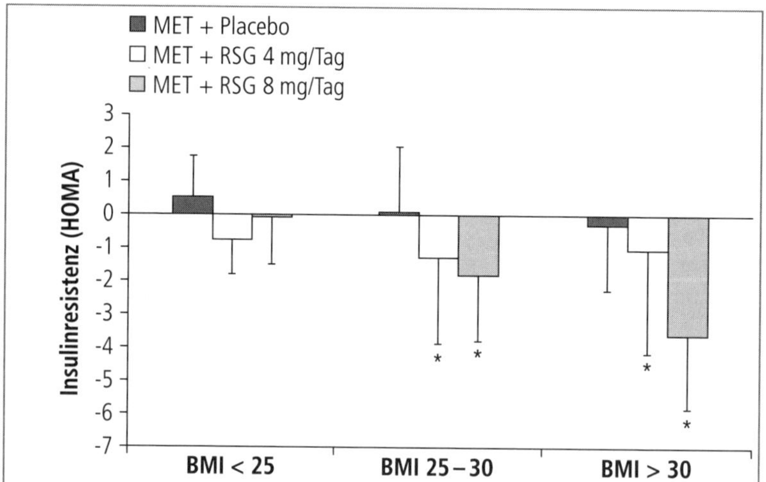

	BMI < 25	BMI 25–30	BMI > 30
Baseline = ■	4,86 (n = 21)	6,50 (n = 80)	7,65 (n = 118)
Baseline = □	5,91 (n = 13)	7,59 (n = 43)	8,71 (n = 59)
Baseline = ▤	5,38 (n = 21)	6,62 (n = 93)	9,86 (n = 99)

Abb. 4-13 Hypothesengenerierung ohne missverständliche p-Werte (Jones et al. 2003); MET = Metformin, RSG = Rosiglitazon, BMI = Body Mass Index, HOMA = Homeostasis Model Assessment/Insulinresistenz; * signifikant vs. MET, $p < 0{,}025$.

Relativwerte dargestellt werden. Ideal ist es, wenn absolute und relative Veränderungen in ein und derselben Abbildung gezeigt werden (Abb. 4-14).

- Auf Untergruppenanalysen ist zu verzichten, wenn sie nicht geplant waren. Sonst müssen sie als post-hoc klar gekennzeichnet sein und dürfen keine pseudokonfirmatorischen Statistik enthalten.
- Es ist zu diskutieren, ob die Vergleichssubstanz tatsächlich optimal eingesetzt wurde und eine »faire Chance« hatte.
- Der *Abstract* sollte strukturiert sein und den Empfehlungen der *Evidence-based Medicine* (EBM) entsprechen.

Zusammengesetzte Endpunkte sind bezüglich ihrer Komponenten zu analysieren und zu bewerten; insbesondere ist eine Überlegung anzustellen, ob diese Zusammensetzung medizinisch sinnvoll war.

Unabhängig von der Berichterstattung empfiehlt sich Registrierung jeder klinischen Prüfung bei einem öffentlichen Studienportal, z. B. bei www.clinicaltrials.gov, einem Internetportal der *National Institutes of Health*. Eine Reihe medizinischer Zeitschriften hat die Publikationsfähigkeit einer Studie von der Registrierung in einem solchen Portal abhängig gemacht. Am Ende einer Studie empfiehlt es sich ebenfalls, eine strukturierte Zusammenfassung in einem öffentlich zugängigen Studienportal wie z. B. von der *European Federation of Pharmaceutical Industries Association* (www.efpia.org) zu veröffentlichen. Dies ist umso wichtiger, da klinische Studien häufig dem Vorwurf ausgesetzt sind, sie repräsentierten nur die positiven Ergebnisse, während negative Ergebnisse nicht zur Publikation führten. Kleine Studien »irren« sich häufiger (Abb. 4-15).

Zur vorteilhaften Darstellung in den häufigen *Poster Sessions* bei z. B. Kongressen seien noch einige nützliche Hinweise gegeben (Woolsey 1989): Der Text sollte aus einer Entfernung von 1–1,5 m gut lesbar sein, der Titel aus 5–7 m. Im Titel, insgesamt nicht länger als eine Zeile, sollte bereits eine Aussage zum Untersuchungsergebnis beinhalten. Der freie Platz sollte nicht weniger als 50 % der Fläche des Posters einnehmen. Hintergrundfarben sollten eher hell sein. Unterschiedliche Farben können für unterschiedliche Abschnitte (Methoden, Ergebnisse, Diskussion, usw.) verwendet werden. Möglichst Groß- und Kleinbuchstaben sollten verwendet werden. Serif-Schrifttypen sind der besseren Lesbarkeit wegen vorzuziehen.

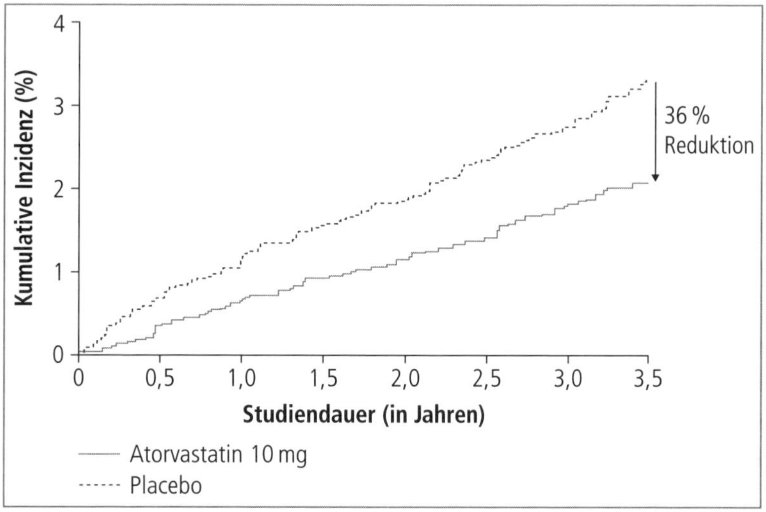

Abb. 4-14 Seltene Ereignisse und ihre Darstellung als relative Risikoreduktion am Beispiel einer Atorvastatin-Studie (Server et al. 2003). OR (Odds Ratio) = 0,64 (Vertrauensintervall: 0,50–0,83), p = 0,0005.

■ **International Clinical Trials Registry Platform (ICTRP):** In dieser Datenbank sollten klinische Prüfungen nach folgenden Kategorien registriert werden (Sim et al 2006):

- Identifikationsnummer der Studie
- Datum der Registrierung
- Zusätzliche Identifikationsnummer
- Finanzielle oder materielle Unterstützung
- Sponsor
- Weitere Sponsoren (derzeit in EU nicht möglich)
- Kontaktstelle für die Öffentlichkeit
- Kontaktstelle für wissenschaftliche Nachfragen
- Öffentlicher Titel (Kurztitel)
- Wissenschaftlicher Titel
- Beteiligte Länder
- Indikation
- Interventionen
- Ein- und Ausschlusskriterien
- Studiendesign
- Studienbeginn
- Fallzahl
- Stand der Patientenrekrutierung
- Primäre Endpunkte
- Sekundäre Endpunkte

Wichtige Aspekte
Der Bericht einer klinischen Prüfung sollte sich an die entsprechende Guidelines der ICH halten; zusätzlich sollte eine strukturierte Zusammenfassung geschrieben werden, wie es für das Zulassungsdossier, aber auch für die öffentlich zugängliche Datenbank auf www.clinicaltrials.gov notwendig ist.

4.7 Häufige Probleme

Häufige Fehler bei der Vorbereitung und dem Schreiben von Prüfplänen werden im Folgenden beschrieben.

■ **Studienziele:**

- Häufig zu allgemein definiert, so dass ein Studiendesign nicht aufgebaut werden kann.
- Ziele sind doppeldeutig oder vage formuliert.
- Mit dem vorgesehenen Studiendesign sind sie nicht erreichbar oder die vorgesehenen Ressourcen reichen nicht aus.

■ **Studiendesign:**

- Es fand keine ausreichende Beratung mit einem Statistiker im Vorfeld statt.
- Design entspricht nicht dem derzeitigen Wissensstand.
- Wirksamkeitsparameter sind nicht ausreichend validiert

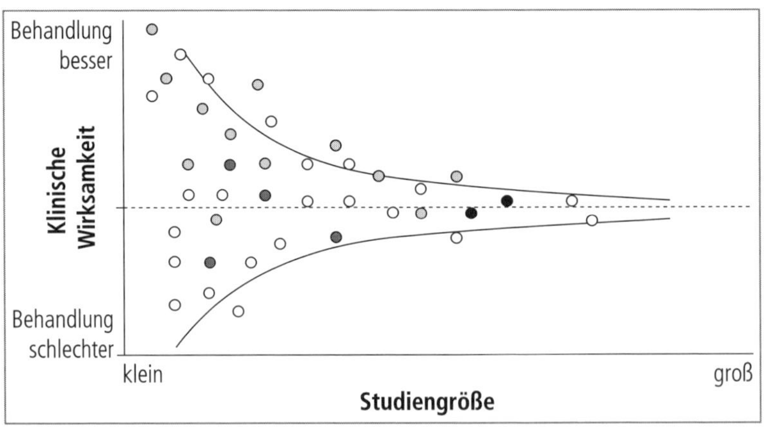

Abb. 4-15 Große Studien zeigen geringere Abweichungen von der Wirkungsstärke, hier am Beispiel des Funnel Plots (Trichterdiagramm; die Schattierungen geben verschiedene Studientypen wieder).

- Statistische Power reicht für Studie nicht aus und die Fallzahl ist zu klein, um klinisch relevante Ergebnisse zu erbringen.
- Aktive Kontrolle ist falsch gewählt.
- Placebo bzw. Doppelblindheit fehlen (wenn eigentlich nötig).
- Zu wenige verschiedene Dosierungen sind vorgesehen oder die Anpassung der Dosierung an Nebenwirkungen fehlt.
- Randomisierung ist nicht mit einem Statistiker besprochen worden.

Ein-und Ausschlusskriterien:

- Einschlusskriterien (Alter, Geschlecht, Untergruppe der Hauptdiagnose) sind zu streng.
- Ausschlusskriterien (Risikogruppen) sind zu weit.

Screening und Ausgangsbehandlung:

- Screeningperiode ist zu lang oder zu kurz.
- Anzahl der Messungen der Behandlung ist zu häufig oder zu selten.
- Ergebnisse der Screeningperiode werden zum Ein- und Ausschluss der Patienten nicht herangezogen.
- Anzahl der Blutentnahmen ist unnötig hoch.
- Nüchternperioden werden verlangt, die wegen ihrer Dauer unnötigerweise zu Nebenwirkungen führen.

Verblindung der Studie:

- Verblindung der Studie lässt sich leicht brechen.
- Verblindung der Studie ist nicht ausreichend.
- Verblindung der Studie könnte zu veränderter Bioverfügbarkeit führen (z.B. Verkapselung).

Datensammlung und Analyse:

- Prüfbögen sind schlecht entworfen.
- Statistische Methoden sind nicht geeignet.

Allgemeine Probleme:

- Es gibt zu viele verschiedene Vergleiche, die leicht zu scheinbar signifikanten Ergebnissen führen.
- Prüfbögen entsprechen nicht dem Prüfplan.

Das Prüfplanungsgespräch sollte als lebendes Dokument gestaltet werden. Da es nicht automatisch als Frühwarnsystem funktioniert, sollte das Projektteam definieren, bei welchen kritischen Schritten der späteste Interventionspunkt liegt. Wird dieser erreicht, so ist der Projektleiter zu informieren. Wie bereits beschrieben, ist Optimismus das größte Risiko für ein Projekt.

4.7.1 Finanzen

Das am häufigsten vorkommende Problem ist die Kostenüberschreitung – manchmal unbemerkt, da die Kosten sich »normal« zu entwickeln scheinen. Daher ist es notwendig, neben den Kosten den Projektfortschritt zu dokumentieren. Eine Möglichkeit dazu ist die Wertanalyse, in deren einfachster Form der Projektfortschritt und die Ausgaben als Prozentsatz in einem Diagramm gegenüber gestellt werden. So werden auf der x-Achse die Prozentsätze der »Studiendurchführung« (z.B. Visiten), auf der y-Achse die verbrauchten personellen und finanziellen Ressourcen dargestellt. Wird die Winkelhalbierende überschritten, deutet dies auf eine Budgetüberschreitung hin.

Ein häufiger Fehler entsteht, wenn keine Rückstellungen gebildet werden. Vor allem, wenn große Kostenblöcke nur periodisch auftreten, können meist gegen Studienende erhebliche Budgetüberschreitungen drohen. Rückstellungen sollten mindestens einmal jährlich gebildet werden, bei kürzeren (Rekrutierung und Behandlung in weniger als ein Jahr) sollte man dies halb- oder vierteljährlich tun.

Die Probleme lassen sich vermeiden, wenn man einen vernünftigen Puffer von ca. 10% der geschätzten Kosten einbaut, die eigenen

Ressourcen eher pessimistisch beurteilt und externe Mitarbeiter auf Leistungs- und nicht auf Stunden- oder Tagesbasis bezahlt.
Hier seien nochmals die hauptsächlichen Kostentreiber erwähnt:

- Zusätzliche Monitoring-Visiten
- Langsame Rekrutierung
- Zusätzliche Zentren
- Regulatorische Kosten, z.B. durch Amendments
- Patientenwerbung
- Prüfmuster, z.B. wegen Austauschs bei Ablauf der Haltbarkeit
- Interne Verrechnungen der Kliniken
- Ersatz interner Ressourcen durch externe

4.7.2 Patienten

Mangel an geeigneten Patienten stellt in 50% der Fälle den Grund für die erhebliche Verzögerung von klinischen Prüfungen dar. Hierbei gilt das Gesetz von Lasagna, welches besagt, dass vor Beginn der Prüfung viele Patienten geeignet erscheinen. Während der klinischen Prüfung sinkt diese Zahl stark und nach Abschluss der Prüfung stehen plötzlich wieder ausreichend viele Patienten zur Verfügung.
Zunächst ist es hier gut, sich die fehlerhafte Vorhersageweise des menschlichen Gehirns vor Augen zu führen, die von Kahnemann und Tversky (1974, 1979) ausführlich untersucht wurden. Häufig wird der Fehler gemacht, dass man den aktuellen Fall unabhängig von ähnlichen Fällen aus der Vergangenheit betrachtet. Man sollte sich die Publikationen früherer vergleichbarer Studien ansehen, bei denen die Rekrutierungszeit meist leicht zu rekonstruieren ist. Die eigene Vorhersage sollte man dann aufgrund der dortigen Wahrscheinlichkeitsverteilung machen. Im Einzelnen lässt sich also wie folgt vorgehen: a) eine Gruppe von vergleichbaren Studien definieren, b) die Verteilung der Rekrutierungszeiten innerhalb dieser untersuchen, c) eine erste intuitive Schätzung abgeben, d) die ursprüngliche Vorhersage abschätzen und e) diese anpassen. Der letztere Schritt bedeutet, dass man die bisherige Rekrutierung einfach linear fortschreibt – obgleich dies bereits eine optimistische Schätzung ist, wenn die Studie bisher nur von wenigen gut rekrutierenden Zentren getragen wird.
In der Planung verwendet man üblicherweise die so genannte *Feasibility*, d.h. eine Machbarkeitsanalyse, bei der dem Prüfzentrum detaillierte Fragen zum Vorhandensein der Patienten gestellt werden. Hierbei muss man zwischen Patienten unterscheiden, die bereits vorhanden sind und lediglich in die Prüfung einbezogen werden müssen, und Patienten, die meist aufgrund einer akuten Erkrankung für eine klinische Prüfung in einer bestimmten Anzahl zur Verfügung stehen. Während man im zweiten Fall Patienten nicht »auf Vorrat« einbestellen kann, sondern den Patientenfluss und den gesamten Prozess dahinter kontrollieren muss, ist man im ersten Fall geneigt, einen »unerschöpflichen« Pool beim Prüfzentrum anzunehmen. Dies zeigt sich dann, wenn eine anfänglich rasche Patientenrekrutierung nach wenigen Wochen ein Abflachen der Kurve zur Folge hat. Meist bedeutet dies, dass der Pool bereits erschöpft ist und ab jetzt jeder weitere Patient nur mit großen Mühen gewonnen werden kann.
Wie man eine realistische Schätzung möglicher Patienten erhält, ist nicht endgültig geklärt. Detailliertes Durchsehen der Patientenakten, am besten durch eine elektronische Patientenakte erleichtert, wird als eine Lösung angeboten. Jedoch scheint dies gegenüber der einfachen (offenen) Frage, wie viele Patienten in einem bestimmten Zeitraum in die Studie eingeschlossen werden, keine Vorteile zu haben. Dieses scheinbar paradoxe Ergebnis erklärt sich dadurch, dass die vielen Parameter der Ein- und Ausschlusskriterien in der Patientenakte in dieser Form ohnehin nicht abgebildet sind.
In der Vorbereitung der klinischen Prüfung ist also nicht ein verfeinertes Tool die Lösung, sondern die Überprüfung, welche Ein- und Ausschlusskriterien entschärft werden könnten, um mehr Patienten die Teilnahme zu er-

möglichen, ohne den Patientenschutz zu kompromittieren.
Häufig hilft es bereits, bei der Definition der Altersgruppen zu arbeiten bzw. vorherige Ein- und Ausschlusskriterien in früheren klinischen Prüfungen dahingehend zu überprüfen, ob sie in einer späteren Phase der Prüfung überhaupt noch notwendig sind. Zum anderen ist zu überlegen, ob die Zahl der Visiten und der gemessenen Parameter auf ein Minimum reduziert werden kann, ohne die wissenschaftliche Aussage der Studie nachhaltig zu gefährden, vor allem wenn sie für die Patienten eine Belastung sind.
Ist dies berücksichtigt, so sollte die *Feasibility* funktionieren, jedoch ist von einer Übernahme der von den Ärzten angegebenen Zahlen eins zu eins dringend abzuraten. Es hat sich bewährt, für einfache, kontrollierte Studien diese Zahl durch 4 zu dividieren. Bei schwierigen Indikationen, wie z.B. in Neurologie/Psychiatrie oder in der Onkologie empfiehlt sich sogar ein Faktor 8. Riskant ist es, Ärzte nur eine geschlossene Frage (»ja oder nein«) zu stellen, etwa »Können Sie 20 Patienten in 4 Monaten einschließen?«. Die daraus resultierenden Daten sind meist falsch. Dennoch fühlen sich Ärzte unter Umständen gezwungen mehr Patienten anzugeben, als sie tatsächlich stellen können, weil die Sponsoren eine hohe Anzahl von Patienten pro Zentrum schätzen. Hier empfiehlt es sich, vertraglich zu vereinbaren, dass die geschätzte Patientenzahl jeder Prüfstelle im Rahmen der Newsletters den anderen teilnehmenden Zentren bekannt gemacht wird. Diese Form der »sozialen Kontrolle« hat sich sehr bewährt, könnte jedoch in anderen Kulturkreisen problematisch sein.
Für eine klinische Prüfung sind Zentren, die keine Patienten rekrutieren, unangenehm, aber nicht mit hohen Kosten verbunden. Dahingegen sind Zentren, in denen nur ein Patient oder wenige Patienten rekrutiert werden, mit Ineffizienz verbunden, da die Monitoringbesuche in jedem Fall durchgeführt werden müssen.

Ein weiteres Problem entsteht, wenn z.B. bei einer Studie zum Thema Stoffwechsel eine hohe Ausfallrate in der Screeningphase resultiert. Hier liegt der Fehler meist im Prüfplan, der den natürlichen Verlauf einer Erkrankung, insbesondere von Stoffwechselparametern, nicht adäquat berücksichtigt. Meist findet eine Regression zum Mittelwert bei solchen Laborkontrollen statt, so dass ein großer Anteil der Patienten aus den Studien herausfällt. Werden keine Zentrallabors verwendet, so können auch unterschiedliche Messmethoden zu ähnlichen Konsequenzen führen.
Selbst wenn Patienten geeignet sind, so weigert sich doch ein bestimmter Prozentsatz an der Studie teilzunehmen. Empirische Daten zeigen, dass hier weniger das Gefühl vorherrscht, ein »Versuchskaninchen« zu sein, sondern zwei andere Gründe die Motivation stark reduzieren. Zum einen ist es dem Arzt nicht gelungen, über das kognitive Vermitteln der Information die »Restangst« zu nehmen, zum anderen greift die Studie zu sehr in den Alltag der Patienten ein. Häufig führt dies dazu, dass die Population aus nicht (mehr) erwerbstätigen Patienten besteht, weil diese eine Vielzahl von Visiten über sich ergehen lassen können.

Phasen erfolgreicher Aufklärungsgespräche

In einem erfolgreichen Aufklärungsgespräch mit dem Patienten müssen kognitive wie emotionale Bedürfnisse berücksichtigt werden. Im Gegensatz zum üblichen Patientenkontakt wünscht der Arzt etwas vom Patienten – nicht umgekehrt (Kammerer 2005).

- **I. Phase:** Wichtig ist, dass der Arzt selbst von dem Nutzen der Studie überzeugt ist. Ist er es nicht, so wird er dem Patienten sprachliche Signale vermitteln, die seine Distanz zur Studie offenbaren. Nur wenn man selbst eine gewisse Begeisterung hat, wird man den Patienten überzeugen können.
- **II. Phase:** Wie man den Patienten anspricht, so verläuft häufig das ganze Ge-

spräch. Zunächst sollte man über die Erkrankung des Patienten und die daraus entstehenden Konsequenzen sprechen. Erst dann wird der Patient bereit sein, auf die ungewöhnliche Situation einer klinischen Prüfung einzugehen.

- **III. Phase:** Hier wird der Patient über eine neue Therapiemöglichkeit informiert, gleichzeitig aber über die anderen Behandlungsoptionen. Das Argument, anderen mit der Studienteilnahme zu helfen, ist meist wirkungslos. Der Patient möchte selbst einen Nutzen haben – und ein Ziel vor Augen haben, das er selbst erreichen kann.
- **IV. Phase:** Jetzt kommt es darauf an, Ängste abzubauen, vor allem jene, die nicht klar geäußert werden. Indirekte Fragen und die Verwendung des Konjunktivs eignen sich dafür. Ein Patient könnte etwa sagen: »Wie wäre es eigentlich mit den Tierversuchen, die doch sicher durchgeführt worden sind«. Insbesondere bei kontrollierten Studien, vor allem im Vergleich zu Placebo, zeigt sich, ob man den Patienten dort abholt, wo er ist. Daher hilft es nichts, den Patienten mit künftigen Vorteilen ködern zu wollen oder ihm die wissenschaftliche Bedeutung der Placebogruppe und die Wahrscheinlichkeit, dass er das aktive Präparat erhält, zu erklären. Viel wichtiger ist es, seine Zweifel und Sorgen zunächst ernst zu nehmen. Danach kann man dem Patienten weitere Informationen geben, z. B. dass Placebo nur gegeben werden darf, wenn dadurch eine wirksame Behandlung nicht vorenthalten wird. Man kann dem Patienten erklären, dass die bisherigen Behandlungen nicht sehr effektiv waren und gewisse Nebenwirkungen hatten und dass er im besten Fall – endlich – ein wirksames Medikament erhält.
  Nun kommt es darauf an, das Patienteninformationsblatt mit einigen Erläuterungen zu übergeben, wobei man wichtige Punkte z. B. farblich markiert. Der letzte Punkt ist die schriftliche Einverständniserklärung. Will der Patient diese sofort unterzeichnen, so kann er dies tun. In allen anderen Fällen sollte man Bedenkzeit geben, jedoch einen festen Termin für den nächsten Kontakt vereinbaren.

Sind die Patienten nun in die Studie eingeschlossen, so drohen zwei weitere Risiken: Eine schlechte Patientencompliance, d. h. die Einnahme der Medikation lässt zu wünschen übrig. Dies ist stark korreliert mit der Anzahl der Einnahmezeitpunkte und der einzunehmenden Medikamente. Das zweite Risiko ist eine schlechte Retention der Patienten, insbesondere bei Langzeitstudien. Es ist wichtig zu wissen, dass eine Retention von weniger als 80 % bei vielen Studien zu nicht mehr interpretierbaren Ergebnissen führt, insbesondere bei der Überlebensrate.

Strategien für erfolgreiche Patientenretention

Bei Langzeitstudien beginnt die Retention von Patienten bereits bei der Rekrutierung (Kammerer 2003, 2005). Es ist wenig sinnvoll, die Problematik einer Teilnahme an einer Studie etwa über fünf Jahre herunterzuspielen. Insgesamt ist aber eine Studie bereits dann kritisch, wenn sie mehr als vier oder fünf Besuche des Patienten in der Klinik beinhaltet.

Grundsätzlich ist für viele Patienten ausschlaggebend, ob sie zu dem Arzt, der auch Prüfer ist, ausreichend Vertrauen haben. Der Patient wird unterschwellige Erwartungen haben und vielleicht am Anfang einer Studie begeistert sein. Dies soll nicht darüber hinwegtäuschen, dass der Patient möglicherweise Wert und Nutzen für sich selbst nicht erkannt hat und daher später geneigt sein kann, vorzeitig aus der Studie auszuscheiden. Dies ist besonders ein Problem, wenn der Patient übersieht, dass regelmäßige Besuche an der Prüfstelle, eine regelmäßige Tabletteneinnahme und möglicherweise eine Dokumentation im Patienten-Tagebuch erforderlich sind. Gravierend ist es vor allem, wenn der Patient für sich selbst keine spürbaren positiven Ergebnisse bezüglich seiner Erkrankung hat. Man sollte den Patienten konkret auf seine zusätzlichen Aufgaben ansprechen und diese gemeinsam mit ihm gut planen, vor allem in Hinsicht darauf, wie der Patient zur Prüfstelle gelangt und ob es dafür einen finanziellen Ausgleich gibt. Der Arzt sollte den Patienten mit offenen Fragen darauf ansprechen, etwa: »Wie kommen Sie mit den Besuchen in der Prüfstelle zurecht?« oder »Wie kommen Sie von zuhause zu mir?«

Bei der Entscheidung, vorzeitig aus der Studie auszuscheiden, spielen Familie, Freunde oder der Hausarzt eine wichtige Rolle. Ob sie aktiv eingebunden werden müssen, muss auf der Basis der einzelnen Studien überlegt werden.

Da der Patient meist eine wenig konkrete Erwartung bezüglich des Nutzens für sie selbst hat, so sollte man offen danach fragen, um eine realistische Betrachtung der Dinge zu erreichen. Spricht der Patient wenig, so ist das ein Hinweis darauf, dass er unzufrieden ist und möglicherweise bald die Studie verlässt. Er muss also aktiv angesprochen werden.

Zusammengefasst heißt dies: Man muss realistische Erwartungen herstellen, den Eindruck vermitteln, dass der Patient sich in guten Händen befindet und der Prüfer für ihn immer erreichbar ist und den Patienten neben den mündlichen Erklärungen auch etwas Schriftliches in einer für ihn und sein Bildungsniveau verständlichen Sprache mitgeben. Man macht es dem Patienten bequem und beendet die Interaktion nicht, nachdem er seine Unterschrift unter die Einwilligungserklärung geleistet hat. Man gibt ihm Feedback und, wenn immer möglich, versorgt man den Patienten kurz- oder mittelfristig mit Erfolgserlebnissen. Vor allem aber: Der Prüfer muss den Patienten ansprechen und nicht warten, bis der Patient seine Probleme äußert. Dies gilt auch für die anderen Mitarbeiter des Teams an der Prüfstelle.

Entscheidet sich ein Patient dafür aus der Studie auszuscheiden, so soll der Arzt sofort Kontakt aufnehmen. Hierbei ist jede Kritik am Patienten zu vermeiden, stattdessen sollten die Gründe untersucht, Hindernisse herausgefunden und möglicherweise ein Lösungsansatz gemeinsam gefunden werden. Für den Patienten ist es wichtig, dass er jetzt wieder erkennen kann, dass die Teilnahme an der Studie für ihn einen persönlichen Nutzen hat. Erreicht der Prüfer dieses Ziel nicht, so kann ein anderes Mitglied des Teams dies versuchen.

Aus der Psychologie weiß man, dass nach einer Entscheidung nicht selten ein Bedauern darüber einsetzt und dass der Mensch häufig irrationale Entscheidungen trifft, obgleich er dies nicht zugibt. Risiken werden häufig überschätzt, Nutzen häufig unterschätzt. In einer solchen Situation ist es wichtig, dass der Patient im Laufe der Studie immer wieder neue und für ihn relevante Informationen erhält. Fragt er die anderen Mitglieder des Teams nach der Sinnhaftigkeit der Teilnahme an der Studie, so sollten diese nicht von der Auffassung und Aussage des Prüfers abweichen. Eine besondere Situation tritt auf, wenn aufgrund neuer Informationen zur Substanz eine nochmalige Aufklärung und Einwilligung erforderlich ist. War bis dahin der Kontakt von Prüfer und Patient rein sachlich, so wird das Vertrauen wahrscheinlich nicht ausreichen, um diese schwierige Situation gemeinsam zu lösen. Der Patient sollte dabei immer wieder auf die Besonderheiten einer klinischen Studie hingewiesen werden. Ebenso sollten die möglichen Bedenken des Patienten offen angesprochen werden, wobei das eigene Urteil dazu zurückzustellen ist. Aber am wichtigsten ist es, dem Patienten das Gefühl zu geben, dass er verstanden wird. Nur dann kann der Patient die verbundenen Risiken einschätzen lernen. Insgesamt aber ist es notwendig, das Umfeld des Patienten einzubeziehen. Rät etwa der mit dem Patienten seit Jahren vertraute Hausarzt von der Teilnahme an der Studie ab, so hat der (bisher unbekannte) Prüfer meist keine Chance, ihn vom Gegenteil zu überzeugen.

In der Planung einer klinischen Prüfung sollte eine lineare Aufnahmefunktion angenommen werden. Sigmoide Kurven in der Aufnahmefunktion führen meist dazu, dass zu lange zugewartet wird, bevor Maßnahmen zur Steigerung der Patientenrekrutierung aufgenommen werden. Daher sollte früh und entschieden gegengesteuert werden, wobei sich die folgenden Methoden als sinnvoll erwiesen haben:

- Telefonkonferenz mit den Monitoren. Möglichst einmal wöchentlich mit genau vorgeschriebenen Parametern und einem Protokoll, welches am selben Tag verschickt wird.
- Telefonkonferenz mit Prüfärzten. Auch hier einmal wöchentlich mit der Möglichkeit der Einwahl, wobei darauf zu achten ist, dass die Teilnehmerzahl 10 nicht überschreitet. Mindestens ein bis zwei sehr gute Rekrutierer sollten dabei sein, um einen gegenseitigen Lernprozess zu ermöglichen.
- Analyse, weshalb geeignete Patienten nicht mitmachen (während des Monitorbesuchs).
- Motivationsanalyse der Patienten
- Analyse der Haupthindernisse. Mancher Prüfer fühlt sich durch die Fragen angegriffen; so zählt er viele Hindernisse auf, deren Beseitigung nach aller Erfahrung die Rekrutierung selten deutlich steigert. Eher sollte man ihn bitten, eine Weile alle nicht in die Studien aufgenommenen Patienten mit Angabe von Gründen zu dokumentieren.

Wenn Patienten nicht an einer Studie teilnehmen, so gibt es folgende wichtige Gründe (Smit-Marshall 2006): Sie nehmen an, die bereits etablierte Behandlung sei besser als das Prüfmedikament, sie könnten Placebo erhalten, sie würden in einer Art Tierversuch behandelt oder die häufigen Reisen zur Prüfstelle seien zu beschwerlich. Patienten, die an einer klinischen Prüfung teilnahmen, lobten vor al-

Tab. 4-21 Verbesserung der Patientenaufnahme in Studie und ihre Bewertung.

Maßnahme	Kosten	Nutzen
Screening der Patientenkartei	Zeitaufwendig, wenn keine elektronische Datei vorhanden	Groß, da auch Patienten erfasst werden, die selten in die Praxis/Klinik kommen
Kontakt mit Kollegen	Meist gering, wenn telefonisch oder beim Ärztestammtisch	Meist gering wegen der Sorge, Patienten zu verlieren
Pressemitteilung des Sponsors oder der Institution	Gering, wenn Kanäle etabliert	Je nach Neuigkeitswert
Zeitungsannonce	Bei überregionalen Zeitungen hoch, muss mehrfach wiederholt werden	Bei Wochenblättern meist hoch; Renommee beachten (»Apothekenumschau«)
Kontakt mit Selbsthilfegruppen	Gering, Spende wird erwartet	Je nach Organisationsgrad gering oder hoch (wenn Publikationsorgan vorhanden)
Aushang im Wartezimmer oder in gesamter Institution	Mäßig, wenn professionell	Nur hoch, wenn klare Botschaft und hohe Auflage
Zahlungen an Patienten	Mäßig, da ohnehin keine hohen Summen gezahlt werden dürfen (EK muss genehmigen)	Recht hoch, wenn Patienten weite Wege haben oder mehrere Stunden im Zentrum bleiben müssen
Finanzielle Anreize für Prüfer	Kann hoch sein, muss von Ethikkommission genehmigt werden	In der Praxis hilfreich, wenn direkt an Study Nurse gezahlt (zusätzlicher Vertrag); eher in Praxis als in Klinik
Internet-Website mit Information zur Studie und Ansprechpartnern	Hohe Anlaufkosten	Je nach Indikation ohne Bedeutung oder sinnvoll (Onkologie, seltene Krankheiten)
Radio- oder Fernsehwerbung	Hoch	In Deutschland bisher wenige Erfahrungen

lem die Qualität der Behandlung, den Respekt, der ihnen entgegengebracht wurde, die Wartezeit sowie die nicht übertriebene Zahl der Untersuchungen und Prozeduren. Mehr als 76% der Teilnehmer würden anderen, in diesem Fall krebskranken, Patienten empfehlen, an einer klinischen Studie teilzunehmen.

Bereitet man einen Plan zur Unterstützung der Patientenrekrutierung vor, so sollten die folgenden Aspekte beachtet werden (Tab. 4-21):

- Aufmerksamkeit der Patienten: Sind die Patienten schon in Behandlung? An welchen Punkten interagieren sie? Wie findet man überweisende Ärzte? Welche vorhandenen Strukturen können genutzt werden?
- Verständnis der Patienten: Welche allgemeine Informationen über klinische Forschung sollen sie bekommen? Welche Information benötigen die überweisenden Ärzte? Wie kann man mit welchen Informationen Familie, Freunde oder Betreuer erreichen?
- Einwilligung der Patienten: Welche Erwartungen hat der Patient und wie wird mit ihnen umgegangen? Welche einfachen Kommunikationshilfen lassen sich zur Patienteninformation hinzufügen? Was kann der Patient mit nach Hause nehmen, um mit der Familie darüber zu sprechen?
- Aufbau von Vertrauen: Welche finanziellen und logistischen Hemmnisse gibt es und wie lassen sie sich abbauen? Wie fühlt sich der Patient als »Eigentümer« der Studie? Wie kann die Familie ihn unterstützen?
- Kultur und Umfeld des Patienten: Passt die Werbung hinein oder nicht?

Am Ende einer Studie stellt sich die Frage, inwieweit man die individuellen Ergebnisse einer Studie den Patienten mitteilen soll (Shalovitz u. Miller 2005). Allerdings sollte man die Patienten vorher fragen, ob sie die Ergebnisse wissen möchten. Gerade bei pharmakogenetischen Untersuchungen könnte der Patient in einen Konflikt mit seiner Versicherung geraten, der er eigentlich alle ihm bekannten Risiken mitteilen muss.

Patientenaufklärung und -einwilligung: Neue Technologien als Ergänzung zum Arztgespräch

Die bisher geübte Praxis, Patienteninformation und Patienteneinwilligung im Gespräch zwischen Arzt und Patient nochmals zu erklären, dem Patienten die Dokumentation mitzugeben oder ihn aber vor Ort bereits die Einwilligungserklärung unterschreiben zu lassen, sieht sich zunehmender Kritik ausgesetzt. Zum einen werden die Patienteninformationen immer länger und damit prinzipiell unverständlicher, vor allem wenn man berücksichtigt, dass viele der Patienten schon älter sind. Zum anderen warnen Juristen, dass allein die Länge einer solchen Information eher zur Desinformation als zur Aufklärung beiträgt, so dass der Patient in Wirklichkeit Bedeutung und Tragweite der klinischen Prüfung kaum verstanden haben kann.

Daher wird überlegt, ob eine interaktive Form der Patienteninformation möglich ist. Der Patient erhält z. B. auf einem Laptop eine animierte Darstellung der Studie, bei der er über Hypertext zusätzliche Fragen stellen und die er je nach der Geschwindigkeit seines Verstehens schnell oder langsam durchblättern kann. Dabei sollte das interaktive System vor dem eigentlichen Arztgespräch eingesetzt werden, damit der Patient bereits grob weiß, worum es in der Studie geht, und er die Möglichkeit nutzen kann, Fragen zu stellen.

Viel wichtiger aber ist die Frage, wie man die Verständlichkeit der Patienteninformation erhöhen kann (Hochhauser 2004). Dabei haben sich als sinnvoll herausgestellt:

- Einfachere und kürzere Einwilligungserklärung
- Platz für Fragen lassen
- Wichtige Punkte herausheben, Details getrennt halten
- Große Schrift
- Glossar anfügen, in dem Begriffe erklärt werden
- Betonung relevanter Information

- Laiensprache
- Abbildungen, gegebenenfalls Animationen verwenden, oder Videos
- Allgemeine Information über klinische Prüfungen geben

Weitere Entwicklungen in der Technologie könnten eine digitale Signatur der Patienteneinwilligungserklärung durch den Patienten auf dem PC beinhalten. Bisherige Erfahrungen mit interaktiven Laptop-basierten Patienteninformationspräsentationen haben zumindest in den USA eine hohe Akzeptanz der Patienten gezeigt. Die Methode selbst braucht jedoch noch weitere Verfeinerungen und Erfahrungen, so dass von einer raschen flächendeckenden Einführung derzeit abgeraten werden muss.

Probleme können auch bei der Randomisierung verblindeter Studien auftreten, wenn die Prozesse der Rekrutierung und Randomisierung nicht eindeutig voneinander getrennt sind. In früheren Zeiten gab es versiegelte Umschläge, noch vorher Randomisierunglisten, die dem Prüfer mit etwas Geschick erlaubten herauszufinden, welchem Behandlungsarm der jeweils nächste Patient zugeordnet würde. Das Problem ist heute prinzipiell bei zentraler Randomisierung gelöst, stellt sich aber bei blockweiser Randomisierung noch dar, weil der Prüfer bei Kenntnis des Prüfplans und genauer »Buchführung« abschätzen kann, wie die Allokation aussehen wird, wenn einige Präparate eines Blocks vergeben worden sind (Hewitt et al. 2005; Pildal et al. 2005). Eine Meta-Analyse aus dem Jahre 2005 fand nur bei 20 % der randomisierten Studien eine genaue Beschreibung, wie die Verblindung effektiv umgesetzt wurde. Dies ist wichtig zu wissen, da bei nicht wirksamer Verblindung der Behandlungseffekt um 20–30 % überschätzt werden kann.

4.7.3 Zeit

Bei diesem Abschnitt geht es vor allem um die Betrachtung fehlender Zeit. In der Planung werden häufig in Hinblick auf Urlaube, Ferienzeiten, saisonale Erkrankungen und sonstige mögliche »Behinderungen« wenige Informationen gesammelt. Dies führt häufig dazu, dass klinische Prüfungen nicht dann begonnen werden können, wenn sie eigentlich startfertig sind. Bekannt sind in Frankreich und Spanien die Sommermonate, vor denen klinische Prüfungen nicht beginnen. In Deutschland ist es vorwiegend die Saison zwei Wochen vor und nach Weihnachten.

Es gehört zur Aufgabe der Projektleitung und der Monitore, die Zeitbudgets der an den Studien beteiligten Mitarbeiter sehr genau zu kennen. Dies gilt im Übrigen auch für Patienten, die bei länger andauernden Studien zu mehreren Visiten geladen werden, die zum Teil mit Urlaubs- und sonstiger Lebensplanung kollidieren können.

Unsicherheiten in der Zeit bestehen auch darin, ob die Prüfmedikation erhältlich ist, die Fertigstellung der Dokumentation für die Einreichung bei Ethikkommissionen und Bundesoberbehörde, sowie die Zeiten zum Erhalt eines Votums und einer Prüfgenehmigung. Da die Ablehnungsquote in Deutschland insgesamt gering ist, sollte hiervon ca. 70 Tagen ab Einreichung im Regelfall ausgegangen werden.

Bei der Organisation der klinischen Prüfung ist vor allem die Zeit berücksichtigen, die als *No Value Added Time* zu Buche schlägt, d.h. bei der keine Wertschöpfung stattfindet. Diese zu reduzieren ist Aufgabe des Studienmanagements. Zu den wichtigsten Gründen, die zu etwa 80 % der Verzögerungen und Kosten führen, seien genannt:

- Reisen, insbesondere der Monitore, inkl. Doppelbesuche an Prüfstellen
- Dauer interner Entscheidungen, wenn Entscheidungsträger nicht erreichbar sind oder für Sitzungen nicht zur Verfügung stehen.
- Klinische Studien, deren Ausgang eigentlich nicht entscheidend ist, so dass man

eine andere Studie bereits ohne diese Ergebnisse hätte beginnen können.

- Training von allen Studienbeteiligten in einem Ausmaß, welches nicht gerechtfertigt ist.
- Prüfstellen, die kaum Patienten einschließen, aber unter Umständen wertvolle Technik und Zeit blockieren. Es ist davon auszugehen, dass ein Zentrum, welches 2 Monate nach Initiierung keine Patienten eingeschlossen hat, auch später in der Regel keinen Erfolg hat. Die Prüfstelle sollte daher geschlossen werden.

Um Zeit zu messen und produktiver zu machen, ist die Dokumentation des Zeitaufwandes notwendig. Für die Mitarbeiter des Sponsors ist daher ein Zeiterfassungssystem notwendig, welches zeitnah (mindestens einmal wöchentlich) auszufüllen ist und für alle Mitarbeiter gleich ist. Die Oberfläche eines elektronischen Systems kann – muss aber nicht – nach Fachgebiet unterschiedlich strukturiert sein. Eine Feinstruktur des Projektes ist in der Regel nicht notwendig. Vor allem dann, wenn ein Mitarbeiter auf mehreren Studien gleichzeitig arbeitet. Allerdings sollte klar sein, in welcher Rolle der Mitarbeiter an dem Projekt teilnimmt, so dass der Zeitaufwand nach Rolle bzw. nach Funktion abgerufen werden kann.

Die Dokumentation sollte einigermaßen verlässlich sein und der Zeitbedarf dafür gering. Anzunehmen sind nicht mehr als 15 Minuten pro Woche. Eine solche Dokumentation erlaubt, etwa bei Monitoren die Erstellung von Kennzahlen (neu rekrutierte Patienten, aktive Patienten, aktive Zentren usw.) und einen Produktivitätsvergleich von Monitoren bei ein und derselben Studie.

Bezüglich der Zeit sei auch auf die Projektstrukturpläne hingewiesen und die Möglichkeit, statt des üblichen *Critical Path* das Prinzip der Engpass-Steuerung zu verwenden.

4.7.4 Administration

Die Administration klinischer Prüfungen, insbesondere das Projektmanagement, ist die Kernfunktion, um diese erfolgreich zu planen, durchzuführen und auszuwerten.

Die folgenden Probleme treten häufig auf, deshalb werden einige Lösungsvorschläge dargestellt.

- **Unklare Verantwortlichkeiten:** Im Projekt ist die Verantwortung der Leitungsperson (z. B. Projektleiter) nicht klar. Häufig werden den Teams Aufgaben vorgegeben, die durch interne Teamabstimmung erfüllt werden sollen. Gelegentlich werden auch Funktionen mit dem Begriff der *Co-Accountability* (beide Beteiligten sind irgendwie verantwortlich) verknüpft, so dass im Zweifelsfall nicht klar ist, wer eine Entscheidung bei Unstimmigkeiten treffen darf. *Lösungsansatz:* Klare Regelung der Verantwortlichkeiten in den SOPs und Eskalation bei nicht erzielbarem Konsens.
- **Häufiger Funktionswechsel:** Der häufige Wechsel der Projektleitung und der für ein Zentrum zuständigen Monitore. Grund hierfür kann unter anderem die Fluktuation oder Reorganisation in Unternehmen sein. *Lösungsansatz:* Vermeidung von Funktionswechseln während der Projektzeit, insofern dies nicht durch Mutterschutz, Elternzeit o. ä. zwingend erforderlich ist.
- **Contingency-Plan liegt nicht (vollständig) vor:** Die möglichen Probleme sind im Prüfplanungsgespräch (PPG) nicht vollständig dokumentiert. Der alternative »Plan B« fehlt, es droht hektische Aktivität, wenn die Ziele nicht erreichbar scheinen. *Lösungsansatz:* Der Contingency-Plan sollte ausformuliert werden, so dass er wie ein Alarmplan (z. B. wie im militärischen Bereich) sofort in Kraft gesetzt werden kann, wenn es notwendig wird. Contingency-Pläne sind vor allem bezüglich der Patientenrekrutierung notwendig, da dort die meisten, zum Teil nicht vorhersehbaren Probleme auftreten.
- **Finanzsystem agiert langsam:** Ein »Hygienefaktor« bei Prüfern, insbesondere bei nie-

dergelassenen Ärzten, sind pünktlich eingehende Zahlungen für geleistete Arbeit. In den Kliniken ist dies weniger kritisch, dennoch notwendig. *Lösungsansatz:* Es ist wünschenswert, dass die Verwaltung der klinischen Prüfung mit dem Finanzsystem des Sponsors eng gekoppelt ist, so dass manuelle Abgleiche möglichst entfallen. Ferner ist bei den Verträgen mit CROs/SMOs die genaue Festlegung der Einzelzahlungen, ggf. Vorauszahlungen, notwendig, um z. B. Zahlungsunfähigkeit eines kleinen Kooperationspartners zu vermeiden.

- **Schnelle Rekrutierung nicht möglich:** Die schnelle Rekrutierung ist größte Herausforderung der Administration und vielfach problematisch. *Lösungsansatz:* Die schlechteste Lösung bei Problemen ist abzuwarten. Durch Abwarten werden in der Regel nicht mehr Patienten in die Studie eingeschlossen, ferner ist von Versprechungen der Prüfstellen wenig zu halten. Eine schnelle Rekrutierung wird dann erreicht, wenn die Ursachen für die langsame Rekrutierung klar sind, so dass gezielt gegengesteuert werden kann. Vorteilhaft hat sich erwiesen, einen Kontakt zwischen den guten und weniger erfolgreichen Rekrutierern herzustellen, um erfolgreiche Vorgehensweisen zu erlernen und zu übertragen.
- **Optimistische Schätzungen:** Die Schätzungen entsprechen nicht der Realität und sind zu optimistisch. Dieser Punkt ist mit dem vorherigen eng verknüpft. *Lösungsansatz:* Die Administration trägt dafür Sorge, dass zu optimistische Schätzungen durch einen entsprechenden Divisor – je nach Komplexität 2 bis 10 – auf ein vernünftiges Maß reduziert werden. Zusätzlich sollte frühzeitig mitgeteilt werden, dass alle Beteiligten in Rundschreiben/Newslettern über die jeweils geschätzten Patientenzahlen informiert werden. Hierdurch entsteht sozialer Druck, wenn die versprochenen Zahlen weit über dem erbrachten liegen. Auch wird vermieden, dass Zentren in der *Feasibility* hohe Zahlen angeben, um für die Studie ausgewählt zu werden.
- **Systempflege unzureichend:** Die eingesetzten IT-Systeme, auch wenn es sich um lokale Systeme handelt, werden unzureichend gepflegt. Geschieht die Pflege seltener als einmal in der Woche, so ist damit zu rechnen, dass bei rapide rekrutierenden Studien das Bild unter Umständen verzerrt wird. Die Verzögerungen könnten in diesem Fall den Anschein erwecken, dass teure Gegenmaßnahmen zur Patientenrekrutierung erforderlich sind, da die späte Dateneingabe reale Einschätzungen unmöglich macht. *Lösungsansatz:* Regelmäßige, mindestens wöchentliche Datenpflege ist notwendig.
- **Definition des »kritischen Pfades« fehlt:** Die Ressourcen sind in der Regel begrenzt. Manchmal werden Aktivitäten kritisch, an die man nicht gedacht hat, z. B. die Versorgung mit Prüfmustern. Es kann vorkommen, dass bei langsamer Rekrutierung das Haltbarkeitsdatum überschritten wird. Wurde dies im »kritischen Pfad« nicht betrachtet und keine Gegenmaßnahme definiert, ist eine Gegensteuerung aus Ressourcengründen nur schwer oder nur sehr langsam möglich. *Lösungsansatz:* Auch wenn sich der »kritische Pfad« im Laufe eine Studie ändern kann, so ist es wichtig, diesen zu Beginn und während der Studie ausreichend zu beachten. Alle »kritischen Pfade« müssen mit ausreichenden Ressourcen versorgt werden. Dies ist eine Aufgabe des Projektleiters, der sehen muss, wo eine möglicherweise nichtkritische Aktivität plötzlich kritisch wird, weil die entsprechenden Ressourcen fehlen.

4.7.5 Unerwartete Ereignisse (inkl. Nebenwirkungen)

Im Rahmen der klinischen Prüfung können unerwünschte oder unerwartete Ereignisse auftreten. Unerwünschte Ereignisse sind für den Patienten grundsätzlich ungünstig. Als unerwartet werden Ereignisse bezeichnet, wenn diese (noch) nicht dokumentiert wurden, wie etwa in der Prüfarztbroschüre oder in der Fachinformation (Tab. 4-22). Innerhalb der Gruppe der unerwünschten Ereignisse gibt es noch die schwerwiegenden unerwünschten Er-

eignisse. Diese werden nach Schweregraden (schwer, mittelgradig, leicht) unterteilt, die bei jedem unerwünschten Ereignis angewendet werden. Schwerwiegend sind nach Definition alle Ereignisse, die eine Hospitalisierung oder die Verlängerung einer Hospitalisierung bedeuten, die zum Tode führen, die lebensrettende Maßnahmen erfordern oder die zu einer dauerhaften Behinderung oder medizinischen Einschränkung führen. Früher gehörten auch Missbildungen und onkologische Ereignisse dazu. Da die meisten Studien aber recht kurzzeitig sind und die Latenzzeit in der Onkologie lang ist, wird mittlerweile davon abgesehen.
Die Basis jeder Risikobewertung ist jedoch ein Bericht, der zumindest die folgende Information enthält:

- Einen identifizierbaren Patienten
- Einen identifizierbaren Berichterstatter des Ereignisses
- Ein möglicherweise damit kausal zusammenhängendes Arzneimittel
- Einen zeitlichen Zusammenhang
- Den Ausschluss anderer offensichtlicher zu diesem Ereignis geführt habender Ursachen

Eine besondere Untergruppe der schwerwiegenden Nebenwirkungen sind die SUSAR.
Bei einem unerwünschten Ereignis handelt es sich jedoch nur dann um ein SUSAR, wenn die folgenden Kriterien **alle** erfüllt sind:

- Schwerwiegend (*Serious*) (s. Liste der Kriterien, Tab. 4-23)
- Unerwartet (*Unexpected*) (kommt nicht oder nicht in dieser Häufung und Schweregrad in neuester IB/Fachinformation vor)
- Verdachtsfall (*Suspected*)
- Hohe Wahrscheinlichkeit für einen Zusammenhang mit Prüfpräparat

Tab. 4-22 Kausalitätsbewertung von unerwünschten Ereignissen.

BfArM/PEI	WHO	EU	FDA
Gesichert	Certain	Reasonable evidence	Reasonable possibility
Wahrscheinlich	Probable/likely	Reasonable evidence	Reasonable possibility
Möglich	Possible	Reasonable evidence	Not related
Unwahrscheinlich	Unlikely		Not related
Unbeurteilt/unvollständig	Conditional/unclassified		
Nicht zu beurteilen	Unassessable/unclassifiable		

BfArM = Bundesinstitut für Arzneimittel und Medizinprodukte; EU = Europäische Union; FDA = Food and Drug Agency; PEI = Paul-Ehrlich-Institut; WHO = Weltgesundheitsorganisation

Tab. 4-23 Schwerwiegende unerwünschte Ereignisse.

Definition	Bemerkung
Tod	Todesursache angeben
Unmittelbar lebensbedrohlich	An den Fakten orientiert, nicht unter Annahme des schlimmsten denkbaren Falls
Dauerhafte und wesentliche Behinderung	Erwerbsunfähigkeit oder längere Arbeitsunfähigkeit, nicht kurze Arbeitsunfähigkeit (< 1 Woche)
Stationäre Aufnahme/Verlängerung des stationären Aufenthalts	Elektive Eingriffe gelten nicht als schwerwiegend
Kindliche Missbildung	
Einstufung als klinisch bedeutsames unerwünschtes Ereignis durch Prüfer	Nach ärztlichem Ermessen

Letzterer Punkt führt zu einer Häufung von SUSARs, die aber eigentlich keine sind: Viele Ärzte oder auch Sponsoren glauben, dass bereits dann ein Zusammenhang zu vermuten sei, wenn dieser nicht ausgeschlossen werden könne. Während vor Jahren diese Definition einmal für Verdachtsfälle zutraf, so trifft sie auf die SUSARs nicht zu, bei denen tatsächlich ein zeitlicher und inhaltlich kausaler Zusammenhang wahrscheinlich oder möglich sein muss, um in diese Kategorie einsortiert zu werden (Abb. 4-16). Ein SUSAR bedeutet auch, dass meist eine Entblindung stattfinden muss, da nur so der Kausalzusammenhang wahrscheinlich gemacht werden kann.

Die Meldepflichten von unerwünschten Begleiterscheinungen sind im Arzneimittelgesetz und der GCP-Verordnung geregelt. Ein Todesfall muss innerhalb von 7 Tagen gemeldet werden, schwerwiegende unerwünschte Begleiterscheinungen des Spezialfalls SUSAR innerhalb von 14 Tagen. Alle anderen unerwünschten Begleiterscheinungen sind periodisch zu berichten, d.h. quartalsweise oder in jährlichem Abstand, möglichst auch durch eine Überarbeitung der Prüfarztbroschüre. Die Meldepflichten der SUSAR betreffen nicht nur die Ethikkommissionen und die Behörden, sondern auch sämtliche Prüfer. Unklar ist derzeit, ob der Begriff des SUSAR auch verlangt, eine neue Nutzen-Risiko-Bewertung abzugeben. Dies wird im Einzelfall kaum möglich sein. Es sollten jedoch beim Sponsor Mechanismen und Prozesse existieren, die eine quasi kontinuierliche Nutzen-Risiko-Bewertung ermöglichen, so dass im Falle einer Problematik

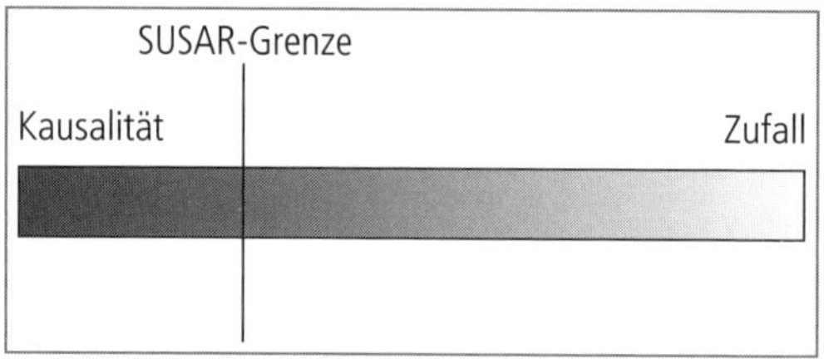

Abb. 4-16 Das Wahrscheinlichkeitskontinuum der Kausalitätszuordnung.

rasch gehandelt werden kann. Optimal ist dies insbesondere bei frühen Phase II- und Phase III-Studien, wenn ein IDMC (*Independent Data Monitoring Committee*) etabliert worden ist, welches unabhängig vom Sponsor die Entblindung vornimmt und eine Fortsetzung oder Beendung der Studie, z.B. in monatlichen Abständen, empfehlen kann.

Ein besonderer Fall stellen die IIT (auch IST) dar. Hier müsste die Universität oder ein anderer externer Sponsor selbst dieser Meldepflicht genügen, wobei davon auszugehen ist, dass die dazu notwendigen Mechanismen oft nicht existieren.

Bei unerwünschten Begleiterscheinungen treten häufig die folgenden Probleme auf:

- **Die Begleiterscheinung wird vom Prüfer nicht gemeldet:** Dies lässt sich nur zum Teil durch Schulung der Prüfer und des Personals an der Prüfstelle vermeiden. Häufig steht ein Hinweis auf eine schwerwiegende Begleiterscheinung in der Patientenakte, die aber vom Monitor in der Regel erst bei dessen Besuch überprüft wird, so dass es zu einer Verzögerung von mehreren Wochen kommen kann. Man kann dies teilweise durch eine Vorgabe im Prüfplan vermeiden: Schwerwiegende unerwünschte Begleiterscheinungen müssen primär im elektronischen System bzw. über eine so genannte SAE-Fax an den Sponsor gemeldet werden. Es ist davon abzuraten, telefonische Meldungen entgegen zu nehmen, da diese nur schwer nachzuverfolgen sind.
- **Der SAE wird zu spät gemeldet:** Dieser Umstand wird für den Sponsor erst dann bedeutend, wenn er selbst nach Bekanntwerden des SAE nicht rasch handelt. Dies lässt sich dann vermeiden, wenn die Mitarbeiter ausreichend geschult sind und diese Themen immer wieder angesprochen werden.
- **Mangelnde Signaldetektion:** Die Vielfalt der gemeldeten SUSARs bringt es mit sich, dass die entgegennehmende Behörde oder Ethikkommission in Einzelmeldungen fast »ertrinkt«! Es ist daher kaum möglich herauszufinden, wo ein Signal auftritt. Auch hier wä-

re die Etablierung von IDMCs dem jetzigen Verfahren überlegen und würde der Ethikkommission eine bessere Basis für die Bewertung von Nutzen und Risiko geben.

Ein großes Problem ist das Fehlen der Bewertung tatsächlich unerwarteter Ereignisse oder deren Häufung (Tab. 4-24). Man benötigt zur Signalerkennung zunächst drei Informationen:

- Hintergrundsrisiko in der zu beobachtenden Population
- Gesamtzahl der diesem Produkt exponierten Personen
- Zahl der Ereignisse während der Expositionszeit

Für die »Prophylaxe« hat sich das Akronym SNIP eingebürgert (= *Strong, New, Important, Potentially Preventable* = stark, neu, wichtig, möglicherweise vermeidbar). Vor allem der letztere Punkt ist wichtig, indem man besonders gefährdete Patienten früh identifiziert und gegebenenfalls aus der Studie ausschließt.

Zur Berechnung der Signalerkennung wendet man *Reporting Ratio* und *Proportional Reporting Ratio* (PPR) an (Tab. 4-25):

Reporting Ratio:	E(A) = nZM × nZE/n
Proportional Reporting Ratio:	E(A) = nZM × C/nAM

- **Prozessunklarheiten:** Insbesondere bei Einbeziehung von CROs ist der Prozess der Weitermeldung gelegentlich unklar. Es ist zu empfehlen, dass auch dort mit SAE-Fax oder einer direkten Meldung an den Sponsor gearbeitet wird und dass das Verfahren nicht auf die CRO und den Sponsor aufgeteilt wird, da dadurch Schnittstellenprobleme vorprogrammiert sind.
- **Keine Nachverfolgung von Nebenwirkungsmeldungen:** Fehlendes Follow-up entsteht, wenn der Sponsor nicht mindestens dreimal schriftlich beim Prüfer nachfragt, was aus einem bekannt gegebenen Fall geworden sei. Es ist etabliert, dass ein darüber hinaus gehendes Nachfragen nicht notwendig ist, da man davon ausgehen kann, dass keine weiteren Daten mehr erhoben werden können. Das Nachfragen sollte allerdings eng an die Erstmeldung gekoppelt sein, d. h. es sollte nicht später als eine Woche erfolgen, nachdem die Meldung beim Sponsor eingetroffen ist.

Quantitative Methoden in der Pharmakovigilanz

Vor allem Methoden der Signaldetektion zählen zu den quantitativen Methoden der Pharmakovigilanz (Hauben u. Shou 2003). Während es einfach ist, die Liste der unerwünschten Er-

Tab. 4-24 Häufigkeiten und Erkennbarkeit in Stichprobengröße.

Deutsch	SmPC Guideline	Prozent	Stichprobe	Erklärung
Sehr häufig	Very Common	> 10	< 100	> 1 von 10 Behandelten
Häufig	Common	1–10	100–300	10–100 von 1 000 Behandelten
Gelegentlich	Uncommon	0,1–1	300–3 000	1–10 von 1 000 Behandelten
Selten	Rare	0,01–0,1	3 000–30 000	1–10 von 10 000 Behandelten
Sehr selten	Very Rare	< 0,01	> 30 000	Weniger als 1 von 10 000 Behandelten

Tab. 4-25 Statistik zur Signalerkennung: Berechnung von Spezifität und Sensitivität anhand einer Vierfeldertafel.

Anzahl Berichte	Zielereignis (ZE)	Andere Ereignisse (AE)	Summe
Zielmedikament (ZM)	A	B	nZM (A+B)
Andere Medikamente (AM)	C	D	nAM (C+D)
Summe	nZE (A+C)	nAE (B+D)	N (A+B+C+D)

eignisse z. B. geordnet nach Körpersystemen und Schweregrad durchzusehen, so können mathematische Methoden wie *Data Mining* und Bayes-Statistik dies unterstützen (Jones 1987). Man kann u. a. Alarme setzen, wenn die Häufigkeit in einem bestimmten Zeitraum um den Faktor 2 oder 5 über dem des Referenzzeitraums liegt, berechnet auf abgegebene Dosen bzw. in klinischen Prüfungen auf Anwendungsmonate. Die Methoden können sich auf den Zähler oder den Nenner des wie immer definierten »Risikoquotienten« beziehen. Nenner-basierte Methoden können im Zeitverlauf Veränderungen finden oder aber auch zur Darstellung von Häufigkeitsverteilungen benutzt werden. Sie benötigen externe Datensätze, um z. B. das Hintergrundrauschen in der Häufigkeit von Nebenwirkungen relativieren zu können.

Zähler-basierte Methoden hingegen benötigen keine externen Datensätze zur Abschätzung der Exposition. Zu ihnen gehören *Short Memory Schemes*, *Proportional Reporting Ratios* (PPR) sowie *Data Mining* mit Bayes-Methoden (Bate et al. 2002). Bei den *Short Memory Schemes* werden konditionale Binomialtests durchgeführt, um eine Zunahme eines Mittelwerts des Poisson-Prozesses festzustellen. Bei der PPR wird eine Vierfeldertafel benutzt, bei der in den Zeilen das spezifische unerwünschte Ereignis und alle anderen unerwünschten Ereignisse stehen, in den Spalten die spezifische Substanz und alle anderen Substanzen. Man kann z. B. festlegen, dass ein Signal dann vorliegt, wenn PPR > 3 und der Chi-Quadrat-Test > 5 ist. PPR errechnet sich aus $(a/(a+c))/(b/(b+d))$.

Beim *Data Mining* wird zunächst die *Information Component* (IC) berechnet, und zwar für jede Kombination aus Substanz und Ereignis. Sie ist der binäre Logarithmus des Quotienten aus der Häufigkeit eines Ereignisses bei einer spezifischen Substanz, dividiert durch das Produkt aus der Wahrscheinlichkeit einer spezifischen Substanz, in einem Fallbericht aufgeführt zu sein, mit der Wahrscheinlichkeit für ein bestimmtes Ereignis, in einem Fallbericht zu erscheinen. IC ist dimensionslos.

Weiter fortgeschrittene Methoden sind neurale Netzwerke, die mit Bayes-Statistik arbeiten (*Bayesian Confidence Propagation Neural Network*, BCPNN).

Eine weitere, ebenfalls auf Bayes beruhende Methode ist das *Empirical Bayes Screening* (EBS). Sie ist die Basis des von der FDA verwendeten Multi Poisson Gamma Shrinker (MPGS), bei dem die Häufigkeit eines Ereignisses, stratifiziert nach bis zu 900 Kategorien und normalisiert nach dem Hintergrundrauschen, zu einem Signal führt. Dabei kann der Analysierende die Detektionsgrenze selbst festsetzen. Das System vermeidet viele falsch-positive Signale, auch können Daten aus Studien oder Registern aufgenommen werden. Allerdings kann auch dieses System mit schlechter Datenqualität nicht arbeiten, was ja insbesondere für die Spontanberichte gilt (Szartman et al. 2004).

■ **SUSARs:** *Suspected Unexpected Serious Adverse Reactions* werden in der EU-Richtlinie und der entsprechenden Leitlinie ENTR/CT3 erwähnt. National sind sie in § 42 der AMG-Novelle und der GCP-Verordnung sowie in der Verordnungsermächtigung nach § 80 AMG umgesetzt. Bei einem SUSAR muss es sich um ein unerwünschtes Ereignis gemäß § 3 Absatz 6 handeln, das außerdem eine Nebenwirkung gemäß § 3 Absatz 7 umfasst. Das Ereignis muss sich in jedem Fall schwerwiegend und unerwartet sein, d. h. es ist in der Information zum Prüfpräparat gemäß § 3 Absatz 9 nicht enthalten.

Bei den SUSAR-Berichten müssen der identifizierbare Patient, die identifizierbare Meldequelle, das verdächtigte Arzneimittel und die beobachtete Nebenwirkung genannt sein.

Der Prüfer hat den Sponsor unverzüglich über alle diese Ereignisse zu unterrichten. Der Sponsor muss über jeden Fall die zuständige Ethikkommission und alle an der klinischen Prüfung beteiligten Prüfer innerhalb von 15 Tagen benachrichtigen. Hat die Nebenwirkung zum Tod geführt, so ist die Mitteilung innerhalb von 7 Tagen zu machen.

Um eine erneute Überprüfung der Nutzen-Risiko-Bewertung des Prüfpräparates zu ermöglichen, müssen nicht nur diese Verdachtsfälle gemeldet werden, sondern auch eine Erhöhung der Häufigkeit bekannter Nebenwirkungen oder ihres Schweregrads, sofern eines von beiden als klinisch relevant bewertet wird.

Die häufigsten Fehler bei SUSAR-Berichten sind:

- Bei dem Ereignis handelt es sich nicht um eine SUSAR.
- Es wird kein CIOMS-Bogen verwendet.
- Es fehlen die EUDRACT- bzw. Vorlagennummer.
- Kausalzusammenhang wird nicht oder falsch beurteilt.
- Fehlende Informationen werden nicht nachgereicht.

■ **INDSRs**: Hierbei handelt es sich um Verdachtsfälle von schwerwiegenden Nebenwirkungen aus klinischen Prüfungen (*Investigational New Drug Safety Reports*), die bei allen IND-Studien meldepflichtig sind. Es handelt sich generell um Einzelfälle, die sich mit den SUSARs weitgehend überlappen. Den europäischen Behörden sind sie nicht gesondert zu melden.

Arbeitsoptimierung von Independent Data Monitoring Committees (IDMC)

Independent Data Monitoring Committees, auch *Data Monitoring Committees* (DMC) oder *Data and Safety Monitoring Boards* (DSMB) genannt, sind eine unabhängige Gruppe von Experten, die unverblindete Verträglichkeits- und Wirksamkeitsdaten während der Dauer der Studie überprüfen und unter Umständen einen vorzeitigen Stopp der Studie aus Sicherheitsgründen – gelegentlich auch bei überwältigender Wirksamkeit – empfehlen können.

Die FDA empfiehlt DMCs grundsätzlich für große randomisierte multizentrische Studien, bei denen einer der Endpunkte Mortalität oder Morbidität ist. Auch bei frühen Studien, etwa größeren Phase II-Studien ist ein DMC hilfreich, da es bei Dosisfindungsstudien bestimmte Behandlungsarme zeitig ausschließen kann.

Ein DMC empfiehlt unter den folgenden drei Umständen, eine Studie zu stoppen: (1) Wenn die Daten soviel Wirksamkeit zeigen, dass eine Weiterführung die Situation kaum ändern würde, (2) wenn die Verträglichkeitsdaten einen Abbruch der Studie nahe legen oder (3) wenn die Daten darauf hinweisen, dass die Ereignishäufigkeit so gering ist, dass das Studienziel mit der vorhandenen Fallzahl nicht erreicht werden kann.

Besprechungen des DMC können als Meeting, aber auch als Telefonkonferenz ablaufen. Sie sollten einerseits einer zeitlichen Regularität unterliegen, andererseits beim Überschreiten bestimmter Schwellenwerte einberufen werden, etwa beim Auftreten einer bestimmten Art oder Zahl von schwerwiegenden Nebenwirkungen.

Ein DMC braucht eine Charta, aufgrund deren Basis es arbeitet. Diese Charta soll im Wesentlichen die Hauptverantwortlichkeiten, die organisatorische Aufstellung, die Mitglieder und deren potentielle Interessenkonflikte darstellen. Auch die Häufigkeit und Inhalte der DMC-Meetings sind zu beschreiben, ebenso wie alle Maßnahmen, um Vertraulichkeit und Kommunikation sicherzustellen. Ein wichtiger Punkt sind auch die Hinweise für die statistische Methodik, damit festgelegt ist, unter welchen Umständen (z. B. normalisierter Z-Score) eine Studie abgebrochen werden muss.

Für ein DMC ist es hilfreich, wenn die Daten über EDC erhoben werden, da sie dann in der Regel zeitnah zur Verfügung gestellt werden können. Dies gilt auch besonders für Labor- und andere technische Daten, um Trends früh feststellen zu können und gegebenenfalls ein Handeln des Sponsors einzufordern. DMC-Meetings bestehen häufig aus drei Abschnitten: Einem offenen Teil (Sponsor anwesend), einem geschlossenen Teil (DMC und Statistiker), in der die unverblindeten Daten untersucht werden und eine Empfehlung formuliert wird, sowie der sich häufig noch anschließenden weiteren offenen Sitzung, bei der der Sponsor die Empfehlungen des DMC mündlich erhält.

Für die schriftliche Meinungsäußerung des DMC gibt es keine Vorschriften. Sie können sehr kurz sein und nur besagen, dass die Fortführung der Studie empfohlen wird.

Seitens des Sponsors müssen klare Verantwortlichkeiten existieren, so dass nach einer Empfehlung des DMC der Sponsor seine Entscheidung zeitnah trifft. Auch muss gewährt sein, dass Behörden und Ethikkommissionen die Empfehlungen des DMC grundsätzlich erhalten, und zwar auch dann, wenn das DMC lediglich die Fortführung der Studie empfiehlt.

4.7.6 Ethische, juristische und regulatorische Fragen

Die meisten der folgenden potenziellen Probleme lassen sich durch vernünftige Planung im Voraus lösen. Im Einzelnen sind sie nach der Schnittstelle mit dem Sponsor aufgeführt.

Ethikkommission

Die Ethikkommissionen in Deutschland sind seit der 14. AMG-Novelle und der GCP-Verordnung klar organisiert. Die früher üblichen Termine für die Sitzungen gelten nicht, stattdessen gelten die Fristen für die Beratung, die jedoch recht großzügig bemessen sind. Die Wahl der federführenden Ethikkommission richtet sich nach dem Leiter der klinischen Prüfung. Diese Reihenfolge ist wichtig, da es Ethikkommissionen gibt, die entweder sehr selten tagen oder sich nicht ausschließlich an den gesetzlichen Vorgaben orientieren, und deswegen als federführende Ethikkommission weniger zu empfehlen sind. Es muss betont werden, dass alle Ethikkommissionen ihren Verpflichtungen nachkommen, den Schutz der Patienten zu gewährleisten. Jedoch sind einige der Meinung, sie müssten auch das letzte Wort bezüglich des Studiendesigns haben. Es ist also sinnvoll, die Kompetenz einer Ethikkommissionen zu kennen.

Häufige Beanstandungen, die leicht zu vermeiden sind:

- Prüfplan ist nicht vom LKP unterschrieben.
- Meldeobliegenheiten des Patienten zum Versicherer sind nicht erwähnt.
- Hinweise auf andere Therapien sind nicht erwähnt
- Begriff »alternative Therapien« (besser: »andere therapeutische Möglichkeiten«) ist irreführend.
- Datenschutzrechtliche Aufklärung und Einwilligung fehlen.
- Hinweise zur Kontrazeption sind nicht ausreichend.
- Publikationsregelung geht nicht genügend auf die Möglichkeiten der Veröffentlichung ein.
- Es gibt keine zentrale Randomisierung, obgleich dies die beste Möglichkeit ist.
- Es wird nicht geklärt, wie ein Zentrum rasch entblinden kann.
- Patienten werden bezüglich der Placebo-Zuteilung nicht aufgeklärt.
- Auf die Notwendigkeit der Unterschriften beider Sorgeberechtigten bei Minderjährigen wird nicht hingewiesen.
- Im Prüfbogen werden Initialen zusätzlich zum Geburtsdatum verwendet.

Wichtig ist auch zu überlegen, ob alle mitberatenden Ethikkommissionen bereits im ersten Gang angesprochen werden können. Hat man beispielsweise eine multizentrische Prüfung, so könnten alle beteiligten Ethikkommissionen bereits im Rahmen des Verfahrens als beratende Ethikkommission mit den entsprechenden Unterlagen versehen werden. Kommen aber später weitere Zentren dazu, so würde man die zuständigen Ethikkommissionen in einem »2. Durchgang« konsultieren. Weitere Kommissionen werden anschließend einbezogen, wobei dann für sie als lokale Kommission die Bewertung des Prüfers und der Prüfstelle, jedoch nicht mehr eine Änderung des Votums möglich ist.

Grundsätzlich zeigt sich, dass, obgleich der Gesetzgeber die einmalige Mängelrüge vorgesehen hat, ein Dialog möglich ist, der bereits vor der offiziellen Einreichung beginnen kann. Dieser Dialog nutzt allen Beteiligten, da die Einreichung einer zur Ablehnung wahrscheinlichen Studie für alle Seiten kostbare Zeit und Geld abverlangt. Auch während des Verfahrens ist es sinnvoll, im Gespräch zu bleiben. Insbesondere die Möglichkeit, als Sponsor – mit oder ohne den Leiter der klinischen Prüfung – bei der Sitzung der Ethikkommission vertreten zu sein. Hier können möglicherweise kritische Punkte geklärt werden und bei Änderungswünschen können diese gebenenfalls gleich akzeptiert und ohne Verzögerung umgesetzt werden. Die Beratungszeit wird damit verkürzt.
Es empfiehlt sich nicht, bei einem negativen Votum das Verwaltungsgericht anzurufen. Dieses ist ein sehr lang andauerndes Verfahren. Insbesondere ist bei unklarer Situation mit einem Richterspruch gegen den Antragsteller zu rechnen, da die Menschenwürde im Grundgesetz vor der so genannten Wissenschaftsfreiheit rangiert.
Insgesamt ist die Zusammenarbeit mit den Ethikkommissionen positiv zu bewerten. Allerdings sind einige wenige Ethikkommissionen bei der Einhaltung der Fristen eher nachlässig und insbesondere bei industriell finanzierten und sponsorierten Studien eher skeptisch eingestellt.

Bundesoberbehörde

Die Bundesoberbehörde (BfArM) und das Paul-Ehrlich-Institut (PEI) haben durch die Fristensetzung einen erheblichen zeitlichen Druck erhalten. Die Bundesoberbehörde hat mittlerweile festgestellt, dass häufig bereits formale Fehler die Bearbeitungszeit verlängern, und hat diese deshalb unter anderem auch auf ihrer Internetseite dargestellt. Bei den inhaltlichen Fehlern zeigt sich, dass hier in erster Linie Fehler auftreten bei der Rationale der Studie, bei der Nutzen-Risiko-Bewertung, aber auch zum Teil in den eingereichten präklinischen Unterlagen, die für die vorgesehene klinische Prüfung möglicherweise nicht ausreichen. Auch hier ist es sinnvoll, mit der Bundesoberbehörde frühzeitig im Dialog zu treten, insbesondere wenn neue Substanzen getestet werden. Die wissenschaftliche Beratung durch die Bundesoberbehörde war bisher ausgezeichnet und ist mit vergleichsweise geringen Kosten verbunden (wenn man die Kosten der EMEA dagegen betrachtet).

Mängelvermeidung bei Anträgen an BfArM und Paul-Ehrlich-Institut

Die häufigsten formalen Mängel bei Einreichung sind:

- Fehlende Kennzeichnungsentwürfe
- Fehlende Herstellungserlaubnis
- Fehlende EUDRACT-Nummer auf dem Anschreiben oder dem Prüfplan
- Fehlender Prüfplan-Code des Sponsors im Anschreiben oder auf dem Prüfplan
- Unvollständige elektronische Einreichung, fehlende XML-Datei

Die häufigsten inhaltlichen Mängel, deren Behebung meist länger dauert, sind in der Reihenfolge der Häufigkeit und des Schweregrades:

- Unzureichende Nutzen-Risiko-Bewertung
- Gegenanzeigen der Fachinformation
- Nichtberücksichtigen der notwendigen Ausschlusskriterien
- Unzureichende Dosisbegründung
- Ungenügende Kontrollen von Sicherheitslabor, EKG und anderen Parametern
- Keine oder unzureichende Erklärung der Kontrazeptionsarten (Website des BfArM beachten und ggf. bei internationalen Studien ein lokales Amendment beantragen)

Die Ablehnungsquote des BfArM beträgt derzeit weniger als ein Prozent. Zur Ablehnung führen hauptsächlich klinische Aspekte, etwa inadäquate Ein- und Ausschlusskriterien, aber auch präklinische Aspekte bezüglich inadäquat oder nicht vorhandener Tierversuche und seltener bei biologischen Substanzen fehlende Virussicherheit.

Versicherungen

Man ist gesetzlich verpflichtet, bei klinischen Prüfungen eine Versicherung abzuschließen. Hierbei wird in der Regel eine Pauschale pro Patient verlangt. Es gibt allerdings auch Indikationen, bei denen im Einzelfall geprüft und eine Prämie festgelegt wird. Je größer das Volumen eines Sponsors und je besser seine »Vergangenheit«, desto günstiger ist die Prämie. Derzeit ist fast ein Oligopol weniger Anbieter entstanden, für das es derzeit, abgesehen im Ausland, kaum Alternativen gibt. Dies hat Nachteile, vor allem bei durch Universitäten und anderen nicht industriellen Sponsoren vorangetriebenen Studien, bei denen zum Teil die dreifache Prämie einer vergleichbaren Industriestudie eingefordert wird. Manche Ethikkommissionen verlangen eine Wegeunfallversicherung für die Patienten. Aus rechtlichen Gründen ist dies abzulehnen. Die Prämien sind jedoch hierfür so gering, dass sie im Rahmen einer guten Zusammenarbeit mit den Ethikkommissionen in ausgewählten Fällen abgeschlossen wird.
Bei Vakzine-Studien gilt eine Besonderheit: Da Vakzinen durch die Ständige Impfkommission (STIKO) teilweise öffentlich empfohlen werden, hat der Staat in diesem Fall eine besondere Verpflichtung zur Haftung übernommen. Diese übersteigt die Probandenversicherung bei klinischen Prüfungen deutlich. Es kann also sein, dass der Patient in einer klinischen Prüfung mit einer Standardvakzine eine bessere Versicherungsleistung im Schadensfall erhält, als der Patient, der mit der experimentellen Vakzine behandelt wurde. Darauf ist in der Patienteninformation hinzuweisen.
Eine weitere Frage ist die Berufshaftpflicht der Ärzte. Da sich der Staat auch bei öffentlichen Kliniken mehr und mehr aus der Haftung zurückzieht, versuchen die Kliniken Haftungsfragen auf den Sponsor abzuwälzen. Es ist jedoch nicht möglich, dass ein Sponsor die Berufshaftpflicht der Prüfarzte übernimmt. Sollten Prüfer eine zusätzliche Haftpflichtversicherung abschließen, so müsste dies aus den Honoraren der klinischen Prüfung finanziert werden.

Bundesamt für Strahlenschutz (BfS)

Studien, bei denen radioaktive Stoffe oder Röntgenstrahlen diagnostisch oder therapeutisch eingesetzt werden, müssen grundsätzlich durch das Bundesamt für Strahlenschutz genehmigt werden. Eine Ausnahme sind alle jene Maßnahmen, die zur Standarddiagnostik oder Standardtherapie gehören. Häufig ist dies jedoch unklar. In sich rasch entwickelnden Gebieten wird die Häufigkeit einer diagnostischen Röntgenmaßnahme oder der Einsatz einer bestimmten Methode, z. B. der Computertomografie beim Staging in der Onkologie, bestenfalls von Leitlinien der Fachgesellschaften gedeckt. In einem solchen Fall sollte eine interne oder juristische Beratung erfolgen, bevor eine Entscheidung für oder gegen einen Gang zum Bundesamt für Strahlenschutz gemacht wird. Dieser ist meist auf einen Eintrag beschränkt, der vom Sponsor und von den Prüfstellen ausgeführt werden muss. Die Prüfstelle muss im Wesentlichen darstellen, dass die Methodik und die Kompetenz inklusive der verwendeten Geräte den Standards genügen. Die entsprechenden Anträge können aus dem Internet heruntergeladen werden. Der Sponsor muss darstellen, dass Nutzen und Risiko ausgewogen sind. Da es im Strahlenschutzgesetz keine ausreichende Haftungsregelung gibt, muss er erklären, dass er jenseits der zehn Jahre Haftungsübernahme im Rahmen einer Versicherung alle Schadensfälle selbst regeln wird. Häufig werden die Anträge jedoch unzureichend, vor allem unvollständig, ausgefüllt und kommen dann nach wochenlanger Bearbeitungszeit an den Antragsteller zurück. Ist der Antrag ausgefüllt, so gerät dem Antragsteller zum Nachteil, dass das Bundesamt ein sequentielles Vorgehen hat: Zunächst wird administrativ geklärt, ob der Antrag vollständig ist, und erst bei Vollständigkeit wird er zur medizinischen Bewertung übergeben. Prüfungszeiten von einem halben Jahr sind keine Seltenheit.

Multinationale Studien

Während multinationale Studien im EU-Raum durch die EUDRACT-Nummer verhältnismäßig einfach abgewickelt werden können, sind transnationale Studien unter Einbeziehung der USA schwierig. In Anbetracht eines solchen Falles ist die Studie unter einem IND(*Investigational New Drug Application*)-Verfahren zu beginnen. Dieses Verfahren bedeutet, dass sämtliche Regeln der FDA, so sie nicht den nationalen Regeln widersprechen, eingehalten werden müssen. Dies betrifft unter anderem auch den Versand von IND-*Safety-Reports* (INDSR) sowie die Meldepflichten an die US-Behörde. Die USA verlangt allerdings nicht, dass die Prozesse bei der Prüfgenehmigung denen der FDA analog sind. In der EU beispielsweise werden die Regeln bei der Studienvorbereitung die gleichen sein wie bei einer rein europäischen Untersuchung. Es ist daher in jedem Einzelfall zu überlegen, ob die Erschwernisse einer transatlantischen Studie durch den Vorteil z.B. bei der Einreichung als Zulassungsstudie wettgemacht werden.

Vertragsfragen

Bei den Verträgen kommen häufig Probleme auf, die im Vorfeld gelöst werden können. Grundsätzlich sollte man allerdings darauf vorbereitet sein, eine Prüfstelle gegebenenfalls nicht einzubeziehen, wenn sich die Vertragsverhandlungen nicht befriedigend abschließen lassen. Daher ist es günstig, immer mit erheblich mehr Prüfzentren zu verhandeln, um nicht unter zeitlichen und finanziellen Druck zu geraten.

Das Honorar spielt gelegentlich eine Frage, vor allem dann, wenn es sich um Kliniken handelt, in denen zusätzliche Experten benötigt werden. Diese sind gewohnt, im Rahmen der privatärztlichen Berechnung mit maximalen Sätzen zu arbeiten. Es empfiehlt sich grundsätzlich bei Verträgen mit Kliniken darauf zu achten, dass nur mit einem »Generalunternehmer« als Hauptprüfer und der Verwaltung verhandelt wird und sämtliche weiteren Verteilungen der Honorare der Klinik obliegen. Dies gilt im Übrigen auch für die so genannten »Overheadkosten«, die nach Meinung bestimmter Kliniken unabhängig von der erbrachten Leistung zu zahlen sind. Dies ist nur dann gerechtfertigt, wenn die Studie aus Gründen, die nicht vom Zentrum zu verantworten sind, trotz Vorarbeiten dort nicht stattfindet. Hier ist eine angemessene Erstattung angebracht, die durch die Vorarbeit geleistete Arbeit sinnvoll erscheint und im Vertrag festzuhalten ist.

Ein weiterer Punkt betrifft die so genannten *Intellectual-Property*(IP)-Rechte. Kliniken werden von ihren Verwaltungen, und im Fall einer Universitätsklinik von den zuständigen Ministerien, angehalten, möglichst viele Patente anzumelden. Obgleich dies sinnvoll ist, entsteht hier ein Konflikt zwischen den Interessen der Sponsoren und den Wünschen der Kliniken nach einem durch Lizenzzahlung erreichten Einkommen. Hier sollte grundsätzlich das deutsche Arbeitnehmererfindungsgesetz (ArbNErfG) herangezogen werden und darüber hinausgehende Punkte nicht vereinbart werden, da dies möglicherweise zu einem Nichtzustandekommen des Vertrags führt.

Auch bei der Haftung ist davon auszugehen, dass jeder Prüfer eine bestimmte Haftung für Fahrlässigkeit zu übernehmen hat. Diese darf schon aus ethischen Gründen nicht auf den Sponsor übertragen werden, da er hier Haftung für etwas übernehmen würde, das er selbst nicht verursacht.

Die Verantwortlichkeiten von Sponsor und anderen Prüfungsteilnehmern sind im Vertrag am besten in einer Liste im Anhang festzuhalten. Dies gilt insbesondere dann, wenn der Sponsor eine Universitätsklinik ist, die aber eine Reihe von Aufgaben an Hauptgeldgeber der Studie, z.B. ein Pharmaunternehmen, zurück überträgt. Dies können beispielsweise Monitoring oder die statistische Auswertung sein. Überall dort, wo der Sponsor keine komplette Übernahme der Aufgaben garantieren kann, sind solche Verantwortlichkeiten und ihre Abgrenzungen notwendig.

Verträge sind gelegentlich Teil umfangreicher Verhandlungen. Dies bedeutet aber nicht, dass die Geschwindigkeit der Vertragsunterzeichnung geringer sein sollte, als die der Ethikkommission und Bundesoberbehörden. Es sollte daher von Anfang an klar sein, dass ein Vertrag z. B. innerhalb von 8 Wochen nach Beginn der Verhandlungen unterzeichnet sein sollte, auch wenn dies die Vertragsparteien zum Teil unter erheblichen Zeitdruck setzt.

Im Vertrag zu beantworten ist auch die Frage der Publikation. Grundsätzlich ist heutzutage eine Veröffentlichung anzustreben, allerdings ist bei multinationalen und -zentrischen Studien darauf zu achten, dass die Primärpublikation für die gesamte Studie gilt und dass erst nach Publikation der Gesamtstudie einzelne Publikationen von Zentren oder aus einem bestimmten Land erlaubt sein dürfen. Die Vetorechte des Sponsors sind nach gängiger Rechtsauffassung insofern begrenzt, als er lediglich ein Einspruchsrecht bei nicht nachgemäßer Auswertung und Interpretation der Daten hat. Es kommt jedoch sehr selten vor, dass solch ein Veto ausgesprochen wird, da sich die Vertragsparteien in der Regel verantwortlich verhalten.

Da der Leiter der klinischen Prüfung kaum Aufgaben wahrnimmt, im Gesetz aber dennoch genannt wird, ist zwischen dem Sponsor und dem LKP ein Vertrag zu abzuschließen. Es ist darauf zu achten, dass die Aufgaben eng definiert werden. Es sei denn, der Sponsor möchte dem LKP zusätzliche, ihm eigentlich nicht zustehende Aufgaben übertragen, wie z. B. die Bewertung der Sicherheit der gesamten Studie. Ein normaler LKP-Vertrag sollte entsprechend dem zeitlichen Aufwand honoriert werden, um nicht in den Bereich der »Antikorruptionsgesetzgebung« zu fallen. LKP-Honorare, die über € 500 hinausgehen, sind dort als fragwürdig anzusehen. Sollte der LKP jedoch von der Ethikkommission aufgefordert werden, bei der Sitzung zu erscheinen und quasi als Gutachter tätig werden, so müsste dies zusätzlich honoriert werden.

Tab. 4-26 Qualitätshandbuch-Checkliste.

Qualitätsmanagementhandbuch
• Quality Management Manual (intern)
• Quality Assurance Manual (extern)
• Quality Manual (intern/extern)
Qualitätssicherungshandbuch
• Einzelne SOPs
• Formulare
• Anzupassende Dokumente
• Handbuch über alle Geschäftsprozesse der klinischen Prüfung
Originaltexte aller relevanten Regularien

- **Inspektionen und Audits:** Unter einem Audit versteht man meist die Untersuchung eines Sachverhalts, auch einer Prüfstelle oder einer CRO, durch die interne Revision oder das Qualitätssicherungssystem des Sponsors. Unter Inspektionen versteht man diejenige der Bundesoberbehörde oder ausländischer Behörden sowie die der nationalen Überwachungsbehörden (der Bundesländer).

Um auf diese Überprüfungen gut vorbereitet zu sein, muss der Sponsor einer Studie, eigentlich aber jeder, der klinische Forschung betreibt, ein minimales Qualitätsverständnis haben und dieses auch umsetzen (Tab. 4-26). Das System enthält dabei die Struktur, Verantwortlichkeiten, Prozesse und Ressourcen für das Qualitätsmanagement. Unter dem Begriff der *Quality Assurance* (QA) verstehen wir hierbei die systematische, unabhängige Untersuchung aller Prozesse und Dokumente. Die *Quality Control* (QC) beschreibt als Begriff der Qualitätssicherung hingegen die periodische operative Überprüfungen innerhalb der Abteilungen, die sicherstellen sollen, dass klinische Daten entsprechend Prüfplan, GCP und SOPs erzeugt, gesammelt, analysiert und berichtet werden (Tab. 4-27 u. 4-28).

QC kann sich hierbei auf die folgenden Aspekte konzentrieren:

- Stichprobenplan (v. a. bei epidemiologischen Studien)
- Datenquellen
- Metrics
- Akzeptable Qualitätsniveaus

- Akzeptable Methoden zu Bericht und Berichtsverteilung
- Prüfarztauswahl und -qualifikation
- Monitoring
- Quelldokumentverifizierung (SDV, *Source Document Verification*)
- Lösung von Rückfragen zu Daten
- Einhaltung von Vorschriften EU, FDA, ICH-GCP

■ **Validierung von Datenbanken und Analysensystemen/Software**: Während die EU bisher keine stringenten Regeln aufgestellt hat, lohnt es, die von der FDA in 21 CFR 11 sowie den FDA *General Principles of Software Validation* aufgestellten Regeln zu beachten. Sie sind allerdings nicht stabil, da die Diskussion ständig im Fluss ist (Trespalacios 2006).
Für die Validierung von Software können die folgenden Regeln gelten:

- Nachweis erbringen, dass das System die etablierten Bedingungen erfüllt.
- Methodologie der Entwicklung der Software im Lebenszyklus validieren.
- Testmethodik des Verkäufers validieren.
- Auditfestigkeit verifizieren.
- Systemsicherheit verifizieren.
- Eigene Tests durchführen.
- Nicht zuviel Tests des Verkäufers reproduzieren.
- *Change Management* verifizieren.
- Computerumgebung auf Qualifikation überprüfen, inkl. korrekter Installation.
- Testung in Bezug auf ursprüngliche Erfordernisse durchführen.
- Dokumentation und Training verifizieren.

■ **Literaturbeispiel**: Für jede Phase klinischer Studien wird ein Literaturbeispiel angegeben. Es handelt sich hierbei um Studien,

Tab. 4-27 Umfang von Inspektionen.

Bestimmung	Paragrafen (§)
Arzneimittelgesetz	10, 13, 18, 21, 26, 40, 41, 42, 47, 63 a, 63 b,64, 65, 67, 68, 69, 72, 72 a
Pharma-Betriebsverordnung	1 a, 2, 4, 5, 6, 7, 812, 13, 14, 15, 15 a
GCP-Verordnung	Komplett
Annex 13 EG-GMP	• Qualitätsmanagement • Personal • Räumlichkeiten und Ausrüstung • Dokumentation • Auftragsherstellung • Dossier Produktspezifikation • Herstellung, Anweisungen, Protokolle • Verpackungsanweisungen • Kennzeichnungsanweisungen • Chargenherstellung und -verpackung; Protokolle • Herstellung(svorgänge) • Vergleichspräparate • Randomisierungscode • Verblindung • Qualitätskontrolle • Lohnauftrag • Beanstandungen • Rückrufe • Versand, Rückgabe, Vernichtung

GCP = Good Clinical Practice; GMP = Good Manufacturing Practice

die in den letzten 5 Jahren publiziert wurden.

- Phase I: TG 1312
  - Der Superantikörper wurde 6 Probanden im Vergleich mit 2 Probanden, die Placebo erhielten, intravenös injiziert. Die gewählte Dosis betrug 1/100 der üblicherweise als sicher geschätzten Dosis. Dennoch kam es bei allen 6 Probanden zu lebensgefährlichen Symptomen im Sinne eines »Zytokinsturms«.
- Phase I (an Patienten): Rituximab bei schwerem Pemphigus (Joly et al. 2007)
  - Die für eine andere Indikation zugelassene Substanz wurde in einer offenen nicht kontrollierten Studie erstmals bei Patienten gegeben.
- Phase II: Dronedaron bei Vorhofflimmern (Singh et al. 2007)
  - Eine mögliche Nachfolgesubstanz des Amiodarons, die sich durch eine kurze und somit vorteilhafte Eliminationshalbwertszeit unterscheidet, wurde gegen Placebo getestet.
- Phase III: Capecitabin und Oxaliplatin bei Ösophaguskarzinom (Cunningham et al. 2008)
  - In einem faktoriellen Design wurde diese bisher in kleineren Studien erprobte Therapie vs. Fluorouracil getestet.
- Phase IV: Dexamethason bei schwerer Meningitis (Nguyen et al. 2007)
  - Entgegen den Ergebnissen kleinerer Studien, die aber teilweise ohne Kontrollgruppe liefen, zeigte sich im Vergleich zu Placebo kein Unterschied.

Wichtige Aspekte

Die folgenden Probleme treten häufig auf, sind aber durch kluge Planung meist zu beherrschen:

- Überschreitung des Budgets durch nicht vorgesehene Ausgaben, wie z. B. durch die Eröffnung zusätzlicher Zentren, verstärkte Monitoringaktivitäten bei Qualitätsproblemen oder die Notwendigkeit der Patientenwerbung

Tab. 4-28 Checkliste für Inspektionen beim Sponsor.

Systeminspektion	Compliance-Inspektion
Organigramm: Struktur, Verbindlichkeit, Stellenbeschreibungen	Organigramm: Übereinstimmung, Aktualisierung
Verträge: Musterverträge, Prozesse, Schnittstellen	Verträge: Beispiele, Besonderheiten, Vertragsbrüche
Labor: SOPs, Probenführung	Labordatenerfassung: Ringversuche, Bewertung, Dokumentation
SOPs inkl. Dokumentation von deren Zustandekommen sowie Änderungshistorie	Protokolle über Entstehung, interner Review und Einhaltung der SOPs
Training: Plan, Controlling, Verantwortlichkeiten	Trainingsakten aller Mitarbeiter
Monitoring: SOPs	Monitoring: Konzepte, Musterprotokoll, Zeitplan, Nachverfolgung aufgetretener Probleme
Selbstinspektion: Planungen	Selbstinspektion: Konzept, Zeitplan
Dokumentation: System, Erstellung, Sicherung	Dokumentation: Übereinstimmung, Protokolle, Wiederfindbarkeit
QS: Handbuch, Konzeption	QS: Dokumentation, Aktualisierung
Change-Control: Meldewesen, SOPs	Change-Control: Protokolle, Plausibilität
Prüfmedikation: Freigabeprozess, Freigaberegister, Geschlossenheit des Kreislaufs	Prüfmedikation: Vollständigkeit, Rücknahme und Vernichtung

SOP = Standard Operating Procedures; QS = Qualitätssicherung

- Mangelnde Retention von Patienten in Langzeitstudien, d.h. Versäumen von Besuchen im Zentrum
- Überschreiten der Zeiten in der Vorbereitung beim Sponsor oder bei der Bearbeitung durch Kliniken (Vertrag), BOB oder EK
- Schwerwiegende Nebenwirkungen, auch bei bereits eingeführten Substanzen, mit der Folge erneuter Patientenaufklärung, Amendments oder anderer Maßnahmen zur Erhöhung der Patientensicherheit
- Entscheidung eines frühzeitigen Studienabbruchs bei viel versprechenden Ergebnissen einer Zwischenanalyse (im Allgemeinen abzuraten)

5 Nicht-interventionelle Studien

Nicht-interventionelle Studien sind alle Untersuchungen, bei denen keine Interventionen durchgeführt werden, insbesondere bei denen kein Arzneimittel in randomisierter Zuteilung zur Anwendung kommt. Es gibt bezüglich der Definition nach wie vor Meinungsunterschiede zwischen Behörden und Wissenschaft. Nach Ansicht der Behörden (in Deutschland), die das Gesetz sehr restriktiv interpretiert, sind nicht-interventionelle Arzneimittelstudien nur dort gegeben, wo keinerlei zusätzliche »Interventionen« vorkommen, d. h. nur bei Anwendungsbeobachtungen und Registern. In der Wissenschaft hingegen rechnet man auch diejenigen Studien dazu, bei denen strukturierte Beobachtungen gemacht werden, solange keine »Intervention« bezüglich der Arzneimittelbehandlung erfolgt. Damit erweitert sich die Gruppe um Kohorten- und Fall-Kontroll-Studien sowie um Studien, bei denen nur minimal invasiv gearbeitet wird, z. B. indem etwas mehr Blut für weitere Analysen abgenommen wird. Bei dieser Definition geht es also weniger darum, ob beim Patienten zusätzlich Blut entnommen wird, als mehr darum, dass die vom Arzt intendierte Therapie durch die Studie selbst nicht beeinflusst wird. Somit sind alle randomisierten Studien oder Studien, bei denen die Arzneimittelentscheidung in irgendeiner Weise vorgegeben wird, interventionell.

Nicht-interventionelle Studien sind immer diejenigen zu Inzidenz und Prävalenz, d. h. die klassische Epidemiologie. Hierunter werden Untersuchungen verstanden, bei denen die Häufigkeit einer Erkrankung und die Neuerkrankungshäufigkeit untersucht werden, sowie die damit verbundenen Umstände. In der Pharmakoepidemiologie wird u. a. untersucht, unter welchen Umständen Arzneimittel verordnet werden. Auch Verordnungen außerhalb der zugelassenen Indikation sind ein interessanter Forschungsgegenstand. Zur Pharmakoepidemiologie wird auch die Versorgungsforschung gerechnet, soweit sie mit Arznei- oder Heilmitteln zu tun hat. Die Konsequenzen von Arzneimittelverordnungen sowie die Schritte, die zu einer Verordnungsentscheidung führen, oder die Befolgung von Leitlinien sind Untersuchungsgegenstand der Pharmakoepidemiologie.

Neu hinzugekommen ist in den letzten Jahren die molekulare Pharmakoepidemiologie. Hierbei wird beispielweise untersucht, inwieweit genetische Variabilität eines bestimmten Markers oder eines Einzel-Nukleotid-Polymorphismus (*Single Nucleotide Polymorphism*, SNP) mit Wirkung oder Verträglichkeit in Verbindung stehen. Auch individuelle Daten zur Kinetik und Pharmakodynamik werden bei der molekularen Pharmakoepidemiologie in Beziehung gesetzt, wie z. B. mit dem Muster der Abbauprodukte einer Substanz. Geht man noch einen Schritt weiter, so befasst sich die molekulare Pharmakoepidemiologie mit dem Stoffwechsel sowie der Enzym- und Rezeptorkinetik, insbesondere dann, wenn es sich dabei um pharmakogenetisch differenzierte Eigenschaften handelt. Ein erfolgreiches Beispiel molekularer Pharmakoepidemiologie stellt die Entdeckung des Herceptin-Rezeptors dar, die zu einer gezielten Therapie mit Herceptin-Antagonisten (z. B. Trastuzumab) geführt hat. Nur Patientinnen, bei denen der Rezeptor exprimiert ist, erhalten Trastuzumab, da er bei den anderen wirkungslos ist, ja dann lediglich Nebenwirkungen verursachen kann.

Ein wesentlicher Bereich der Pharmakoepidemiologie ist die Pharmakovigilanzforschung. Es handelt sich um nicht-interventionelle Forschungsprojekte, die auch retrospektiv durchgeführt werden können. Bei den statistischen Werkzeugen werden heute vor allem *Data Mining* und Signaldetektion verwendet. Beim *Data Mining* werden statistische Algorithmen über eine Datenbank gelegt, so dass Sicherheitssignale erzeugt werden können (Abb. 5-1).

Für die Statistik kommen vor allem die folgenden Methoden zum Einsatz:

- *Empirical Bayes Geometric Mean* (EBGM)
- *Information Component* (IC)
- *Proportional Reporting Ratio* (PRR)
- *Reporting Odds Ratio* (ROR)

Die nicht-interventionellen Studien verwenden als Datenquellen zum einen retrospektive, zum anderen aber auch prospektive Methoden. Dazu gehören:

- **Register:** Register sind Aufzeichnungen über Indikationen und die damit verbundenen diagnostischen und therapeutischen Entscheidungen, insbesondere von Arzneimittelverordnungen und dem Resultat dieser Verordnungen. Register sollen repräsentativ angelegt sein und dienen u. a. dazu, Inzidenz und Prävalenz sowie auch die Adhärenz an Leitlinien herauszufinden (Abb. 5-2).
- **Ad-hoc-Case-Control:** Hier handelt es sich meist um Studien, bei denen bestimmte kritische Ereignisse bei Patienten aufgetreten sind, die nun untersucht werden sollen. In den meisten Fällen werden entsprechende Kontrollpersonen oder -gruppen gesucht, um die wahre Häufigkeit feststellen zu können.
- **Kohortenstudie:** Bei Kohortenstudien, die retrospektiv aber auch prospektiv sein können, wird eine Gruppe von Patienten über eine gewisse Zeit verfolgt, etwa nach Beginn einer bestimmten Arzneimittelbehandlung, wobei keine Begrenzungen bezüglich der Studiendauer gegeben sind. Kohortenstudien ermöglichen es, absolute Werte zu erheben, die auf die Gesamtpopulation hochgerechnet werden können.
Eine typische prospektive Kohortenstudie ist die so genannte Anwendungsbeobachtung (AWB). Bei ihr werden im Gegensatz zur klassischen Kohortenstudie die Beobachtungen nicht strukturiert, sondern es wird lediglich eine Teilmenge dessen dokumentiert, was der Arzt ohnehin macht (Feinstein 1984). Für sie gelten neben den Regeln des AMG die vom BfArM aufgestellten Regeln aus der einschlägigen Bekanntmachung von 1998, die 2007 überarbeitet worden sind und als Entwurf zur Verfügung stehen. Allerdings ist dieser Entwurf noch nicht (Stand Mai 2009) mit dem Ministerium abgestimmt, somit also nicht gültig.
- **Postmarketing-Surveillance:** Im Gegensatz zu den Kohortenstudien, unter die auch die so genannten Anwendungsbeobachtungen (AWB) fallen, sind *Postmarketing-Surveillance* ihrem Design her nach vielfältig. Es kann sich um Kohorten- oder Fallkontrollstudien handeln oder wie in England üblich das *Prescription Monitoring System* (PMS) der Universität Southhampton. Postmarketing-Surveillance dient dazu, sehr seltene Nebenwirkungen he-

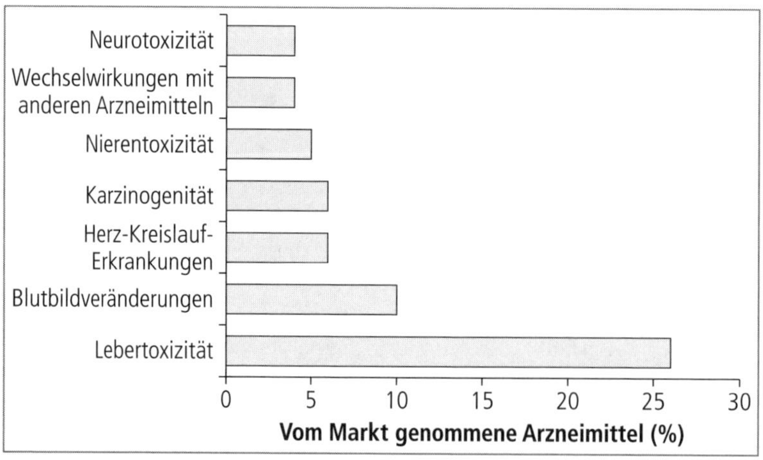

Abb. 5-1 Die häufigsten Gründe, weshalb Arzneimittel vom Markt zurückgezogen werden.

rauszufinden, und arbeitet deshalb in der Regel mit mehreren zehntausend Patienten.
Diese Studien sind nicht identisch mit dem Begriff der *Postauthorization Safety Study* (PASS). Hierbei handelt es sich um jede Studie nach der Marktzulassung, die im Rahmen der Fachinformation die Sicherheit und Verträglichkeit eines Arzneimittels untersucht.

- **Ad-hoc-Kohortenstudien:** Dies sind in der Regel Studien, bei denen prospektiv eine Gruppe von Patienten verfolgt wird. Die klassische Anwendungsbeobachtung (AWB) gehört dazu. Eine Fallzahlberechnung findet in den meisten Fällen nicht statt, auch die Repräsentativität der Stichproben ist gelegentlich in Frage zu stellen.
- **IMS Mediplus:** Hierbei handelt es sich um ein kommerzielles Instrument des Unternehmens Institute for Medical Statistics (IMS). Hier werden detaillierte Daten über das Verordnungsverhalten von Ärzten gewonnen. Im strengen Sinn sind dies keine prospektiven Studien, sondern Surveys, da Mediplus keine Studien im Sinne der Ethikkommissionen macht.

Die Fragestellung nicht-interventioneller Studien kann sowohl der Hypothesengenerierung, der Hypothesenverstärkung als auch dem Testen von Hypothesen dienen. Die Häufigkeit von Inzidenzen, insbesondere sehr niedrigen Inzidenzen bei seltenen Nebenwirkungen, ist eine klassische Fragestellung nicht-interventioneller Studien. Ob diese Studien, sofern sie keine ausreichende Fallzahlen haben, in der Lage sind, seltene Ereignisse darzustellen und das Arzneimittelprofil einer Substanz überhaupt zu konsolidieren, sei dahingestellt.

- **Surveys (Querschnittsstudien):** Bei dieser Studienart werden zu einem einzigen Zeitpunkt beliebig viele Patienten untersucht. Es wird die Häufigkeit verschiedener Merkmale geprüft. Diese Studien eignen sich zur Bestimmung der Prävalenz.

Surveys lassen sich auf verschiedene Weise durchführen. Eine Möglichkeit ist per Post, wobei große Mengen von potenziellen Patienten angesprochen werden können. Diesem Vorteil (statt Freiumschläge kann der Empfänger – was billiger ist – auch das Strafporto bezahlen) steht die gelegentlich sehr niedrige Antwortquote als Nachteil gegenüber. Niedrig sind Antwortquoten um ca. 5%, Quoten von 30% und mehr gelten als hervorragend. Da unklar ist, ob die Beantwortung von z. B. intimen Fragen das Ergebnis bezüglich Repräsentativität verzerrt, sind die Ergebnisse vorsichtig zu bewerten.
Persönliche Interviews oder auch Telefoninterviews haben den Vorteil, dass die Ablehnung

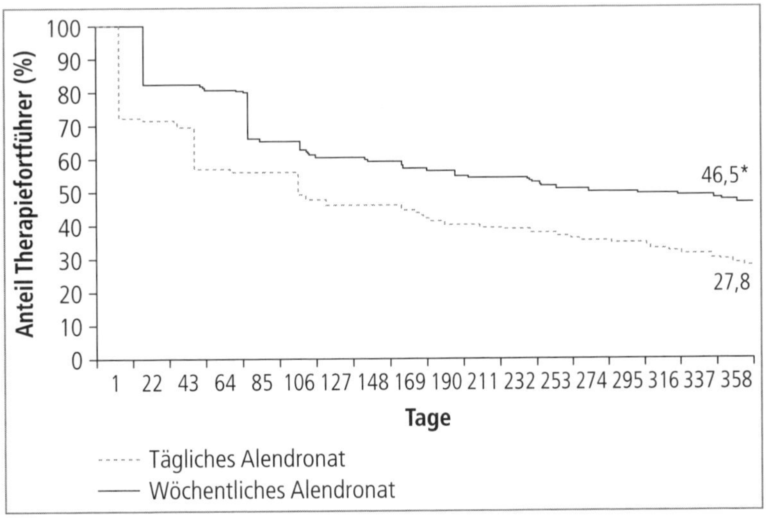

Abb. 5-2 Häufigkeit der Einnahme und Einnahmetreue bei Osteoporose-Patienten (Holzer et al. 2007). Mittlere Zeit bis zum Therapieabbruch: wöchentliches Alendronat = 227 Tage; tägliches Alendronat = 172 Tage; * $p < 0{,}05$.

geringer ausfällt. Der Wahrheitsgehalt der Antworten kann jedoch wegen der fehlenden Anonymität schwanken. Das persönliche Interview hat einen höheren Wert, wenn eine klinische Untersuchung hinzukommt.
Die Schwierigkeit ist also, eine repräsentative Stichprobe zu erhalten. Neben der einstufigen Stichprobe gibt es das mehrstufige Verfahren, bei dem die geografischen Bereiche in verschiedenen Stufen weiter eingeengt werden, indem von einem Bundesland etwa drei Landkreise ausgewählt werden. Weiß man, welche Faktoren das Ergebnis bestimmen könnten, lohnt eine stratifizierte Stichprobe, z. B. nach Alter und/oder Geschlecht.
Bei einem Survey sind die folgenden zwei Fehlerquellen am häufigsten:

- Die gewählte Grundgesamtheit ist nicht vollständig, weil die Erfassungsgrundlage, wie z. B. ein Telefonbuch, bereits vorselektiert.
- Responder und Nichtresponder hätten unterschiedlich antworten können.

Letzteres Problem lässt sich durch verschiedene Maßnahmen minimieren:

- Fragebogen mit klarem Fokus sowie schönem Design entwerfen (Bogen vorher testen!).
- Teilnehmer persönlich einladen, Begründung des Ziels sowie Kontaktadresse der Forscher für Rückfragen angeben.
- Teilnehmer das Gefühl vermitteln, dass ihre Teilnahme wichtig ist (möglicherweise mit einem kleinen Geschenk verbunden).
- Online-Fragebogen für möglichst große Anonymität zur Verfügung stellen.

Zur Berechnung der Stichprobengröße siehe Kapitel 8.4 (S. 305).

Das Arzneimittelgesetz hat eine Definition einer klinischen Prüfung vorgegeben, die sich eindeutig auf Prüfungen an und mit Arzneimitteln bezieht. Ausgenommen sind seit der 15. AMG-Novelle Studien mit »Arzneimitteln für neuartige Therapien«, für die eine Genehmigung durch die BOB vorgesehen ist. Hierbei handelt es sich um Einzelzubereitungen (z. B. Gewebematerial). Es hat diese klinische Prüfung abgesetzt von so genannten nicht-interventionellen Studien, d. h. Studien, bei denen Arzneimittel nicht eingesetzt werden. Unklar ist jedoch inwieweit der Begriff »nicht-interventionell« auch dort noch greift, wo zwar kein Arzneimittel eingesetzt wird, aber die Beobachtung strukturiert und durch Untersuchungen ergänzt wird, z. B. durch eine Blutentnahme. Einfachheitshalber und aus der Erfahrung mit BfArM, Bundesoberbehörden und Ethikkommissionen heraus wird davon ausgegangen, dass die letztgenannte Gruppe zu den nicht-interventionellen Studien gehört. Hierbei gibt es jedoch Ausnahmen: Wenn die »milde Intervention« tatsächlich mit einem körperlichen Risiko oder einer seelischen Belastung (z. B. Fragebogen zur sexuellen Zufriedenheit) einhergeht.
Diese Studien sind nicht durch das Arzneimittelgesetz und nur sehr unvollständig durch die *International Conference of Harmonisation* (ICH) abgedeckt, die sich im Wesentlichen mit Arzneimittelstudien befassen. Dennoch gilt auch dort, dass die Grundlagen von *Good Clinical Practice* (GCP), nämlich in erster Linie der Schutz des Prüfungsteilnehmers und die Integrität der gewonnenen Daten, im Vordergrund zu stehen haben.
Daraus ergibt sich für die an der klinischen Prüfung Beteiligten folgendes:

- **Bundesoberbehörde:** Sie wird über diese Studien informiert. Da es keine EUDRACT-Nummer für diese Studien gibt, wird diese Studie in Deutschland auch nicht erfasst, auch wenn in einigen Ländern der europäischen Union die Differenzierung anders gesehen wird und dort eine EUDRACT-Nummer vergeben werden könnte.
- **Versicherung:** Eine übliche Probandenversicherung ist nicht abzuschließen, jedoch sollten sofern Interventionen kleinerer Art, wie etwa eine Blutentnahme, vorgesehen sind, diese Risiken für die Patienten versichert werden. Dies ist nach unserer Erfahrung problemlos über die vorhandene Probandenversicherung

möglich, muss jedoch gesondert beantragt werden. Keinesfalls sollte hier die Betriebshaftpflicht des pharmazeutischen Unternehmers herangezogen werden, da diese nur zahlt, wenn ein Verschulden nachweisbar war.

- **Zentrum:** Das Prüfzentrum braucht auch bei diesen Studien einen Vertrag, der alle Bestandteile des Prüfvertrages enthalten muss; auch Verträge mit Kliniken im öffentlichen Bereich sind so zu schließen wie für klinische Prüfungen auch. Es findet am Zentrum jedoch in der Regel kein Monitoring statt. Will man dies dennoch tun, so muss der Patient zustimmen. So werden die Aufbewahrungspflichten personenbezogener Daten, z.B. die Datenschutzerklärung, von großer Bedeutung sein, um gegebenenfalls beim Monitoring oder Audit darauf zurückgreifen zu können. Sinnvoll ist ein stichprobenartiges Monitoring, wobei man mit 5% beginnen sollte, um bei Problemen bis 10(–20)% zu eskalieren.

Das Zentrum erhält das Beratungsergebnis der zuständigen Ethikkommission nachrichtlich, wobei es sich ja um das Ergebnis einer berufsrechtlichen Beratung handelt. Eine solche ist jedoch für den forschenden Arzt nicht bindend.

- **Ethikkommission:** Es empfiehlt sich in jedem Fall bei der Ethikkommission eine dezentrale Beratung nach Berufsrecht durchführen zu lassen. Obgleich dies der teilnehmende Arzt tun sollte, kann der Sponsor diese Aufgabe übernehmen; er könnte ja auch einen Leiter der Studie von intern, der Arzt ist, nominieren, so dass dieser dann die EK anrufen würde. Es gibt zwar einige Ethikkommissionen, bei denen diese Verpflichtung nicht besteht, jedoch ist es im Rahmen des Patientenschutzes sinnvoll, insbesondere wenn eine Blutentnahme durchgeführt wird, dennoch eine solche Beratung durchführen zu lassen. Nach Berufsrecht ist jedoch kein positives Votum, sondern lediglich ein Beratungsergebnis notwendig, um bei denjenigen Ärzten eine Studie zu beginnen, die im Bereich dieser Ethikkommission ihren Arbeitsplatz haben. Wichtig ist, dass bei dieser Studie kein Leiter der klinischen Prüfung benannt wird, da dieser nur für klinische Prüfungen nach dem Arzneimittelgesetz notwendig und sinnvoll ist. Auch eine klassische Einwilligungserklärung ist nicht erforderlich. Wenn jedoch personenbezogene Daten gesammelt werden, kann eine Datenschutzerklärung vonnöten sein, die aber dem Charakter der Studie entsprechend von der Erklärung einer klinischen Prüfung modifiziert werden muss. Eine Zustimmung des Patienten ist vor allem dann nötig, wenn Daten zur Pharmakogenetik nur pseudonymisiert analysiert und verarbeitet werden. Alle diese Erfordernisse machen jedoch die Studie nicht zu einer klinischen Prüfung, auch wenn dies bei manchen Ethikkommissionen so gesehen wird.

Andererseits ist die Praxis bestimmter Firmen, das Votum einer »zentralen« Ethikkommission als ausreichend zu sehen, nicht durch das Gesetz gedeckt, da hierdurch das Berufsrecht verletzt würde.

Derzeit wird von den Ethikkommissionen allerdings diskutiert, reine AWBs keinesfalls zu beraten, da diese kein Forschungsvorhaben darstellten.

Bezüglich der Forschung an Minderjährigen zeigt eine Übersicht (Lenk et al. 2004), dass die Bewertung der Ethikkommissionen sehr unterschiedlich ausfällt. Während minimal invasive Methoden insgesamt akzeptiert werden, so entscheidet sich die Hälfte der Ethikkommissionen bei randomisierten Studien mit Kleinkindern oder bei vorwiegend wissenschaftlichen Zwecken dienenden Knochenmarksbiopsien bei Leukämiepatienten gegen das Forschungsvorhaben.

5.1 Ideen

Nicht-interventionelle Studien müssen oft mit einem nicht industriellen Sponsor durchgeführt werden. Aufgrund der anfallenden Kosten müssen sie mit erheblich weniger Ressourcen auskommen. Die Vielfalt der Fragestellungen nicht-interventioneller Studien ist interventionellen Studien zumindest nicht unterlegen. Nicht-interventionelle Studien, die sich auf Beobachtungen konzentrieren, haben neben den bekannten Nachteilen auch Vorteile: Es können alle Patienten beobachtet werden, wie sie behandelt werden, wobei man durchaus einheitliche Beurteilungsmaßstäbe als »Endpunkt« definieren kann. Wichtig sind vier Vorsichtsmaßnahmen:

- Die Auswahlkriterien sind klar zu definieren.
- Die für die stratifizierte Analyse notwendigen Variablen sind a priori zu definieren.
- Änderungen in der Therapie sind zu dokumentieren.
- Nebenwirkungen sind genau zu beobachten und zu dokumentieren.

Hier nun einige Beispiele der Methoden nichtinterventioneller Studien, wie sie mit einfachen Mitteln durchgeführt werden können und teilweise in renommierten Zeitschriften (*The Lancet*, *British Medical Journal*) publiziert worden sind:

■ **Cluster-Randomisierung bei der Glukoseselbstmessung bei Typ-II-Diabetes:** Bei der Cluster-Randomisierung werden keine einzelnen Patienten randomisiert. Hier wird jeweils ein Zentrum einer bestimmten Behandlung zugeordnet, wobei für Arzt und Patient die Behandlung »offen« ist. Praktisch kann man so vorgehen, indem man die übliche Behandlung von Zentren erfragt und dann aus den unterschiedlichen Gruppen eine Stichprobe zieht, wobei in der Studie dann die zentrenübliche Behandlung durchgeführt wird.
Es lässt sich untersuchen, ob die Glukoseselbstmessung bei Typ-II-Diabetes das Behandlungsergebnis verbessert oder nicht. Bei der Cluster-Randomisierung entfällt die Verblindung. Somit steigt die Wahrscheinlichkeit, dass eine repräsentative Stichprobe in eine solche Studie aufgenommen wird, die nicht wie bei Placebo-kontrollierten Studien von der Bereitschaft der Patienten abhängig ist, auch eine unbekannte Therapie zu erhalten.

■ **Effekt von virtuellen Qualitätszirkeln:** Die Wirkung von Qualitätszirkeln ist für eine Reihe von Indikationen bekannt, insbesondere beim Stoffwechsel und bei der Kontrolle des hohen Blutdrucks. Durch die häufigen Treffen ist der Aufwand erheblich. Deshalb können virtuelle Qualitätszirkel eingesetzt werden. Die Daten können über eine Internetseite abgerufen und kommentiert werden. Dies lässt sich unter Umständen auch durch eine Cluster-Randomisierung mit dem oben genannten Design verbinden.

■ **Entscheidungen über Therapieänderungen:** Der Arzt gibt hier eine Begründung an, wenn er die Therapie ändert. Hierfür kann ein standardisierter Bogen eingesetzt werden. Hierdurch können z. B. die Begründungen für eine leitliniengerechte Therapie besser nachvollzogen werden. Falsche oder wenig zielführende Entscheidungen können in einem späteren Schritt korrigiert werden.
In der Kardiologie etwa (Bogaty u. Brophy 2003) lässt sich zeigen, dass in letzter Zeit die Ergebnisse klinischer Studien zu einer starken Zunahme invasiver Prozeduren geführt haben. Nicht-interventionelle Studien könnten einige der Nachteile randomisierter Studien kompensieren. So dominieren weiche und klinisch nicht so relevante Outcomes viele der zusammengesetzten Endpunkte, da meist nur das signifikant positive Ergebnis verkündet wird. Bei Studien, die sich aus technischen oder praktischen Gründen nicht verblinden lassen, kann eine subjektive Verzerrung eintreten, wenn nicht bei der Patientenauswahl, so doch bei den zusätzlichen diagnostischen und therapeutischen Maßnahmen. Bereits die zu vergleichenden Prozeduren können zu einer Verzerrung führen. Ein Beispiel: Beim Vergleich von Angioplastie und Stent ist die erstere Gruppe bekanntlich leichter nochmals mit Angioplastie zu behandeln als diejenige mit Stents, wodurch die Angioplastie im direkten Vergleich u. a. schlechter abschneidet.
Auch die Entscheidungen und Präferenzen der Patienten können das Ergebnis der Studie beeinflussen. Interessanterweise zeigt sich in der Kardiologie (wie auch in einigen anderen Indikationsbereichen), dass mit längerer Follow-up-Zeit als den üblichen maximalen 30 Tagen

die Vorteile weniger werden und ihre statistische und klinische Signifikanz verlieren. Die Reduktion des relativen Risikos beträgt oft 5–15 %, was eine Reduktion des absoluten Risikos in vielen kardiologischen Indikationen von nur 3–4 % bedeutet. Sinnvoll wäre hier die Angabe der *Number Needed to Treat* (NNT), möglichst aber mit Konfidenzintervallen.

Auch die externe Validität etwa bei akutem Koronarsyndrom ist schwer einzuschätzen. Die Patienten sind oft jünger und haben weniger Begleiterkrankungen. Daher sind Beobachtungsstudien sinnvoll, um die Ergebnisse einordnen zu können. Viele der aus den randomisierten Studien ausgeschlossenen Patienten sowie die ärztlichen Entscheidungen zu ihrer Therapie lassen sich nur so abbilden.

Auch die ärztliche Prognose ist ein interessantes Feld, das für nicht-interventionelle Studien geeignet ist. Dies lässt sich als Primärforschung oder als Meta-Analyse anlegen. So stellt sich in der Prognose von terminal kranken Krebspatienten heraus, dass Ärzte in ihrer Schätzung jenseits eines halben Jahres äußerst optimistisch sind (Glare et al. 2003). Unklar ist, wie die Charakteristika des Arztes selbst oder das Arzt-Patienten-Verhältnis die Einschätzung der Prognose beeinflussen.

Besonders interessant sind hierbei Untersuchungen, welche die »Diffusion« neuer Therapien oder Diagnostika in die tägliche Praxis untersuchen; hierfür sind in der Regel Zeiträume von mehreren Jahren notwendig. So wurde in den USA das Verschreibungsverhalten von Alpha-Blockern bei Bluthochdruck von 1996 bis 2002 untersucht (Stafford et al. 2004). Es zeigte sich, dass das Ende einer großen Studie zwar das Verschreibungsverhalten im Sinn der neuen Evidenz beeinflusste, dass aber die Annahme einer spezifischen Therapie für die drei Folgejahre nur insgesamt 22 % betrug. Interessanterweise standen auch die Marketingkosten des meistverschriebenen Produkts zur Verfügung, die zeigten, dass diese langsame Änderung keine Folge einer starken Werbung war, sondern dass die Ärzte selbst aus Unwissen oder Unverständnis weiter eine suboptimale Therapie verordneten. Ähnliche Studien könnten in verschiedenen Indikationsgebieten leicht geplant und durchgeführt werden, wobei man sich auf die ungeklärte Frage der langsamen Umsetzung neuer Erkenntnisse bei den Ärzten konzentrieren könnte.

- **Vergleich von Behandlungen Off-Label versus In-Label:** Annahme: Behandlungen, die nicht in der Indikation mit der gegebenen Dosis erfolgen, haben ein höheres Risiko, als wenn entsprechend der Zulassung therapiert wird. Dies ist nicht bewiesen, sondern lediglich wahrscheinlich. Wenn Ärzte bezüglich der Verwendung eines Arzneimittels keine Vorschriften erhalten, wäre eine »naturalistische« Betrachtungsweise möglich, wobei die Prozentsätze des *Off-Label*-Gebrauchs oder aber auch der grobe Missbrauch eines Arzneimittels von vornherein bekannt und gegebenenfalls eingeschränkt werden müssten. Keinesfalls ist es statthaft, Studien mit einem bekannt hohen Anteil von Off-Label als nicht-interventionell durchzuführen. Bemerkt man zufällig, z. B. in einem Survey, einen hohen Anteil (z. B. über 20 %), so sollten in der Folge klinische Prüfungen mit der gleichen Fragestellung durchgeführt werden.
- **Cost of Illness:** Hier lässt sich im Rahmen einer Kohortenstudie verfolgen, inwieweit eine Gruppe von Ärzten oder Kliniken durch verschiedene Behandlungsweisen unterschiedliche Kosten für das Gesundheitswesen erzeugt. Zu berücksichtigen sind hierbei sowohl die direkten als auch die indirekten Kosten. Zu ersteren gehören Kosten, die durch die Behandlung und Diagnostik anfallen; indirekte Kosten sind solche, bei denen zunächst niemand etwas »zahlen« muss, z. B. Verdienst- oder Produktivitätsausfälle.
- **Einfluss von Key Opinion Leaders auf das Therapieverhalten:** Solche Untersuchungen lassen sich retro- und prospektiv durchführen. Bei der prospektiven Durchführung könnte man eine Cluster-Randomisierung, etwa durch Exposition der teilnehmenden Ärzte bezüglich der Meinung von *Key Opinion Leaders*, als Intervention einführen. Wichtig ist, dass andere

Kovariate (z. B. Geografie) gegebenenfalls mitberücksichtigt werden.

■ **Burden of Illness:** Bei solchen Studien soll untersucht werden, wie stark Patienten ihre Krankheit wahrnehmen und darunter leiden. Hier können Lebensqualität, aber auch direkte Krankheitskosten als Parameter dienen. Solche Studien können auch dazu dienen, Fragebögen oder andere diagnostische Instrumente zu validieren.

■ **Sozialpharmakologie:** Die Sozialpharmakologie untersucht den Einfluss sozialer und kultureller Variablen auf die Wirkung und Nutzung von Arzneimitteln (Montagne 2004). Während sie mit der Versorgungsforschung verwandt ist, untersucht sie außerdem die folgenden Fragestellungen:

- Wie beeinflussen das Vorwissen des Patienten oder auch seine Erwartungen die Wirkung und Nebenwirkung eines Arzneimittels?
- Wie wird die Arzneimittelwirkung vom Umfeld, der Situation oder dem Gebrauchskontext bestimmt?
- Wie beeinflusst der körperliche und seelische Zustand die Wirkung?
- Wie verändert die Arzneimitteleinnahme die Selbstwahrnehmung?
- Wie stellt der Patient bei Selbstbeobachtung einen Bezug zum eingenommenen Arzneimittel her?
- Wie beeinflusst das persönliche Risikoverhalten die Medikamenteneinnahme?

■ **Kombination mit Pharmakogenetik:** Prospektive Kohortenstudien bieten sich an, um den modulierenden Faktor der Pharmakogenetik auf z. B. Mortalität und Morbidität zu untersuchen. So wurde eine Kohorte mit akuter Koronarinsuffizienz drei Jahre lang bezüglich der allgemeinen Mortalität untersucht (Lanfear et al. 2005). Bei allen wurden Polymorphismen des beta-1- und beta-2-adrenergen Rezeptors untersucht. Es handelte sich hierbei um den Austausch je einer Aminosäure. Hierbei zeigte sich, dass die verschiedenen Genotypen sich solange nicht unterschieden, wie kein Betablocker bei der Entlassung aus dem Krankenhaus gegeben wurde. Bei einer Genvariante ließ sich zwischen der homozygoten und heterozygoten Form eine »Gen-Dosis«-assoziierte Wirkung auf das Überleben zeigen.

Auch die Bedeutung von Beta-2-Rezeptoren bei Asthma wurde im Rahmen von Beobachtungsstudien untersucht (Tattersfield u. Hall 2004). Man hat für diese Untersuchung Patienten, die kurz wirksame Betamimetika verwendeten, mit Patienten verglichen, die entweder homozygot für Arg16 oder Gly16 waren. Es zeigte sich, dass die Effekte in der Gly16-Gruppe auch nach Absetzen der Medikation anhielten, in der Arg16-Gruppe jedoch nicht. Ähnliche Studien fehlen bisher für langwirksame Betamimetika.

In der genetischen Epidemiologie (Hopper et al. 2005) versucht man, den relativen Beitrag der Gene und der Umgebung herauszufinden sowie die Anfälligkeit für bestimmte Erkrankungen zu untersuchen, soweit sie durch Gene bedingt ist. Die Methoden dafür sind neben Zwillingsuntersuchungen die statistische Analyse der Aggregation von Erkrankungen zwischen und innerhalb von Familien. Wenn man so genannte Kandidatengene identifiziert hat, so lassen sich Risiken für Individuen sowie die Interaktion der genetischen Anfälligkeit mit der Umwelt untersuchen. Die angewandten Methoden sind dabei Fallkontrollstudien in Familien, mit oder ohne Kontrollen in der Population. Damit kann man familiäre Risiken bestimmen, genetische Modelle untersuchen, genetische Assoziationen und Modifikationen genetischer Risiken sowie prospektive genetische Untersuchungen durchführen.

Besonders schwierig sind Untersuchungen, bei denen man auf die Mitwirkung möglichst vieler Familienmitglieder angewiesen ist. Nicht nur praktische Aspekte wie z. B. die Erreichbarkeit bei Langzeitstudien, sondern auch die Frage, inwieweit man die Ergebnisse genetischer Untersuchungen den Teilnehmern zur Verfügung stellen soll, sind zu berücksichtigen. Untersuchungen mit Familien sind mittlerweile dadurch erschwert, dass die durchschnittliche Anzahl der Kinder pro Familie gering geworden ist.

5.1.1 Versorgungsforschung

In der Versorgungsforschung dominieren die folgenden Fragestellungen (Geraedts 2006):

- Welche diagnostischen und therapeutischen Maßnahmen werden von wem wann angewandt und wann nicht?
- Was beeinflusst die Anwendung unter Routinebedingungen? Wie ist diese Anwendung zu verbessern und wie misst man den Erfolg?
- Welche Wirkungen sind unter Routinebedingungen zu beobachten und wie sind unerwünschte Wirkungen zu vermeiden?
- Wie werden therapeutische Entscheidungen gefällt?
- Wie werden Entscheidungen evaluiert oder implementiert bzw. transformiert?

Studien beleuchten jedoch nicht allein diagnostische und therapeutische Fragestellungen, sondern auch:

- Strukturen, Prozesse und Effekte der Gesundheitsversorgung und deren Optimalität
- Faktoren, die die Nachfrage, Produktion und Erbringung von Leistungen beeinflussen
- Verbesserungsmöglichkeiten in Versorgungssystemen

Dabei verwendet die Versorgungsforschung sowohl Methoden aus der Epidemiologie und Medizin, als auch aus den Sozialwissenschaften, der Psychologie, den Wirtschafts- und Rechtswissenschaften.
In der Versorgungsforschung werden ähnlich wie in der üblichen klinischen Forschung häufig Primärdaten verwendet, gelegentlich auch Sekundärdaten. Sie unterscheidet sich von der üblichen klinischen Forschung auch in der Verwendung administrativer Daten.
Wichtige Themen der Versorgungsforschung sind u. a.:

- Analyse von Funktionsdefiziten, Bedingungen erfolgreicher Steuerungen, Koordination, Implementierung der Gesundheitspolitik
- Indikatoren der Gesundheitsberichterstattung
- Finanzfragen auf der mikro- und makroökonomischen Ebene und dem Gesundheitsmarkt
- Bedarf- und Bedürfnisforschung, Bedarfsplanung
- Management im Gesundheitswesen aus Sicht von Anbietern, Klienten und aus systemtheoretischen Aspekten
- Evaluierung von Diagnosen und Therapien
- Variabilitätsuntersuchungen zur Versorgung
- Prävention und Gesundheitsförderung, insbesondere deren Evaluation
- Rehabilitations- und Pflegeforschung

Klinische Studien untersuchen, insbesondere vor der Zulassung, durch die Patientenauswahl (Randomisierung, Einverständnisnotwendigkeit der Patienten) in der Regel eine nicht repräsentative Patientengruppe, deren Ergebnisse dann nur schwer auf die Realität zu übertragen sind. Dagegen geht die Versorgungsforschung in ihrem Ansatz davon aus, möglichst wenige Interventionen durch die Forschung bzw. durch die Messung und die Studie selbst zu erzeugen. Daher ist sie neben den randomisierten Studien der klassischen klinischen Forschung prinzipiell auf Methoden der Sozial- und Wirtschaftswissenschaft angewiesen, bei denen z. B. Zeitreihenuntersuchungen, aber auch andere einfachere Verfahren, zur Anwendung kommen.
Folgend werden einige Beispiele für Versorgungsforschung aufgeführt.

■ **Einfluss von ärztlichen Präventions- und Erziehungsinterventionen auf die Versorgung bei Asthma:** Hierbei wird untersucht, inwieweit z. B. in der Pharmakotherapie eine Versorgung leitliniengerecht erfolgt und die Intervention zu einer Verbesserung führt. Hierzu müssen zunächst Kriterien aufgestellt werden, die erfüllt werden sollen bzw. deren Erfüllungsgrad zu messen ist. Bei der Versorgung von Asthmapatienten z.B. können dies sein:

- Einsatz der Medikation entsprechend der Leitlinien
- Regelmäßige Theophyllinspiegelbestimmung
- Ausmaß der Einsatzes von Generika (wo dies möglich ist)
- Asthmabeschwerden unter Therapie
- Asthmabedingte Schlafstörungen
- Arbeitsunfähigkeit bei Asthma

Auch hier ist zu berücksichtigen, dass bereits die »Intervention« einer regelmäßigen Befragung zu Veränderungen des Verhaltens führen kann.

- **Beziehung zwischen Mortalität bei koronarer Herzkrankheit und Myokardinfarkt bei der Verwendung von Stents und PTCA (Perkutane transluminale koronare Angioplastie):** Einige Untersuchungen sind z.B. geeignet zu überprüfen, inwieweit die Mortalität mit dem Einsatz innovativer Techniken korreliert ist und ob durch den Einsatz (Zeitreihenanalyse) eine Veränderung der Mortalität zu beobachten ist. Eine multivariate Analyse würde hier z.B. vermuten, dass ähnliche Veränderungen in anderen Ländern dokumentiert sind, so dass ein innereuropäischer Vergleich angebracht wäre.
- **Präferenz von Osteoporosepatienten für tägliche/wöchentliche/monatliche Gabe von Diphosphonaten:** Hier werden Patienten z.B. gefragt, ob sie den selteneren Einsatz positiver gegenüberstehen und bereit sind, mit größerer Präferenz zu »reagieren«. Sinnvoll ist, einer solchen Studie eine Untersuchung folgen zu lassen, die die geäußerte Präferenz mit der tatsächlichen Adhärenz vergleicht. Finden sich hier Diskrepanzen, so invalidiert dies nicht das Ergebnis der Präferenzanalyse, sondern stellt vielleicht einen Fall von kognitiver Dissonanz dar.
- **Sinn von Stroke Units:** *Stroke Units*, in denen Patienten einer besonderen Behandlung bei Schlaganfällen unterzogen werden, sind in verschiedenen europäischen Ländern stark gefördert worden. Es ist dabei anzumerken, dass die Kompetenz und die Organisation der *Stroke Units* in den Ländern meist unterschiedlich sind. Dass eine unkritische Untersuchung hinsichtlich der Mortalität oder anderer Parameter zu falschen Vermutungen Anlass geben kann, zeigt eine Untersuchung von Davenport und Mitarbeiter (1996). Hierbei wurden als Outcome-Parameter »Überleben nach 30 Tagen und 12 Monaten«, »Unabhängigkeit nach 12 Monaten« und »Leben zu Hause nach 12 Monaten« herangezogen. Die nicht adjustierte Analyse ergab, dass ein Überlebensvorteil von etwa 50% für Patienten aus der *Stroke Unit* im Vergleich zur Standardbehandlung erreicht wurde. Nach Korrektur für Alter, Geschlecht und der Fallmischung (Case-Mix) verschwand dieser Unterschied fast völlig. Der Grund dürfte im selektiven Einweisungsverhalten der Hausärzte gelegen haben, die Patienten mit recht guter Prognose vorzugsweise in eine *Stroke Unit* einwiesen, die Patienten mit schlechter Prognose aber in eine Standardbehandlung gaben.

Andererseits gibt es Daten, die darauf hinweisen, dass die Teilnahme an einer randomisierten Studie kein signifikant anderes Ergebnis zeigt, als wenn die Patienten in Kohortenstudien behandelt worden wären (D'Agostino u. D'Agostino 2007). Allerdings sind diese Daten auf relativ wenigen Vergleichen begründet, so dass eine Verallgemeinerung insbesondere auf die Ergebnisse Placebo-kontrollierter Studien nicht zulässig ist (Benson u. Hartz 2000).

Studien mit minimaler diagnostischer Intervention

Prinzipiell könnten klinische Studien auch im Sinne biomedizinischer Forschung am Menschen ohne Arzneimittel durchgeführt werden. Hierzu zählen auch Untersuchungen mit invasiver Diagnostik, beispielsweise eine Untersuchung bei Kindern zur Messung der Mediadicke bei Heterozygotie für Hyperlipoproteinämie (Wiegman et al. 2004). Solche Studien müssen lediglich einer Ethikkommission zur Beratung eingereicht werden.

Untersuchungen zur Compliance und Adhärenz

In einer Untersuchung von über 50-jährigen Patienten mit Herzinsuffizienz (Hope et al. 2004) zeigte sich, dass sich in England nur 20 % genau an die Indikation des Arzneimittels hielten, dass aber immerhin 62 % den Beipackzettel lesen und einigermaßen verstehen konnten. Andererseits kannten nur 66 % der Patienten die für sie angebrachte Dosierung und nur 49 % wussten, wann sie das Medikament einnehmen mussten. Wenn man die Daten mittels logistischer Regression analysierte, so war der wichtigste Parameter für die Adhärenz das Wissen um die Einnahmezeiten, gefolgt von der Fähigkeit den Beipackzettel zu verstehen. In anderen Studien zeigte sich dieser Zusammenhang nicht, so dass es sich um die spezielle Situation dieser Patienten mit Herzinsuffizienz handeln könnte. Ähnliche Untersuchungen bieten sich an, zumal sie verhältnismäßig leicht durchzuführen sind.

Motive für die Verschreibung von Arzneimitteln

Neue Arzneimittel werden oft unter großem werblichem Druck auf den Markt gebracht. In der Onkologie spielen die Ergebnisse klinischer Prüfungen bezüglich der Entscheidung, ein Arzneimittel zu verschreiben und es zu erstatten, eine große Rolle. Um die Hintergründe der Therapieentscheidungen zu untersuchen, nimmt man zunächst einmal an, dass Ärzte versuchen, die Ergebnisse solcher Studien mit ihren eigenen Bewertungen und Präferenzen in Einklang zu bringen. In einer Untersuchung wurden dazu 1100 Hämatologen befragt, indem man ihnen vier klinische Fälle vorstellte und sie entscheiden ließ, ob sie ein bestimmtes neues Medikament verordnen würden (Iyer u. Doucette 2006). Etwa 30 % der Ärzte füllten den Fragebogen aus, wobei die wesentlichen Gründe für die Entscheidung für das Medikament auf den folgenden Parametern basierten: »vermuteter Vorteil hinsichtlich Wirksamkeit«, »Einfluss von Kollegen«, »frühere Erfahrung«, »Fachgebiet« und »Zugehörigkeit zu einem akademischen Zentrum«. Interessanterweise spielten die folgenden Parameter keine bedeutende Rolle: »wahrgenommener Vorteil aus präklinischer Sicht«, »Anzahl der Jahre in der Praxis«, »Geschlecht« und »Einfluss von Massenmedien«.
Vergleichbare Untersuchungen fehlen für wichtige Medikamente nicht nur in der Onkologie, sondern auch in vielen Bereichen der Inneren Medizin.

Weitere Nutzungsmöglichkeiten

Weitere Fragen der Versorgungsforschung betreffen die Interpretation von klinischen Studien. Oft wird der Endpunkt als durchschnittliches (längeres) Überleben oder als *Number Needed to Treat* (NNT) ausgedrückt. Der letztere Begriff lässt sich gut bei akuten Erkrankungen anwenden, nicht jedoch bei chronischen; es wurde auch vorgeschlagen, den Kehrwert des relativen Risikos als NNT zu substituieren (Lubsen et al. 2000).
Epidemiologische Studien lassen sich auch als Teil des *Health Technology Assessment* (HTA) verwenden (Behrens u. Ahrens 2006). Pharmakodatenbanken sind hierbei ebenso wichtig wie funktionierende Pharmakovigilanzsysteme. Das Spontanmeldesystem erlaubt jedoch nicht die Schätzung der Inzidenz und Prävalenz, da auch die Meldehäufigkeit schwanken kann und meist nach wenigen Jahren am Markt stark abnimmt. Nicht randomisierte Interventionsstudien haben den Vorteil, die Verzerrung durch die Bereitschaft der Patienten, an solchen Studien teilzunehmen, und gleichzeitig sehr realistische Wirksamkeits- und Verträglichkeitsdaten zu liefern. Große Datenbanken sind in Deutschland selten, wie z. B. die Mediplus-Datenbank.

Wichtige Aspekte
Streng gesehen sind Studien nur dann nicht-interventionell, wenn sie keine zusätzlichen Informationen benötigen (Survey, AWB oder Register) oder keine therapeutische oder diagnostische Intervention bedeuten. Alle anderen Studien sind entweder klinische Prüfungen nach AMG oder sie sind »minimal interventionell« und somit als »biomedizinische Forschung am Menschen« zu betrachten.
Nicht-interventionelle Studien können sowohl in der Gegenwart (Survey) als auch in Vergangenheit (Kauf von Datenbanken) oder Zukunft (AWB, Register) sein. Die Auswahl bestimmter Daten allein oder die Nutzung komplexer Designs sind noch keine Interventionen.

5.2 Forschungsdesign

Bei nicht-interventionellen Studien sind eine Reihe epidemiologischer Forschungsdesigns möglich. Hier soll geklärt werden, dass der Begriff »nicht-interventionell« nicht immer durchzuhalten ist: Gelegentlich müssen Blutentnahmen durchgeführt, bestimmte Parameter regelmäßig erhoben oder Fragebogen eingesetzt werden. Da es sich in allen Fällen um minimale Risiken und Interventionen handelt, sollten diese Studien dennoch als nicht-interventionell bezeichnet werden können.
Die einfachste Form des Forschungsdesigns sind Fragebogen, d. h. Beobachtungen zu einem bestimmten Zeitpunkt oder über einen bestimmten Zeitraum (Intervall). Hierbei lassen sich unterschiedliche Typen von Patienten charakterisieren, ihr Ansprechen auf eine Medikation oder aber ihre Vergleichbarkeit mit der Grundgesamtheit aller Patienten. Ein Fragebogen bietet auch die Möglichkeit, die Wahrscheinlichkeit einer erfolgreichen Durchführung einer klinischen Prüfung mit relativ einfachen Mitteln zu messen. So kann man beispielsweise die demografischen und anamnestischen Faktoren einer Patientengruppe, wie Diabetes Typ II, inklusive deren Hämoglobin-A1 c-Konzentration in einem Fragebogen erfassen, der auch international die Möglichkeit gibt abzuschätzen, in welchen Ländern mit wie vielen Patienten in einer bestimmten Hämoglobin-A1 c-Gruppe zu rechnen ist.
Ferner gibt es die Möglichkeit der Fallkontrollstudien sowie der pro- und retrospektiven Kohortenstudien.
Auch die Untersuchung prospektiver prognostischer Faktoren in Bezug auf das Erreichen eines Endpunktes lassen sich unter nicht-interventionellen Bedingungen erforschen, wobei der prognostische Index die Variable ist. Hierbei sind eine ausführliche statistische Beratung und die Validierung des prognostischen Index zu überlegen, wenn dies nicht bereits erfolgt ist.
In Langzeitstudien lassen sich Methoden der Statistik anwenden, wie z. B. wiederholte Messungen, Autokorrelation und unterbrochene Zeitreihen. Diese Methoden werden in der Medizin bisher wenig genutzt.
Ein bei epidemiologischen Untersuchungen wichtiger Aspekt ist die systematische Verzerrung der Beobachtung, die man **Bias** nennt (Tab. 5-1).
Einer der häufigsten Bias ist derjenige, der mit der selektiven Behandlung der beobachteten Gruppe zu tun hat, oder aber mit der unterschiedlichen Prognose verschiedener Patienten, die zu unterschiedlichen Behandlungspfaden führen. Bei Untersuchungen mit dem Herzkatheter hat man etwa herausgefunden, dass eher jüngere Patienten mit einem nur leichten Herzinfarkt diese Diagnostik erhielten. Man kann die prognostischen Faktoren durch eine Risikoadjustierung kompensieren, die nicht bekannten jedoch nicht (Stukel et al. 2007). Welcher Bias auftreten könnte, sollte in der Planung bereits berücksichtigt werden, da er in der Analyse nur schlecht zu korrigieren ist. Dazu stelle man sich die folgenden Fragen:

- In welche Richtung geht die Verzerrung, wenn man die Kontrollgruppe einer Fallkontrollstudie aus einer Population zieht,

die prognostische Gemeinsamkeiten mit der zu untersuchenden Gruppe hat (z.B. Freunde von Alkoholikern als Kontrollgruppe)?
- Könnte durch die Befragung ein Fehler einfließen, da das Erinnerungsvermögen getrübt und auch selektiv ist?
- Könnte es sich bei den Personen, die nicht antworten, um eine andere Gruppe handeln, so dass die Daten nicht repräsentativ sind? Dies kann bei Studien entstehen, die gewisse Stigmata wie z.B. Neigung zu Depression untersuchen.
- Könnte die Suche nach Fällen willkürlich beschränkt sein, wenn z.B. Asthmapatienten in Reha-Kliniken gesucht werden (dort halten sich meist die schweren Fälle auf)?
- Könnte der Beobachter selbst ein Bias einführen, weil er im Interview die Fallgruppe ausführlicher befragt als die Kontrollguppe oder wenn die Befrager unterschiedlich vorgehen und/oder einer sich nur die Kontrollen vornimmt? Gibt es einen zeitlichen Unterschied zwischen der Befragung von Fall- und Kontrollgruppe?
- Könnte der Befragte »falsche« Erinnerungen haben aus Scham, aus Kausalitätsbedürfnis oder weil er eben rät? Hier ist wichtig, dem Befragten die Hypothese nicht mitzuteilen, da er damit bereits einen Bias haben kann, und zu bedenken, dass die Fälle und Kontrollen bezüglich des Erinnerungsvermögens nicht allzu unterschiedlich sein sollten.

Gerade der Non-Responder-Bias ist methodisch schwer aufzulösen. Dennoch gibt es dazu Ansätze: Wie unterscheiden sich die Gruppen demografisch voneinander? Nehmen Personen, die beim ersten Mal antworteten, später davon Abstand? Könnte man eine Stichprobe der Non-Responder durch Telefoninterviews nachuntersuchen?

5.2.1 Anwendungsbeobachtung (AWB)

Anwendungsbeobachtungen sind Untersuchungen, die als so genannte nicht-interventionelle Studien nicht unter das Arzneimittelgesetz fallen. Bei einer AWB wird nur das festgehalten, was der Arzt während der Diagnose und Behandlung ohnehin dokumentiert. Dies geschieht auf Prüfbögen oder elektronisch.
Bei der AWB gelten auch gesetzliche Regelungen, wie z.B. eine Richtlinie des BfArM sowie Regelungen im AMG. Nicht nur ist ein Vertrag notwendig, auch müssen der Spitzenverband Bund der Krankenkassen und die Kassenärzt-

Tab. 5-1 Vor- und Nachteile epidemiologischer Designs.

Design	Vorteile	Nachteile
Fallkontrolle	• Billig • Relativ klein • Rasche Ergebnisse	• Keine Schätzung des absoluten Risikos möglich • Nur ungenaue Schätzung des relativen Risikos möglich • Recall-Bias
Kohorte (prospektiv)	• Schätzung von relativem und absolutem Risiko möglich • Weniger Bias als Fallkontrollstudien	• Groß und teuer • Selektionsbias • Ergebnisse kommen spät • In Deutschland mit Arzneimitteln meist klinische Prüfung
Kohorte (retrospektiv)	• Schätzung von relativem und absolutem Risiko möglich • Rasche Ergebnisse	• Prognostische Faktoren limitiert, da nur aus Vergangenheit

liche Bundesvereinigung von Ort, Zeit, Ziel und Beobachtungsplan einer AWB informiert werden sowie die Namen der teilnehmenden Ärzte erhalten. Die Praxis der AWB war in früheren Jahren von verhältnismäßig hohen Honoraren geprägt, die den Verdacht aufkommen ließen, dass auf diese Weise »Verordnungen« gekauft würden. Nimmt man die Gebührenordnung für Ärzte mit den Möglichkeiten des 1- bis 3,5-fachen Satzes heran, so ergeben sich realistische und juristisch belastbare Honorare.

Der Sinn der AWB ist einmal, je nach Größe seltene unerwünschte Arzneimittelwirkungen festzustellen und mehr Informationen über die Therapieergebnisse bei bestimmungsgemäßem Gebrauch zu erhalten. Daraus ergibt sich bereits, dass AWBs nur nach Zulassung statthaft sind und auch dort nur in der Indikation, der Dosierung und in der Beschränkung auf diejenigen Patienten, für die die Zulassung gilt. Will man außerhalb dieses »Labels« prüfen, so muss eine ordnungsgemäße klinische Prüfung aufgesetzt werden.

Bei der Technik wird üblicherweise ein Papier-Prüfbogen (*Case Record Form*,CRF) verwendet (auch zum Teil »elektronisches Papier« bei dem man die Daten zusätzlich über einen USB-Stick als Bilddatei speichert). *Electronic Data Capture* (EDC) hat sich wegen der hohen Kosten der Technik bisher bei AWBs nicht durchgesetzt.

Die Auswertung der AWB folgt den Vorschriften des Beobachtungsplanes. Während Fallzahlschätzungen schwer möglich sind, so ist doch eine Begründung für die Fallzahl anzugeben. Insbesondere ist darauf zu achten, dass die Anzahl der Patienten pro Praxis nach oben begrenzt ist.

Unter Sicherheitsaspekten sind AWBs zwar sinnvoll, jedoch ergeben sich neben dem hohen Aufwand eine nicht besonders hohe Meldebereitschaft, so dass sich das Profil nach solchen Beobachtungen von dem aus klinischen Prüfungen kaum unterscheidet, sofern nicht außerhalb der Indikation geprüft worden ist. Eine Verbesserung der Information durch stichprobenartiges »Monitoring« hat sich nicht bewährt: Das Muster ist das gleiche, die Anzahl der gemeldeten seltenen unerwünschten Arzneimittelwirkungen steigt im unteren zweistelligen Bereich.

Die Risiken der AWBs sind nicht zu vernachlässigen: Da eine Kontrollgruppe fehlt, müssen die gewonnenen Daten mit epidemiologisch (hoffentlich) vorhandenen Daten verglichen und bewertet werden. Seltene unerwünschte Arzneimittelwirkungen können Signalcharakter haben, müssen aber relativ gesehen werden.

Inwieweit die Daten repräsentativ sind, ist fraglich, da eine zufällige Zuteilung an Ärzte nicht möglich ist. Diese verlieren häufig das Interesse an AWBs infolge der geringen Honorierung.

Es sollte auch nicht verschwiegen werden, dass – obgleich ausführliche Untersuchungen fehlen – davon ausgegangen wird, dass bis zu 20 % der in den »alten« AWB genannten Patienten gar nicht existiert haben. Dies bedeutet, dass AWBs leicht zum Betrugsobjekt werden und dieser Betrug aufgrund des fehlenden Monitoring höchstens zufällig aufgedeckt wird.

Es ist also von AWB nicht generell abzuraten, doch sollten sie eher selten eingesetzt werden, da der Erkenntnisgewinn recht gering ist. Sinnvoller z. B. bei der Pharmakovigilanz sind Register oder Kohortenstudien, da hiermit eine vollständigere Datenerfassung möglich ist. Abgesehen von neuen Indikationen bekannter Substanzen sind AWBs eigentlich nur in den ersten Jahren nach der Zulassung sinnvoll. Überprüft man die nach der Zulassung zurückgezogenen Arzneimittel, so sind nur in seltenen Fällen AWBs der Auslöser gewesen.

Das Institut für Qualität und Wirtschaftlichkeit im Gesundheitswesen (IQWiG) bewertet die Erkenntnisse aus AWB eher als nebensächlich.

5.2.2 Register

Register lassen sich am einfachsten als Beobachtungsstudie definieren, bei denen kein Arzneimittel oder Medizinprodukt, sondern die Indikation und deren diagnostische und therapeutische Entwicklung im Vordergrund steht (Gliklich u. Dreyer 2007). Register gehören zu den nicht-interventionellen Studien, jedoch müssen auch sie bestimmte Elemente der Berufsordnung beachten. Zum einen ist ein Votum der Ethikkommission nach dem Berufsrecht notwendig – und dies von allen Ethikkommissionen der an dem Register teilnehmenden Ärzte. Es genügt jedoch, ein Votum erhalten zu haben. Der Inhalt des Votums ist nicht bindend, da es sich lediglich um eine Beratung durch die Ethikkommission handelt. Andererseits muss eine Datenschutzerklärung unterzeichnet werden, deren Inhalt durch die Ethikkommission zu bestimmen ist, wobei es sich empfiehlt, eine federführende Ethikkommission zu nehmen und deren Votum den anderen zur Kenntnis zu geben. Die Rechtslage dazu ist jedoch nicht eindeutig. Bei Registern ist der Sponsor für alle Fragen der Arzneimittelsicherheit verantwortlich. Dies bedeutet, dass die Meldung wie bei spontanen Meldeverfahren organisiert werden muss.

Bei Registern werden die folgenden Parameter zur Beschreibung des Registers verwendet:

- **Indikation:** Diese sollte möglichst eng gefasst werden, es sei denn, eine Indikation ließe sich erst im Verlauf des Registers abgrenzen, so dass zunächst mit »Verdacht« auf eine Diagnose gearbeitet wird. Beispielsweise kann man Patienten nachverfolgen, die zu einem Zeitpunkt X eine transitorische ischämische Attacke oder einen kleinen Hirninfarkt hatten und bestimmen, wie häufig nach drei Monaten, einem Jahr und drei Jahren ein Schlaganfall in dieser Gruppe auftritt (Coull et al. 2004).
- **Diagnostischer oder therapeutischer Prozess:** Ein Register dient dazu, diagnostische und therapeutische Prozesse real abzubilden, um Schlussfolgerungen über deren Effizienz, Effektivität, Kosten und Nutzen zu ermöglichen.
- **Beobachtungszeit:** Die Register bilden in der Regel einen »prolongierten Schnappschuss« ab. Es werden also alle Patienten aufgenommen, die innerhalb eines Zeitfensters die Bedingungen erfüllen. Dies kann zu Problemen führen, wenn ein Monitoring der insgesamt aufgenommenen Patientenzahl fehlt und wenn das Zeitfenster festgeschrieben ist, nicht jedoch die Anzahl der Patienten. Zu Verzerrungen kann es auch kommen, wenn große Praxen oder Kliniken teilnehmen und kleinere Organisationsformen nicht beachtet werden.

Ein systematischer Fehler tritt dann auf, wenn die berücksichtigten Gruppen, z. B. Fachärzte, Kliniken und Ambulanzen, nicht der Realität der Patienten in der Grundgesamtheit entsprechen, sondern lediglich einen Ausschnitt besonders stark repräsentieren. Dies können geografische Gegebenheiten sein oder eine bestimmte Zuweisungspraxis, wobei bei nicht flächendeckenden Registern unklar ist, wie die Patienten bei bestimmter Indikation von den nicht erfassten Ärzten behandelt werden oder ob die Patienten dort andere Schweregrade haben.

Somit ergeben sich auch für ein Register Risiken. Während Register nicht publizitätspflichtig sind (es sind keine klinischen Prüfungen, es muss keine EUDRACT-Nummer vergeben werden), so wird doch die Indikation abgebildet und bei Publikation neben dem eigenen Vorteil eine Möglichkeit für Konkurrenzunternehmen geschaffen. Unklar ist das Eigentum an den Daten, und die Repräsentativität des Registers festzustellen, ist mit Schwierigkeiten verbunden. Häufig lässt es sich lösen, indem die beteiligte Fachgesellschaft eine Kopie der Datenbank erhält und die Daten daraus ohne Zustimmung des Sponsors für Publikationen verwerten darf.

Der Erkenntnisgewinn eines Registers ist jedoch ungleich größer als der einer AWB. Das Register ermöglicht den Vergleich mehrerer Produkte als »Real-life«-Dokumentation. Ferner ist es möglich, erheblich bessere, zum Teil sektorübergreifende Dokumentationen über Prozessnutzen und vergleichende Prozesskosten zu erhalten.

Somit ergeben sich für ein Register verschiedene mögliche Untersuchungsaspekte.

- Dokumentation von Diagnose- und Therapiegewohnheiten
- *Best Practice* versus leitliniengerechte Therapie
- Risikoerkennung, insbesondere medikamentöser Interaktion
- Pharmako- und Gesundheitsökonomie

Die Register werden noch oft mit Papier-CRFs dokumentiert, sie können auch im Web basiert sein. Derzeit wird überlegt, inwieweit Patienten ihre eigenen Daten bei bestimmten Erkrankungen ins Register eintragen können: Der Patient hat dann Zugriff auf eine gesicherte Webseite, trägt seine Daten ein und ergänzt damit die Arztdaten des Registers.
Bei den Registern unterscheiden wir grundsätzlich zwischen solchen, die sich auf Indikationen beziehen, und anderen, bei denen ein Produkt im Vordergrund steht. Insgesamt lassen sich drei verschiedene Typen darstellen.

- **Produktregister:** Hierbei wird ein Patient einem Arzneimittel oder Medizinprodukte exponiert. Im Register lassen sich sowohl bestimmungsgemäßer als auch nicht bestimmungsgemäßer Gebrauch abbilden. Sollte sich ein erheblicher Anteil von nicht bestimmungsgemäßem Gebrauch ergeben, so muss man sich mit den Bundesoberbehörden ins Benehmen setzen. Aus Gründen der Arzneimittelsicherheit kann es spezielle Register gegeben, wie man dies in der Vergangenheit bei Thalidomid, Clozapin oder Isotretinoin gemacht hat. Dazugehören auch Schwangerschaftsregister. Im Grunde sind sie eine retrospektive Beobachtungsstudie, bei der im Falle von Schwangerschaft oder Geburt die entsprechenden Daten erhoben werden.
- **Register von Health Services:** Diese sind Register für die so genannte Versorgungsforschung. Alle Aktivitäten, die am Patienten durchgeführt werden, werden dort dokumentiert, wobei die Zeit der Nachbeobachtung variabel sein kann. Meist wird die Folge einer Intervention beurteilt, etwa um ihre Qualität mehrerer daran teilnehmender Krankenhäuser vergleichend beurteilen zu können.
- **Indikationsregister:** Hierbei werden Patienten mit einer einheitlichen Diagnose untersucht, wobei die Studien meist mit der Diagnosestellung beginnen. Im Gegensatz zu den Registern der Versorgungsforschung werden die Patienten auch auf andere Parameter als der Intervention untersucht. Patienten aufgrund eines akuten Ereignisses, z.B. eines Schlaganfalls oder der Exazerbation einer chronischen Bronchitis, lassen sich in ein solches Register einschließen.

Es ist jedoch nicht immer einfach, zwischen diesen drei Registertypen zu unterscheiden.
Ein Register kann u.a. die folgenden Fragestellungen beantworten:

- Wie sieht das Behandlungsschema der Erkrankung in verschiedenen Teilen der Welt aus?
- Führt die Behandlung zu Komplikationen oder sonstigen Schäden?
- Wie erfolgreich ist ein Immunisierungsprogramm bei Kindern?
- Wie kann man eine progrediente Erkrankung durch vorhandene Therapien beeinflussen?
- Wie ist das Sicherheitsprofil einer bestimmten Therapie?
- Wie stark variiert die Praxis bei der Behandlung einer bestimmten Erkrankung?
- Welche Einflüsse erhöhen *Compliance* und Adhärenz?
- Was sind gute Prädiktoren für schlechte Langzeitergebnisse?
- Welche klinischen *Outcomes* sollte man messen, um die Qualität der Patientenversorgung zu erhöhen?

Der Planung sollten die folgenden Fragen vorausgehen:

- Welche Studiendesigns kommen infrage?
- Wie sind die Exposition und *Outcomes*?
- Studienpopulation:
  - Welche Patienten braucht man?
  - Braucht man eine Vergleichsgruppe? Wenn ja, welche?
- Welche Datenquellen gibt es?

- Wie groß ist die Studie und wie lange wird sie dauern?
- Potential für Verzerrungen: Wie groß ist Verallgemeinerungsfähigkeit der Ergebnisse?

Register können nachweislich die folgenden Bereiche in ihren Ergebnissen positiv beeinflussen (Bestehorn 2005):

- **Erfassung der Behandlungsrealität:** So lässt sich die Umsetzung von Leitlinien untersuchen, etwa bei Diabetes oder Fettstoffwechselstörungen. Dies ist retrospektiv ebenso möglich wie prospektiv, wobei beim prospektiven Ansatz die Ergebnisse durch das Bekanntsein der Fragestellungen verfälscht werden können. Ähnliche Untersuchungen ließen sich zur Therapie der Osteoporose machen oder zu regionalen Unterschieden in der Behandlungsrealität.
- **Dokumentation von Über- und Unterversorgung:** Hierher gehören z.B. Untersuchungen zur Sekundärprophylaxe nach kardiovaskulären Ereignissen. Ob alle Patienten mit einem Statin behandelt werden müssen, lässt sich wiederum aufgrund publizierter Daten zu Risikoprofilen bezweifeln – und mit der Behandlungsrealität abgleichen.
- **Instrument zur Qualitätssicherung:** Das MITRA(maximale individuelle Therapie des akuten Infarkts)-Register zum akuten Myokardinfarkt, das zeitlich nicht begrenzt ist, kann zeigen, inwieweit die Daten aus randomisierten Studien tatsächlich umsetzbar sind und umgesetzt werden. So lassen sich in Abhängigkeit von der Risikogruppe optimale von weniger optimalen Behandlungen unterscheiden und durch die Transparenz dieser Daten langfristig die Qualität für alle Patienten erhöhen.

Studiendesigns

Die folgenden Designs sind hier möglich:

- **Kohortenstudie:** Sie ist einarmig oder mit Kontrollgruppen; bei Sicherheitsuntersuchungen können sehr große Fallzahlen notwendig werden. Problem ist oft der begrenzte Zugang zu Behandlungsdaten und eine schlechte Follow-up-Rate.
- **Fallkontrollstudie:** Die Ätiologie seltener Erkrankungen lässt sich gut untersuchen, eventuell sogar Fälle und Kontrollen in einem einzigen Register, wenn das Register groß genug für ein *Matching* ist. Auch eine Stichprobe als *Nested Case Control* kann sinnvoll sein, wenn man z.B. Assoziationen untersuchen will.
- **Fallkohortenstudie als Sonderfall:** Für jede Kontrollgruppe gilt die gleiche Wahrscheinlichkeit, aus der ursprünglichen Population ausgewählt zu werden. So lassen sich dauerhafte Daten sammeln, ohne Daten für die gesamte Kohorte sammeln zu müssen.

Eine parallele Kohorte ermöglicht die Datensammlung für einen Vergleich, um die Stärke von Assoziationen zu messen. Registerstudien kennen keine Randomisierung, so dass andere Strategien eingesetzt werden müssen. Will man in einem Register eine neue Substanz evaluieren, so ist das Risikoprofil dieser Gruppe nicht mit anderen Gruppen im Register vergleichbar. So können sich Begleitmedikationen oder -diagnosen unterscheiden, die man als Verzerrungsfaktoren ausgleichen muss, z.B. durch *Propensity Scoring*, was vergleichbare Strata schafft.
Die folgenden Strategien sind möglich:

- Restriktion der Aufnahme (Nachteil: externe Validität)
- Wahrscheinlichkeitsstichprobe durch Mikrozensus (Voraussetzung: kleine Gruppe)
- Stichprobenziehung mit oder ohne Stratifizierung, z.B. Geografie
- Stichprobenziehung ohne Wahrscheinlichkeitsprinzip. Alle Patienten können eingehen, wobei unbekannte Verzerrung in Kauf genommen wird.
- Untersuchung nur der »typischen« Patienten

Management eines Registers

- **Patienten und Ärzte:** Zunächst müssen die Ärzte gewonnen werden, dazu eignen sich Empfehlungen, Umfragen, Telefonaktionen oder der

Auftritt bei Kongressen. Fragen zu folgenden Aspekten können dabei aufkommen:

- Bedeutung des Registers für Arzt und Patienten
- Transparenz
- Vertraulichkeit
- Datensicherheit
- Angemessene Kompensation für Aufwand
- Mögliche negative Einflüsse auf die Klinik oder Praxis
- Wissenschaftliche Relevanz
- Begleitung durch Fachgesellschaften

Bei den Patienten sollten folgenden Regeln gelten:

- Arzt sollte die Patienten tatsächlich behandeln.
- Patient sollte über das Register aufgeklärt werden.
- Material sollte laienverständlich aufgearbeitet sein.
- Für Patienten gibt es keine Honorierung; Anreize werden durch Newsletter geschaffen.

Bei der Datensammlung sollte zunächst der Dokumentationsbogen an einer kleinen Gruppe getestet werden, ob er verstanden und akzeptiert wird und der Fragestellung dient.
Klar sollte sein, wer Dokumente ausfüllt und wer sie wann ändern darf. Alle Daten sollten hinsichtlich ihrer Quelle eindeutig beschrieben sein. Vom Patienten kommende Dokumente sollten von ihnen leicht auszufüllen sein. Papier kann gegenüber einem schlecht funktionierenden elektronischen System von Vorteil sein.

- **Pharmakovigilanz:** Schwerwiegende unerwünschte Begleiterscheinungen sind umgehend an die Bundesoberbehörde zu melden. Handelt es sich um Medikamente anderer Hersteller, so sollten diese informiert werden. Nicht schwerwiegende Ereignisse können einmal jährlich berichtet werden.
- **Fallzahlberechnung:** Eine solche ist durchzuführen, wenn eine operational definierte Hypothese vorliegt.
- **Datenanalyse:** Hierbei reichen zunächst deskriptive Parameter, einschließlich Inzidenz und Prävalenz. Bei der Beschreibung der Patientendisposition sollte die Anzahl der nicht weiterverfolgten Patienten auf jeder Stufe dargestellt werden.

5.2.3 Kohortenstudien

Bei Kohortenstudien wird eine Gruppe von Probanden oder Patienten über eine bestimmte Zeit beobachtet. Es wird mit einem Endpunkt gearbeitet, der in der Regel binär ist, d.h. ein Ereignis tritt ein oder nicht. Es ist aber auch möglich, andere Parameter zu verwenden, wie z.B. bei Diabetes eine Veränderung des Hämoglobins A1c oder im Rahmen von Asthmakontrollstudien eine Veränderung des Ausmaßes der Asthmakontrolle nach einem halbquantitativen Schema (Abb. 5-3).

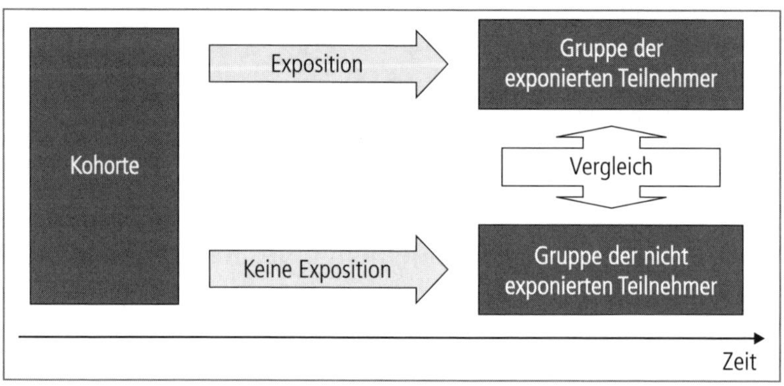

Abb. 5-3 Prospektive Kohortenstudie mit Vergleichsgruppe.

Bei Kohortenstudien ist es prinzipiell möglich, eine Fallzahl zu berechnen, etwa wenn man eine Annahme über das einzutreffende Ereignis hat und die Wahrscheinlichkeit des Eintretens mit dem Fischer-Test berechnen kann. Es ist außerdem möglich, bestimmte Kovariate zu berücksichtigen und insbesondere durch entsprechendes Design (Stratifizierung) einen Selektionsbias zu vermeiden.

Der Vorteil von Kohortenstudien besteht darin, dass man hier sowohl relatives wie absolutes Risiko berechnen kann, da man es mit einer Stichprobe zu tun hat, die ein definierter Bestandteil der Grundgesamtheit ist. Kohortenstudien haben gegenüber Fallkontrollstudien den Vorteil, dass der systematische Bias geringer ausfällt, wenn sie ausreichende Patientenzahlen umfassen und in der Geografie und hinsichtlich der Kovariaten zufällig gleich verteilt sind. Bezüglich der Fallzahl kann man als Faustregel annehmen, dass pro verwendete Kovariate mit 10 Patienten gerechnet werden muss. Die Datenanalyse bedient sich neben deskriptiven Parametern auch der logistischen Regression.

Es sollte nicht vergessen werden, dass die Kosten von Kohortenstudien (z.B. AWB) relativ gering sind.

5.2.4 Fallkontrollstudien

In einer Fallkontrollstudie kommt es vor allem darauf an, dass die Kontrollen richtig ausgewählt werden, d.h. dass sie ein vergleichbares Expositionsrisiko wie die untersuchten Patienten haben. Die Selektion sollte außerdem unabhängig von der interessierenden Exposition getroffen werden (Abb. 5-4).

Adäquate Kontrollen für die Fälle können aus einer unbekannten Gruppe kommen, z.B. zufällig gewählt aus einem Telefonbuch des Bezirks oder aus einer bekannten Gruppe: Verwandte, Freunde, Klinikangehörige oder Nachbarschaft (Tür-an-Tür-Interviews oder Register). Oft ist es sinnvoll, mehrere Kontrollgruppen heranzuziehen, wie beispielsweise je eine aus der Klinik und aus der Nachbarschaft. Bei Unstimmigkeiten ist jedoch schwer zu entscheiden, auf welcher Gruppe man die Berechnung des relativen Risikos basiert. Üblicherweise sollte man so viele Kontrollen wie Fälle vergleichen; bei sehr seltenen Erkrankungen ist es jedoch sinnvoll, bis zum 4-fachen der Zahl der Fälle zu gehen, danach steigt die statistische Aussagekraft kaum noch.

Handelt es sich nicht um dokumentierte Erkrankungen und liegt das zu untersuchende Geschehen in der Vergangenheit, so kann ein Erinnerungsfehler, der so genannte *Recall Bias*, auftreten. Für die Fallzahlberechnung siehe auch Kapitel 8.4 (S. 305). Im Wesentlichen ver-

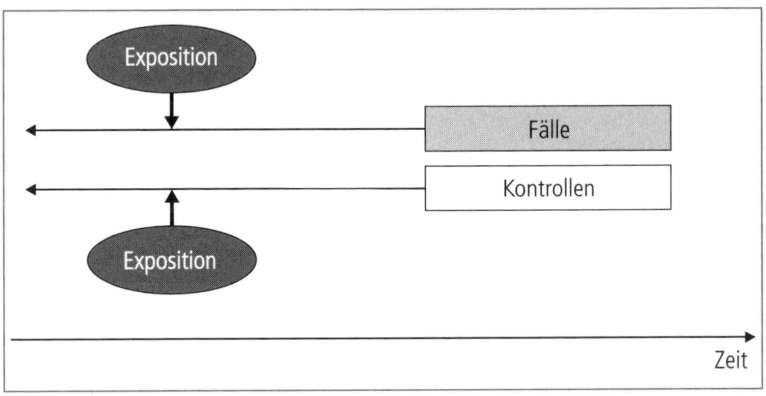

Abb. 5-4 Design einer Fallkontrollstudie.

kleinert eine größere Basis das Vertrauensintervall.
Fallkontrollstudien können mit relativ geringem Aufwand Hypothesen generieren. So wurde in einer Fallkontrollstudie untersucht, ob die Fluktuation der Glukosekonzentration oder der konstant hohe Glukosespiegel oxidativen Stress verursachen (Monnier et al. 2006). Zusätzlich zu 21 Patienten wurden 21 alters- und geschlechtsbezogene Kontrollen untersucht. Als Parameter für den oxidativen Stress wurde die Urinausscheidung von 8-iso-Prostaglandin F2-alpha gewählt. Zum Maß für die Schwankungen der Glukose wurde die mittlere Amplitude der Glukoseschwankung gewählt und mit dem HbA1c und der durchschnittlichen Glukosekonzentration verglichen. Zur Analyse wurden Pearson-Korrelationskoeffizienten zwischen dem Messparameter und verschiedenen Stoffwechselparametern errechnet. Bei solchen Untersuchungen bietet sich die multivariate lineare Regressionsanalyse an. Dass die beiden Gruppen nachträglich verglichen werden, ist natürlich ein Problem bei der Interpretation der Daten, weil Imbalancen bezüglich unbekannter prognostischer oder anderer biologischer Faktoren nicht ausgeschlossen werden können.

Analyse von Studien zur Ursachenforschung

Die Ursachenforschung von Erkrankungen kann sich nur in den seltensten Fällen randomisierter Studien bedienen. Stattdessen verwendet sie die prospektive Kohortenstudie oder die retrospektive Fallkontrollstudie. In einer Studie über den Zusammenhang zwischen Tee trinken und Gallensteinen würde man beispielsweise 100 Menschen mit Gallensteine und 100 Menschen ohne Gallensteine daraufhin untersuchen, ob sie Tee trinken oder nicht. Aus einer Vierfeldertafel würde man dann das relative Risiko berechnen. Dies bedeutet aber auch, dass mit dieser Methodik das absolute Risiko nicht berechenbar ist.
Diese Methodik hat mehrere Nachteile. Zunächst muss das Vorhandensein des entscheidenden Kriteriums genau untersucht werden. Die Kontrollen sollten, wo bekannt, vergleichbare andere Risikofaktoren aufweisen als die Fälle selbst (Feinstein u. Horwitz 1982). Problematisch ist auch häufig, dass die Teilnehmer der Kontrollgruppe meist weniger medizinisch untersucht sind als die der Fallgruppe, da sie häufig aus einer recht gesunden Population rekrutiert werden. Die gleiche Genauigkeit muss jedoch auch für alle folgenden Daten gelten. Um einen fairen Vergleich zu gewährleisten, müssen die Risikoprofile der beiden Gruppen sich weitgehend ähneln. Dabei reicht es nicht, die Vergleichbarkeit mithilfe der Demografie zu etablieren. Eine weitere Verzerrung ist dadurch gegeben, wenn bestimmte Erkrankungen, oder auch nur der Verdacht auf sie, zu ausführlicher Diagnostik führt, während ebensolche Erkrankungen bei der Kontrollgruppe aufgrund der nicht zur Diagnostik führenden Eigenheiten unterbleibt. Schließlich ist zu untersuchen, inwieweit eine Verzerrung infolge von Migration entsteht. Diesen Problemen ist nur zu begegnen, wenn die Methodik aufmerksam beobachtet wird. Joseph Berkson beispielsweise hat vermutet, dass Patienten mit unterschiedlichen Erkrankungen unterschiedlich häufig hospitalisiert werden, so dass es schwierig sei, Korrelationen zwischen dem Auftreten einer Erkrankung und der Exposition gegenüber bestimmten Substanzen oder Risikofaktoren zu erkennen.
Bei der Analyse solcher Untersuchungen können ebenfalls Probleme auftreten und die Ergebnisse weiter verzerren. Tritt keine Korrelation oder ein erhöhtes relatives Risiko für das auslösende Agens auf, so könnte man versucht sein, die Hypothese anhand anderer Agenzien zu untersuchen. Auch wenn dies zur Erzeugung von Hypothesen erlaubt ist – problematisch wird es, wenn daraus Schlussfolgerungen abgeleitet werden. Das gleiche gilt für die Analyse multipler Untergruppen, wenn die Ergebnisse für Frauen und Männer oder junge und alte Menschen analysiert werden. Wenn auch bei einer vernünftigen pathophysiologischen Hypothese hieraus neue Fragestellung erwach-

sen können, so besteht doch das Risiko, dass diese oft zufälligen Befunde für unwahr gehalten werden. Ähnlich verhält es sich mit einem Wechsel der Kontrollgruppe oder einer Unterteilung der Kontrollgruppe in multiple Untergruppen, so dass sich irgendein positives Ergebnis finden wird – mit zeitlicher Abhängigkeit (Abb. 5-5).

Wichtige Aspekte

Die Forschungsdesigns haben unterschiedliche Aussagekraft, sind auch mit unterschiedlichen Kosten verbunden. Bei allen werden primär anonyme Daten gesammelt. Führt man jedoch ein (stichprobenartiges) Monitoring durch, so müssen die Patienten um ihre Einwilligung gebeten und die datenschutzrechtlichen Vorgaben berücksichtigt werden.

5.3 Planung

Für die Planung nicht-interventioneller Studien gilt dasselbe wie für interventionelle Studien – mit einigen Ausnahmen. Das Projektmanagement muss weniger Bereiche abdecken, so entfällt die Prüfpräparatelogistik ganz und der regulatorische Bereich reduziert sich auf die Beratung bei den Ethikkommissionen und das Einholen der Information an verschiedenen Stellen. Führt man Register, so kann sich die Frage ergeben, ob das Register über die vorgesehene Zeit weitergeführt werden soll. Dies ist besonders bei chronischen Erkrankungen sinnvoll und muss bei der Kostenermittlung berücksichtigt werden.

Jahr der Studie	Anzahl Patienten	Anzahl Ereignisse	p-Wert
1997	523	1	0,916
1998	615	2	0,736
	1399	5	0,828
	2208	6	0,996
	2983	8	0,649
	3324	9	0,866
1999	4017	12	0,879
	5059	13	0,881
2000	5193	16	0,855
	13269	40	0,070
	14247	44	0,034
	15156	46	0,025
	20742	52	0,010
2001	20742	58	0,007
	20742	63	0,007
	21432	64	0,007

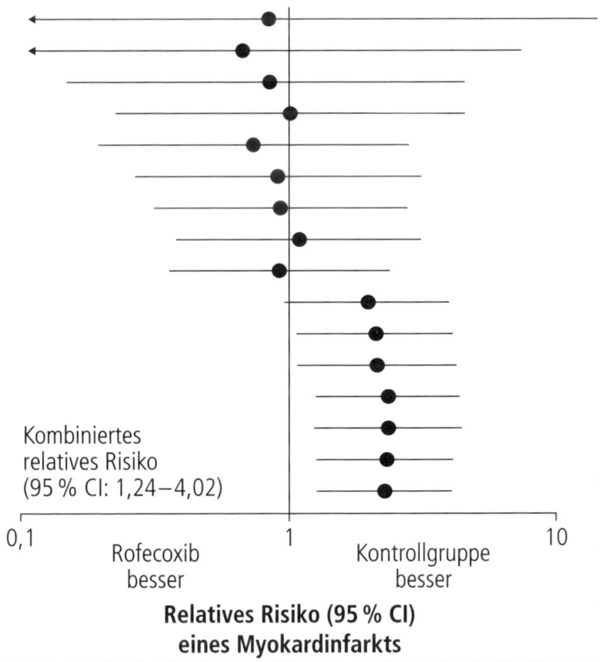

Abb. 5-5 Zeittrends bei der Risikoabschätzung von Vioxx (Wirkstoff: Rofecoxib): Je neuer die Studie, desto schlechter für das Produkt.

5.3.1 Inhalte

Ein Beobachtungsplan wird gebraucht, der auch als Studienplan bezeichnet wird. Als wichtigste Überschriften sollte er enthalten:

- Einführung
- Rationale der Studie (und Nutzen-Risiko-Abwägung)
- Ethische, rechtliche und regulatorische Aspekte
- Studiendesign
- Studienpopulation
- Messpunkte
- Analysenplan und Auswertemethodik
- Berichtsplan

Neben medizinischen Daten können auch andere ökonomische, soziologische und psychologische Daten erhoben werden. Häufig ist auch die Frage gestellt, wie man den Nutzen einer Behandlung messen kann. Hier bietet sich das Instrumentarium der Pharmakoökonomie und der Gesundheitsökonomie an. Letztere kann auch innerhalb randomisierter klinischer Prüfungen angewandt werden, was jedoch bezüglich der Verallgemeinerbarkeit und der Kosten im wirklichen Leben schwer interpretierbar ist.

Für Anwendungsbeobachtungen sollten u.a. die folgenden Punkte in der Planung erfüllt werden:

- Fragestellung formulieren sowie die Begründung, weshalb die AWB ein geeignetes Instrument ist
- Patientenzielgruppe sowie die Methode der Einbeziehung definieren
- Maßnahmen zur Erzielen von Repräsentativität beschreiben
- Bei Vergleichen: Beobachtungsgleichheit der Gruppen sichern
- Zu erhebende Merkmale, deren Relevanz und Stellenwert festlegen
- Mögliche Störgrößen und Kontrollmaßnahmen diskutieren
- Zeitraster der Beobachtung festlegen
- Dauer der AWB insgesamt festlegen

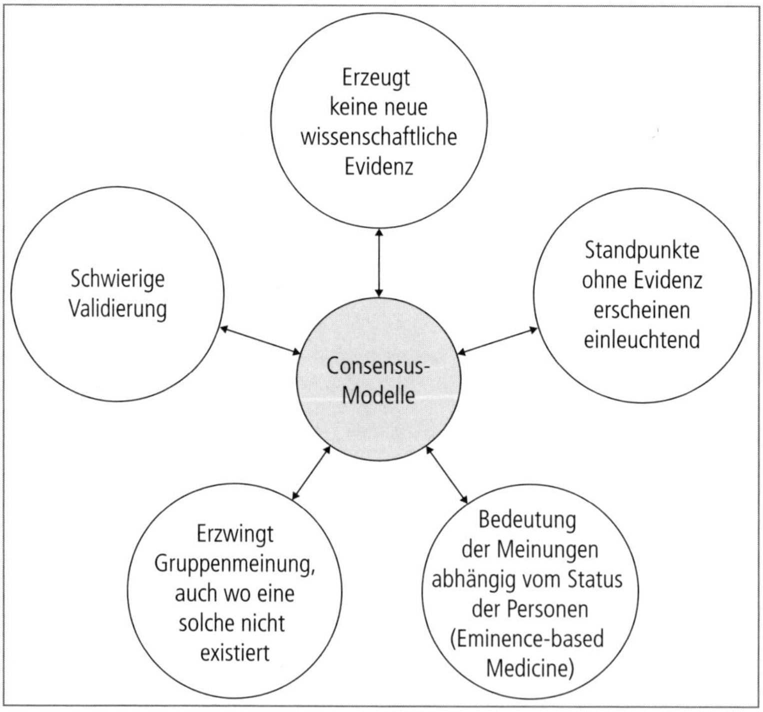

Abb. 5-6 Consensus-Modelle und ihre Folgen für Leitlinien.

- Erhebungsinstrumente beschreiben
- Fallzahl begründen
- Berichtsprozesse zu unerwünschten Arzneimittelwirkungen (UAW) festlegen
- Maßnahmen zur Qualitätssicherung beschreiben
- Statistische Auswertung beschreiben
- Verantwortlichkeiten regeln
- Regeln für die Berichterstellung aufstellen

Pharmakoökonomische Studien

Die Pharmakoökonomie hat sich seit den 60er-Jahren ständig entwickelt. Während die Kosten-Nutzen-Analyse zunächst im Vordergrund stand, kamen später die Kosteneffektivitätsanalyse und die Kosten-Utility-Analyse hinzu (Tab. 5-2). Die Kosten-Nutzen-Analyse erlebt seit den 90er-Jahren einen raschen Wiederaufstieg, wobei als neue Konstrukte die Patientenpräferenz und Zahlungsbereitschaft (*Willingness to Pay*) hinzugekommen sind (Abb. 5-6).
Neu ist seit wenigen Jahren das *Health Impact Assessment*, wie es etwa vom britischen NICE (*National Institute for Clinical Excellence*) gebraucht wird. Für die Patienten bedeutet dies meist Zuzahlungen.
Es gibt zwei prinzipielle Zugänge zu pharmakoökonomischen Bewertungen: zum einen über die klinische Prüfung, zum anderen über Modellierungen. Die beiden sind komplementär zu sehen.
Bezüglich der Kostenbewertung muss man zunächst feststellen, dass es schwer ist, genaue Kostenschätzungen bestimmter Leistungen zu erhalten. Direkte Kosten können sein: Pflegezeit, Arztzeit, Arzneimittel, Ausrüstung, Diagnostik, Räumlichkeiten und andere Leistungserbringer (z.B. im Auftrag). Bereits im Krankenhaus gibt es unterschiedliche Niveaus der Kostenpräzision: Im Mikrobereich gibt es für jede Leistung Standardkosten pro Leistungseinheit; grober geht es bereits im Fall-Mix zu, einschließlich der *Diagnosis-related Groups* (DRG), danach kommen die krankheitsspezifischen Kosten. Die Makroebene besteht aus den durchschnittlichen Kosten pro Krankenhaustag.
Um die Kosten sinnvoll zu allozieren, kann man auch in Studien zwischen den Behandlungskosten und den »Hotel-Kosten«, d.h. die Klinikkosten ohne jede ärztliche und pflegerische Leistung, unterscheiden.
Nimmt man eine klinische Studie, so kann man die Kosten prospektiv, retrospektiv oder in einem Modell, das auf verschiedene Datenquellen zurückgreift, abbilden. Bei einem Prüfzentrum, auch bei einer Beobachtungsstudie, muss man in unterschiedlichem Ausmaß mit den folgenden Interpretationsproblemen bei den Daten rechnen:

- Oft sind es spezialisierte Zentren.
- Die Prüfer sind hochmotiviert.
- Die Ausrüstung ist auf dem neuesten Stand.
- Die Patienten sind mehr oder weniger selektiert und werden eine Behandlung meist auch befolgen.

Ein weiteres methodisches Problem ist bei Studien die rigide Vorschrift für die Vergleichsmedikation – einschließlich der Standardmedikation, die selbst in einer Region unterschiedlich sein kann. Hinzu kommen oft eine zu kurze Nachbeobachtungszeit sowie eine unzureichende Fallzahl, die auch aus den oben genannten Gründen eine Bewertung der Variabilität unmöglich macht.
Die klinische Prüfung selbst interveniert stark im normalen Behandlungsablauf, sei es, dass sie zusätzliche diagnostische Prozeduren erfordert und dass sie durch das Monitoring einer viel genaueren Kontrolle unterliegt. Dem kann man abhelfen, wenn man repräsentative Zentren nimmt, eine Vergleichsgruppe (notfalls unverblindet) mit der an diesem Zentrum üblichen Behandlung laufen lässt (bei Add-on-Studien erhalten evtl. alle die Standardtherapie) und die Interventionen insgesamt zu gering wie möglich hält.
Somit würde die ideale klinische Prüfung für pharmakoökonomische Zwecke folgende Eigenschaften haben:

- Randomisierung
- Fallzahl ausreichend für valide pharmakoökonomische Analyse
- Keine Verblindung
- Klinische Bewertungen durch einen verblindeten »Beobachter«
- Möglichkeit, die Therapie während der Studie zu verändern
- Ausreichend langes Follow-up
- Viele sozioökonomische Endpunkte

Für die Pharmakoökonomie bietet sich vor allem an, durch geeignete Analysetechniken vorhandenes Datenmaterial zu verwenden, allerdings wird man auch prospektiv gewonnenes (*Real Life*) Material heranziehen müssen. Da die Pharmakoökonomie oft mit Entscheidungen zu tun hat, werden die therapeutischen Entscheidungen häufig als Entscheidungsbäume dargestellt, bei denen jedem Ast bestimmte Wahrscheinlichkeiten und auch monetäre Beträge oder ökonomische Einheiten anderer Art zugeordnet sind. Dies ist möglich bei einfachen Entscheidungssituationen, bei denen Ereignisse nicht zu unterschiedlichen Zeitpunkten eintreten und das Ereignis innerhalb eines klar definierten Zeitraums auftritt. Will man andere Zustände darstellen, die Patienten (mehrfach) erfahren, ist man auf Markov-Modelle angewiesen. Die Zustände werden durch Kreise dargestellt, die Beziehungen durch gerichtete Pfeile, die mit so genannten

Tab. 5-2 Pharmakoökonomische Fragestellungen.

Studientyp	Beschreibung	Anwendung
Kosten-Analyse	Analyse der direkten und indirekten Krankheitskosten	Orientierende Untersuchungen
Kosten-Nutzen-Analyse	Ökonomischer Nutzen durch geringere Kosten und weniger Verluste z. B. an Arbeitstagen	Vergleich zweier Therapien; Wirksamkeit von Massenimpfungen
Kosten-Wirksamkeits-Analyse	Beschreibung des immateriellen Nutzens z. B. durch QALYs (Quality Adjusted Life Years)	z. B. bei Onkologie-Präparaten, Lifestyle-Arzneimitteln
Kosten-Minimierungs-Analyse	Feststellung der Kostentreiber bezüglich eines Endpunkts	z. B. Vergleich Liegezeiten in Krankenhäusern

Tab. 5-3 Vor- und Nachteile der »Piggyback«-Technik der pharmakoökonomischen Analyse.

Vorteile	Nachteile
Klinische Wirksamkeit und ökonomischer Nutzen gleichzeitig	Prüfplan reflektiert meist nicht den therapeutischen Alltag, Vergleichspräparate evtl. nicht typisch
Randomisierung gewährleistet Vergleichbarkeit	Ergänzung der Zielkriterien um ökonomische Parameter notwendig
Kenntnisse der Pharmakoökonomie bereits vor Zulassung möglich	Patientenpopulation ist vorselektiert
Realistische Portfolioanalyse möglich	Compliance der Patienten untypisch; Dosierungen nicht flexibel
Gedanken zur Preisfindung möglich, Verhandlungsmaterie vorhanden	Kosten chronischer Krankheiten durch relativ kurze Studiendauer problematisch; »Schicksal« von Drop-outs nicht analysierbar
Modellrechnungen erlauben Extrapolation	Zusätzliche Komplexität und größerer Arbeitsaufwand

Übergangswahrscheinlichkeiten versehen sind. Solche Modelle sind geeignet, für weitere, interventionelle oder nicht-interventionelle Studien Hypothesen zu generieren (Häußler u. Ecker 2005).

Die Verwendung von kontrollierten klinischen Studien für die Pharmakoökonomie ist problematisch, da hierbei zu viele studienbedingte Interventionen vorgenommen werden. Gebräuchlich ist dabei die »Piggyback«-Technik (Tab. 5-3).

Das NICE hat seit 2002 pharmakoökonomische Analysen durchgeführt. Leitlinie ist dabei das Ausmaß einer Wirkung, der medizinische Wert derselben und die gesamthafte Auswirkung auf die Gesundheitsleistungen, z. B. Ersparnis durch neuere Diagnostik.

Während die Erfassung pharmakoökonomischer Parameter verhältnismäßig einfach ist, ist es notwendig, Modelle zu verwenden, wenn die Daten unvollständig sind. Modellieren heißt, Ereignisse zu bestimmten Zeiten in bestimmten Populationen basierend auf sekundären und primären Daten nach vorgegebener Methodik abzuschätzen (Häussler u. Ecker 2005).

In der Diagnostik und der auf sie folgenden Therapien lassen sich so genannte Entscheidungsbäume konstruieren. Das gilt vor allem dann, wenn es sich um einfache Entscheidungssituationen handelt, die Ereignisse nicht zu unterschiedlichen Zeitpunkten eintreten und das Ergebnis innerhalb eines klar definierten Zeitraums auftritt.

5.3.2 Statistik

Im Großen und Ganzen ist die Statistik bei nicht-interventionellen Studien vergleichbar mit der bei interventionellen Studien. Stichprobenberechnungen für klinische Prüfungen sind bei konfirmatorischen sowie bei exploratorischen Studien unbedingt notwendig. Werden Stichproben für so genannte dichotome Parameter, d. h. Responder versus Non-Responder, berechnet, so sind dazu fünf Komponenten nötig: Der Typ-1-Fehler (α), die Power, die Ereignisrate in der Kontrollgruppe und der interessierende Behandlungseffekt oder auch die Ereignisrate in der Behandlungsgruppe. Diese Grundkomponenten sind für alle Berechnungen von Ereignissen oder Ergebnissen gültig. Es sei denn, man machte Annahmen.

In der klinischen Forschung testet man Hypothesen bezüglich des Risikos zwei grundlegender Irrtümer. (1) Man nimmt einen Unterschied an, wenn er nicht vorhanden ist. Dieser Typ-1-Fehler (α) misst die Wahrscheinlichkeit, eine so genannte falsch positive Schlussfolgerung zu ziehen. Häufig setzt man diesen auf 0,05 fest (die Wahrscheinlichkeit beträgt 5 %). (2) Man kommt zu der Schlussfolgerung, dass es keinen Unterschied gibt, obgleich einer vorhanden ist. Es handelt sich dabei um eine so genannte falsch negative Schlussfolgerung. Dieser Typ-2-Fehler (β) misst die Wahrscheinlichkeit eines solchen Fehlers und er wird in der Regel auf 0,2 gesetzt (die Wahrscheinlichkeit beträgt 20 %).

Die Power wird vom β-Fehler abgeleitet, indem man diesen von 1 subtrahiert. Dieser gibt jetzt die Wahrscheinlichkeit der Vermeidung einer falsch negativen Schlussfolgerung an. Man kann auch sagen, dass die Power-Wahrscheinlichkeit einen Unterschied als signifikant zu erkennen angibt, vorausgesetzt ein solcher Unterschied dieser Größenordnung existiert. Eine Studie mit einer Power von 80 % hat eine 80 %ige Chance, einen Unterschied zwischen zwei Behandlungen zu entdecken, wenn ein solcher Unterschied in der Bevölkerung existiert.

Die anderen beiden Größen stellen den Untersuchenden vor praktische Probleme, aber weniger vor theoretische Probleme. Die wahren Ereignisraten in der Behandlungs- und Kontrollgruppe werden als *Input* bezeichnet. Wenn man die Behandlungseffekte annimmt, kann man daraus für binäre kontinuierliche oder Überlebensparameter (*Survival*) die Stichprobengröße berechnen.

Üblicherweise ist ein α von 0,05 und ein β von 0,2 vollkommen ausreichend. Will man aber eine vitale Maßnahme mit einer anderen vergleichen, so könnte man den α-Fehler niedriger, z.B. auf 1 % festsetzen, um eine falsch positive Schlussfolgerung unwahrscheinlich zu machen. Man könnte auch die Power vergrößern, um bei einer kleineren Stichprobengröße die Wahrscheinlichkeit zu erhöhen, einen tatsächlichen Effekt zu sehen. Die Änderung dieser beiden Größen wirkt sich erheblich unterschiedlich auf die Stichprobengröße aus: Verändert man α von 0,05 auf 0,01, so steigt die Stichprobengröße um 70 % bei einem β-Fehler von 0,1 und um 50 % bei einem α-Fehler von 0,2.

Erhöht man die »Power« von 0,5 auf 0,8 bei einem β-Fehler von 5 %, so verdoppelt sich die Stichprobengröße; bei einer Veränderung von 0,5 nach 0,99 braucht man die 5-fache Stichprobengröße.

Es gibt Experten, die einen einseitigen Test für den α-Fehler empfehlen, um die Stichprobengröße zu vermindern. Dies ist allerdings nur selten sinnvoll, etwa dann, wenn mit großer Wahrscheinlichkeit eine Veränderung in nur eine Richtung angenommen werden kann.

Schwierig ist in der Regel die Berechnung der Parameter in der Bevölkerung. Es mag unwahrscheinlich klingen: Aber man muss vor dem Studienende wissen, welches Ergebnis man erwartet. Nimmt man etwa eine Rate eines spezifischen Ereignisses in einer bestimmten Kontrollgruppe an, so kann man Daten aus der Literatur oder eigene Untersuchungen in einer der Studienpopulation vergleichbaren Gruppe heranziehen. Selbst bei Publikationen können jedoch die Ereignisraten stark schwanken, etwa im Bereich psychiatrischer Erkrankungen.

Ein Beispiel soll verdeutlichen, wie die Annahme dieser Parameter die Größe einer Studie verändern kann: Nimmt man die Verhinderung von Temperaturerhöhungen (Fieber) nach Hysterektomien, so weiß man, dass etwa 10 % der Frauen Temperaturerhöhungen trotz der Behandlung mit Standardantibiotika haben. Dies wird nun zur Ereignisrate für die Kontrollgruppe. Obgleich Kosten keine Rolle bei der Berechnung von Stichprobengrößen spielen sollten, nehmen wir nun einmal an, dass ein Standardantibiotikum € 10 für die Prophylaxe kostet. Das neue Antibiotikum könnte möglicherweise € 100 kosten und muss im Gegensatz zum alten intravenös gegeben werden. Allerdings hat das neue Medikament voraussichtlich eine bessere Wirkung bei ähnlichen Nebenwirkungen.

Bei diesen Annahmen könnte man es vertreten, dass als Voraussetzung für eine »positive« Studie eine Reduktion um relative 30 % vorausgesetzt wird, vielleicht sogar um 50 %. Für das Beispiel bedeutet dies konkret, dass eine Reduktion von 10 auf 6 % bei $\alpha = 0{,}05$ und $\beta = 0{,}1$ etwa 965 Teilnehmer pro Gruppe notwendig sind. Will man von 10 % auf 8 % kommen (= absolute Risikoreduktion), so benötigt man 4 301 Patientinnen pro Gruppe (Abb. 5-7).

Wie also ist vorzugehen, wenn man keine großen Studien durchführen kann oder will, weil Patienten schwer zu finden sind? Zum einen könnte man die Berechnung der Stichprobengröße umdrehen, die mögliche Patientenzahl fixieren und daraus die Power ableiten. Dies wird von Ethikkommissionen und einigen Statistikern ungern gesehen. Allerdings ließe sich für eine solche Vorgehensweise argumentieren, wenn mehrere solche Studien in einer so genannten Meta-Analyse kombiniert würden. Dabei sind jedoch drei Punkte zu bedenken:

- Die Studie sollte methodisch sehr gut vorbereitet sein und insbesondere bezüglich der Randomisierung keinerlei Probleme aufweisen.
- Methoden und Ergebnisse müssen von den Autoren klar dokumentiert und berichtet werden, um Missverständnisse und Fehlinterpretationen zu verhindern.
- Alle diese Studien müssen publiziert werden, so dass sie in die Meta-Analyse eingehen können. Sofern sich alle Sponsoren klinischer Studien den so genannten *Clinical Trial Registers* anschließen, ist für eine Publikation, wenn auch in verkürzter Form, gesorgt.

Eine Stichprobe lässt sich durchaus auch modifizieren. Dies kann auch während einer klinischen Prüfung geschehen. Dies geschieht etwa dann, wenn man bei einer verblindeten Analyse feststellt, dass die Variabilität des Endpunktes oder der Behandlungseffekt sich deutlich von den Annahmen unterscheidet. Solche Vorgehensweisen müssen jedoch im Prüfplan klar dokumentiert sein.
Bei der Statistik lässt sich wie folgt vorgehen:
I(e) = Inzidenzrate Exponierter bzw. p(T) Anteil Ereignisfälle unter Testtherapie
I(0) = Inzidenzrate Nichtexponierter bzw. p(0) Anteil Ereignisfälle unter Standardtherapie (= Baseline Incidence)
Im Fall-Kontroll-Design können absolute Inzidenzraten nicht geschätzt werden. Deshalb wird anstelle der Inzidenzrate bzw. Wahrscheinlichkeit p das Odds benutzt (Odds = p/(1−p)) und aus diesem die Odds Ratio berechnet.

- **Absolute Risikodifferenz:** ARR = I(e)−I(0) = p(0)−p(T)
= Absolute Risk Reduction
Cave: Die ARR wird gelegentlich auch attributables Risiko (= zuschreibbares Risiko schlechthin) genannt. Dies darf mit dem attributablen Risiko in der Population nicht verwechselt werden.
- **Number Needed to Treat:** NNT = 1/ARR
Anzahl unter Testtherapie zu behandelnder Personen, bis man im Durchschnitt einen zusätzlichen Ereignisfall gegenüber der Standardtherapie verhindern kann (falls p(T) < p(0)).
Im umgekehrten Fall p(T) > p(0) benutzt man NNH = -NNT (Number Needed to Harm).
In der Epidemiologie kann man auch sagen: Jeder NNT-te Fall ist vermeidbar.
- **Relatives Risiko:** RR = I(e)/I(0) = p(T)/p(0)
- **Odds Ratio:**

$$OR = \frac{I(e) / (1-I(e))}{I(0) / (1-I(0))}$$

Bei seltenen Ereignissen gilt OR = RR.
- **Ätiologischer Anteil der Exponierten:** AR% = (RR−1)/RR
= attributables Risiko der Exponierten
= Anteil derjenigen exponierten Neuerkrankten unter allen exponierten Neuerkrankten, deren Krankheit auf die Exposition zurückzuführen ist (Basis 100%: exponierte Neuerkrankte)

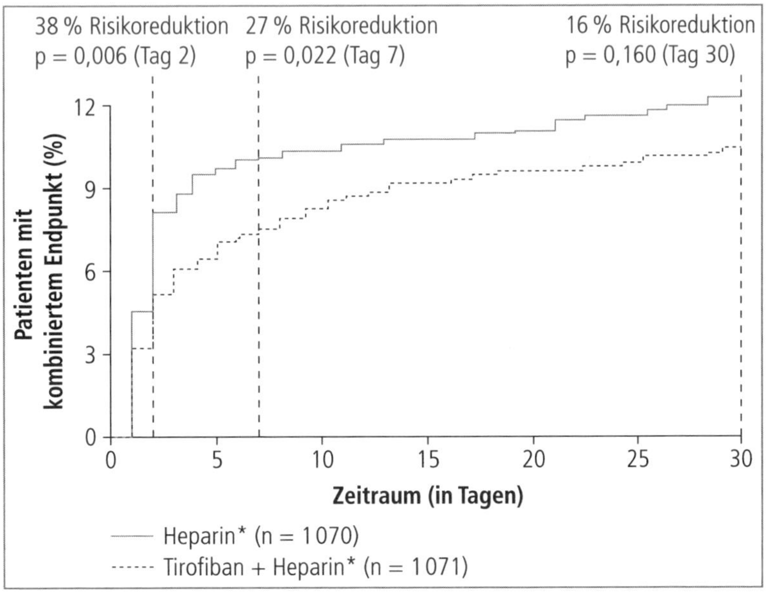

Abb. 5-7 Relative und absolute Risikoreduktion: Risiko manipulativer Darstellung.
* alle Patienten erhielten zusätzlich Acetylsalicylsäure, sofern nicht kontraindiziert.

- **Relative Risikodifferenz:** ER% = RR–1
= Excess Relative Risk
= expositionsbedingte Erhöhung des absoluten Risikos in Prozent
- **Relative Risikoreduktion:** RRR = 1–RR
= Preventable Fraction: PF% = 1–RR
Im Fall p(T) > p(0) benutzt man RRI = –RRR (Relative Risk Increase)/Zunahme des relativen Risikos.
- **Attributables Risiko in der Population absolut:** PAR = ARR*P(e)
= ätiologischer Anteil in der Population
= populationsattributables Risiko
= Anzahl der expositionsbedingt Neuerkrankten in der Population pro Zeiteinheit
- **Attributables Risiko in der Population relativ:** PAR% = (P(e)*(RR–1)/1+(P(e)*(RR–1)
= ätiologische Fraktion
= Anteil derjenigen Neuerkrankungen unter allen Neuerkrankungen, die auf die Exposition zurückzuführen sind (Basis 100%: alle Neuerkrankte)
(P(e) = Prävalenz der Exposition)

Analyse von Untergruppen und Zwischenanalysen

Beliebige Analysen von Untergruppen stellen eines der Probleme der so genannten Multiplizität dar. So werden z. B. Untergruppen bezüglich ihrer Eigenschaften zu Beginn der Studie gebildet. Man versucht dann zu analysieren, ob die Behandlungseffekte in diesen Untergruppen unterschiedlich sind. Problematisch wird es erst, wenn dazu nicht vorher geplante statistische Tests in jeder Untergruppe angewandt werden. Führt man ausreichend häufig Tests durch, so ist es wahrscheinlich, dass einer dieser Tests rein zufällig positiv ausfällt. So stellte sich in einer Studie mit Aspirin zur Prophylaxe des tödlichen Herzinfarktes heraus, dass Aspirin außerordentlich wirksam war. Aufgrund einer im Verlauf der Publikationsbewertung notwendigen Subanalyse machten die Studiengruppen eine Analyse, um die Unsinnigkeit dieses Vorgehens zu vorzuführen. Sie zeigten damit, dass die Patientengruppe mit Sternzeichen Zwillinge oder Waage eine tendenziell zunehmende Todesrate hatte, während alle anderen deutlich von der Prophylaxe profitierten.
Subgruppenanalysen sind selbstverständlich möglich. Die Voraussetzung hierfür ist, dass statistische Tests explorativ angewandt werden.
Ein weiteres Problem ergibt sich in der Publikation, da häufig eine Studiengruppe viele Analysen durchführt, jedoch lediglich einen Teil, vor allem aber die Signifikanten publiziert. Dies ist ein absolut unethisches Vorgehen und ist mit dem bei multiplen Endpunkten vergleichbar.
Im Übrigen sollten alle Subgruppenanalysen im Prüfplan dokumentiert, also von vornherein geplant sein. Von allen muss berichtet und die entsprechend geeigneten statistischen Tests müssen angewandt werden.
Weitere beliebte Untersuchungen sind Interimsanalysen. Durchgeführt werden sie, um wesentliche Fakten zu erkennen und reagieren zu können, z. B. wenn eine Überlegenheit von Placebo (!) vorliegt oder wenn die Behandlungsgruppe der Placebogruppe überlegen ist bei einer Erkrankung, bei der keine alternativen Behandlungsformen möglich sind.
Im Verlauf einer Studie können sich die p-Werte durchaus verändern. Daher ist es notwendig, dass ein *Data Monitoring Committee* (DMC) die Studie als unabhängiges Gremium begleitet und unverblindete Analysen durchführen darf. Das Gremium hat klare Anweisungen, wie es in solchen Fällen reagieren soll. Eine Überreaktion im »positiven« Sinne, also bei guten Ergebnissen, sollte möglichst vermieden werden. Das Verhindern eines Schadens für den Patienten genießt allerdings absolute Priorität.
Bei nicht-interventionellen Studien kommen neben der etwas anderen Berechnung der Fallzahl zusätzliche Fragen und Methoden auf den klinischen Forscher zu. Zu diesen gehören u. a. bei der Untersuchung auf Übereinstimmung zwischen zwei klinischen Messmethoden (z. B. einer Rating Scale in der Psychiatrie) verschiedene statistische Methoden.
Untersucht man beispielsweise den *Peakflow* mit zwei verschiedenen Peakflow-Metern, so

wird man zunächst die Rohdaten in ein Punktdiagramm einbringen, die mit den beiden Messungen an demselben Patienten gewonnen wurden. Sinnvoller ist ein Diagramm, bei dem auf der x-Achse der Mittelwert der beiden Methoden, auf der y-Achse die Differenz zwischen den beiden Methoden dargestellt ist (Bland u. Altman 1986). So lassen sich der Mittelwert und die doppelte Standardabweichung einfach darstellen. Dieser Wert zeigt an, welche Schwankungen denkbar sind und ermöglicht eine Entscheidung, ob das neue Verfahren akzeptiert werden kann. Es ist allerdings auch möglich, dass eine solche Darstellung für kleine oder große Werte eine gute Übereinstimmung zeigt, nicht aber an einem Ende des Messbereichs. Ein weiteres wichtiges Kriterium ist die Wiederholbarkeit. Auch hier lassen sich die Werte wie beschrieben darstellen. Im Gegensatz dazu ist der Korrelationskoeffizient wenig hilfreich, da er meist eine ausgezeichnete Übereinstimmung suggeriert.

Zurechenbarer Anteil (Attributable Fraction)

Dieser Begriff stellt die Risikowahrscheinlichkeit dar, mit der eine bestimmte Nebenwirkung die Folge der Einwirkung einer speziellen Substanz ist. Wenn man beispielsweise schätzen soll, inwieweit die Strahlung von Kernwaffen einen Einfluss auf die Häufigkeit der Leukämie bei Soldaten hatte, so ist zunächst unklar, ob man diese Wahrscheinlichkeit berechnen kann. Ein Fall könnte durch Kernwaffen hervorgerufen worden sein, man könnte darauf zu definieren, dass er einfach ein zusätzliches Risiko darstellt, das es ohne diese Exposition nicht gegeben hätte. Somit ist nicht jeder statistische zufällige Fall kausal durch die Substanz oder die Strahlung verursacht, und die Zahl der zusätzlichen Fälle spiegelt möglicherweise nur einen Teil der tatsächlichen und kausal bedingten Fälle wider. Der Substanz oder dem auslösenden Ereignis zurechenbare Anteil lässt sich mathematisch bestimmen (Greenland u. Robins 1988).

Bei retrospektiven Studien ist die Anwendung der Mantel-Haenszel-Statistik der übliche Standard. Hierbei wird das relative Risiko berechnet, wobei die Statistik von einer Vierfeldertafel abgeleitet wird (Mantel u. Haenszel 1959).

5.3.3 Finanzen und Ressourcen

Die Kosten bei nicht-interventionellen Studien sind pro Patient erheblich geringer, jedoch liegt die Patientenzahl pro Studie meist erheblich höher. Die Honorare für Arzt und Patient sollten eher knapp bemessen sein, wobei für Ärzte die analogen Leistungen der GOÄ herangezogen werden sollten. Als Faustregel gilt, pro Erhebungsbogen je nach Komplexität € 10–30 zu bezahlen. Bezüglich der Nachverfolgung findet zwar in der Regel kein Monitoring statt, jedoch fallen meist mehrere Telefonaktionen ins Gewicht. Hierfür sind pro Arzt € 10–30 zu berücksichtigen.

Die Kosten lassen sich senken, wenn die Verwertung und spätere Zusatzanalysen anderen zugänglich gemacht werden, etwa für medizinische Marktforschung. Insbesondere ist es sinnvoll, hier die Möglichkeit von Zwischenanalysen in den Plan einzubeziehen, um die Studie größenmäßig zu reduzieren oder falls die ursprünglichen Annahmen zur Prävalenz etwa unrealistisch waren, vorzeitig zu beenden (*Futility Analysis*).

Bezüglich der Ressourcen ist die Dateneingabe nicht zu unterschätzen, hier könnten aber Scanner mit Texterkennungssoftware eingesetzt werden.

5.3.4 Juristische und regulatorische Aspekte

Bezüglich der Durchführenden sind die Verträge ebenso zu schließen wie bei klinischen Prüfungen. Auch die Antikorruptionsgesetzgebung trägt hier, so dass bei Einbeziehung von Kliniken die dortige Verwaltung auch unterschreiben muss. Werden Gelder an Patienten oder Probanden gezahlt, so sollte geklärt werden, inwiefern dies ethisch zulässig ist, am besten durch Einbeziehung einer Ethikkommission. Bei der Erstellung von Registern und anderen Datensammlungen sollte der Patient eine Einverständnis- sowie Datenschutzerklärung unterzeichnen, die sich an den Erklärungen für klinische Prüfungen orientiert (Tab. 5-4).

Immer dann, wenn Datenbanken auch nach Ende der Studie bestehen und für Analysen genutzt werden, ist dies gegenüber den Eigentümern der Daten festzuhalten. Alle nicht anonymisierten Daten sind bei Austritt aus der Studie oder Zurückziehen des Einverständnisses zu vernichten. Eine Ausnahme sind Arzneimitteldaten zur Verträglichkeit, bei denen besondere Regeln herrschen, um künftige Patienten zu schützen.

Werden medizinische Daten erhoben, deren Existenz für den Patienten über die Studie hinaus Bedeutung hat, so ist er auf das Risiko hinzuweisen, wenn diese dokumentiert werden. Dies gilt etwa für genetische Marker, die für Arbeitgeber und Lebensversicherungen im Rahmen einer Entbindung von der Schweige-

Tab. 5-4 Regularien epidemiologischer Forschung.

Inhalt	Details	Kommentar
Berufsordnung	Beratung durch die EK der Ärztekammer	Keine Verbote möglich, aber Hinweis auf die Deklaration von Helsinki
Good Clinical Practice (GCP)	Insbesondere Dokumentation, Beobachtungs- und Analysenplan	
Bundes- und Länderdatenschutzgesetze	Persönliche Daten	Datenschutzerklärung des Patienten ggf. notwendig
Epidemiologie und Datenschutz	Ggf. Antrag auf datenschutzrechtliche Prüfung bei Deutsche Gesellschaft für Epidemiologie (DGE)	
Leitlinien und Empfehlungen Good Epidemiology Practice der Deutschen Arbeitsgemeinschaft Epidemiologie (DAE)		Kein Gesetzescharakter
Vertragliche Rahmenbedingungen	Vertragsfreiheit gilt grundsätzlich	Publikationsrechte beachten
Epidemiologischer Forschungsplan und Fallzahlschätzung	ICH-GCP	
Probanden- und Patienteninformation	Daten anonymisiert oder (nur) pseudonymisiert?	Nicht immer erforderlich, siehe Datenschutz
Probandenversicherung	Bei interventionellen Untersuchungen, z. B. Blutentnahmen	In Deutschland teilweise als »biomedizinische Forschung am Menschen« betrachtet
Wegeunfallversicherung		Kein Zwang
Beratung der EK für den Leiter der epidemiologischen Studie	Je nach Berufsrecht der Kammer, muss nicht positiv sein	Arbeitsgemeinschaft Medizinischer Ethikkommissionen: Internet-Antrag
Datenverarbeitung und -speicherung entsprechend Krebsregistergesetz und Datenschutzbestimmungen	Siehe Website der DGE (www. dgepi.de)	Entscheidung für anonymisierte oder pseudonymisierte Daten notwendig!
Abschlussbericht	ICH-GCP, 10 Jahre aufbewahren	Keine Gesetzeskraft; empfehlenswert sind in Deutschland 15 Jahre

pflicht zugänglich werden und zum Nachteil der Patienten verwendet werden können. Es gilt jedoch auch hier, dass der Patient seine Zustimmung nur für die Dokumentation von Wirksamkeitsdaten, nicht aber von Sicherheitsdaten zurückziehen kann.
Der Datenschutz ist auch im Hinblick auf den Zugriff weiterer Personen oder Personengruppen von Bedeutung. Auch dafür ist die Zustimmung der Versuchspersonen notwendig. Dies gilt besonders dann, wenn die Daten nicht in der Europäischen Union ausgewertet werden, da der Datenschutz außerhalb der EU meist schlechter ist als innerhalb.
Ein weiterer ethischer Aspekt ist die wissenschaftliche Validität. Die häufigsten drei Probleme sind (1) ungenügend große Stichprobe, (2) Bias in der Selektion und (3) Bias bei der Information, wenn z.B. die Datenerhebung ungeeignet ist und Arzt bzw. Patient das Ergebnis beeinflussen können. Ein weiteres Problem ist die Frage des Nachfassens, da eine zu geringe Responderquote für die Auswertung und Interpretation ein Problem darstellt: Zusätzliche Aussendungen, Telefonanrufe oder sogar Hausbesuche können dagegen ein probates Mittel sein.
Während einer epidemiologischen Untersuchung können neue Erkenntnisse über Erkrankungen, Risikofaktoren oder Risikoindikatoren gefunden werden. Hier sollten drei Situationen unterschieden werden:

- Es handelt sich um eine nicht symptomatische »Diagnose«, die nicht behandelt werden muss. In diesem Fall erhält der Hausarzt die Daten und kann daraufhin Entscheidungen treffen.
- Eine Erkrankung wird gefunden, die behandlungsbedürftig ist. Hier muss ein Brief an den Hausarzt geschrieben werden, auch wenn dieser selbst die Erkrankung vielleicht nicht behandeln kann.
- Man findet zufällig eine Erkrankung, die mit der Studie gar nichts zu tun hat. Auch hier wird der Brief an den Hausarzt angeraten.

Wichtige Aspekte
Bei der Planung ist das Design besonders wichtig, vor allem bezüglich der Repräsentativität der Studienergebnisse. Bei der Statistik verwendet man deskriptive Verfahren, aber auch komplexe Methoden wie u.a. die logistische Regression. Finanzen und Ressourcen sind beschränkt, allerdings können die Kosten sich stark erhöhen, wenn Monitoring geplant ist. Eine besondere Form der nicht-interventionellen Studien sind die so genannten PASS-Studien, die meist von der Zulassungsbehörde obligatorisch an die Erteilung der Zulassung gekoppelt sind. Bei ihnen ist ein Monitoring zur Qualitätssicherung angebracht.

5.4 Durchführung

Die meisten epidemiologischen Studien verwenden Fragebögen, die von den zu untersuchenden Personen ausgefüllt werden müssen. Im Falle einer praxis- oder klinikbasierten Studie können die Fragebögen in Deutschland in einen Umschlag gesteckt und unfrei zurück gesandt werden; dies ist billiger als ein vorfrankierter oder Freiumschlag, da das Strafporto wegen des geschätzten Rücklaufs von unter 50% in der Summe geringer ist als die vorab fälligen Portokosten.
Da die Honorare eher gering ausfallen, kann die Motivation der Ärzte geringer sein als bei klinischen Studien. Daher ist es besonders wichtig, häufig direkt oder interaktiv zu kommunizieren. Wenn die Möglichkeit besteht, mit Zwischenergebnissen zu arbeiten, sollte dies getan werden, um den Beteiligten den Nutzen der Studie deutlich zu machen.
Bewährt haben sich systematische Nachfassaktionen per Telefon, Fax oder E-Mail. Zur Erhöhung der Adhärenz der Patienten sind geeignete Newsletter sinnvoll, die aber über ein externes Institut abgewickelt werden müssen, da persönliche Daten der Patienten dem pharmazeutischen Unternehmer (außer beim Monitoring) nicht bekannt werden dürfen.

Da in der Regel nicht-interventionelle Studien nicht monitoriert werden, ist es schwer, den Status der Studie zu erheben. Bewährt hat sich die wöchentliche telefonische Abfrage in einer Stichprobe der Zentren (10 %), was eine recht genaue Hochrechnung der Daten erlaubt.

Epidemiologische Studien bieten sich eigentlich an, mittels einer webbasierten Datenbank dokumentiert zu werden. Die eigenen Erfahrungen sind jedoch eher ernüchternd, da der notwendige Komfort oft nicht vorhanden ist und der tägliche »Besuch« im Internet oder eine Flatrate für viele Ärzte noch ungewohnt ist. Die Hoffnung, die Geschwindigkeit oder Qualität der Durchführung ließe sich dadurch steigern, hat sich bisher nicht erfüllt.

Wichtige Aspekte

Die Rekrutierung bei nicht-interventionellen Studien ist wegen der niedrigen Honorare oft schwierig. Erinnerungsaktionen müssen eingeplant werden. Oft ist es sinnvoll EDC einzusetzen, um rasche Informationen über den Projektfortschritt zu erhalten.

5.5 Analyse

Im Vorfeld der Analyse müssen die folgenden Punkte beachtet werden:

- Vollständigkeit und Plausibilität der Einträge überprüfen
- Zusammenhang zwischen Daten aus verschiedenen Quellen herstellen
- Datenkodierung vorbereiten, inklusive Kodierungsanweisungen
- Computerdatenbank mit Bereichs- und Konsistenzchecks vorbereiten
- Daten direkt oder über Scanner (mit Barcodes und Software) eingeben
- Eingegebene Daten auf Genauigkeit überprüfen (Stichprobe von ca. 20 Patienten nehmen, doppelt eingeben und die Ergebnisse auf Übereinstimmung vergleichen)
- Fehlende Daten überprüfen ggf. ergänzen
- Eingegebene Daten zur Vorbereitung der Analyse rekodieren
- Daten und Datensätze speichern

Um Verzerrungen in der Studie auszugleichen, kann man prinzipiell vier verschiedene Techniken anwenden.

1. Vergleich der Ausgangswerte potenziell verzerrender Variablen, z. B. Männer/Frauen, Raucher, die man nach Fällen und Kontrollen unterteilt.
2. Stratifizierung nach vermuteten *Confounders* und Berechnung der *Odds Ratio*, die man nach dem Verfahren von Mantel-Haenszel gewichtet. Dies ist allerdings anfechtbar, vor allem wenn sich die Heterogenität durch alle Strata zieht.
3. Standardisierung, die durch die Einführung eines gewichteten Faktors versucht werden kann, indem man z. B. eine nach Alter standardisierte Inzidenz berechnet.
4. Multivariate Analyse, welche die beste Lösung ist, weil sie nicht von Annahmen abhängig ist. Hier wird eine logistische Regressionsrechnung durchgeführt, um Assoziationen zu untersuchen, wobei die Koeffizienten der Gleichung ein Maß für die Stärke der Assoziation sind (logarithmisch!). Weitere Methoden sind die Regressionsrechnung nach Poisson, die man bei sehr seltenen Ereignissen verwendet, und die Methode nach Cox (*Proportional Hazards*), die man bei Überlebenskurven heranzieht.

Die Methoden zur Analyse sollen nun für die verschiedenen Studientypen gesondert dargestellt werden.

■ **Mortalitätsrate:** (Begriff Mortalitätsrate stellvertretend für beliebige Ereignisraten, z. B. Inzidenzrate, Letalitätsrate)

Rohe Mortalitätsrate = Anzahl Gestorbene im Zeitintervall/Anzahl Mitglieder der Population in der Mitte des Zeitintervalles/Länge des Zeitintervalles

Altersspezifische Mortalitätsrate = Rohe Mortalitätsrate innerhalb einer bestimmten Altergruppe

- **Altersstandardisierte Mortalitätsrate:** Ziel ist die Herstellung der Vergleichbarkeit der Mortalitätsrate in der Studienpopulation mit der in anderen Populationen durch Bezug auf die Altersstruktur in der Standardpopulation.
- **Lebenserwartung** im Alter von × Jahren (i = Index für Alter in Jahren):
I(i) erwartete Anzahl Lebender im Alter i für eine fiktive Population vom Umfang 100 000 bei Geburt
q(i) = altersspezifische Mortalitätsrate im Alter i
- **Analyse von Zusammenhängen: Regressionsmodelle:** Ziel ist meist die Entwicklung eines optimalen Erklärungsmodells für die beobachteten Daten, wobei im Allgemeinen mehrere Modelle möglich sind und miteinander konkurrieren. Das letztlich präferierte Modell muss stets modelldiagnostisch auf Validität überprüft werden, bevor es zu Vorhersagen benutzt werden soll. Trotz Modellvalidität kann man aus explanatorischen Modellen weder Kausalität der »Einflussgrößen« noch die gegenteilige Tatsache bei nicht im Modell enthaltenen Variablen (»Variable hat keinen Einfluss«) ableiten (s. u.).
Zu unterscheiden ist, ob nur eine einzige Erklärungsvariable benutzt wird (univariates Modell, einfache Regression) oder mehrere gleichzeitig (multiple Regression, auch multivariates Modell). Der Fall mehrerer Zielvariablen gleichzeitig (im engeren Sinn multivariate Modelle, z. B. Pfadmodelle, Strukturmodelle) wird hier aus Platzgründen nicht ausgeführt.
Weiterhin zu unterscheiden ist nach dem Skalierungstyp der Zielvariablen (= abhängige Variable, Outcomes) und der Erklärungsvariablen (= unabhängige Variable, explanatorische Variable, Kovariable, »Einflussgrößen«) (Tab. 5-5).

Wichtige Aspekte
Die Analyse epidemiologischer Studien verwendet häufig Kennzahlen sowie Korrelation und Regression als Methoden. Mortalitäts- und Morbiditätsraten werden berechnet.

5.6 Berichterstattung

Die Berichterstattung nicht-interventioneller Studien sollte sich an das Format der strukturierten Zusammenfassungen in der Datenbank der ClinicalTrials.gov (www.clinicaltrials.gov) halten. Der Bericht selbst muss sich nicht an ICH-GCP halten, sondern kann dem Format einer Publikation, etwa dem *New England*

Tab. 5-5 Methodik und Skalierung der Variablen.

Skalierungstyp Zielvariable	Skalierungstyp unabhängige Variable	Methodenklasse
Quantitativ stetig	Quantitativ	Lineare, quasilineare und echt nicht lineare Regressionsmodelle, verallgemeinert lineare Modelle (GLM), Generalized Estimation Equations (GEE)
Anzahlen	Beliebiges Gemisch	Poissonregression (im Rahmen von GLM und GEE)
Binär	Beliebiges Gemisch	Logitregression (im Rahmen von GLM und GEE)
Rangskaliert	Beliebiges Gemisch	Kumulativ logistische Modelle
Kategorial	Beliebiges Gemisch	Loglineare Modelle (im Rahmen von GLM und GEE)
Ereigniszeitdauer bei Vorhandensein zensierter Daten	Beliebiges Gemisch	Survival Analysis, Kaplan-Meier-Schätzer, Cox-Regressionsmodelle

Journal of Medicine oder dem *Lancet*, angepasst sein. Des Weiteren sollten die Empfehlungen der *Good Epidemiological Practice* (GEP) berücksichtigt werden, die hier auszugsweise dargestellt sind:

- **Leitlinie 1 (Ethik):** Epidemiologische Untersuchungen müssen im Einklang mit ethischen Prinzipien durchgeführt werden und Menschenwürde sowie Menschenrechte respektieren.
Vor der Durchführung einer epidemiologischen Studie soll die Stellungnahme einer Ethikkommission eingeholt werden.
- **Leitlinie 2 (Forschungsfrage):** Die Planung jeder epidemiologischen Studie erfordert explizite und operationalisierbare Fragestellungen, die spezifisch und so präzise wie möglich formuliert sein müssen. Die Auswahl der zu untersuchenden Bevölkerungsgruppen muss im Hinblick auf die Forschungsfrage begründet werden.
Bei der Darstellung der Forschungsfrage sind konfirmatorische und explorative Fragestellungen klar voneinander abzugrenzen. Wenn in einer Studie Hypothesen konfirmatorisch geprüft werden sollen, müssen diese vor Beginn der Studie formuliert werden. Die Prüfung nicht a-prior-definierter Hypothesen (Sekundäranalyse) kann gerechtfertigt sein.
- **Leitlinie 3 (Studienplan):** Grundlage einer epidemiologischen Studie ist ein detaillierter und verbindlicher Studienplan, in dem die Studiencharakteristika schriftlich festgelegt werden. Die Erstellung eines Studienplans (Arbeitsplan, engl. study protocol, study plan) vor Beginn einer Studie ist eine wesentliche methodische Voraussetzung für die Qualität der Studie. Der Studienplan ist eine Zusammenstellung der wichtigsten Angaben, die für die Beantragung und Beurteilung der Studie als Forschungsvorhaben und für ihre Durchführung notwendig sind.
Bestandteile des Studienplans sollten sein:
  - Fragestellung und Arbeitshypothesen
  - Studientyp
  - Studienbasis (Zielpopulation) und Studienpopulation
  - Studienumfang und dessen Begründung
  - Auswahl- und Rekrutierungsverfahren der Studienteilnehmer
  - Definition sowie das Mess- und Erhebungsverfahren für die Zielvariablen (Endpunkte, engl. *Endpoints*, *Outcome Variables*)
  - Expositionen bzw. Risikofaktoren
  - Potenzielle *Confounder* und Effektmodifikatoren
  - Datenerfassungs- und Archivierungskonzeption
  - Auswertungsstrategie einschließlich der statistischen Modelle
  - Maßnahmen zur Qualitätssicherung
  - Maßnahmen für die Gewährleistung des Datenschutzes und ethischer Prinzipien
  - Zeitplan mit Festlegung der Verantwortlichkeiten

Bereits bei der Planung einer Studie sollten Maßnahmen zur Abwehr von Biases ergriffen werden, die durch Selektion, *Confounding* usw. entstehen können. Dazu zählen z.B. das *Matching* oder eine Einschränkung der Variabilität von Störfaktoren oder aber die Erfassung von Informationen, die zur Kontrolle von *Confounding* erforderlich sind. Zur Abschätzung der Auswirkungen von Messfehlern auf das Studienergebnis können zusätzliche Erhebungen zur Durchführung von Sensitivitätsanalysen geplant werden.
Das Konzept zur Minimierung und Kontrolle potenzieller Selektionsverzerrungen auf Grund von Nichtteilnahmen und Nichtverfügbarkeit der Daten ausgewählter Studienteilnehmern soll im Studienplan festgehalten werden.
Ein solches Konzept schließt eine probandenbezogene Dokumentation der Gründe für die Nichtteilnahme oder den nachträglichen Ausschluss aus der Studie ein. Im Verlauf der Studie sollte versucht werden, Minimalinformationen auch von den Nichtteilnehmern zu erhalten. Ziel der Erfassung ist es, Richtung und Ausmaß eines möglichen Selektionsbias auf Grund des Nonresponse abzuschätzen. Zur Dokumentation der Nichtteilnahme müssen

vorab die verschiedenen Kategorien der Nichtteilnahme definiert werden. Für eine detaillierte Response-Analyse sollten sowohl erfolgreiche als auch erfolglose Kontaktversuche nach Art, Inhalt und Zeitpunkt dokumentiert werden. Um mögliche Verzerrungen durch selektive Nichtteilnahme besser bewerten und zwischen Studien vergleichen zu können, sollen im Ergebnisbericht einer epidemiologischen Studie mindestens folgende Kategorien der Probanden ausgewiesen werden:

Anzahl Probanden

- mit vollständiger Teilnahme
- mit unvollständiger Teilnahme
- mit Verweigerung der Teilnahme
- die für eine Teilnahme zu krank waren
- die nach Studienprotokoll nicht geeignet sind, also die Einschlusskriterien nicht erfüllen und/oder Ausschlusskriterien erfüllen
- die nicht erreicht wurden (separate Ausweisung der Verzogenen und Verstorbenen)

Zur Vermeidung von Selektionseffekten ist eine stratifizierte Analyse des Rücklaufs, zum Beispiel nach Geschlecht, notwendig. Bei Kohortenstudien sind die Gründe des vorzeitigen Ausscheidens aus der Studie zu erfassen.

Im Studienplan ist eine Begründung und quantitative Abschätzung des Studienumfangs anzugeben.

Die Abschätzung des Studienumfanges (Probandenanzahl, bei Kohortenstudien auch Beobachtungsdauer) dient nicht nur dazu, den veranschlagten Aufwand (Kosten, Arbeitszeit usw.) für die Beantwortung der epidemiologischen Fragestellung zu beziffern. Es sollte darüber hinaus gezeigt werden, dass zwischen Aufwand und Nutzen (im Sinne der zu erwartenden Genauigkeit der Aussage aus dem gewählten statistischen Analyseverfahren) ein angemessenes und in gewissem Sinne auch optimales Verhältnis besteht. Die dieser Abschätzung zugrundeliegenden Annahmen, zum Beispiel zur erwarteten Effektstärke, zur Prävalenz der Exposition, zum α- und β-Fehler usw., sollen explizit angegeben werden.

Ergänzend zum Studienplan sollten in einem Operationshandbuch sämtliche organisatorischen Festlegungen zur Vorbereitung und Durchführung der Studie einschließlich der Erhebungsinstrumente dokumentiert werden.

Bei allen epidemiologischen Studien sollte ein Operationshandbuch angefertigt werden. Neben den eingesetzten Erhebungsinstrumenten sollten hierin vorab organisatorische Vorgaben zu Zeitplan, Ablauf, Personaleinsatz, Methoden der Kontaktaufnahme und Rekrutierung der Studienteilnehmer, technischen Abläufen (z. B. Laboruntersuchungen) formuliert werden. Darüber hinaus sollten auch die Vorbereitungsschritte wie Interviewerschulung, die organisatorischen Maßnahmen der Qualitätssicherung und -kontrolle sowie die prozessbegleitende Evaluation beschrieben werden.

■ **Leitlinie 4:** In vielen epidemiologischen Studien ist die Anlage einer biologischen Probenbank notwendig bzw. sinnvoll. Hierfür und für die aktuelle und vorgesehene zukünftige Nutzung der Proben ist die dokumentierte Einwilligung aller Probanden erforderlich.

In vielen epidemiologischen Studien ist es notwendig bzw. sinnvoll, Banken biologischer Proben (z. B. Serum, Vollblut, andere Körperflüssigkeiten und -gewebe) anzulegen. Selbst bei unmittelbar während der primären Studienlaufzeit durchgeführten Analysen der Proben ist häufig eine simultane Analyse aller Proben nach Abschluss der Probandenrekrutierung erforderlich, um ein einheitliches labortechnisches Vorgehen unter Wahrung höchstmöglicher Qualitätsstandards zu gewährleisten. Da sich die Rekrutierung der Probanden in den meisten epidemiologischen Studien über einen längeren Zeitraum erstreckt, ist die Gewinnung von biologischen Proben daher fast immer mit einer sich zumindest über die primäre Studienlaufzeit erstreckenden Anlage einer Probenbank verknüpft. Darüber hinaus ist es in vielen Fällen sinnvoll, biologische Proben auch über die primäre Studienlaufzeit hinaus in Probenbanken aufzubewahren. Dies ermöglicht u. a. die Re-Analyse und Prüfung der Reproduzierbarkeit der Ergebnisse bei Zweifeln an der Validität der primären Laboranalysen, die spätere Durchführung zuverlässigerer bzw. differenzierterer Analysen zu den primären Fragestellungen der Studie unter Nutzung zwischenzeitlich weiterentwickelter und verbesserter Labortechniken oder die Analyse zusätzlicher, zwischenzeitlich identifizierter Marker, die als potenzielle eigenständige Risikofaktoren sowie als potenzielle Effekt-Modifikatoren oder *Confounder* von Bedeutung sein können. Das Postulat zur Sicherstellung einer langfristigen Asservierung und der Möglichkeit späterer Untersuchungen biologischer Proben stellt sich insbesondere in prospektiven Langzeit-Kohortenstudien, deren Auswertung in vielen Fällen Jahrzehnte nach der primären Gewinnung der biologischen Proben erfolgt.

Zugleich ist sicherzustellen, dass die Probanden über die Aufbewahrung und die aktuelle und geplante künftige Nutzung der biologischen Proben umfassend informiert werden. Die Modalitäten einer eventuellen Mitteilung der Ergebnisse von Laboranalysen an die Probanden sowie die Sicherstellung der Vertraulichkeit der Ergebnisse sind eindeutig zu regeln. Dies betrifft insbesondere die Bestimmung von Parametern mit hoher individueller Bedeutung für Krankheitsrisiken, Diagnose, Prophylaxe und Therapie, z.B. bestimmte genetische Analysen.

Interessenkonflikte, etwa im Rahmen kommerzieller Kooperationen, sind anzugeben.

Die Aufklärung soll stets das Angebot enthalten, jederzeit die Lagerung von Material in der Probenbank zu widerrufen, solange keine vollständige Anonymisierung erfolgt ist.

Vor der Durchführung späterer, zum Zeitpunkt der Probandenaufklärung noch nicht absehbarer Untersuchungen (z.B. Daten-Pooling, Zusammenführen von Proben im Rahmen internationaler Studien) sind die Voraussetzungen, wie Einholung eines erneuten *Informed Consent*, Grad der Anonymisierung, Mitteilung der Ergebnisse an die Probanden usw. unter neuerlicher Einbeziehung einer zuständigen Ethikkommission gesondert zu prüfen. Ein möglicher Weg wäre, den Personenbezug irreversibel zu löschen, so dass keine Möglichkeit zur Re-Identifizierung mehr gegeben ist.

■ **Leitlinie 5:** In epidemiologischen Studien ist eine begleitende Qualitätssicherung aller relevanten Instrumente und Verfahren sicherzustellen. Eine interne Qualitätssicherung ist unabdingbarer Bestandteil jeder epidemiologischen Studie. Sie ist durch die Beschreibung ihrer Inhalte und der verantwortlichen Personen sicherzustellen. Ihr Umfang muss aufgrund der damit verbundenen Kosten in angemessener Relation zum Gesamtumfang und zu den Kosten der Studie stehen. Zielvorgabe für die Qualitätssicherung sind die im Studienplan und Operationshandbuch festgelegten zeitlichen, organisatorischen und technischen Durchführungsregeln.

In jeder epidemiologischen Untersuchung, bei der Primärdaten erhoben werden, ist zu prüfen, ob vor Beginn der Hauptstudie eine separate Pilotstudie erforderlich ist.

Unter Pilotstudie im engeren Sinne wird hier eine Simulation der Hauptstudie oder die Überprüfung wesentlicher Elemente der Hauptstudie verstanden. Eine Pilotstudie unterscheidet sich damit von einer Pilotphase (*Run-In-*Phase). Prozeduren und Verfahrensabläufe einschließlich Erhebungsmethoden werden in identischer Weise wie in der geplanten Hauptstudie, lediglich in kleinerem Maßstab, getestet und angewendet. Eine Pilotstudie wird in aller Regel erforderlich sein, wenn ein neues Erhebungsinstrument eingesetzt werden soll, eine besondere Stichprobe gezogen wurde, ungewohnte Kontaktbedingungen herrschen oder andere studienrelevante Aspekte noch unerprobt sind. Soweit erforderlich, kann auch eine Validierung von Instrumenten im Rahmen einer Pilotphase zu einer geplanten Studie erfolgen.

Die Pilotstudie sollte vor Beginn der Hauptstudie ausgewertet und dokumentiert werden, damit evtl. erforderliche Modifikationen im Studienplan und Operationshandbuch der Hauptstudie eingeführt werden können.

Ergibt sich während der Durchführung einer Studie die Notwendigkeit, die dort festgelegten

Verfahrensweisen zu verändern (Amendment), so sind diese Änderungen zu begründen, zu dokumentieren und allen Studienmitarbeitern rechtzeitig bekannt zu machen.

Vor Beginn der Feldarbeit sollen die an der Datenerhebung beteiligten Personen ausführlich geschult und ausgebildet werden.

Das Datenerhebungspersonal ist sorgfältig auszuwählen und die soziale und fachliche Qualifikation sicherzustellen. Im Verlauf der Erhebung sollte gegebenenfalls nachgeschult werden.

Regeln und Erläuterungen für die Durchführung der Erhebung sollen in Form eines Erhebungshandbuches schriftlich fixiert werden und dem Erhebungspersonal zur Verfügung stehen. Das Erhebungshandbuch wird Bestandteil des Operationshandbuches. Insbesondere bei großen, zeitlich lang andauernden und multizentrischen Untersuchungen ist zu überprüfen, ob eine Qualitätssicherung der Verfahren über eine externe Person oder Institution erfolgen sollte.

Die externe Qualitätssicherung ist kein Ersatz für die interne Qualitätssicherung, sondern überprüft deren Abläufe, Ergebnisse und Konsequenzen. Bei der Beantragung von Fördermitteln sind gegebenenfalls Mittel für die externe Qualitätssicherung mit zu berücksichtigen.

■ **Leitlinie 6:** Für die Erfassung und Haltung aller während der Studie erhobenen Daten sowie für die Aufbereitung, Plausibilitätsprüfung, Kodierung und Bereitstellung der Daten ist vorab ein detailliertes Konzept zu erstellen.

Alle während der Studie erhobenen Daten (Dokumentationsbögen, Fragebögen, Mess- und Laborwerte etc.) sollen zeitnah in eine Datenbank überführt werden, die eine sichere Erfassung und Haltung der Daten gewährleistet.

Eine Datenbankstruktur ist Voraussetzung für Datenprüfungen, die regelmäßigparallel und zeitnah zur Felderhebung durchgeführt werden müssen. So können bereits während der laufenden Feldphase qualitative und quantitative Mängel in der Datenbasis erkannt werden und entsprechende Interventionen erfolgen. Die Originalunterlagen sollten in geeigneter Form (Originale, Mikroverfilmung, elektronisch gescannt o. ä.) bis mindestens 10 Jahre nach Studienende aufbewahrt werden.

Die Erfassung von Klartexten ermöglicht die spätere Überprüfung von vergebenen Kodes und macht zusätzlich die Klartexte späteren vertiefenden Auswertungen zugänglich.

In vielen Fällen wird eine Kategorisierung mit anschließender Kodierung erforderlich.

Jede Kodierung von Klartexten sollte anhand von Standardklassifikationen (z. B. ICD-Klassifikation, Berufsklassifikation, Branchenklassifikation) erfolgen. Als Qualitätssicherungsmaßnahme empfiehlt sich entweder eine unabhängige Zweitverschlüsselung oder aber eine zumindest stichprobenartige Nachkodierung durch eine unbeteiligte Person. Wünschenswert ist eine komplette Zweitverschlüsselung aller Rohdaten.

Wo dies nicht möglich ist, kann die Kontrolle der Qualität der Verschlüsselung zunächst anhand einer Stichprobe erfolgen. Bei der Kodierung von Daten ist darauf hinzuwirken, dass eine möglichst weitgehende Blindung bezüglich des Fall- und Expositionsstatus gewährleistet wird.

Ein Teil der Plausibilitätsprüfungen kann bereits während der Dateneingabe durch entsprechende Maskensteuerung erfolgen, wobei insbesondere zulässige Wertebereiche sowie die Einhaltung der Filterführung zu prüfen bzw. sicherzustellen sind. In Einzelfällen kann zur Prüfung unplausibler Angaben auf Originalerhebungsbögen oder andere Rohdatenquellen (z. B. Tonbandaufzeichnungen von Interviews) zurückgegriffen werden.

Die Dokumentation von Änderungen der Variablenwerte soll mindestens folgende Angaben enthalten:

- Datum der Änderung
- Variablenbezeichnung
- alter Variablenwert
- neuer Variablenwert
- Art des Fehlers/Grund der Änderung
- durchführende Person.

■ **Leitlinie 7 (Auswertung):** Die Auswertung epidemiologischer Studien soll unter Verwendung adäquater Methoden und ohne unangemessene Verzögerung erfolgen. Die den Ergebnissen zugrunde liegenden Daten sind in vollständig reproduzierbarer Form für mindestens 10 Jahre aufzubewahren.

Die Auswertung epidemiologischer Studien soll auf der Grundlage der Festlegungen zum Auswertekonzept im Studienprotokoll zügig, valide, transparent und jederzeit für Dritte nachvollziehbar erfolgen. Die Forderung nach einer zügigen Auswertung epidemiologischer Studien ergibt sich im Allgemeinen aus dem öffentlichen Interesse an diesen Resultaten. Untersuchungen z.B. von Risiken am Arbeitsplatz oder im Zusammenhang mit Umweltbelastungen erfolgen oft im gesundheitspolitisch ausgerichteten Auftrag durch Behörden, Ministerien u.a. Diese Auftraggeber haben einen Anspruch auf die möglichst frühzeitige Fertigstellung der wichtigsten Analysen, um ihrem Auftrag einer Abwendung gesundheitlichen Schadens von der Bevölkerung effektiv nachkommen zu können.

Der Analyseplan enthält die Spezifikation der einzubeziehenden Daten und Variablen, daneben Verfahren zur Modellauswahl und -anpassung und die anzuwendenden statistischen Methoden, Umgang mit *Missing Data*, Ausreißern usw. Hauptfragestellungen sind vorab definierte und formulierte Studienhypothesen, die durch die Spezifikation der Forschungsfrage im Studiendesign und in der Studiendurchführung verankert sind (auch: zentrale oder Zielhypothesen). Ihre Beantwortung begründet und rechtfertigt letztendlich die Durchführung der Studie. Sie sollten primär bearbeitet werden. Die Differenziertheit des Analyseplans muss in angemessener Relation zur Zielsetzung der Studie (z.B. explorativ oder konfirmatorisch) und zum Vorwissen stehen.

Epidemiologische Studien sollen mit Ausnahme von Längsschnittstudien in der Regel erst nach Abschluss der Rekrutierung sowie der Datenerhebung ausgewertet werden. Falls analytische Zwischenauswertungen geplant sind, sollten diese im Studienprotokoll erwähnt und begründet werden. Ungeplante Zwischenauswertungen können in Ausnahmefällen aufgrund drängender Forschungsfragen sinnvoll erscheinen, allerdings sind sie dann vor Analysebeginn explizit zu begründen. Hiervon ausgenommen sind Zwischenauswertungen im Studienverlauf, die dem Studienmonitoring dienen und somit Teil der internen Qualitätssicherung sind.

Den Koautoren sollte durch Bereitstellung der Daten die Möglichkeit gegeben werden, Auswertungsteile selbst nachvollziehen zu können. Um zu vermeiden, dass fehlerhafte Analysen Eingang in eine Publikation erhalten, empfiehlt es sich, sämtliche Ergebnisse durch eine geeignete Person nachvollziehen zu lassen, die bisher nicht an den Auswertungen beteiligt war. Inkonsistenzen in den Resultaten zwischen ursprünglicher Auswertung und unabhängiger Gegenprüfung bedürfen der vollständigen Abklärung; Konsistenz belegt dagegen die Reproduzierbarkeit der Ergebnisse auf der Basis des beschriebenen Vorgehens.

Bevor die gegengeprüften Analysen als wissenschaftliche Ergebnisse publiziert werden (Vortrag auf nationalen oder internationalen Tagungen, öffentlich zugängliche Berichte, Originalarbeit in wissenschaftlichen Zeitschriften), muss sichergestellt sein, dass die Auswertestrategie, die Auswertungen und ihre Resultate durch Dritte reproduzierbar sind. Dazu ist eine sichere Archivierung aller publikationsrelevanten Datensätze und Programme auf haltbaren Medien (z.B. Disketten, CDs, Bändern) wie auch in Papierform angeraten.

Weiterhin besteht die Pflicht zur eindeutigen Zuweisung der Auswertung zu den verwendeten Auswertungsdatensätzen mit Namen, Erzeugungsdatum sowie Speicherort. Dazu gehört auch eine nachvollziehbare Dokumentation aller im Verfahren der Analysen erzeugten neuen Variablen (Transformationen, Verknüpfungen usw.) sowie aller Programme. Jegliche Auswertungen sollten derart dokumentiert werden, dass außenstehende Personen oder Institutionen die Auswertungsstrategie, die eigentlichen Auswertungen und ihre Resultate verstehen und nachvollziehen können.

- **Leitlinie 8 (Datenschutz):** Alle Personen, die im Rahmen eines Forschungsprojektes Umgang mit personenbezogenen Daten haben, müssen über Inhalte, Reichweite und Möglichkeiten der einschlägigen gesetzlichen Bestimmungen informiert sein. Bei der Forschung mit personenbezogenen Daten müssen dem Recht des Einzelnen auf informationelle Selbstbestimmung, aber auch dem Recht auf Freiheit von Wissenschaft und Forschung und dem Erkenntnisgewinn, der der Allgemeinheit zugute kommt, Rechnung getragen werden. Die in der Epidemiologie Tätigen sollten offensiv das Interesse der Forschung vertreten und auf Verbesserungen der Datenschutzbestimmungen bei die Nutzung personenbezogener Daten für wissenschaftliche Zwecke hinwirken. Die Speicherung, Auswertung, Weitergabe und Veröffentlichung von vollständig oder faktisch anonymisierten Daten unterliegt keinen datenschutzrechtlichen Einschränkungen außer der Zweckbindung für wissenschaftliche Forschung und gegebenenfalls der Verpflichtung zur Löschung der Daten nach Erreichen des Forschungszwecks. Weitere Einzelheiten sind dem Papier *Epidemiologie und Datenschutz* auf der DAE-Webseite http://medweb.uni-muenster.de/institute/epi/dae) zu entnehmen.
- **Leitlinie 9 (Vertragliche Rahmenbedingungen):** Die Durchführung einer epidemiologischen Studie setzt definierte rechtliche und finanzielle Rahmenbedingungen voraus. Hierzu sind rechtswirksame Vereinbarungen zwischen Auftraggeber und Auftragnehmer sowie zwischen Partnern von Forschungskooperationen anzustreben.

Größere epidemiologische Studien sind heute in der Regel zumindest zu wesentlichen Anteilen fremdfinanziert. Geldgeber können dabei Institutionen der Forschungsförderung ebenso sein wie Auftraggeber aus dem staatlichen oder privaten Bereich. Die Satzungen einiger Forschungsinstitute geben Rahmenbedingungen für die Durchführung fremdfinanzierter Forschung vor. Auch haben viele Geldgeber bei der Vergabe von Forschungsaufträgen Vorgaben, Bedingungen und Beschränkungen zu berücksichtigen.

Folgende Aspekte sind zu berücksichtigen:

- *Unabhängigkeit der Forschung.* Ein laufendes Forschungsprojekt kann nicht vor dem Abschluss vom Auftraggeber beendet werden, ohne dass hierfür gravierende objektive Gründe vorliegen. Die Verantwortung für die Einhaltung der Leitlinien für Gute Epidemiologische Praxis liegt ausschließlich bei der Studienleitung bzw. den von ihr beauftragten Wissenschaftlern.
- *Aufsicht und Kontrolle.* Art und Umfang externer Aufsichts-, Kontroll- und Prüfverfahren des Auftraggebers sollten in der Vereinbarung spezifiziert sein.
- *Langfristiger Zugang zu den Daten.* Studienleitung und/oder Auftraggeber müssen sicherstellen, dass der einer Publikation zugrunde liegende Datensatz mindestens 10 Jahre nach erfolgter Publikation verfügbar bleibt. Darüber hinaus müssen Dauer, Umfang und Kreis der berechtigten Person(en) für weitere Auswertungen vertraglich geregelt werden (Institutionswechsel, Rechtsnachfolge, Sekundäranalysen usw.).

Sperrfristen und Mitwirkungsrechte des Auftraggebers müssen in den Verträgen und den Vereinbarungen explizit aufgeführt und bezüglich ihres Umfanges spezifiziert und begründet werden. Für Vorhaben, die mit Mitteln öffentlicher Auftraggeber gefördert oder von Wissenschaftlern aus Forschungseinrichtungen durchgeführt werden, ist sicher zu stellen, dass den Auftragnehmern die wissenschaftsöffentliche Diskussion und die wissenschaftliche Veröffentlichung nicht durch die Auftraggeber, beispielsweise durch die Förderer, die eigene Institution usw., über angemessene Sperrfristen hinaus verwehrt werden können. Die Erstellung der Publikation obliegt in der Regel der Studienleitung. In anderen Fällen ist der Studienleitung ein uneingeschränktes Mitwirkungsrecht einzuräumen.

In der Vereinbarung sollten folgende Punkte bedacht werden:
- Struktur und Aufgabenverteilung innerhalb des Forschungsprojektes
- Gesamtzeitplan des Forschungsvorhabens und Zeitpläne aller Kooperationspartner
- Gesamtfinanzierungsplan und Mittelverteilung
- Verpflichtung zur Einhaltung von GEP
- Obligate Maßnahmen zur Qualitätskontrolle und Qualitätssicherung
- Verwendete Instrumente und Verfahren
- Verfahren und Bedingungen der Vergabe von Unteraufträgen an Dritte
- Außendarstellung, Presse- und Öffentlichkeitsarbeit
- Zugriffs- und Verwertungsrechte der gemeinsam erhobenen Daten während der Datenakquisition und nach Abschluss des Forschungsvorhabens
- Publikationsvereinbarung
- Langfristige Lagerung der Rohdatenträger
- Verfahren für Auswertungen, die über die primären und sekundären Hypothesen des Forschungsvorhabens, dem Vertragsgegenstand, hinausgehen
- Verfahren in Streitfällen
- Kündigungsbedingungen, -rechte und -verfahren, Umfang und Form der Übergabe bis zur Kündigung erbrachter Teilleistungen
- Verfahren im Falle eines Studienabbruchs

■ **Leitlinie 10 (Interpretation):** Die Interpretation der Forschungsergebnisse einer epidemiologischen Studie ist Aufgabe des Autors/der Autoren einer Publikation. Grundlage jeder Interpretation ist eine kritische Diskussion der Methoden, Daten und Ergebnisse der eigenen Untersuchung im Kontext der vorhandenen Evidenz. Alle Publikationen sollten einem externen Review unterworfen werden.

■ **Leitlinie 11 (Kommunikation und Public Health):** Epidemiologische Studien, deren Anliegen die Umsetzung von Ergebnissen in gesundheitswirksame Maßnahmen ist, sollten die betroffenen Bevölkerungsgruppen angemessen einbeziehen und eine qualifizierte Risikokommunikation mit der interessierten Öffentlichkeit anstreben.

5.6.1 Kriterien für Berichte von Beobachtungsstudien

Für Beobachtungsstudien wurden die folgenden Kriterien als Checkliste erarbeitet (von Elm et al. 2007):
- Titel und Abstract: Design der Studie im Titel erwähnen, strukturiertes Abstract
- Einführung: Hintergrund und Rationale berichten, Ziele und Hypothesen
- Methodik: Studiendesign, Ort der Studie, Rekrutierungszeit, Dauer der Exposition, Nachverfolgung und Datensammlung. Bei Kohortenstudien Auswahl der Teilnehmer, bei Fallkontrollstudien Auswahl der Fälle und der Kontrollen; Definition der Ergebnisse, prognostischer Faktoren, Verzerrungen und diagnostischer Parameter; Herkunft der Daten; Erklärung der Studiengröße, Beschreibung der statistischen Methoden insbesondere die Behandlung fehlender Daten sowie alle Sensitivitätsanalysen
- Ergebnisse: Angabe der Anzahl der Teilnehmer in jeder Phase der Untersuchung, möglichst als Flussdiagramm; Charakteristika der Teilnehmer in demografischer, klinischer und sozialer Hinsicht; Angabe zusätzlicher Analysen, z.B. Untergruppen und Interaktionen
- Diskussion: Zusammenfassung der Hauptergebnisse in Bezug auf das Studienziel. Einschränkung der Interpretation, mehrfach Analyse, Ergebnisse ähnlicher Studien. Frage der Verallgemeinerungsfähigkeit der Studienergebnisse
- Finanzielle Unterstützung: Angabe der Quelle und der Rolle der finanziellen Unterstützer

Wichtige Aspekte
Die Berichterstattung sollte sich an die Regeln der *Good Epidemiological Practice* und an das CONSORT und das STROBE Statement der *Medical Journal Editors* halten. Insbesondere die *Patient Disposition* ist ein unverzichtbarer Bestandteil, ebenso wie eine ausführliche Diskussion zur Verallgemeinerungsfähigkeit der Daten.

5.7 Häufige Probleme

Die Probleme sollen gegliedert sein in solche, die vor Beginn, während der Durchführung, und nach Rücklauf aller Fragebögen auftreten. Mögliche Lösungsansätze werden nachfolgend angedeutet.

5.7.1 Vor Beginn der Studie

- Die Fragestellung der Anwendungsbeobachtung ist nicht klar; sie ist zu klein, um seltene Nebenwirkungen entdecken zu können, ihre geografische Verteilung ist unausgewogen, die Auswahl der teilnehmenden Ärzte geschieht nicht nach dem Zufallsprinzip. *Lösungsansatz:* Sinnvolle Fragestellung überlegen, aus Ärztedatenbank Stichprobe nehmen und diesen die AWB anbieten. Wenn das Produkt noch nicht lange eingeführt ist, gegebenenfalls Stichprobe (auf ca. 10 000) vergrößern.
- Die Rechte an den Daten eines Registers sind nicht klar, da Fachgesellschaften die »Schirmherrschaft« übernommen haben. *Lösungsansatz:* Frühzeitige Klärung der Interessen, im Vertrag niederzulegen. Zugang zur Datenbank sowie Publikationsrechte und die Übernahme der laufenden Kosten sind zu klären.
- Mehr als eine der Ethikkommissionen haben ein negatives Beratungsergebnis mitgeteilt. *Lösungsansatz:* Kontakt mit den EKs aufnehmen und im Gespräch bleiben, aber klar machen, dass die Meinungsdifferenzen eben vorhanden sind. Studie dennoch durchführen, beteiligten Ärzten dieser Kammerbezirke die Situation mitteilen und sie über die rechtliche Situation aufklären. Sollten EKs Druck auf die Ärzte ausüben, die Studie in diesem Kammerbezirk grundsätzlich nicht durchführen.

Der VFA hat für nicht-interventionelle Studien (NIS) Empfehlungen verabschiedet (VFA 2007), die sich weitgehend mit der noch in der Diskussion befindlichen Bekanntmachung des BfArM und PEI (BfArM 2007) decken. Es sind im einzelnen (Stand Januar 2007):

- Nicht-interventionelle Studien gehören im Unternehmen organisatorisch wie budgetär in den Verantwortungsbereich des Leiters der medizinischen Abteilung.
- Mitarbeiter anderer Abteilungen können mitwirken, unterstehen dabei aber seiner Leitung.
- Für jede NIS wird eine Beratung durch eine der deutschen Ethikkommissionen eingeholt.
- Alle in eine NIS einbezogenen Patienten müssen nach Aufklärung schriftlich in die Teilnahme einwilligen.
- Zu Studienbeginn werden Informationen in ein öffentlich zugängliches Online-Register eingestellt.
- Spätestens zwölf Monate nach Abschluss der NIS ist eine Zusammenfassung der Studien-Ergebnisse zu veröffentlichen.

5.7.2 Während der Studie

- Die Verträge der Ärzte sind zwar unterschrieben, aber die Prüfbögen kommen nicht zurück. *Lösungsansatz:* Telefonaktion, Außendienstmitarbeiter gegebenenfalls mit Kontaktaufnahme beauftragen; Newsletter per E-Mail an alle, mit Anzeige der aktiven/ passiven Teilnehmer.
- Die Häufigkeit der erwarteten Ereignisse fällt geringer aus als ursprünglich vermutet. *Lösungsansatz:* Überprüfung der Häu-

figkeit und der Studienhypothesen, gegebenenfalls Abbruch der Studie, wenn das Studienziel nur mit einer nicht vertretbaren Erhöhung der Fallzahl erreicht werden könnte.
- Die in die Prüfbögen eingegebenen Daten scheinen unvollständig und teilweise unplausibel zu sein. *Lösungsansatz:* Konsequente Anwendung des Vertrags, im Newsletter Ärzte auf Nichtzahlung des Honorars in solchen Fällen hinweisen, Bögen (per Einschreiben oder Fax) zur Änderung zurückschicken, gegebenenfalls Bögen darauf überprüfen, ob das Design diese Fehler begünstigt haben könnte.
- Die Kosten sind höher als vermutet. (Für Surveys seien hier einige Anhaltspunkte gegeben, um eine vernünftige Kostenberechnung zu erlauben: Man muss etwa 2 Std. für die Datenerfassung von 100 vierseitigen Fragebogen einrechnen, die gleiche Zeit kommt für das Management der Studie, die Kontrolle der Bögen auf Vollständigkeit usw. noch dazu.) *Lösungsansatz:* Reduktion der Zahl der Fragebögen auf das statistisch absolut Notwendige, Validierung der Aussagen nur in einer Stichprobe (5–10 %), Reduktion der Items und Verständnistest vor dem Druck bzw. Versenden.

5.7.3 Während der Analyse

- Rückfragen zu unklaren Daten werden nicht beantwortet. *Lösungsansatz:* Vertragliche Gestaltung, dass erst nach Beantwortung der Rückfragen gezahlt wird; Kontakt über Außendienstmitarbeiter, wenn eine Pharmafirma der Sponsor ist. Das Zurückhalten des Honorars bis zur Abgabe eines vollständigen Bogens ist das stärkste Mittel.
- Die Nebenwirkungshäufigkeit (in einer AWB) erscheint untypisch niedrig. *Lösungsansatz:* Überprüfen, ob die eigene Annahme richtig sein könnte, mithilfe der bekannten Relation Meldehäufigkeit AWB vs. Phase-III-Studie (= 1 %); die eingeschlossenen Populationüberprüfen: Ist sie besonders (wenig) risikoträchtig?
- Überdurchschnittlich viele Patienten wurden entgegen den Zulassungsmodalitäten behandelt. *Lösungsansatz:* Interne Risikoabschätzung, Kontakt mit der Bundesoberbehörde (informell), ob eine Änderung der Nutzen-Risiko-Bewertung notwendig werden könnte; Kommunikationsstrategie an Ärzte vorbereiten, um den nicht bestimmungsgemäßen Gebrauch zu verhindern; falls der Sponsor nicht gleichzeitig das pharmazeutische Unternehmen ist: Kontakt mit ihm aufnehmen und die Daten diskutieren.

Vergleicht man die oben angeführten Regeln der *Good Epidemiological Practice* (s. S. 228 ff.) mit der Realität, insbesondere die Berichterstattung, so werden die folgenden Defizite offenkundig (von Elm u. Egger 2004; Pocock et al. 2004): Der unprofessionelle Umgang mit Fragen der Verzerrung, multipler Vergleiche und Untergruppenanalysen kommt oft vor. Zu den am häufigsten verwendeten (in einer systematischen Analyse von 73 Artikeln) verwendeten statistischen Parametern gehörten: *Odds Ratio* (in allen Fallkontrollstudien) sowie die *Hazard/Rate Ratio* (meist in Kohortenstudien). Selten verwendet wurden *Risk Ratio*, Regressionskoeffizient und andere nicht näher beschriebene Parameter. In der Untersuchung zeigte sich auch anhand der Verteilung der p-Werte, dass offensichtlich Studien mit einem statistisch signifikanten Ergebnis eher als andere publiziert werden. Dies unterstreicht die Wichtigkeit, nicht-interventionelle Studien früh in eine Datenbank, z. B. die des VFA (www.vfa.de) einzugeben. Zu den weiteren Problemen gehören meist fehlende Überlegungen zur Fallzahl sowie die Berechnung von p-Werten sehr vieler sekundärer Endpunkte.

Da randomisierte Studien bezüglich ihrer Ergebnisse nicht einfach zu verallgemeinern sind, ist zu überlegen, inwieweit Beobachtungsstudien durch die Anwendung statistischer Methoden, z. B. Stratifizierung oder die

Adjustierung von Kovariablen, verlässlichere Ergebnisse liefern können (Feinstein 1977).
Bei der Statistik verlässt man sich einerseits auf Methoden der Kovarianzanalyse, andererseits auf Methoden, die den *Propensity Score* verwenden. Beide Methoden ergänzen sich. Die Kovarianzanalyse adjustiert hierbei nach Hintergrundcharakteristika, die in ein Regressionsmodell einfließen. Die zweite Methode gibt an, mit welcher Wahrscheinlichkeit der Patient, bezogen auf seine vorherige Behandlung, mit dem neuen Medikament behandelt wird. Diese Größe wird durch logistische Regression berechnet. Dabei gehen Kovariablen ein, die bestimmte Kriterien erfüllen. So werden bestimmte Untergruppen für die Analyse bestimmt und einer der Hauptkritikpunkte an randomisierten Studien beseitigt, die besagt, dass die Randomisierung eine starke Selektionswirkung auf die Patienten ausübe.

Wichtige Aspekte

Die meisten Probleme der epidemiologischen Studien betreffen die Auswahl der Ziel- und Kontrollpersonen. Auch Effekte, die verzerrend sein können, lassen sich nur teilweise ausschließen, im Gegensatz zu randomisierten prospektiven Studien. Auch der Umgang mit der Ethikkommission, wenn ein »negatives« Beratungsergebnis vorliegt, ist zwar aus juristischer Sicht einfach (Studie darf durchgeführt werden), aber psychologisch und in Bezug auf internationale Publikationsfähigkeit problematisch.
Ein weiteres Problem stellt die Meldungshäufigkeit von unerwünschten Ereignissen dar, die bei prospektiven Studien meist höher als bei Spontanmeldungen (aus der üblichen Therapie – ohne Studie) ist.

5.8 Literaturbeispiele

Nicht-interventionelle Studien stehen oft am Beginn einer wichtigen Entdeckung. Die vernachlässigte Beobachtung eines italienischen Pathologen, dass im Magen Keime überleben können sowie nicht erklärbare Besserungen von Magenulzera durch Antibiotika in den 40er-Jahren brachte zwei australische Forscher dazu, selbst im Magenaspirat betroffener Patienten nachzusehen. Sie fanden den Keim, der dann als Helicobacter identifiziert wurde (Marshall u. Warren 1983). Dieser Befund war zunächst als nicht relevant diskutiert worden, da es beide an der eigentlich notwendigen Fallkontrollstudie mangeln ließen, d. h. der Befund hätte zufällig sein können. Der nächste Schritt, die Züchtung des Keims und der Selbstversuch damit, war bereits eine kleine klinische Studie, um die Wirkung des Helicobacter auf Magen und Darm zu zeigen. Nach deutschem Gesetz wäre es jedoch keine Arzneimittelstudie gewesen, wenn auch interventionell. Es hätte also eine Beratung durch die Ethikkommission ausgereicht. Erst die späteren Studien, bei denen Arzneimittel zum Einsatz kamen, wären – dort auch nur als Phase IV – entsprechend dem AMG zu behandeln gewesen.
Ein weiteres Literaturbeispiel ist die Untersuchung zu Mutationen von TP53 und der Prognose von Patienten mit Hals- und Kehlkopfkarzinomen (Poeta et al. 2007).

6 Diagnostika-Studien

Diagnostika sind Techniken, Analysen und Produkte, die eingesetzt werden

- zur Diagnosefindung,
- zum Ausschluss einer bestimmten Diagnose,
- zur Verlaufskontrolle einer Erkrankung und
- gelegentlich als Prognostikum.

Im letzteren Fall erfasst das Diagnostikum ein Merkmal, dass mit dem Verlauf der Erkrankung korreliert. Dies ist besonders bei histochemischen Untersuchungen wichtig, bei denen ein Zellmarker einen großen Unterschied in der Prognose wie z. B. bei onkologischen Erkrankungen machen kann.

Gleiches gilt für diagnostische Methoden, die vor einer bestimmten Therapie eingesetzt werden. Solche Methoden kombinieren oft Gewebeschnitte mit modernen immunologischen Methoden. Die Abwesenheit der Expression von Herceptin auf Zellen des Mammakarzinoms deutet darauf hin, dass der Einsatz von Herceptin-Antagonisten nicht sinnvoll sein könnte und lediglich ein Risiko für den Patienten darstellt. Die Anwesenheit solcher Marker hingegen deutet auf ein sehr wahrscheinliches Ansprechen dieser Therapie hin, allerdings ist hier die klinische Validierung noch nicht so klar wie gelegentlich behauptet. Viele dieser diagnostischen Marker sind nicht mehr einfach aus dem Blut erfassbar, sondern benötigen neben anderen Körperflüssigkeiten auch Gewebeproben, die akut oder verzögert untersucht werden.

Zu den Diagnostika gehören auch bildgebende Verfahren, die – mit oder ohne ionisierende Strahlung – Tumoren darstellen können.

Bei jeder Entwicklung von Diagnostika ist zu fragen, ob die neue Methode vorhandene diagnostische Maßnahmen ersetzen kann, ob sie diese ergänzen und dadurch ihren Nutzen erhöhen kann oder ob durch sie die Zahl der Fehldiagnosen reduziert werden kann (Tab. 6-1).

Somit sind auch die Fragen von Nutzen und Risiko, insbesondere bei invasiven Methoden, klar verteilt:

- Wird die Notwendigkeit, eher riskante invasive Maßnamen einzusetzen, reduziert – bei gleicher Genauigkeit, Präzision und Wiederholbarkeit der diagnostischen Aussage?
- Ist die Methode geeignet, Fehlentscheidungsrisiken (falsch positiv, falsch negativ) zu reduzieren, ohne selbst ein erhöhtes Risiko hervorzurufen?
- Handelt es sich um Diagnostik, die eine therapeutische oder weitere diagnostische Konsequenz hat? (Wenn dies nicht zutrifft, dann ist die Methode für den Patienten nicht nur wertlos, sondern ggf. sogar psychologisch schädlich.)
- Handelt es sich diagnostische Methoden, deren Vorhersagewert noch nicht absehbar ist, der aber bei Vorliegen entsprechender prognostischer Studien erhärtet werden kann, und die kein Risiko für den Patienten darstellen?

Bei Diagnostika ist, neben dem Bereich der Patientensicherheit, der Bereich »Kosteneffizienz« frühzeitig in die Überlegungen einzubeziehen. Auch ist früh festzustellen, ob es für diese Diagnostik bereits einen Goldstandard gibt, mit dem man sich vergleichen muss.

6.1 Ideen

Im folgenden Kapitel sollen anhand von Beispielen gezeigt werden, welche Fragen durch diese Studien geklärt werden können.

■ **Beispiel 1:** Ein Tumormarker ist vor Jahren entdeckt worden, der sich bei 50 % aller Darmkrebspatienten findet. Man hat jedoch nun mit einer empfindlicheren Methode festgestellt, dass der Marker bei vielen Patienten mit verschiedenen Darmerkrankungen vorkommt, nur dass die Konzentration im Blut unterschiedlich hoch ist. Es soll herausgefunden werden, inwieweit sich der Marker bei quantitativer Messung zur Verbesserung der Diagnostik, insbesondere der Frühdiagnostik, eignet. Es gibt also eine starke Überlappung der gesunden und der erkrankten Population bezüglich dieses Parameters.

- **Beispiel 2:** Bei einer Studie zur Leberfibrose nimmt sowohl der lokale Pathologe als auch ein zentrales Institut die Beurteilung und Einteilung der Stadien nach dem ISHAK-Score vor. Um herauszufinden, wie stark sich die Bewerter voraussichtlich in der Vorgehensweise und in den Ergebnissen unterscheiden und somit zum Ausschluss (möglicherweise) geeigneter Patienten beitragen, soll eine Untersuchung durchgeführt werden.
- **Beispiel 3:** Bei einem bekannten HIV-Mittel treten in bis zu 5% aller Fälle deutliche Hauterscheinungen auf, die sich zwar zurückbilden, aber nur, wenn das Mittel abgesetzt wird. Es ist bekannt, dass viele der betroffenen Patienten ein bestimmtes HLA-Allel besitzen. Es soll untersucht werden, ob der Ausschluss dieser Allelträger das Risiko für die Nebenwirkung deutlich vermindern kann.

Diagnostika lassen sich in mehrere Gruppen nach ihrer potenziellen Gefährlichkeit einteilen:

- Farbstoffe zur Färbung von histologischem Material oder Färbung intra vitam oder zur Funktionsdiagnostik
- Allergene und andere Substanzen, die zu Provokationstests genutzt werden, z. B. Metacholin
- Kontrastmittel für bildgebende Verfahren, sowohl mit Strahlenbelastung (CT) als auch ohne (Ultraschall, Kernspintomografie)
- Radiopharmazeutika als strahlende Substanzen, die in den Körper eingebracht werden

Zu den Diagnostika gehören auch die verschiedenen bildgebenden Verfahren, bei deren Testung in erster Linie das Medizinproduktegesetz

Tab. 6-1 Qualitätskriterien diagnostischer Studien.

Kriterium	Frage	Bemerkung
Methodik	Relevanz der Studie bzgl. Zweck	z. B. Diagnose? Verlaufsbeurteilung?
Studienpopulation	• Versuchspersonen mit und ohne Erkrankung einbezogen? • War die Studienpopulation für die Fragestellung geeignet? • Welche Ein- und Ausschlusskriterien wurden berücksichtigt? • Sind die Patienten klinisch und demografisch beschrieben? • Wurde die Herkunft der Population beschrieben? • Wurde ein breites Spektrum der Schweregrade einbezogen? • Wurden Patienten mit Begleiterkrankungen einbezogen?	
Diagnostischer Test und Referenz	• Wurde ein Referenzstandard benutzt? • Wurde der Referenzstandard auf alle Patienten angewandt? • Wurden die Tests blind verglichen? • War der Test als reproduzierbar beschrieben? • Waren Normalbereiche bei beiden Tests klar definiert?	
Ergebnisse	• Wurden die Daten so beschrieben, dass Testcharakteristika berechnet werden konnten? • Wurden nicht interpretierbare Ergebnisse gezählt und beschrieben? • War die Stichprobe ausreichend groß?	Hinweise auf weiteres Vorgehen, zusätzlich notwendige Untersuchungen

(MPG) zum Einsatz kommt, da es sich um Geräte, also Medizinprodukte, handelt.
Diagnostika können zu drei verschiedenen Indikationsansprüchen gehören, gelegentlich auch zu mehr als einem:

- Unterscheidung zwischen gesund und krank
- Diagnose und Verlaufskontrolle
- Untersuchungen zu Stoffwechsel, u.a. biologischen Funktionen

Eine Untergruppe dieser Untersuchung ist diejenige zur Validierung von Biomarkern (Ilyin et al. 2004). Diese lassen sich bekanntlich für die Diagnose, Stadieneinteilung, Prognose und Verlaufsbeobachtung von Erkrankungen einsetzen. Dabei lassen sich die folgenden Techniken unterscheiden:

- **Genomik:** Das Prinzip hier beruht auf der Grundlage der Expressionsanalyse von mRNA. Diese Technologie ist schnell und weit entwickelt, häufig ist jedoch eine Biopsie, mindestens aber eine Blutprobe erforderlich.
- **Proteomik:** Hier werden die exprimierten Proteine gemessen. Dies lässt sich in vielen Körperflüssigkeiten machen, die Technologie befindet sich in rascher Entwicklung.
- **Metabolomik:** Es werden Metabolite gemessen, was in vielen Körperflüssigkeiten möglich ist.
- **Pharmakogenetik:** Es dominiert die *Single-Nucleotide-Polymorphism* (SNP)-Technologie. Sie ist rasch und gut entwickelt, allerdings werden keine externen Einflüsse auf den Patienten mitgemessen.
- **Integrative Methoden:** Hier werden die obigen Methoden kombiniert, dafür muss aber jede für sich validiert werden.

Untersuchungen zur Wertigkeit neuer diagnostischer oder verlaufsdiagnostischer Maßnahmen gehören ebenso zu diesem Bereich. Für die Erstdiagnose der Multiplen Sklerose hat sich beispielsweise neben dem klinischen Bild die Kernspintomografie (MRT) durchgesetzt. Vergleicht man Kohortenstudien hierbei mit Fallkontrollstudien, so zeigen die ersteren eine Übergewichtung der Bedeutung des MRT (Whiting et al. 2006). Als Methode wurden die *Likelihood Ratios* verwendet. Errechnet wurden positive Ratios für die Diagnose, negative zum Ausschluss der Diagnose. Aus 18 publizierten Studien ergab sich, dass nur bei vier ein Referenzstandard hinzugezogen wurde, bei mehr als einem Drittel waren das Patientenspektrum, die Selektionskriterien oder die Details des Tests nicht beschrieben.

Wichtige Aspekte
Die Entwicklung von diagnostischen Tests ist aufgrund der Erkenntnisse über neue biologische Targets stark gewachsen. Nicht selten werden diese Tests jedoch unzureichend getestet. Oft bleibt unklar, welchen Erkenntnisgewinn sie im Vergleich zu bereits gebräuchlichen aufweisen.

6.2 Forschungsdesign

Für die verschiedenen Fragen bei der Entwicklung von Diagnostika werden unterschiedliche Studiendesigns benötigt. Im Gegensatz zu Therapeutika-Studien wird hier zwar auch in begrenztem Maße die Anwendungsverträglichkeit (etwa bei invasiven Methoden) geprüft, jedoch spielt statt der Wirksamkeit die Leistungsfähigkeit des Tests eine Rolle. Daneben kann man auch Studien durchführen, bei denen die Übereinstimmung eines Diagnostikers mit sich oder die Übereinstimmung mehrerer Bewerter untersucht werden. Allem zugrunde liegt die Vierfeldertafel, in der das Ergebnis eines Tests (positiv/negativ) der »Wirklichkeit« oder dem Goldstandard (positiv/negativ) gegenüber gestellt werden. Sind beide positiv, so sprechen wir von einem richtig positiven Ergebnis, sind beide negativ, von einem richtig falschen. Gibt der Test etwas Positives an, obgleich dies nicht mit der Wirklichkeit übereinstimmt, so nennen wir es falsch positiv. Fällt der Test negativ aus, obgleich die Wirklichkeit dem entgegensteht, so nennen wir es falsch negativ.

Als Empfindlichkeit (*Sensitivity*) eines Tests bezeichnet man die Summe aller richtig positiven Fälle dividiert durch die Summe aus den bestätigten positiven Fällen, d.h. die Summe von richtig positiv und falsch negativ.
Als Spezifität (*Specificity*) ist die Summe aller wirklich negativen Fälle dividiert durch die Summe der wirklich negativen und falsch positiven Fälle.
Die Problematik des Ansatzes ist jedoch, dass sich die meisten Diagnosen nicht mit einem einfachen »Ja oder Nein« definieren lassen.
Ein Test jedoch soll außerdem einen positiven Vorhersagewert haben, d.h. die Wahrscheinlichkeit angeben, dass ein Patient eine Erkrankung hat, wenn der Test positiv ist. Umgekehrt erwartet man von Tests, dass sie die tatsächlichen Nichterkrankten zuverlässig ausschließen, was man als negativen Vorhersagewert bezeichnet.
Wenn man die richtig positiven als »a« bezeichnet, die falsch positiven als »b«, die falsch negativen als »c« und die richtig negativen als »d«, so lassen sich diese Parameter einfach errechnen und als ROC-Kurve (Abb. 6-1) darstellen.
Erschwerend kommt aber hinzu, dass die Population, aus der die Stichprobe genommen wurde, einen Einfluss auf diese Parameter hat. So ist beispielsweise der Vorhersagewert stark beeinträchtigt, wenn man eine sehr häufige oder sehr seltene Erkrankung hat. Dies trifft häufig dann zu, wenn der Test zunächst in einer Krankenhauspopulation erprobt wurde.
Angenommen, ein Krebstest ergibt in einer Hospitalpopulation eine Sensitivität von 0,85 und eine Spezifität von 0,95. Da außerhalb der Klinik die Prävalenz von Krebs bei 150/100,000 liegt, so errechnet sich eine positive Genauigkeit von 0,9%. Das heißt, dass von 100 »diagnostizierten« hat ein Patient Krebs.
Man könnte auch vorgehen, indem man eine Gruppe mit positivem Testresultat auswählt und diese mit einer Gruppe mit negativem Test-

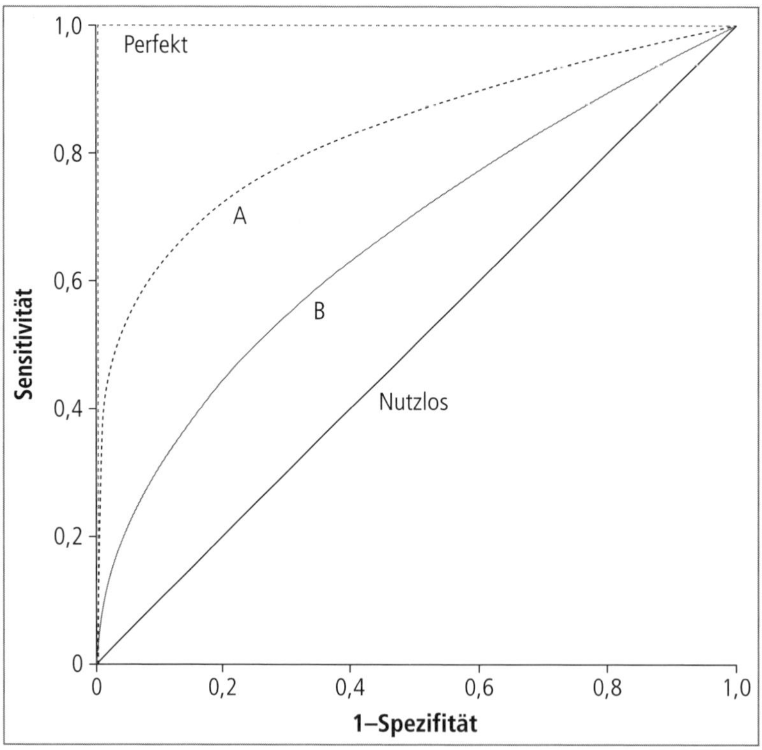

Abb. 6-1 ROC-Kurven von zwei Tests A und B.

resultat vergleicht. Auch dann ergibt sich jedoch dasselbe niederschmetternde Ergebnis.
Sensitivität und Spezifität werden gerne in einen Index zusammengefasst. Sehr brauchbar ist Youden's J, das sich aus der Addition von Sensitivität und Spezifität ergibt, von der 1 abgezogen wird. Die Nachteile, nichts mehr über die beiden Grundgrößen aussagen zu können, gleichen jedoch den Vorteil des Index mehr als aus.
Alternativ könnte man die Parameter miteinander korrelieren, wobei z.B. Fleiss' Kappa oder Kendall's Tau errechnet werden. Dann könnten auch komplexere Kategorien genutzt werden, nicht nur dichotomische.
Dabei sollte nicht vergessen werden, dass ein Test verschiedene Aufgaben hat:

- Screening
- Bestätigung eines Befundes
- Ausschluss einer Erkrankung

Bei den Tests selbst unterscheiden wir zwischen pathognomonischen und Surrogat-Tests. Bei den ersteren handelt es sich um ein Zeichen, das eindeutig auf eine bestimmte Erkrankung oder einen Zustand hinweist. Das Gleiche gilt für histologische Untersuchungen von Tumorproben oder Blutglukose bei Diabetes.
Surrogat-Tests stellen an Sensitivität und Spezifität Probleme. Die exakte Korrelation ist oft nicht bekannt, wenn auch die Empfindlichkeit höher sein kann als bei einem pathognomonischen Test. Insgesamt ergibt sich daraus, dass man einen Test für eine Krankheit X an vier Populationen erproben muss:

- Asymptomatische Patienten, die erkrankt sind
- Symptomatische Patienten mit einem breiten Spektrum von Symptomen
- Patienten, die nicht an Krankheit X leiden, aber die Symptome aufweisen
- Patienten, die nicht an Krankheit X leiden, aber an anderen, ähnlichen Erkrankungen

Als ein Beispiel soll die Verwendung des B-Natriuretischen Peptids (BNP) zur Stadieneinteilung der Herzinsuffizienz sowie zur Prognostik von Mortalität und kardialer Ereignisse herangezogen werden (Doust et al. 2005). Das BNP wird im Vorhof des Herzens synthetisiert und steigt bei Volumenbelastung (kompensatorisch?) an. In verschiedenen Studien, zum Teil in Substudien klinischer Prüfungen, wurde die Assoziation der BNP-Konzentration untersucht. Als Parameter wurden Risikorelation (*Hazard Ratio*), Odds Ratio, und relatives Risiko verwendet. Aufgrund der ROC-Kurven (*Receiver Operator Characteristic*) zeigte sich eine bessere Prognose als durch die Kriterien der NYHA (*New York Heart Association*) oder die linksventrikuläre Auswurfsfraktion.

Wichtige Aspekte
Bei den Forschungsdesigns muss man zwischen denen zur Validierung und denen zur Verlaufskontrolle unterscheiden. Zur Anwendung kommen vor allem ROC-Kurven.

6.3 Planung

6.3.1 Inhalte

Für Diagnostika sind für jede Indikation mindestens zwei Phase-III-Studien notwendig. Die folgenden Aspekte sollten berücksichtigt werden:

- Dosisfindung sowie die Festlegung des Applikationskontextes, wie z.B. Messdauer oder die Details der Messung, sind nötig.
- Parameter, die als Wirksamkeitsparameter erfasst werden sollen, sind zu bestimmen.
- Bei Anwendung von Substanzen ist die Kinetik zu messen.
- Zur Randomisierung bzw. Validierung einer Methode ist eine Doppelmessung mit dem jeweiligen Goldstandard durchzuführen.
- Beurteilung der Ergebnisse durch mindestens zwei verblindete Untersucher ist notwendig, die aber je nach Fragestellung die anderen Parameter kennen, so dass die Diagnostik im Kontext anderer Befunde erfolgt.

- Prüfbögen müssen demografische Daten, Daten zur Methodik und Messergebnisse sowie Befundungsbogen beinhalten.
- Bei der Sicherheits- und Verträglichkeitsbeurteilung ist die Dauer der Nachbeobachtung in Abhängigkeit von Kinetik und Dynamik der Methode/des Diagnostikums wichtig.
- Eine Wirksamkeitsbeurteilung in Hinblick auf die gewünschte Bewertung, z. B. Zusatznutzen, Möglichkeit des Ersatzes einer anderen Methode, positiver und negativer prädiktiver Wert sollte zu den Zielparametern gehören.
- Da nicht überall direkte empirische Daten vorliegen können, sollten durch Modellierung bei Einsatz der Methode wie in der Studie oder unter anderen Umständen Rückschlüsse auf Nutzen-Risiko-Bewertung und ökonomische Bewertung möglich sein.

6.3.2 Statistik

Abkürzungen: T^+ = testpositiv, D^+ = krank
T^- = testnegativ, D^- = gesund

- **Sensitivität:** $+P(T|D)$, richtig positiv
- **Spezifität:** $-P(T|D)$, richtig negativ

wobei: $P(A)$ = a-priori-Wahrscheinlichkeit
$P(A|B)$ = a-posteriori-Wahrscheinlichkeit (d. h. Wahrscheinlichkeit für Ereignis A unter Bedingung B tritt ein)

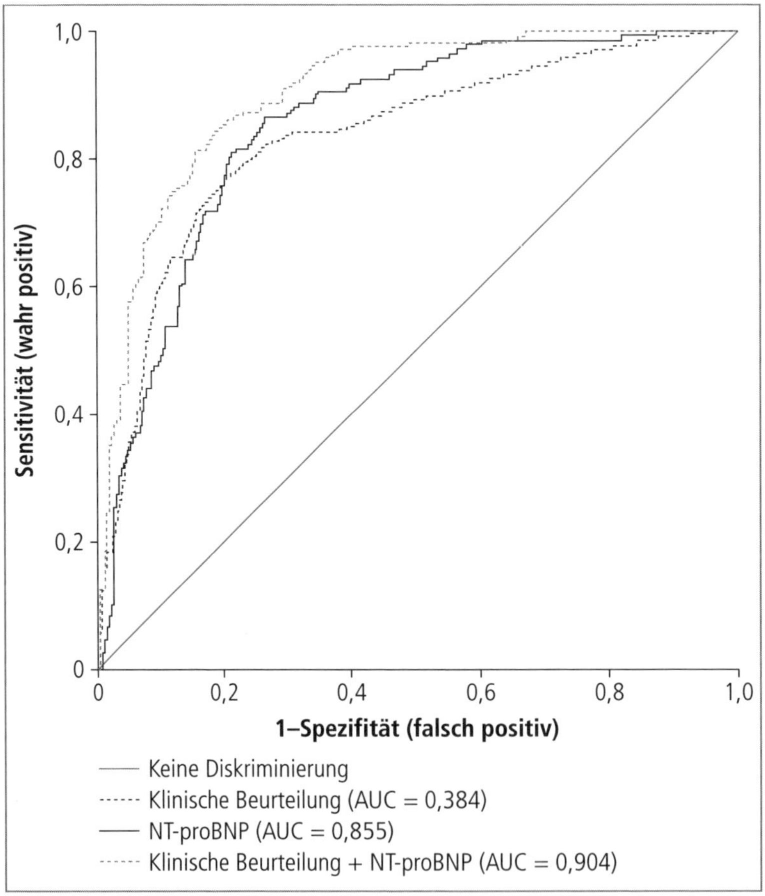

Abb. 6-2 ROC-Kurven können den Zusatznutzen diagnostischer Verfahren visuell zeigen (hier: Nutzen des BNP-Tests bei Herzinsuffizienz); p = 0,00001 NT-proBNP + klinische Beurteilung vs. klinische Beurteilung alleine (AUC = Area under the curve, BNP = B-Natriuretisches Peptid).

Häufige Anwendungssituation des Satzes von Bayes in der **Diagnostik** (dabei ist A die zu stellende Diagnose und B das Ergebnis eines diagnostischen Tests):

- **positiv prädiktiver Wert** = Diagnosesicherheit
- **negativ prädiktiver Wert** = Diagnoseausschlusssicherheit

Der prädiktive Wert ist ein Gütemaß für die Anwendungssituation eines diagnostischen Tests (z. B. die Situation am Krankenbett). Die Wahrscheinlichkeit, ob ein testpositiver Patient krank ist oder nicht, hängt von der Prävalenz P(T) in der Population bzw. von der Prätestwahrscheinlichkeit P(D) ab.
Der gleiche Sachverhalt formuliert nicht mit dem Wahrscheinlichkeitsmaß p, sondern mit **Odds** (engl. *Chance*, Odds = p/(1−p) bzw. p = Odds/(1+Odds)).

Bei diagnostischen Untersuchungen ist immer ein Referenztest zum Vergleich eingeschlossen; er sollte der am besten akzeptierte Test sein, in einigen Fällen ist dies die pathologisch-anatomische Diagnose intra vitam oder post mortem. Nimmt man zum Vergleich Patienten mit oder ohne die infrage kommende Erkrankung, so lässt man bewusst den mittleren Bereich aus, also Patienten, die vielleicht im Anfangsstadium der Erkrankung stehen. Dies lässt einen die Bedeutung des Tests überschätzen. Auch eine zweite Methode, bei der alle Patienten mit Verdacht auf die Erkrankung eingeschlossen werden, hat systematische Nachteile, da die Gesunden fehlen und somit eine höhere Sensitivität suggeriert wird.
Zur grafischen Darstellung des Werts eines neuen Tests verwendet man die *Receiver Operator Characteristic* (ROC). Auf der x-Achse wird (1-Spezifität) und auf der y-Achse die Sensitivität aufgetragen. Hierbei würde ein idealer Test keine falsch positiven und keine falsch negativen Ergebnisse zeigen und durch eine Linie, die sich mit der y-Achse überlagert, charakterisiert sein. Damit ist auch das Maximum der Fläche unter der ROC-Kurve erreicht. Das Optimum des Tests findet man, wenn man den maximalen Abstand der ROC-Kurve von der Winkelhalbierenden ermittelt.
Die ROC-Kurve wird wie folgt konstruiert:

- Für den neuen Test sollten die verschiedenen *Cut-off*-Werte ausgesucht werden; je mehr Werte, desto »glatter« wird die Kurve.
- Für jeden *Cut-off*-Wert sollten in eine Tabelle die Testwerte (Ja/Nein) als Prozentsatz angegeben werden.
- Für jeden *Cut-off*-Wert ist danach eine Vierfeldertabelle zu konstruieren, woraus man die Sensitivität und Spezifität leicht berechnen kann. Nun lässt sich die Kurve konstruieren, man muss nur noch (1-Spezifiät) ausrechnen (Abb. 6-2).

Ein anderer Weg der Berechnung und Bewertung bildet die *Likelihood Ratio*. Sie ist der Quotient aus Sensitivität und (1-Spezifität). Häufig gebraucht wird auch die Odds Ratio, die sich aus der Wahrscheinlichkeit eines Ereignisses, dividiert durch (1-Wahrscheinlichkeit des Ereignisses) einfach berechnen lässt (Lubsen 2000).
Um die *Posttest Probability* (a posteriori Wahrscheinlichkeit eines Tests) zu ermitteln, gibt es eine recht einfache Methode (Rembold u. Watson 1988). Während in der Standardform diese Wahrscheinlichkeit berechnet wird, indem man die Wahrscheinlichkeit der Erkrankung mit der Sensitivität des Tests multipliziert und durch die Summe dieses Produkts und (1-Wahrscheinlichkeit der Erkrankung) multipliziert mit (1-Spezifität des Tests) dividiert, kann man diesen Term in die gewichtete Wahrscheinlichkeit umrechnen, indem man den natürlichen Logarithmus aus der richtig positiven Rate durch die falsch positive Rate dividiert.
Zur Fallzahlberechnung einer Diagnostika-Studie sind völlig andere Annahmen zu treffen und Parameterschätzungen notwendig als für interventionelle klinische Studien.
Misst man die Übereinstimmung von Bewertern, so gibt es statistische Methoden, um dies zu analysieren. Vorher ist aber wichtig, einige

Rahmenbedingungen zu klären, damit Bias vermieden werden:

- Die Kriterien müssen klar sein und sollten idealerweise vorher an einem *Training Set* geprobt werden.
- Zur Reproduzierbarkeit der Bewertung sind Wiederholungsprüfungen zufällig verteilt einzuführen.
- Bei zwei Bewertern sollte die Bewertung im *Crossover*-Design sein.
- Die Bewertung sollte randomisiert erfolgen, damit keine Vorher-Nachher-Artefakte entstehen.

Sie sind recht einfach und lassen sich bei Vorliegen der Daten in wenigen Minuten berechnen, so dass sie auch bei den Rater-Trainings bei klinischen Studien ad hoc eingesetzt werden können, um den erreichten Grad der Übereinstimmung in Abständen messen zu können.
Eine verwendete Methode ist die Kappa-Statistik, die auch bei kategorischen Variablen (Normalbefund vs. pathologischer Befund) anwendbar ist.

Fehlinterpretation und Missbrauch der Kappa-Statistik

Die Kappa-Statistik wurde ursprünglich entwickelt, um das Ausmaß der Übereinstimmung zwischen zwei Beobachtern zu untersuchen, die Personen in zwei Kategorien unterteilen. Somit war Kappa dem einfacheren Parameter, dem Prozent der Übereinstimmung, überlegen, da die Zufallsübereinstimmung eliminiert wurde (Maclure u. Willett 1987). Es sollte nicht vergessen werden, dass dieser Test nur für nominale, z.B. binäre Daten, verwendet werden kann. Kontinuierliche Daten können bezüglich der Übereinstimmung der Beobachter nicht mit dieser Statistik untersucht werden. Das Gleiche gilt für ordinale Daten (Grant 1991).
Eine weitere Methode ist der Anteil der Übereinstimmung, sowohl für die Normalität als auch für die Abnormalität des Befundes (Grant 1991).
Wird eine kontinuierliche Variable untersucht, so eignet sich besser der *Intraclass*-Korrelationskoeffizient (ICC).

Bayes-Statistik und diagnostische Tests

In der Statistik diagnostischer Tests darf das Bayes' Theorem nicht vergessen werden. Man nimmt dann an, dass Sensitivität und Spezifität konstant seien, unabhängig von der Wahrscheinlichkeit der Erkrankung, bevor der Test gemacht wurde (Sox 1986). Diese Annahme kann jedoch falsch sein, da ein Test in einem frühen Krankheitsstadium weniger empfindlich sein kann – wo auch die Vortest(a priori)-Wahrscheinlichkeit niedrig ist, im Gegensatz zu einem späten Stadium, wo z.B. durch das Vorliegen klinischer Symptome die Vortest-Wahrscheinlichkeit hoch sein kann. Eine weitere Annahme betrifft die Unabhängigkeit eines Tests von den Ergebnissen anderer Tests. Dies lässt sich untersuchen, indem man den Test bei positiven und negativen Ergebnissen eines anderen Tests rechnet – die gleich ausfallen müssten.

6.3.3 Finanzen und Ressourcen

Da die Produktion des Materials anders als bei klinischen Prüfungen nicht der GMP unterliegt (bei Geräten mit pharmakologischen Inhaltstoffen gelten die Regeln des AMG zusätzlich!), sind die Materialkosten und -spezifikationen anders zu bewerten. Handelt es sich um medizinische Geräte, so muss auch für klinische Prüfungen ein CE-Zeichen angestrebt werden. Die Geräte sollten möglichst schon wie die für den Verkauf geplanten gefertigt werden. Handelt es sich um Diagnostika wie Kontrastmittel, gelten die Regeln des AMG, inklusive der Toxikologie, deren Anwendungsdauer aber meist auf Kurzzeitstudien von weniger als vier Wochen begrenzt werden kann. Somit sind die Kosten der Studie stark von der Herstellung der Prüfmaterialien abhängig.

Die weiteren Kosten sind ähnlich, wie z.B. für die Beantragung der Prüfgenehmigung bei Ethikkommission und Bundesoberbehörde. Allerdings können bei radioaktiven Substanzen erhebliche Kosten durch das Bundesamt für Strahlenschutz hinzukommen sowie eine Verzögerung bis zu einem halben Jahr zusätzlich zu den anderen Genehmigungsverfahren.
Die Honorierung der Ärzte liegt in einem niedrigeren Bereich als bei Therapeutika-Studien, üblich sind Honorare zwischen € 500 und € 2000. Das Monitoring kann, wenn über ein EDC auf Daten zugegriffen werden kann, mit größeren Intervallen rechnen – aber auch dies gilt nur dann, wenn das AMG nicht tangiert ist.

6.3.4 Juristische und regulatorische Aspekte

Bei Anwendung von Radiopharmazeutika in vivo gilt wie für interventionelle klinische Prüfungen, dass die Versicherer eine Haftung für mehr als 10 Jahre ablehnen. Somit muss der Sponsor die Haftung selbst übernehmen und dies auch dem Patienten mitteilen.
Wird ein Arzneimittel, auch kurzzeitig, angewandt, so gelten zusätzlich die Regeln des AMG. Dies gilt vor allem für Provokationstests, bei denen allerdings das Agens nicht in allen Fällen nach GMP gefertigt werden muss. Bei allen anderen Fällen gilt das MPG, dessen 4. Novelle im Frühjahr 2010 in Kraft tritt.

Wichtige Aspekte
Bei Diagnostika sind die juristischen und regulatorischen Aspekte zu vernachlässigen, da nur bei invasiven Methoden das Einholen des Patienteneinverständnisses kritisch sein könnte, vor allem bei Radiopharmazeutika.
Bei den Finanzen und Ressourcen spielt vor allem das technische Umfeld der Prüfstelle eine Rolle sowie auch die Einweisung in die Methodik, und sei es nur zur Aufbereitung und Transport von Proben.

6.4 Durchführung

Bei der Durchführung ist vor allem die Meldepflicht von Vorkommnissen und Beinahe-Vorkommnissen zu beachten, zusätzlich bei Anwendung von pharmakologisch wirksamen Substanzen die Meldepflichten nach dem AMG.
Es ist sicherzustellen, dass bei Verwendung eines Goldstandards die hohe Qualität auch über die gesamte Untersuchungsdauer bestehen bleibt. Dies gilt für die subjektiven Parameter ebenso wie für die Parameter, die objektiv erhoben werden. Aufmerksamkeit ist geboten bei der Präparation und dem Versand von Körperflüssigkeiten und Geweben. Eine genaue Beschreibung und Einweisung in die Methodik dazu muss gegebenenfalls wiederholt werden, sofern es zu einem Personalwechsel kommt. Bei kritischen Tests könnte eine DNA-Fingerprint-Methode zur Identifizierung falsch zugeordneter Proben sinnvoll sein.

Wichtige Aspekte
Aspekte der Verträglichkeit, aber auch der Verblindung bezüglich der Ergebnisse können von Bedeutung sein. Bei bestimmten Tests ist auch die Lagerungsbeständigkeit der Testmaterialien wichtig.

6.5 Analyse

Die Analyse der Daten zielt vor allem darauf ab, die Diagnosegenauigkeit (*Diagnostic Accuracy*) zu überprüfen. Es zeigte sich, dass die folgenden Parameter in den Berichten nicht selten vergessen werden (Rutjes et al. 2006):

- Zeit der Rekrutierung bzw. des Einschlusses von Patienten
- Definition der positiven/negativen Ergebnisse des zu untersuchenden Tests
- Definition der positiven und negativen Ergebnisse des Vergleichstests
- Geschlechts- und Altersverteilung
- Anzahl der Bewerter der Tests

- Beschreibung der Qualifikation der Bewerter
- Training der Bewerter
- Reproduzierbarkeit der Tests
- Konfidenzintervalle oder Varianz der Testmaße

Somit lassen sich Risikosituationen charakterisieren, bei denen die Testgenauigkeit falsch eingeschätzt werden kann, nämlich dann, wenn
- die Patienten nicht wegen der Erkrankung sondern ihrer Eignung zur Durchführung des Tests ausgewählt wurden;
- die Daten retrospektiv gesammelt wurden;
- die Patienten ausgewählt statt in der Folge der Primärdiagnose rekrutiert wurden;
- schwere Fälle mit den gesunden Kontrollen vergleichen wurden;
- nur ein Vergleichstest mitgeführt wurde.

Auch für die Verwendung eines Tests zur Messung von Veränderungen ist eine konfirmatorische Analyse möglich, vor allem dann, wenn die Korrelation mit einem geeigneten Goldstandard angestrebt wird. Es ist auch zu untersuchen, ob die Genauigkeit des Tests über den gesamten Messbereich vorhanden ist oder ob es »flache« Strecken gibt, d. h. ob der Test auf Veränderungen in einem bestimmten Messbereich nicht anspricht.

Wichtige Aspekte

In der Analyse sind vor allem die Repräsentativität der Daten sowie deren Streuung zu berücksichtigen. Analysen von Teilgruppen können helfen, den Einfluss bestimmter Prüfstellen auf das Ergebnis besser zu beleuchten.

6.6 Berichterstattung

In der Berichterstattung gibt es minimale Kriterien, die auch aus Gründen der Publikationsfähigkeit eingehalten werden sollten (Bossuyt et al. 2003):
- Der Titel sollte den Begriff der Testgenauigkeit (*Diagnostic Accuracy*) tragen.
- Die Rationale für die Untersuchung sollte klar definiert sein, also z. B. Sensitivität und Spezifität bestimmen.
- Die Patientenpopulation sollte demografisch, aber auch bezüglich des Prüforts und des Kontexts sowie der Ein- und Ausschlusskriterien klar beschrieben sein.
- Die Rekrutierung der Testteilnehmer sollte geschildert werden, z. B. ob sie aufgrund akuter Symptome oder Ergebnisse früherer Tests in den zu untersuchenden Test eingeschlossen werden sollten oder den Vergleichstest absolviert hatten.
- Wurden die Teilnehmer aus einer Reihe untersucht oder gab es eine andere Form der Selektion?
- Wurde die Datensammlung vor Beginn der Tests geplant oder danach?
- Warum wurde der Vergleichstest gewählt und wie ist dessen Performance?
- Enthält der Text technische Details aller Tests und Literaturhinweise dazu?
- Wie wurden die Cut-off-Werte der Tests definiert und warum?
- Wer hat die Tests durchgeführt? Waren die Bewerter verblindet?
- Welche statistischen Methoden wurden angewandt und mit welcher Rationale?
- Welche Methoden wurden zur Berechnung der Reproduzierbarkeit der Tests angewandt?
- Wann waren Beginn und Ende der Studie?
- Wie war die Studienpopulation gekennzeichnet, insbesondere: Welche Begleiterkrankungen gab es?

In der Diskussion des Berichts sollten die folgenden Aspekte besonders berücksichtigt werden (Reid et al. 1995):
- Die Brauchbarkeit des Tests (der Dexamethason-Suppressions-Test zeigte sich z. B. trotz früher positiver Einschätzungen im Bereich psychiatrischer Erkrankungen letzten Endes als fast wertlos)

- Die Anwendbarkeit auf die unterschiedlichen Populationen
- Zusätzliche Tests, die keinen zusätzlichen Wert haben, erhöhen lediglich die Gesamtkosten
- Der Zusatz- oder Ersatznutzen eines Tests
- Umgang mit und die Ursache nicht interpretierbarer Ergebnisse

Wichtige Aspekte
In der Diskussion ist der Wert des Tests im Hinblick auf den Stand der Wissenschaft zu diskutieren. Auch die Reproduzierfähigkeit und Stabilität sind wichtige Größen. Sollte der Test nicht in Extremformen getestet worden sein (oder nur in diesen) muss das berücksichtigt werden.

6.7 Häufige Probleme

■ **Ungenügende Berichtsstandards:** Das STANDART-Statement (Bossuyt et al. 2003) hat Standards für die Berichterstellung von Studien zur diagnostischen Genauigkeit beschrieben. Wiewohl diese sich nur auf einen Teilbereich beziehen, so lassen sie sich doch auf andere Bereiche gut anwenden. Eine SOP in der eigenen Institution sollte diesen Aspekt aufnehmen und das Freigabe-Procedere intern entsprechend restriktiv aufbauen. Dies ist natürlich nur möglich, wenn diese Kriterien bereits bei der Planung berücksichtigt wurden.

■ **Patientenspektrum nicht ausreichend:** Auch wenn Sensitivität, Spezifität und *Likelihood Ratios* genau berechnet wurden, so können sie dennoch verzerrt sein. Anlass dazu ist häufig eine Imbalance bei Geschlecht, Alter oder Schweregrad der Erkrankung. Ein Test, der bei bereits manifest erkrankten Patienten erprobt wurde, eignet sich nicht unbedingt als Screening-Test – er hätte dann anders geprüft werden müssen, nämlich indem Gesunde wie auch alle Schweregrade der Erkrankung in die Testung einbezogen worden wären.

■ **Unterschiedliche Ergebnisse in Untergruppen derselben Erkrankung:** Dies ist eine notwendige Analyse. Ein Test ist nicht invalid, wenn er in einigen Gruppen nicht die erforderlichen Charakteristika aufweist, da dies mit der physiologischen Basis des Tests zu tun haben könnte.

■ **Verifikations-Bias:** Dieser Bias, auch *Workup Bias* genannt, tritt auf, wenn ausschließlich Patienten mit einem positiven oder negativen Testergebnis zur Verifikation dem Goldstandard unterworfen werden. Somit fehlt die Information über alle anderen Patienten und zum praktischen Wert des Tests. Vermeidbar ist dies nur, wenn im Prüfplan der Goldstandard für alle Patienten vorgeschrieben wird. Dies könnte schwierig werden, wenn dieser entweder Risiken für den Patienten mit sich bringt oder sehr teuer und aufwändig ist.

■ **Review-Bias:** Die Interpretation des neuen Tests unter Kenntnis des Goldstandards und umgekehrt stellt ein Problem dar, da die Erwartungen des Bewerters mit eingehen. Er lässt sich nur vermeiden, wenn die Interpretation unabhängig voneinander geschieht. Dies muss durch einen zweiten Bewerter sicher gestellt sein. Auch kann man den neuen Test durch einen zentralen verblindeten Bewerter beurteilen lassen.

■ **Präzision der Ergebnisse:** Für den Index der Genauigkeit sollten die Konfidenzintervalle berechnet werden (oder die Standardabweichung).

■ **Darstellung unklarer Testergebnisse:** Die Häufigkeit unklarer oder nicht interpretierbarer Ergebnisse sollte immer angegeben werden. Sie sollten nicht den negativen oder positiven Ergebnissen zugeordnet werden, da sich sonst (gegenläufige) Effekte auf Sensitivität und Spezifität ergeben.

■ **Reproduzierbarkeit des Tests:** Wenn Beurteiler notwendig sind, sollten zumindest eine Reihe von Tests mit verschiedenen Bewertern durchgeführt worden sein, um die Variabilität der Beobachter messen zu können. In allen anderen Fällen reicht eine Variabilitätsanalyse des Testinstruments aus.

In einer Übersicht von 31 Meta-Analysen (487 Einzelstudien) wurden die Hauptfehler bei Studien zur diagnostischen Genauigkeit untersucht (Rutjes et al. 2006). Es zeigten sich in den meisten Studien Mängel bei:

- Beschreibung der Bewerter des neuen überprüften Tests und des Vergleichstests
- Training der Bewerter
- Beschreibung der Reproduzierbarkeit der Tests
- Konfidenzintervalle oder Standardfehler der verwendeten Methoden

Vor allem zeigte sich, dass Patienten, die für den Test selektiert worden waren, zu einer geringeren Genauigkeit führten, als wenn man den Test allein auf der Basis klinischer Symptome durchgeführt hätte. Besonders problematisch waren Studien, bei denen schwerkranke Patienten mit gesunden verglichen wurden, so dass eine unrealistisch hohe Zahl für die Genauigkeit errechnet wurde.

Wichtige Aspekte

Die bei Entscheidungen jeder Art wichtigen Biases wurden dargestellt. Sie sind oft der Grund, weshalb ein Test, der zunächst wie ein Fortschritt schien, später als wenig wertvoll klassifiziert wird. In der Berichtserstattung fehlen oft die Details zum Umfeld des Tests sowie Daten zu dessen Reproduzierbarkeit.

6.8 Literaturbeispiel

Es sollte untersucht werden, inwieweit die Kernspintomografie den Eisengehalt der Leber misst, insbesondere bei Patienten mit leicht erhöhter Eisenbelastung (Gandon et al. 2004). Hierzu wurde 191 Patienten rekrutiert, von denen 174 untersucht wurden, davon 139 in einer Studiengruppe und 35 in einer Validierungsgruppe. Bei allen Patienten wurde zusätzlich ein Goldstandard, die Leberpunktion, durchgeführt. Es zeigte sich, dass die Kernspintomografie eine Empfindlichkeit von 89 % und eine Spezifität von 80 % hatte. Somit ließen sich mit einer einfachen nicht-invasiven Methode zwischen 80 und 90 % einer erhöhten Eisenkonzentration in der Leber nachweisen.

7 Trends in der klinischen Forschung

7.1 Globalisierung

Bis vor einiger Zeit waren die pharmazeutischen Märkte auf wenige Geografien beschränkt. 50 % des Marktwertes waren in Nordamerika, ca. 30 % in Europa und ca. 10 % in Japan. Die restlichen 10 % verteilten sich auf die restliche Welt.

Mittlerweile sind mit den Entwicklungen, insbesondere in Fernost durch Indien und China, neue Märkte entstanden, die rasch expandieren und, neben einer kleinen Ober-, eine große Mittelschicht entstehen lassen, für die Arzneimittel erschwinglich werden. Auch in den so genannten Entwicklungsländern entstehen Märkte, die jedoch bestenfalls die Selbstkosten der Herstellung zahlen können, dennoch aber durch pharmazeutische Unternehmen bedient werden müssen. Trotz der Absichten der Welthandelsorganisation, Hemmnisse zu beseitigen, bestehen noch immer viele Länder darauf, dass klinische Prüfungen innerhalb des Landes durchgeführt werden, da sonst eine Zulassung oder Erstattung nicht möglich ist. Dies ist in einigen Fällen gerechtfertigt, da unterschiedliche Ethnien wie z. B. in Indien, Japan oder manchen Gegenden Afrikas unterschiedliche Reaktionen auf bestimmte Medikamente wahrscheinlich machen. In den meisten Fällen ist dies aber nicht gerechtfertigt.

Neben der Entstehung neuer Märkte ist eine kritische Betrachtung der Kosten sinnvoll (Abb. 7-1). Eine klinische Prüfung in den USA kostet pro Patient etwa das Doppelte einer Studie in Westeuropa und etwa das 3-fache einer Studie in Mittel- und Osteuropa. Die Studien in den internationalen »Märkten« sind uneinheitlich zu bewerten, da hier hoch entwickelte mit sehr wenig entwickelten Ländern konkurrieren (Abb. 7-2).

Ein weiterer Faktor ist die Verfügbarkeit von Patienten, insbesondere für Placebo-kontrollierte Studien. In Industrieländern ist die medizinische Versorgung meist so gut, dass nur wenige Patienten bereit sind, an Placebo-kontrollierten Studien teilzunehmen. In Ländern mit schlechten Gesundheitssystemen ist die medizinische Basisversorgung so gering oder nicht vorhanden, dass für den Patienten aus ethischen Gesichtspunkten kein Hinderungs-

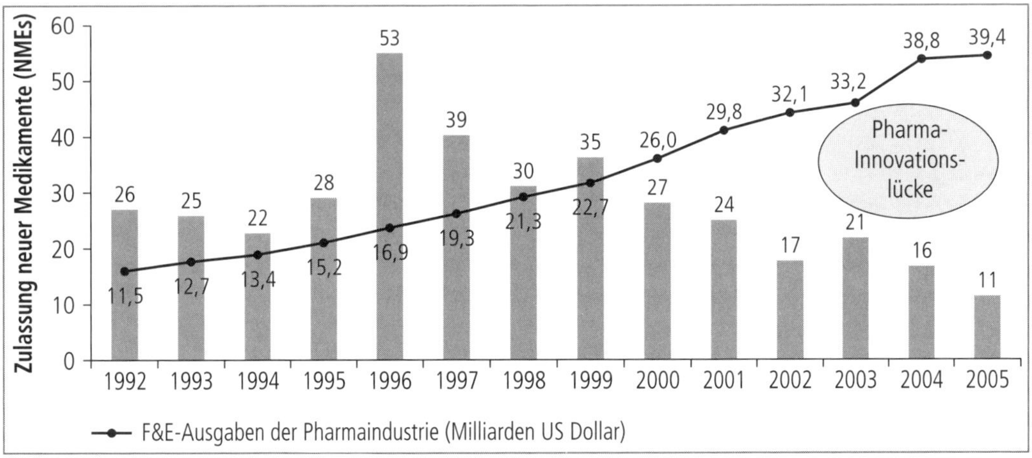

Abb. 7-1 Trotz verstärkten Einsatzes von Ressourcen geht die Zahl der Innovationen zurück. NME = New Molecular Entity

grund besteht, an einer Placebo-kontrollierten Studie teilzunehmen, da ihm andere Optionen nicht offen stehen.

Ein wesentlicher Aspekt ist jedoch auch der Dialog zur klinischen Forschung. Aktiv daran teilzunehmen, ist Aufgabe von jedem, der sich mit Forschung am Patienten beschäftigt. Hier einige Anregungen:

- Den Hintergrund klinischer Entwicklungsprogramme auch Politikern, z. B. im Feld der Gesundheits-, Wirtschafts- und Wissenschaftspolitik, darlegen.
- Mitarbeiter und Kollegen fördern, die überzeugend in der Öffentlichkeit sprechen, und sie in Kommunen und Institutionen Vorträge halten lassen.
- Kontakte zu Patientenorganisationen herstellen (auch wenn man aktuell keine Studien für sie hat).
- Kontakte zu Organisationen herstellen und pflegen, die sich für Forschung interessieren, z. B. Rotary oder Lions.
- Kontakte zu Mitgliedern von Ethikkommissionen pflegen.
- Die Öffentlichkeit regelmäßig über die PR-Abteilung auf dem Laufenden halten.
- Eine Internetseite über klinische Forschung einrichten.
- Mit einem Radiosender ein Programm entwickeln, das über medizinische und klinische Forschung informiert.
- Kontakte zu Wissenschaftsjournalisten herstellen, um sie über neue Studien zu informieren.
- Mit Krankenhäusern und Versicherungen zusammenarbeiten, um klinische Forschung zu propagieren.

Im Gegensatz zu einigen dieser Trends, die auf eine Differenzierung der Länder hinaus laufen, hat sich das regulatorische Umfeld global eher vereinheitlicht. Dazu beitragen hat die *International Conference for Harmonisaton* (ICH), bei der Vertreter von Behörden, Sponsoren und akademischen Institutionen seit mehr als 10 Jahren Grundsätze für die präklinische und klinische Entwicklung sowie die Biostatistik festlegen. Die Zulassungsbehörden der beteiligten Länder (insbesondere Nordamerika, Europa und Japan) haben diese Richtlinien mehr oder weniger anerkannt und werten sie für die Zulassungsunterlagen als relevant.

Unsicher ist, inwieweit die Globalisierung neben der Kostensenkung zu einer Erhöhung der Qualität beiträgt. Die amerikanische Gesundheitsbehörde FDA hat 2006 darauf hingewie-

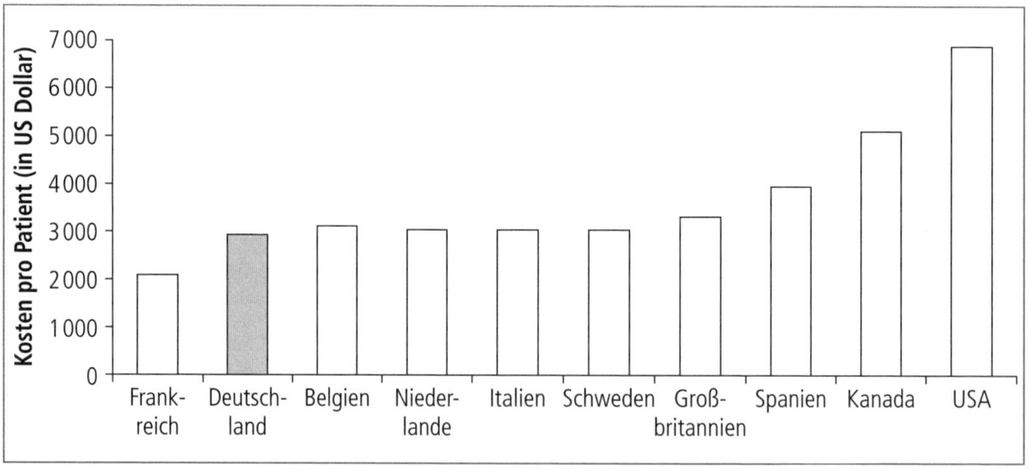

Abb. 7-2 Deutschland als relativ preisgünstiges Land für die Arzneimittelentwicklung: Kosten für klinische Studien der Phase III pro Patient (Angaben in US-$, 2001); NME = New Molecular Entity.

sen, dass Studien, die in der Landessprache dokumentiert sind, große Probleme bei der Bewertung durch die FDA hervorrufen, wenn es sich um seltene Sprachen handelt und die Behörde keine oder wenige Mitarbeiter hat, die mit dieser Sprache vertraut sind. Auch die Unterschiede in der medizinischen Kultur und den medizinischen Standards machen es großen Zulassungsbehörden besonders schwer, Daten zu akzeptieren, die vorwiegend aus Ländern mit völlig unterschiedlichen Gesundheitssystemen und unter Umständen niedrigen medizinischen Standards entstanden sind. Daher ist zu erwarten, dass in den nächsten Jahren insofern eine Differenzierung eintritt, dass der »Run« auf Länder mit niedrigen medizinischen Standards nachlassen wird, so lange diese nicht mindestens zu den Schwellenländern aufgeholt haben werden (Abb. 7-3).

Die Konsequenz aus der Globalisierung bedeutet für Studien in Deutschland, dass in den Unternehmen wissensarme Bereiche auskontrahiert werden müssen. Dazu gehören alle Routinebereiche, wie z. B. das Datenmanagement oder auch bestimmte Bereiche der Arzneimittelsicherheit und der medizinischen Information, so lange es sich um reine Standardtätigkeiten handelt. Eine weitere Konsequenz ist, dass die Bedeutung der Geschwindigkeit in den Prozessen widergespiegelt werden muss. Während Behörden und Ethikkommissionen nach Umsetzen der europäischen Direktive hier auf einem sehr guten Weg sind, sind die Verwaltungen und Studienzentralen an Kliniken häufig noch weit zurück.

Die Chancen der Globalisierung bestehen allerdings auch darin, akademische Zentren als Spezialzentren für die – auch wissenschaftlich interessante – frühe klinische Entwicklung aufzubauen und diese international zu positionieren. Dies ist jedoch nur dann möglich, wenn diese Zentren selbst größer und mit

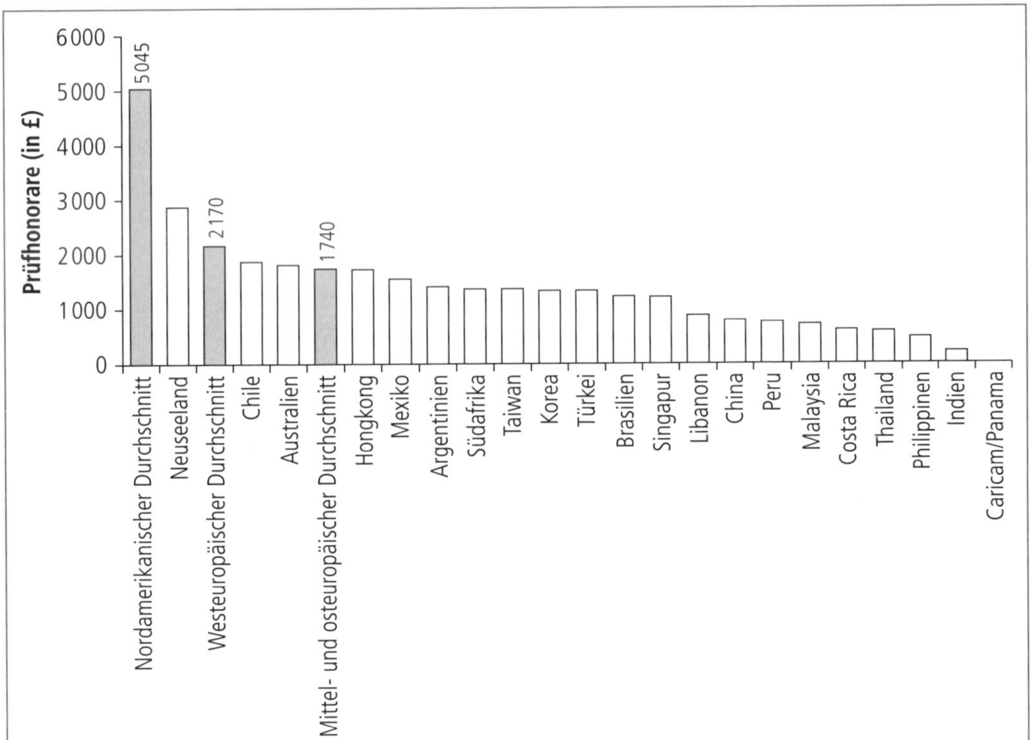

Abb. 7-3 Historische Daten zu den Prüfhonoraren: Nordamerika ist 2- bis 3-mal so teuer wie Europa.

mehr Patienten ausgestattet werden, da sonst die Effizienz und Effektivität deutlich leidet. Die scheinbar höheren Kosten können durch eine verbesserte Produktivität kompensiert werden. Reisezeiten von Monitoren müssen drastisch gekürzt werden. Die *Value-added Time* – die Zeit, in der tatsächlich ein Wert geschaffen wird – muss zunehmen. All dies lässt sich durch geschicktes Management deutlich verbessern (Abb. 7-4). Auch die Prozesse im Umfeld bei den Schnittstellen mit Ethikkommissionen lassen sich verbessern, wenn auch wahrscheinlich nur sehr zögerlich. Eine Spezialisierung sowie neue Strukturen an Kliniken und bei der Organisation von klinischen Prüfungen werden notwendig sein. Es ließe sich vorstellen, dass die Administration klinischer Prüfungen an öffentlichen Kliniken für eine bestimmte Anzahl von Jahren an einen privaten Anbieter vergeben wird (Regiebetrieb). Zu beobachten ist bereits heute, dass indische Firmen in einer Form der »Reverse-Globalisation« in Deutschland Unternehmen aufkaufen und auch dort klinische Prüfungen durchführen.

Wichtige Aspekte

Die Globalisierung reduziert tendenziell das Prüfungsaufkommen und den Geldfluss nach Nordamerika und Westeuropa. Nur Studien, die eine bestimmte technologische Kompetenz erfordern, können in Europa noch kosteneffektiv durchgeführt werden. Man darf aber nicht vergessen, dass einige der »neuen« Länder den ethischen Standards für klinische Prüfungen (noch) nicht ganz entsprechen, etwa weil der Datenschutz nicht ausreichend vorhanden ist.

7.2 Digitalisierung

Bei der Digitalisierung werden konventionelle Formen der Kommunikation und Dokumentation elektronisch ersetzt. Hierbei ist nicht nur die Umstellung der Kommunikation auf elektronische Post (E-Mail) oder auf internetbasierte Kommunikation (z. B. Internet-Videokonferenzen, Webcast, Internetforen) zu ver-

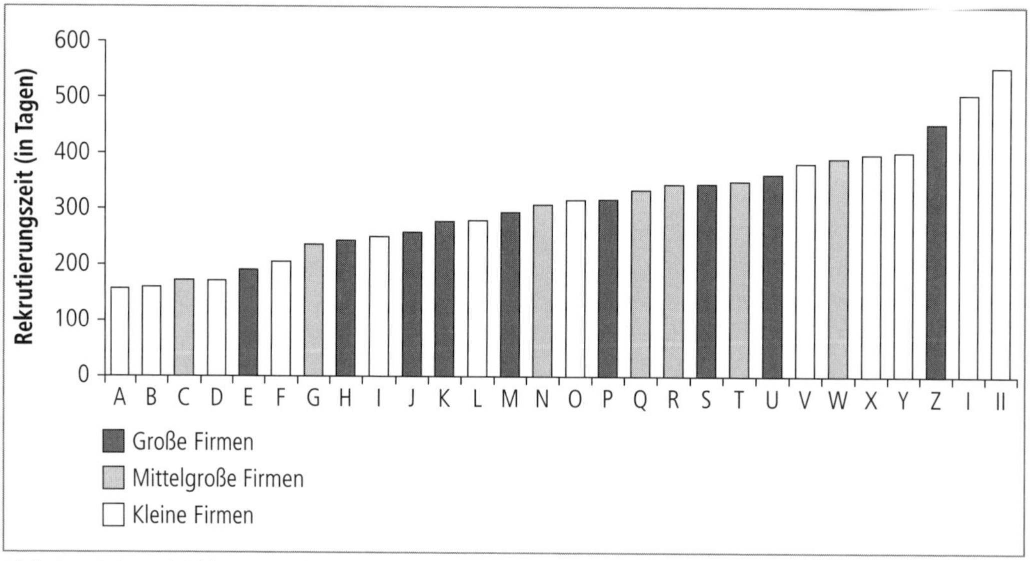

Abb. 7-4 Bei vergleichbaren Studien unterscheiden sich in der Rekrutierungszeit die besten von den schlechtesten Firmen um den Faktor 2 bis 3. Die Ergebnisse sind teilanonymisiert; die Buchstaben stehen stellvertretend für jeweils eine Firma.

stehen, sondern auch die Umgestaltung der Wertschöpfungskette, die meist nur den Sponsor und den Prüfer umfasste. Diese Umgestaltung hat nicht nur Netzwerke (von Prüfärzten oder Freelancern) viel effizienter gemacht, sondern auch den elektronischen Einkauf von Waren und Dienstleistungen, das E-Procurement, ermöglicht. Dort haben nicht nur elektronische Ausschreibungen Einzug gehalten, sondern auch elektronische Auktionen von Standardaktivitäten, z.B. im Datenmanagement, sind jetzt möglich. CROs oder andere Anbieter geben offene oder geschlossene, d.h. für andere nicht sichtbare, Angebote ab.

Am nachhaltigsten hat die *Electronic Data Capture* (EDC) die klinische Prüfungslandschaft verändert. Unter EDC meint man die die Online-Erfassung wesentlicher Patientendaten, bei denen der Primäreintrag bereits elektronisch erfolgt. Im Gegensatz dazu ist das *Remote Data Capture* (RDC), bei dem die Daten entweder unmittelbar oder nach vorheriger Dokumentation auf Papier, in eine Offline-Datenbank gespeichert werden, die dann elektronisch oder physisch (CD-ROM) an den Sponsor geschickt wird. Das RDC wird mehr und mehr verlassen, da es zwar für den Prüfer einfacher ist, jedoch die Vorteile der EDC nicht bietet.

In den letzten Jahren hat EDC gegenüber der Erfassung der Daten auf Papier stark aufgeholt. Die traditionelle Erfassung, Dokumentation auf Dokumentationsbögen (*Case Record Form*, CRF) mit Mehrfachdurchschreibkopien bzw. telefaxbasierte Übermittlung solcher Papierdaten und gegebenenfalls Einsatz einer Zeichenerkennungssoftware, scheint der Vergangenheit anzugehören. Beim Papierprozess wird der CRF in der Regel vom Monitor beim Zentrum überprüft und abgeholt. Die Daten werden bei der Dateneingabeeinheit digitalisiert und in die elektronische *Clinical Trial Database*, meistens mit einer 2-fachen unabhängigen Eingabe eingegeben. Bei Unstimmigkeiten der Daten, die vom Monitor selbst nicht bemerkt wurden, schickt das Datenmanagement so genannte Rückfragen (Queries) an den Prüfarzt oder übermittelt diese dem Monitor, um sie mit dem Prüfarzt zu diskutieren. Es handelt sich also um die Einbeziehung mehrerer Funktionen. Aus dem Ablauf ist auch erkenntlich, dass die Schließung der Datenbank von der Geschwindigkeit des »Cleaning-Process« abhängig ist. In der Regel dauert diese mindestens vier Wochen, typisch sind zwei bis drei Monate.

Der Vorteil dieses ursprünglichen Vorgehens ist, dass man auf konventionelle und einfache »Datenträger« zurückgreifen kann. Der Prozess ist den Ärzten und Monitoren bekannt und Papier kann jederzeit einfach zugänglich gemacht werden. Jedoch ist es unmöglich festzustellen, ob der Arzt tatsächlich beim Besuch des Patienten die Daten eingetragen hat oder ob er möglicherweise aus dem Gedächtnis oder mit Notizen arbeitet. Dahingehend stellt sich die Frage, wie aktuell und akkurat die Daten sind.

Beim EDC gibt der Arzt seine Daten direkt in ein elektronisches System ein. Prinzipiell unterscheidet man dabei zwischen so genannten Offline-Systemen (Dateneingabe ohne direkte elektronische Verbindung, Datenversand erfolgt später) und Online-Systemen (es besteht eine direkte Verbindung zwischen der Eingabeeinheit und dem Datenempfänger bzw. der Datenbank). Letztere Eingaben und Systeme erfolgen meist über gesicherte Zugänge des Internets. EDC (auch RDC) erfordert als neue Technologie erheblichen Schulungsbedarf. Dafür sind aber Daten für alle Studienbeteiligten, sofern sie unmittelbar eingetragen werden, sofort verfügbar. Druck und Versand inklusive Rückversand von Papierdokumentationen sind nicht notwendig. Allerdings kommen auf der Soll-Seite Kosten für die Lizenz der Software gegebenenfalls Hardwarekosten sowie Logistikkosten für die RDC-Ausstattung hinzu. Ein Vorteil ist, dass man für die Auswertung selbst eher einfache Systeme, wie SAS oder SPSS benutzen kann, während bei papierbasierten Bögen sehr umfangreiche, auch in den Lizenzkosten teure Systeme benötigt werden.

7.2.1 Probleme bei der Anwendung digitaler Technologien

Die Probleme bei der Anwendung digitaler Technologien in der klinischen Forschung lassen sich in vier Kategorien aufteilen (Rounds 2005):

- **Technologie:** Die Integration der verschiedenen Technologien ist in den Unternehmen nur unzureichend abgeschlossen; die Erfordernisse der Datensammlung schwanken stark; es fehlen Standards zum Datenaustausch auf der Ebene der Prüfstelle; die Daten-Management-Systeme sind bezüglich des erforderlichen Trainings nicht vereinheitlicht; die Gesamtkosten der Systeme sind erheblich; Sicherheitsprobleme sind nicht gelöst.
- **Sponsor:** Wenig Engagement bei der Zusammenarbeit innerhalb der Industrie zur Gestaltung und Vereinheitlichung von Standards; geringes Engagement bei der Festlegung von Kriterien gegenüber dem Technologie-Partnern; Zurückhaltung bei der Änderung von Geschäftsabläufen.
- **Prüfer:** Notwendigkeit der Entwicklungsanpassung des Nachwuchses an die neuen Technologien; Notwendigkeit, die Beziehung zwischen Prüfer und Patient zu erhalten; Einpassung der digitalen Lösungen mit wissenschaftlichen und betrieblichen Erfordernissen.
- **Regulatorische Aspekte:** Datensammlung und Akzeptanz durch die Zulassungsbehörden; Mangel an klarer Anweisung durch die Bundesoberbehörden beziehungsweise die EMEA.
- **Elektronische Prüfbögen (eCRF):** Vergleicht man elektronische mit Papier-Prüfbogen, so finden sich aus Sicht der Prüfer vor allem die folgenden Vorteile: unmittelbare Korrektur von Fehlern, weniger Monitoring, einfacher Dateneintrag und höhere Geschwindigkeit der Studie. Dabei ist interessant, dass in fast 50% der Fälle der Eintrag immer in Anwesenheit des Patienten vor sich ging. Für die Bequemlichkeit der Prüfer ist auch die Internetverbindung richtig, deren Geschwindigkeit sich bei einem Wechsel auf eine Breitband-Verbindung verdoppeln lässt, so dass der Abschluss einer Seite nur noch etwa drei Sekunden dauerte (Lopez-Carrero et al. 2005). Fast drei Viertel aller Daten konnten so in weniger als 48 Stunden eingetragen werden. Überraschenderweise fanden nur 15% der Prüfer, dass das Eintragen von Daten auf Papier einfacher sei. Immerhin aber fanden 30% bei der Betrachtung der gesamten Arbeitsbelastung, dass diese zugenommen, aber 59%, dass diese abgenommen habe.

Die Einführung von EDC wird jetzt durch verschiedene Maßnahmen beschleunigt:

- Auch in Zweit- und zum Teil Drittweltländern sind schnelle Internetanbindungen in den Prüfzentren verfügbar bzw. existieren mobile Systeme wie UMTS (*Universal Mobile Telecommunication Systems*).
- Ärzte sind heute eher gewohnt, EDV-Systeme einzusetzen, vor allem weil Kliniken in der Regel mit solchen Systemen ausgestattet sind.
- Es gibt kommerziell erhältliche und nicht kompliziert umprogrammierbare EDC-Systeme, die weitgehend ausgereift sind.
- Zulassungsbehörden legen großen Wert auf die akkurate Daten und die Fälschungssicherheit bei klinischen Prüfungen, die durch elektronische Systeme erheblich höher angesetzt werden können. Die amerikanische Gesundheitsbehörde FDA u.a. fordert bei bestimmten Parametern, z.B. wenn Patiententagebücher als primärer Endpunkt verwendet werden, schon längst präzise Daten, bei denen man nachverfolgen kann, wann sie eingetragen wurden.

7.2.2 Probleme bei der Validierung elektronischer Quelldaten

Klinische Daten kommen entweder aus der Patientenakte, vom Patienten selbst oder aus Labortests. Während die letzteren kein Problem darstellen, wird für die klinischen Daten des Patienten heute immer noch Papier als die Grundlage für die Validierung der Daten gesehen. Die Hauptbefürchtung ist, dass die

Daten gegen nichts validiert werden können, wenn man sie direkt elektronisch einträgt (Marks 2004).

Sinnvoll ist auf jeden Fall die Einführung eines von Patienten handhabbaren elektronischen Tagebuchs (E-Diary), dessen Vorteile dokumentiert sind (Lauritsen et al. 2004).

Es lässt sich allerdings auch feststellen, dass obwohl Internetzugang bereits in vielen Ländern möglich ist, der für die üblichen Systeme notwendige Breitband-(DSL-)Zugang derzeit nur in einem kleinen Anteil (20–30 % der Praxen) üblich ist.

7.2.3 Notwendige Voraussetzungen zur Einführung von EDC

Wird EDC global angewandt, so muss die Logistik lokal ebenfalls zur Verfügung stehen. Studien, die zum Teil mit Papier und zum Teil mit EDC durchgeführt werden, sind in der Regel ineffizient. Dies bedeutet unter Umständen, dass bestimmte Länder und Gegenden oder Prüfzentren nicht mehr in Studien einbezogen werden.

Es ist notwendig, EDC bei den Mitarbeitern und den Prüfzentren aktiv zu unterstützen. Mehrere Pilotstudien sind zum gegenwärtigen Zeitpunkt nicht mehr sinnvoll, gleichzeitig muss bei EDC der Prozessablauf abgeändert werden. Das gilt insbesondere hinsichtlich der *Source Data Verification* (SDV), aber auch der Prozesse im Zentrum selbst, wie z.B. der Zugänge und Mobilität bei der Dateneingabe. Derzeit werden noch Hilfskonstruktionen verwendet, u.a. so genannte *Worksheets*. Hier können die Daten »zwischengespeichert« werden, um zu einem späteren Zeitpunkt vom Arzt oder Hilfspersonal in das EDC-System übertragen werden. Ein solches Verfahren ist bezüglich der Qualitätssicherung bedenklich und in der Regel ineffizient.

Bei der Einführung von EDC können die folgenden Probleme auftreten:

- In der Regel werden zusätzlich zum Sponsor eine oder mehrere unterstützende Firmen (z.B. ein Logistikprovider) hinzugezogen. Diese könnten die Ausstattung mit entsprechender Hardware oder den Zugang zum Internet organisieren. Nicht selten werden solche Firmen als »Eindringlinge« gesehen.
- Bei EDC mit Kliniken wird häufig vergessen, dass diese bereits über sensitive Daten in eigenen Systemen verfügen. Oftmals existieren schwierig zu umgehende Firewalls und es ist nicht automatisch garantiert, dass die IT-Abteilung eines Krankenhauses dem EDC-System positiv gegenübersteht.
- Obgleich die Systeme sich in den vergangenen Jahre benutzerfreundlich entwickelt haben, so sind Schwachstellen nach wie vor vorhanden: bei der Benutzerfreundlichkeit der Screens und der Help-Desks (fehlende deutsche Sprachkenntnisse der Ansprechpartner) sowie bei den Login-Prozeduren inklusive der Passwortabfrage.
- Das zeitnahe Training, insbesondere bei der Erstnutzung eines EDC-Systems, ist nicht selten ein Problem. Dies tritt auf, da für das Unternehmen selbst nur wenige hauptamtliche Trainer zur Verfügung stehen. Ein sinnvolles Modell ist das *Train-the-Trainer*-System, das man selbst aufbauen kann und durch so genannte *Lead-User* ergänzt, die ständig über alle neuen Entwicklungen des Systems auf dem Laufenden gehalten werden.
- Nachhaltiges System zur Speicherung der mit EDV gewonnenen Daten fehlt (Konopka 2004).

Als Erfolgsfaktoren bei der Einführung von EDC-Systemen haben sich herausgestellt (Rounds 2005):

- Routine-Prozesskontrolle mittels Six-Sigma-Technik
- *Commitment* des höheren Managements
- Input durch »User« in frühen Stadien
- Strategische Entscheidung für EDC

- Fähigkeit die Nutzung zu überwachen
- Später mehrsprachiges Modell für Anwendung und Support
- Verbesserung des Arbeitsplatzes der Anwender durch die neuen Technologien
- Neubeschreibung der Prozess- und Rollendefinition im Planungsstadium
- Regelmäßiger Review
- Engagement des Managements für die neue Technologie
- Einfluss künftiger Anwender auf die Gestaltung des Systems
- Strategische Entscheidung für das Pflichtenheft
- Ausreichendes Training für die Anwender bezüglich Prozess und Software

EDC ermöglicht nicht nur, mehr und mehr Quelldaten elektronisch zu definieren, sondern auch unmittelbar festzustellen, wann Patientenbesuche stattfanden und welche Eintragungen der Arzt zu welchem Zeitpunkt danach gemacht hat. Auch der elektronische *Audit-Trail*, um Veränderungen festzustellen, ist bei den gängigen Systemen eingebaut und erlaubt nachträgliche Korrekturen nachzuverfolgen. Wenig bewährt hat sich bisher die digitale Signatur (die digitale Unterschrift), da sie – zumindest in Deutschland – sehr umständlich beantragt werden muss, ein Umstand, der bisher eine große Hürde darstellt. Aber: Erst mit der digitalen Signatur wird verhindert, dass eine Reihe von Dokumenten weiterhin vom Arzt ausgedruckt, unterzeichnet und datiert werden müssen. Wann sich die digitale Signatur lohnen wird, lässt sich derzeit nicht absehen.

EDC kann bei der Qualitätssicherung problematisch sein. Unproblematisch ist es zunächst, wenn EDC unmittelbar ausgeführt wird und im Prüfplan die Quelldaten neu definiert werden. In der Patientenakte verbleiben somit als Originaldaten lediglich die Identität des Patienten, seine Vorgeschichte, die Daten der Visiten sowie Hinweise auf schwerwiegende, unerwünschte Begleiterscheinungen. Werden aber die weithin verwendeten Zwischendokumentationen auf Papier (*Worksheets*) eingeführt, so ergibt sich aus Qualitätssicherungsaspekten ein Problem: Die Quelldaten auf Papier müssen gegenüber den elektronischen Daten geprüft werden. Zu lösen ist diesem Dilemma nur, wenn Hardware und geeignete Kommunikationssoftware, z. B. WLAN und eine ständige Internetverbindung, durchgängig verwendet werden. So kann der Arzt mittels einer Flatrate ohne zeitliche Verzögerungen arbeiten: Während der Patient anwesend ist und die Untersuchungen und Befragungen beginnen.

Weitgehend gelöst hingegen ist die Möglichkeit, andere elektronische Daten, z. B. Labor oder EKG, direkt in eine Datenbank einzupflegen. Auch hier finden sich nach wie vor Papierfaxe an Prüfer, die eigentlich durch E-Mail abgelöst werden könnten.

Mit der Einführung der elektronischen Gesundheitskarte – voraussichtlich 2010 – wäre es theoretisch möglich, für die Studie relevante medizinische Daten elektronisch zwischen dem CRF und der Patientenakte abzugleichen. Inwieweit Datenschützer dies erlauben oder einen Umweg über Papierausdrucke vorsehen, ist bisher nicht geklärt. Bei den meisten Sponsoren ist der Stellenwert der SDV unklar, wobei die Angst vorherrscht, eine vorwiegend elektronische Akte zu bekommen, bei der ein Quelldatenvergleich der konventionellen Art unmöglich ist.

Die mangelnde Akzeptanz der digitalisierten Prüfung hängt mit den Systemanbietern zusammen, die zwar stark weiterentwickeln, deren Systeme aber selten einheitlichen Standards genügen. So werden die Datenstandards der *Clinical Data Interchange Standards Consortium* (CDISC) und *Medical Dictionary for Regulatory Activities* (MedDRA) durch die meisten Systeme bisher unzureichend abgebildet, ganz zu schweigen von fehlenden elektronischen Hilfen bei der Nutzung dieser Standards.

Die Hardware, die dem Arzt zur Verfügung gestellt wird, ist noch nicht so weit standardisiert, dass zum Beispiel ein Tablet-PC zum Preis von deutlich unter € 500 angeboten wird, obwohl dies technisch möglich wäre.

Die Digitalisierung hat die Arbeit der Monitore wesentlich verändert. Dies schafft Ängste und reduziert die Akzeptanz solcher Methoden, auch im Umfeld der Sponsoren und CROs.
Eine bisher wenig diskutierte Frage ist die der Archivierung von EDC-Daten (*Core Federal Register*). Im 21 CFR Teil 11 hat die FDA Regeln dafür aufgestellt.

Wichtige Aspekte
Echte *Electronic Data Capture* (EDC) wird bisher selten umgesetzt, meist kommt es faktisch nur zum *Remote Data Entry* (RDE). Deshalb ist die EDC bis auf die Phase der Auflösung von *Data Queries* noch nicht mit großen Vorteilen verbunden. Erst ihre Portabilität und Vernetzung mit Primärdaten und den *Tracking*- und *Drug-Supply*-Systemen sowie der Pharmakovigilanz wird weitere Vorteile zeigen können.

7.3 Pharmakogenomik

Die Pharmakogenomik untersucht die Beziehung zwischen genetischen Faktoren und der Wirkung von Arzneimitteln. Verwandt mit der Pharmakogenomik ist die Proteomik und die Metabolomik, bei denen zum einen die Verschiedenheit der Proteine, zum anderen die Unterschiedlichkeit des Stoffwechsels in Beziehung mit Arzneimittelwirkungen gesetzt werden (Katz 2002).
Die Pharmakogenomik untersucht in der Regel pharmakogenetische Marker, die vorher bestimmt wurden, oder sie sucht nach noch nicht genau bezeichneten *Targets*, etwa mit der Methode der *Single Nucleotid Polymorphismen* (SNP). Eine weitere Möglichkeit ist die Suche nach posttransnationalen Modifikationen von DNA oder RNA, insbesondere im Zusammenhang mit der Entdeckung der SI-RNA (*Small Interfering RNA*). Die Pharmakogenomik wird einerseits eingesetzt, um Typ-II-Reaktionen im Rahmen der Arzneimittelsicherheit zu erkennen, wobei einfache Marker-orientierte Untersuchungen, etwa aus dem HLA-System, andererseits aber die sehr viel komplexere SNP-Technologie eingesetzt wird. Interessanter erscheint die Identifikation von (potenziellen) Respondern. Beispiele dafür bietet der Herceptin-Rezeptor: Er wird bestimmt, um die mögliche Wirksamkeit eines Herceptin-Antagonisten bei einer Untergruppe des Mammakarzinoms festzustellen. Weitere Responder lassen sich bei Asthma hinsichtlich einer Modifikation eines Beta-1-Rezeptors identifizieren, wobei Betamimetika bei einer Gruppe, die einen modifizierten Rezeptor hat, keine nennenswerte Wirkung zeigen. Zusätzliche Befunde gibt es bei der Alzheimer-Krankheit, bei dem bereits diagnostisch im Rahmen der Apo-E-Allele ein erhöhtes Risiko bestimmter Allele gegeben ist, früh an Alzheimer zu erkranken. In einer klinischen Studie konnte gezeigt werden, dass wenn das APOE4-Gen vorhanden ist, eine Vorhersage zur Wirksamkeit von Rosiglitazon, einem Antidiabetikum, möglich ist.
Die Pharmakogenomik hat für die Patienten zum einen ethische Aspekte, da die Globalisierung den Datenschutz der gewonnenen Daten möglicherweise in Frage stellt, zum anderen weil die Ergebnisse unter Umständen erst nach Jahren den Teilnehmern Risikosignale aufzeigt. Es ist unklar, inwieweit diese Informationen noch an die Patienten rückgemeldet werden können, vor allem, da eine verschärfte Pseudonymisierung der Daten heute vorgesehen ist.
Damit eng verknüpft ist die Kritik des Datenschutzes, der zu viele Untersuchungen sieht, die möglicherweise mit der Grunderkrankung nichts zu tun haben. Diese Diskussion ist problematisch, da wir wissen, dass bestimmte Gene für mehrere Erkrankungen zuständig sein können. Ein weiterer Aspekt ist die Weitergabe der Daten, vor allem dann, wenn die Daten möglicherweise fachfremden Personen, z.B. Versicherungen, zugänglich werden könnten. Es ist auch weiterhin unklar, welche Vorteile der Patient aus der Pharmakogenomik zieht. Manche dieser Vorteile entstehen erst nach Jahren. Es stellt sich die Frage, wie und wann diese dem Patienten mitgeteilt werden können.

Datenschützer merken darüber hinaus an, dass der Missbrauch nur durch eine Anonymisierung der Daten gelöst werden könnte, weil eine Pseudonymisierung immer noch die Möglichkeit bietet, den Patienten zu identifizieren. Eine Anonymisierung würde ausschließen, dass in therapeutischen Studien Respondergruppen identifiziert werden könnten, so dass auch der Nutzen für den einzelnen Patienten damit a priori ausgeschlossen ist.

Wichtige Aspekte

Pharmakogenomik wird aus mehreren Gründen betrieben: Erstens, um die Prädisposition für seltene Nebenwirkungen durch einen Marker zu identifizieren und somit dieses Risiko zu reduzieren, zweitens, um den Response über einen Marker vorhersagen zu können und unnötige uneffektive Therapien zu vermeiden und drittens, um eine genetische Untergruppe einer bekannten Erkrankung zu differenzieren. Entgegen früheren Vermutungen gibt es einfache Korrelationen nur selten, allerdings sind die Kosten der Pharmakogenomik pro Probe stark zurückgegangen.

7.4 Meta-Analysen

Meta-Analysen sind eine besondere Form von Übersichten (*Reviews*). Insbesondere umfassen sie alle Studien, bewerten Design und Durchführung und wenden für alle Studien eine bestimmte statistische Methodik an (Davies u. Crombie 2003). Der Vorteil solcher Meta-Analysen ist mehrfach:

- Es gibt ein klares Bild, da auch nicht publizierte oder weniger bekannte Studien berücksichtigt werden.

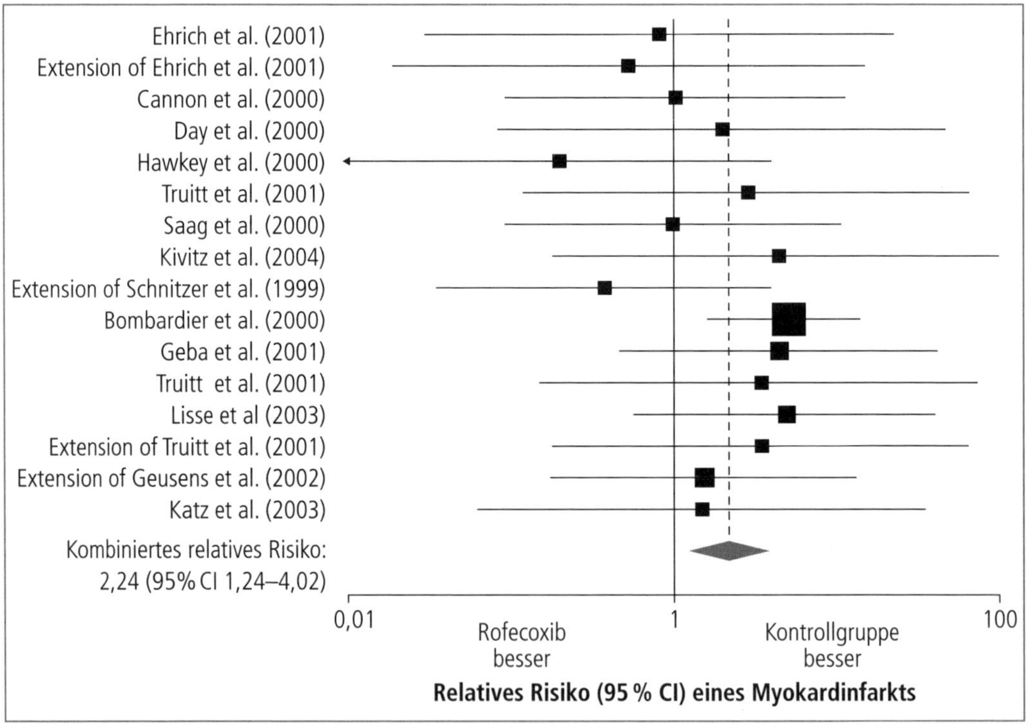

Abb. 7-5 Darstellung von meta-analytischen Ergebnissen (die Größe der Quadrate gibt die Stichprobengröße der Studie wieder): Risikoabschätzung von Vioxx (Wirkstoff Rofecoxib).

- Verzerrungen werden durch die Methodik weitgehend beseitigt oder verhindert.
- Der Behandlungseffekt, sein Ausmaß und seine Variabilität werden präzise beschrieben.
- Meta-Analysen sind transparent, da jeder die Rechnungen nachvollziehen kann.

Die Ergebnisse von Meta-Analysen werden auf verschiedene Weise dargestellt:

- Im Blobbogramm wird jede Studie als eine Blase oder ein Viereck darstellt, wobei das Konfidenzintervall eine Linie aus dessen Mittelpunkt heraus ist. Die Parameter sind als Odds Ratio ausgedrückt (besser/schlechter).
- Odds Ratios lassen sich bei den verschiedensten Studien einfach berechnen. Eine Odds Ratio von 2 bedeutet, dass ein Ereignis in der Testgruppe zweimal so häufig vorkommt wie in der Kontrollgruppe.

Die Problematik von Meta-Analysen kommt durch verschiedene Aspekte zustande, die durch die angewandte Methodik erklärt werden können (Abb. 7-5).

- Das Auffinden und die Selektion der Studien sind schwer, zumal positive Studien meist häufiger publiziert werden als solche mit einem negativen Ergebnis. Um einen Anhaltspunkt dafür zu bekommen, verwendet man einen *Funnel Plot*. Hierbei wird das Ausmaß der Wirkung gegen die Stichprobengröße aufgetragen. Da kleine Studien eine größere Variabilität haben sollten, erscheint das Bild eines umgekehrten Trichters. Ist er asymmetrisch, so fehlen möglicherweise kleinere Studien mit einem negativen Ergebnis.
- Die Mischung verschiedener Studien (Heterogenität) ist der zweite problematische Punkt. Patientengruppen können sich unterscheiden, wenn sie aus verschiedenen Geografien oder Ethnien kommen. Die Interventionen sind selten identisch, so dass auch sie meist gemischt sind. Das Problem der Heterogenität lässt sich durch Modelle teilweise lösen: Bei einem Modell mit fixen Effekten wird nur die Variabilität innerhalb einer Studie berücksichtigt, da man annimmt, dass die Studien sich bezüglich Patienten, Interventionen und Messmethoden nicht unterscheiden. Man arbeitet mit den Peto- und Mantel-Haenszel-Odds-Ratios. Ein Zufalls-Effekt-Modell (*Random Effects*) hingegen berücksichtigt zusätzlich die Variabilität zwischen den Studien, die angewandte Statistik ist die von DerSimonian Laird entwickelte. Dieser Ansatz ist »konservativer« und führt zu größeren Konfidenzintervallen. Die Ergebnisse können sich je nach verwendetem Modell stark unterscheiden, jedoch scheint dies nur bei 10–20 % der Meta-Analysen vorzukommen.
- Der primäre Endpunkt kann sich unterscheiden, wobei die Meta-Analyse einen »gemeinsamen« Endpunkt konstruiert.
- Der Kontext der Studien ist meist unterschiedlich, da sie oft aus unterschiedlichen Gesundheitssystemen kommen.

Die Ergebnisse von Meta-Analysen dienen dazu, im Einzelfall die Evidenz einer wirksamen Therapie zu unterstützen oder zu bezweifeln. Neben dieser externen Evidenz sollte aber immer auch die interne Evidenz als Basis der evidenzbasierten Medizin (EBM) herangezogen werden (Tab. 7-1).

Tab. 7-1 Evidenzgrade.

I	Mehr als eine randomisierte Studie (Meta-Analyse)
II	Mindestens eine randomisierte Studie
III	Gut geplante Vergleichsstudien (keine Randomisierung), z. B. Fallkontrollstudie, Kohortenstudie
IV	Gut geplante Fall- und Beobachtungsstudien
V	Fallberichte und klinische Beispiele

Wichtige Aspekte

Meta-Analysen können nur so gut sein wie die Qualität der Einzelstudien, da Meta-Analysen nur selten auf der Basis der Einzelwerte möglich sind. Meta-Analysen können echte Effekte auch kleiner erscheinen lassen als sie sind, wenn bestimmte Studientypen (z. B. ohne Kontrollgruppe) vom Vergleich ausgeschlossen sind.

8 Anhang

8.1 Gesetze

8.1.1 Arzneimittelgesetz (15. AMG-Novelle)

Die folgenden ausgewählten Textauszüge des Arzneimittelgesetzes (AMG) geben den Stand zum 1. September 2009 wieder. Aktuelle Novellierungen können auf der Homepage des Bundesinstituts für Arzneimittel und Medizinprodukte (www.bfarm.de) nachgelesen werden.

§ 4 Sonstige Begriffsbestimmungen

(1) Fertigarzneimittel sind Arzneimittel, die im Voraus hergestellt und in einer zur Abgabe an den Verbraucher bestimmten Packung in den Verkehr gebracht werden oder andere zur Abgabe an Verbraucher bestimmte Arzneimittel, bei deren Zubereitung in sonstiger Weise ein industrielles Verfahren zur Anwendung kommt oder die, ausgenommen in Apotheken, gewerblich hergestellt werden. Fertigarzneimittel sind nicht Zwischenprodukte, die für eine weitere Verarbeitung durch einen Hersteller bestimmt sind.

(2) Blutzubereitungen sind Arzneimittel, die aus Blut gewonnene Blut-, Plasma- oder Serumkonserven, Blutbestandteile oder Zubereitungen aus Blutbestandteilen sind oder als Wirkstoffe enthalten.

(3) Sera sind Arzneimittel im Sinne des § 2 Abs. 1, die Antikörperfragmente oder Fusionsproteine mit einem funktionellen Antikörperbestandteil als Wirkstoff enthalten und wegen dieses Wirkstoffs angewendet werden. Sera gelten nicht als Blutzubereitungen im Sinne des Absatzes 2 oder als Gewebezubereitungen im Sinne des Absatzes 30.

(4) Impfstoffe sind Arzneimittel im Sinne des § 2 Abs. 1, die Antigene oder rekombinante Nukleinsäuren enthalten und die dazu bestimmt sind, bei Mensch oder Tier zur Erzeugung von spezifischen Abwehr- und Schutzstoffen angewendet zu werden und, soweit sie rekombinante Nukleinsäuren enthalten, ausschließlich zur Vorbeugung oder Behandlung von Infektionskrankheiten bestimmt sind.

(5) Allergene sind Arzneimittel im Sinne des § 2 Abs. 1, die Antigene oder Haptene enthalten und dazu bestimmt sind, bei Mensch oder Tier zur Erkennung von spezifischen Abwehr- oder Schutzstoffen angewendet zu werden (Testallergene) oder Stoffe enthalten, die zur antigenspezifischen Verminderung einer spezifischen immunologischen Überempfindlichkeit angewendet werden (Therapieallergene).

(6) Testsera sind Arzneimittel im Sinne des § 2 Abs. 2 Nr. 4, die aus Blut, Organen, Organteilen oder Organsekreten gesunder, kranker, krank gewesener oder immunisatorisch vorbehandelter Lebewesen gewonnen werden, spezifische Antikörper enthalten und die dazu bestimmt sind, wegen dieser Antikörper verwendet zu werden, sowie die dazu gehörenden Kontrollsera.

(7) Testantigene sind Arzneimittel im Sinne des § 2 Abs. 2 Nr. 4, die Antigene oder Haptene enthalten und die dazu bestimmt sind, als solche verwendet zu werden.

(8) Radioaktive Arzneimittel sind Arzneimittel, die radioaktive Stoffe sind oder enthalten und ionisierende Strahlen spontan aussenden und die dazu bestimmt sind, wegen dieser Eigenschaften angewendet zu werden; als radioaktive Arzneimittel gelten auch für die Radiomarkierung anderer Stoffe vor der Verabreichung hergestellte Radionuklide (Vorstufen) sowie die zur Herstellung von radioaktiven Arzneimitteln bestimmten Systeme mit einem fixierten Mutterradionuklid, das ein Tochterradionuklid bildet, (Generatoren).

(9) Gentransfer-Arzneimittel sind zur Anwendung am Menschen bestimmte Arzneimittel im Sinne des § 2 Abs. 1, die zur genetischen Modifizierung von Körperzellen durch Transfer von Genen oder Genabschnitten bestimmte nackte Nukleinsäuren, virale oder nichtvirale

Vektoren, genetisch modifizierte menschliche Zellen oder rekombinante Mikroorganismen, letztere ohne mit dem Ziel der Prävention oder Therapie der von diesen hervorgerufenen Infektionskrankheiten eingesetzt zu werden, sind oder enthalten. Arzneimittel für neuartige Therapien sind Gentherapeutika, somatische Zelltherapeutika oder biotechnologisch bearbeitete Gewebeprodukte nach Art. 2 Abs. 1 Buchstabe a der Verordnung (EG) Nr. 1394/2007 des Europäischen Parlaments und des Rates vom 13. November 2007 über Arzneimittel für neuartige Therapien und zur Änderung der Richtlinie 2001/83/EG und der Verordnung (EG) Nr. 726/2004 (ABl. Nr. L 324 S. 121).

(10) Fütterungsarzneimittel sind Arzneimittel in verfütterungsfertiger Form, die aus Arzneimittel-Vormischungen und Mischfuttermitteln hergestellt werden und die dazu bestimmt sind, zur Anwendung bei Tieren in den Verkehr gebracht zu werden.

(11) Arzneimittel-Vormischungen sind Arzneimittel, die ausschließlich dazu bestimmt sind, zur Herstellung von Fütterungsarzneimitteln verwendet zu werden. Sie gelten als Fertigarzneimittel.

(12) Die Wartezeit ist die Zeit, die bei bestimmungsgemäßer Anwendung des Arzneimittels nach der letzten Anwendung des Arzneimittels bei einem Tier bis zur Gewinnung von Lebensmitteln, die von diesem Tier stammen, zum Schutz der öffentlichen Gesundheit einzuhalten ist und die sicherstellt, dass Rückstände in diesen Lebensmitteln die gemäß der Verordnung (EWG) Nr. 2377/90 des Rates vom 26. Juni 1990 zur Schaffung eines Gemeinschaftsverfahrens für die Festsetzung von Höchstmengen für Tierarzneimittelrückstände in Nahrungsmitteln tierischen Ursprungs (ABl. EG Nr. L 224 S. 1) festgelegten zulässigen Höchstmengen für pharmakologisch wirksame Stoffe nicht überschreiten.

(13) Nebenwirkungen sind die beim bestimmungsgemäßen Gebrauch eines Arzneimittels auftretenden schädlichen unbeabsichtigten Reaktionen. Schwerwiegende Nebenwirkungen sind Nebenwirkungen, die tödlich oder lebensbedrohend sind, eine stationäre Behandlung oder Verlängerung einer stationären Behandlung erforderlich machen, zu bleibender oder schwerwiegender Behinderung, Invalidität, kongenitalen Anomalien oder Geburtsfehlern führen; für Arzneimittel, die zur Anwendung bei Tieren bestimmt sind, sind schwerwiegend auch Nebenwirkungen, die ständig auftretende oder lang anhaltende Symptome hervorrufen. Unerwartete Nebenwirkungen sind Nebenwirkungen, deren Art, Ausmaß oder Ausgang von der Packungsbeilage des Arzneimittels abweichen. Die Sätze 1 bis 3 gelten auch für die als Folge von Wechselwirkungen auftretenden Nebenwirkungen.

(14) Herstellen ist das Gewinnen, das Anfertigen, das Zubereiten, das Be- oder Verarbeiten, das Umfüllen einschließlich Abfüllen, das Abpacken, das Kennzeichnen und die Freigabe.

(15) Qualität ist die Beschaffenheit eines Arzneimittels, die nach Identität, Gehalt, Reinheit, sonstigen chemischen, physikalischen, biologischen Eigenschaften oder durch das Herstellungsverfahren bestimmt wird.

(16) Eine Charge ist die jeweils aus derselben Ausgangsmenge in einem einheitlichen Herstellungsvorgang oder bei einem kontinuierlichen Herstellungsverfahren in einem bestimmten Zeitraum erzeugte Menge eines Arzneimittels.

(17) Inverkehrbringen ist das Vorrätighalten zum Verkauf oder zu sonstiger Abgabe, das Feilhalten, das Feilbieten und die Abgabe an andere.

(18) Der pharmazeutische Unternehmer ist bei zulassungs- oder registrierungspflichtigen Arzneimitteln der Inhaber der Zulassung oder Registrierung. Pharmazeutischer Unternehmer ist auch, wer Arzneimittel unter seinem Namen in den Verkehr bringt, außer in den Fällen des § 9 Abs. 1 Satz 2.

(19) Wirkstoffe sind Stoffe, die dazu bestimmt sind, bei der Herstellung von Arzneimitteln als arzneilich wirksame Bestandteile verwendet zu werden oder bei ihrer Verwendung in der Arzneimittelherstellung zu arzneilich wirksamen Bestandteilen der Arzneimittel zu werden.

(20) (aufgehoben)

(21) Xenogene Arzneimittel sind zur Anwendung im oder am Menschen bestimmte Arzneimittel, im Sinne des § 2 Abs. 1, die lebende tierische Gewebe oder Zellen sind oder enthalten.

(22) Großhandel mit Arzneimitteln ist jede berufs- oder gewerbsmäßige zum Zwecke des Handeltreibens ausgeübte Tätigkeit, die in der Beschaffung, der Lagerung, der Abgabe oder Ausfuhr von Arzneimitteln besteht, mit Ausnahme der Abgabe von Arzneimitteln an andere Verbraucher als Ärzte, Zahnärzte, Tierärzte oder Krankenhäuser.

(23) Klinische Prüfung bei Menschen ist jede am Menschen durchgeführte Untersuchung, die dazu bestimmt ist, klinische oder pharmakologische Wirkungen von Arzneimitteln zu erforschen oder nachzuweisen oder Nebenwirkungen festzustellen oder die Resorption, die Verteilung, den Stoffwechsel oder die Ausscheidung zu untersuchen, mit dem Ziel, sich von der Unbedenklichkeit oder Wirksamkeit der Arzneimittel zu überzeugen. Satz 1 gilt nicht für eine Untersuchung, die eine nichtinterventionelle Prüfung ist. Nichtinterventionelle Prüfung ist eine Untersuchung, in deren Rahmen Erkenntnisse aus der Behandlung von Personen mit Arzneimitteln anhand epidemiologischer Methoden analysiert werden; dabei folgt die Behandlung einschließlich der Diagnose und Überwachung nicht einem vorab festgelegten Prüfplan, sondern ausschließlich der ärztlichen Praxis; soweit es sich um ein zulassungspflichtiges oder nach § 21a Abs. 1 genehmigungspflichtiges Arzneimittel handelt, erfolgt dies ferner gemäß den in der Zulassung oder der Genehmigung festgelegten Angaben für seine Anwendung.

(24) Sponsor ist eine natürliche oder juristische Person, die die Verantwortung für die Veranlassung, Organisation und Finanzierung einer klinischen Prüfung bei Menschen übernimmt.

(25) Prüfer ist in der Regel ein für die Durchführung der klinischen Prüfung bei Menschen in einer Prüfstelle verantwortlicher Arzt oder in begründeten Ausnahmefällen eine andere Person, deren Beruf auf Grund seiner wissenschaftlichen Anforderungen und der seine Ausübung voraussetzenden Erfahrungen in der Patientenbetreuung für die Durchführung von Forschungen am Menschen qualifiziert. Wird eine Prüfung in einer Prüfstelle von mehreren Prüfern vorgenommen, so ist der verantwortliche Leiter der Gruppe der Hauptprüfer. Wird eine Prüfung in mehreren Prüfstellen durchgeführt, wird vom Sponsor ein Prüfer als Leiter der klinischen Prüfung benannt.

(26) Homöopathisches Arzneimittel ist ein Arzneimittel, das nach einem im Europäischen Arzneibuch oder, in Ermangelung dessen, nach einem in den offiziell gebräuchlichen Pharmakopöen der Mitgliedstaaten der Europäischen Union beschriebenen homöopathischen Zubereitungsverfahren hergestellt worden ist. Ein homöopathisches Arzneimittel kann auch mehrere Wirkstoffe enthalten.

(27) Ein mit der Anwendung des Arzneimittels verbundenes Risiko ist

a) jedes Risiko im Zusammenhang mit der Qualität, Sicherheit oder Wirksamkeit des Arzneimittels für die Gesundheit der Patienten oder die öffentliche Gesundheit, bei zur Anwendung bei Tieren bestimmten Arzneimitteln für die Gesundheit von Mensch oder Tier,
b) jedes Risiko unerwünschter Auswirkungen auf die Umwelt.

(28) Das Nutzen-Risiko-Verhältnis umfasst eine Bewertung der positiven therapeutischen Wirkungen des Arzneimittels im Verhältnis zu dem Risiko nach Absatz 27 Buchstabe a, bei zur Anwendung bei Tieren bestimmten Arzneimitteln auch nach Absatz 27 Buchstabe b.

(29) Pflanzliche Arzneimittel sind Arzneimittel, die als Wirkstoff ausschließlich einen oder mehrere pflanzliche Stoffe oder eine oder mehrere pflanzliche Zubereitungen oder eine oder mehrere solcher pflanzlichen Stoffe in Kombination mit einer oder mehreren solcher pflanzlichen Zubereitungen enthalten.

(30) Gewebezubereitungen sind Arzneimittel, die Gewebe im Sinne von § 1a Nr. 4 des Trans-

plantationsgesetzes sind oder aus solchen Geweben hergestellt worden sind. Menschliche Samen- und Eizellen, einschließlich imprägnierter Eizellen (Keimzellen), und Embryonen sind weder Arzneimittel noch Gewebezubereitungen.

(31) Rekonstitution eines Fertigarzneimittels zur Anwendung beim Menschen ist die Überführung in seine anwendungsfähige Form unmittelbar vor seiner Anwendung gemäß den Angaben der Packungsbeilage oder im Rahmen der klinischen Prüfung nach Maßgabe des Prüfplans.

(32) Verbringen ist jede Beförderung in den, durch den oder aus dem Geltungsbereich des Gesetzes. Einfuhr ist die Überführung von unter das Arzneimittelgesetz fallenden Produkten aus Drittstaaten, die nicht Vertragsstaaten des Abkommens über den Europäischen Wirtschaftsraum sind, in den zollrechtlich freien Verkehr.

(33) Anthroposophisches Arzneimittel ist ein Arzneimittel, das nach der anthroposophischen Menschen- und Naturerkenntnis entwickelt wurde, nach einem im Europäischen Arzneibuch oder, in Ermangelung dessen, nach einem in den offiziell gebräuchlichen Pharmakopöen der Mitgliedstaaten der Europäischen Union beschriebenen homöopathischen Zubereitungsverfahren oder nach einem besonderen anthroposophischen Zubereitungsverfahren hergestellt worden ist und das bestimmt ist, entsprechend den Grundsätzen der anthroposophischen Menschen- und Naturerkenntnis angewendet zu werden.

§ 4a Ausnahmen vom Anwendungsbereich

Dieses Gesetz findet keine Anwendung auf

1. Arzneimittel, die unter Verwendung von Krankheitserregern oder auf biotechnischem Wege hergestellt werden und zur Verhütung, Erkennung oder Heilung von Tierseuchen bestimmt sind,
2. die Gewinnung und das Inverkehrbringen von Keimzellen zur künstlichen Befruchtung bei Tieren,
3. Gewebe, die innerhalb eines Behandlungsvorgangs einer Person entnommen werden, um auf diese ohne Änderung ihrer stofflichen Beschaffenheit rückübertragen zu werden.

Satz 1 Nr. 1 gilt nicht für § 55.

§ 4b Sondervorschriften für Arzneimittel für neuartige Therapien

(1) Für Arzneimittel für neuartige Therapien, die im Geltungsbereich dieses Gesetzes

1. als individuelle Zubereitung für einen Patienten ärztlich verschrieben,
2. nach spezifischen Qualitätsnormen nicht routinemäßig hergestellt und
3. in einer spezialisierten Einrichtung der Krankenversorgung unter der

fachlichen Verantwortung eines Arztes angewendet werden, finden der Vierte und Siebte Abschnitt dieses Gesetzes keine Anwendung. Die übrigen Vorschriften des Gesetzes sowie Artikel 14 Absatz 1 und Artikel 15 Absatz 1 bis 6 der Verordnung (EG) Nummer 1394/2007 gelten entsprechend mit der Maßgabe, dass die dort genannten Amtsaufgaben und Befugnisse entsprechend den ihnen nach diesem Gesetz übertragenen Aufgaben von der zuständigen Behörde oder der zuständigen Bundesoberbehörde wahrgenommen werden und an die Stelle des Inhabers der Zulassung im Sinne dieses Gesetzes oder des Inhabers der Genehmigung für das Inverkehrbringen im Sinne der Verordnung (EG) Nummer 1394/2007 der Inhaber der Genehmigung nach Absatz 3 Satz 1 tritt.

(2) Nicht routinemäßig hergestellt im Sinne von Absatz 1 Satz 1 Nummer 2 werden insbesondere Arzneimittel,

1. die in geringem Umfang hergestellt werden, und bei denen auf der Grundlage einer routinemäßigen Herstellung Abweichungen im Verfahren vorgenommen werden, die für einen einzelnen Patienten medizinisch begründet sind, oder
2. die noch nicht in ausreichender Anzahl hergestellt worden sind, so dass die notwendigen Erkenntnisse für ihre umfassende Beurteilung noch nicht vorliegen.

(3) Arzneimittel nach Absatz 1 Satz 1 dürfen nur an andere abgegeben werden, wenn sie durch die zuständige Bundesoberbehörde genehmigt worden sind. § 21a Absatz 2 bis 8 gilt entsprechend. Können die erforderlichen Angaben und Unterlagen nach § 21a Absatz 2 Nummer 6 nicht erbracht werden, kann der Antragsteller die Angaben und Unterlagen über die Wirkungsweise, die voraussichtliche Wirkung und mögliche Risiken beifügen. Der Inhaber der Genehmigung hat der zuständigen Bundesoberbehörde in bestimmten Zeitabständen, die die zuständige Bundesoberbehörde durch Anordnung festlegt, über den Umfang der Herstellung und über die Erkenntnisse für die umfassende Beurteilung des Arzneimittels zu berichten. Die Genehmigung ist zurückzunehmen, wenn nachträglich bekannt wird, dass eine der Voraussetzungen von Absatz 1 Satz 1 nicht vorgelegen hat; sie ist zu widerrufen, wenn eine der Voraussetzungen nicht mehr gegeben ist. § 22 Absatz 4 gilt entsprechend.

(4) Über Anfragen zur Genehmigungspflicht eines Arzneimittels für neuartige Therapien entscheidet die zuständige Behörde im Benehmen mit der zuständigen Bundesoberbehörde. § 21 Abs. 4 gilt entsprechend.

§ 40 Allgemeine Voraussetzungen der klinischen Prüfung

(1) Der Sponsor, der Prüfer und alle weiteren an der klinischen Prüfung beteiligten Personen haben bei der Durchführung der klinischen Prüfung eines Arzneimittels bei Menschen die Anforderungen der guten klinischen Praxis nach Maßgabe des Artikels 1 Abs. 3 der Richtlinie 2001/20/EG einzuhalten. Die klinische Prüfung eines Arzneimittels bei Menschen darf vom Sponsor nur begonnen werden, wenn die zuständige Ethikkommission diese nach Maßgabe des § 42 Abs. 1 zustimmend bewertet und die zuständige Bundesoberbehörde diese nach Maßgabe des § 42 Abs. 2 genehmigt hat. Die klinische Prüfung eines Arzneimittels darf bei Menschen nur durchgeführt werden, wenn und solange

1. ein Sponsor oder ein Vertreter des Sponsors vorhanden ist, der seinen Sitz in einem Mitgliedstaat der Europäischen Union oder in einem anderen Vertragsstaat des Abkommens über den Europäischen Wirtschaftsraum hat,
2. die vorhersehbaren Risiken und Nachteile gegenüber dem Nutzen für die Person, bei der sie durchgeführt werden soll (betroffene Person), und der voraussichtlichen Bedeutung des Arzneimittels für die Heilkunde ärztlich vertretbar sind,

2a. nach dem Stand der Wissenschaft im Verhältnis zum Zweck der klinischen Prüfung eines Arzneimittels, das aus einem gentechnisch veränderten Organismus oder einer Kombination von gentechnisch veränderten Organismen besteht oder solche enthält, unvertretbare schädliche Auswirkungen auf
   a) die Gesundheit Dritter und
   b) die Umwelt

nicht zu erwarten sind,

3. die betroffene Person
   a) volljährig und in der Lage ist, Wesen, Bedeutung und Tragweite der klinischen Prüfung zu erkennen und ihren Willen hiernach auszurichten,
   b) nach Absatz 2 Satz 1 aufgeklärt worden ist und schriftlich eingewilligt hat, soweit in Absatz 4 oder in § 41 nichts Abweichendes bestimmt ist und
   c) nach Absatz 2 a Satz 1 und 2 informiert worden ist und schriftlich eingewilligt hat; die Einwilligung muss sich ausdrücklich auch auf die Erhebung und Verarbeitung von Angaben über die Gesundheit beziehen,
4. die betroffene Person nicht auf gerichtliche oder behördliche Anordnung in einer Anstalt untergebracht ist,
5. sie in einer geeigneten Einrichtung von einem angemessen qualifizierten Prüfer verantwortlich durchgeführt wird und die von einem Prüfer mit mindestens zweijähriger Erfahrung in der klinischen Prüfung von Arzneimitteln wahrgenommen wird,

6. eine dem jeweiligen Stand der wissenschaftlichen Erkenntnisse entsprechende pharmakologisch-toxikologische Prüfung des Arzneimittels durchgeführt worden ist,
7. jeder Prüfer durch einen für die pharmakologisch-toxikologische Prüfung verantwortlichen Wissenschaftler über deren Ergebnisse und die voraussichtlich mit der klinischen Prüfung verbundenen Risiken informiert worden ist,
8. für den Fall, dass bei der Durchführung der klinischen Prüfung ein Mensch getötet oder der Körper oder die Gesundheit eines Menschen verletzt wird, eine Versicherung nach Maßgabe des Absatzes 3 besteht, die auch Leistungen gewährt, wenn kein anderer für den Schaden haftet, und
9. für die medizinische Versorgung der betroffenen Person ein Arzt oder bei zahnmedizinischer Behandlung ein Zahnarzt verantwortlich ist.

(2) Die betroffene Person ist durch einen Prüfer, der Arzt oder bei zahnmedizinischer Prüfung Zahnarzt ist, über Wesen, Bedeutung, Risiken und Tragweite der klinischen Prüfung sowie über ihr Recht aufzuklären, die Teilnahme an der klinischen Prüfung jederzeit zu beenden; ihr ist eine allgemein verständliche Aufklärungsunterlage auszuhändigen. Der betroffenen Person ist ferner Gelegenheit zu einem Beratungsgespräch mit einem Prüfer über die sonstigen Bedingungen der Durchführung der klinischen Prüfung zu geben. Eine nach Absatz 1 Satz 3 Nr. 3 Buchstabe b erklärte Einwilligung in die Teilnahme an einer klinischen Prüfung kann jederzeit gegenüber dem Prüfer schriftlich oder mündlich widerrufen werden, ohne dass der betroffenen Person dadurch Nachteile entstehen dürfen.

Kann die betroffene Person nicht schreiben, so kann in Ausnahmefällen statt der in Satz 3 Nr. 3 Buchstabe b und c geforderten schriftlichen Einwilligung eine mündliche Einwilligung in Anwesenheit von mindestens einem Zeugen, der auch bei der Information der betroffenen Person einbezogen war, erteilt werden. Der Zeuge darf keine bei der Prüfstelle beschäftigte Person und kein Mitglied der Prüfgruppe sein. Die mündlich erteilte Einwilligung ist schriftlich zu dokumentieren, zu datieren und vom Zeugen zu unterschreiben.

(2a) Die betroffene Person ist über Zweck und Umfang der Erhebung und Verwendung personenbezogener Daten, insbesondere von Gesundheitsdaten zu informieren. Sie ist insbesondere darüber zu informieren, dass

1. die erhobenen Daten soweit erforderlich
   a) zur Einsichtnahme durch die Überwachungsbehörde oder Beauftragte des Sponsors zur Überprüfung der ordnungsgemäßen Durchführung der klinischen Prüfung bereitgehalten werden,
   b) pseudonymisiert an den Sponsor oder eine von diesem beauftragte Stelle zum Zwecke der wissenschaftlichen Auswertung weitergegeben werden,
   c) im Falle eines Antrags auf Zulassung pseudonymisiert an den Antragsteller und die für die Zulassung zuständige Behörde weitergegeben werden,
   d) im Falle unerwünschter Ereignisse des zu prüfenden Arzneimittels pseudonymisiert an den Sponsor und die zuständige Bundesoberbehörde sowie von dieser an die Europäische Datenbank weitergegeben werden,
2. die Einwilligung nach Absatz 1 Satz 3 Nr. 3 Buchstabe c unwiderruflich ist,
3. im Falle eines Widerrufs der nach Absatz 1 Satz 3 Nr. 3 Buchstabe b erklärten Einwilligung die gespeicherten Daten weiterhin verwendet werden dürfen, soweit dies erforderlich ist, um
   a) Wirkungen des zu prüfenden Arzneimittels festzustellen,
   b) sicherzustellen, dass schutzwürdige Interessen der betroffenen Person nicht beeinträchtigt werden,
   c) der Pflicht zur Vorlage vollständiger Zulassungsunterlagen zu genügen,
4. die Daten bei den genannten Stellen für die auf Grund des § 42 Abs. 3 bestimmten Fristen gespeichert werden.

Im Falle eines Widerrufs der nach Absatz 1 Satz 3 Nr. 3 Buchstabe b erklärten Einwilligung haben die verantwortlichen Stellen unverzüglich zu prüfen, inwieweit die gespeicherten Daten für die in Satz 2 Nr. 3 genannten Zwecke noch erforderlich sein können. Nicht mehr benötigte Daten sind unverzüglich zu löschen. Im Übrigen sind die erhobenen personenbezogenen Daten nach Ablauf der auf Grund des § 42 Abs. 3 bestimmten Fristen zu löschen, soweit nicht gesetzliche, satzungsmäßige oder vertragliche Aufbewahrungsfristen entgegenstehen.

(3) Die Versicherung nach Absatz 1 Satz 3 Nr. 8 muss zugunsten der von der klinischen Prüfung betroffenen Personen bei einem in einem Mitgliedstaat der Europäischen Union oder einem anderen Vertragsstaat des Abkommens über den Europäischen Wirtschaftsraum zum Geschäftsbetrieb zugelassenen Versicherer genommen werden. Ihr Umfang muss in einem angemessenen Verhältnis zu den mit der klinischen Prüfung verbundenen Risiken stehen und auf der Grundlage der Risikoabschätzung so festgelegt werden, dass für jeden Fall des Todes oder der dauernden Erwerbsunfähigkeit einer von der klinischen Prüfung betroffenen Person mindestens 500.000 Euro zur Verfügung stehen. Soweit aus der Versicherung geleistet wird, erlischt ein Anspruch auf Schadensersatz.

(4) Auf eine klinische Prüfung bei Minderjährigen finden die Absätze 1 bis 3 mit folgender Maßgabe Anwendung:

1. Das Arzneimittel muss zum Erkennen oder zum Verhüten von Krankheiten bei Minderjährigen bestimmt und die Anwendung des Arzneimittels nach den Erkenntnissen der medizinischen Wissenschaft angezeigt sein, um bei dem Minderjährigen Krankheiten zu erkennen oder ihn vor Krankheiten zu schützen. Angezeigt ist das Arzneimittel, wenn seine Anwendung bei dem Minderjährigen medizinisch indiziert ist.
2. Die klinische Prüfung an Erwachsenen oder andere Forschungsmethoden dürfen nach den Erkenntnissen der medizinischen Wissenschaft keine ausreichenden Prüfergebnisse erwarten lassen.
3. Die Einwilligung wird durch den gesetzlichen Vertreter abgegeben, nachdem er entsprechend Absatz 2 aufgeklärt worden ist. Sie muss dem mutmaßlichen Willen des Minderjährigen entsprechen, soweit ein solcher feststellbar ist. Der Minderjährige ist vor Beginn der klinischen Prüfung von einem im Umgang mit Minderjährigen erfahrenen Prüfer über die Prüfung, die Risiken und den Nutzen aufzuklären, soweit dies im Hinblick auf sein Alter und seine geistige Reife möglich ist; erklärt der Minderjährige, nicht an der klinischen Prüfung teilnehmen zu wollen, oder bringt er dies in sonstiger Weise zum Ausdruck, so ist dies zu beachten. Ist der Minderjährige in der Lage, Wesen, Bedeutung und Tragweite der klinischen Prüfung zu erkennen und seinen Willen hiernach auszurichten, so ist auch seine Einwilligung erforderlich. Eine Gelegenheit zu einem Beratungsgespräch nach Absatz 2 Satz 2 ist neben dem gesetzlichen Vertreter auch dem Minderjährigen zu eröffnen.
4. Die klinische Prüfung darf nur durchgeführt werden, wenn sie für die betroffene Person mit möglichst wenig Belastungen und anderen vorhersehbaren Risiken verbunden ist; sowohl der Belastungsgrad als auch die Risikoschwelle müssen im Prüfplan eigens definiert und vom Prüfer ständig überprüft werden.
5. Vorteile mit Ausnahme einer angemessenen Entschädigung dürfen nicht gewährt werden.

(5) Der betroffenen Person, ihrem gesetzlichen Vertreter oder einem von ihr Bevollmächtigten steht eine zuständige Kontaktstelle zur Verfügung, bei der Informationen über alle Umstände, denen eine Bedeutung für die Durchführung einer klinischen Prüfung beizumessen ist, eingeholt werden können. Die Kontaktstelle ist bei der jeweils zuständigen Bundesoberbehörde einzurichten.

§ 41 Besondere Voraussetzungen der klinischen Prüfung

(1) Auf eine klinische Prüfung bei einer volljährigen Person, die an einer Krankheit leidet, zu deren Behandlung das zu prüfende Arzneimittel angewendet werden soll, findet § 40 Abs. 1 bis 3 mit folgender Maßgabe Anwendung:

1. Die Anwendung des zu prüfenden Arzneimittels muss nach den Erkenntnissen der medizinischen Wissenschaft angezeigt sein, um das Leben dieser Person zu retten, ihre Gesundheit wiederherzustellen oder ihr Leiden zu erleichtern, oder
2. sie muss für die Gruppe der Patienten, die an der gleichen Krankheit leiden wie diese Person, mit einem direkten Nutzen verbunden sein.

Kann die Einwilligung wegen einer Notfallsituation nicht eingeholt werden, so darf eine Behandlung, die ohne Aufschub erforderlich ist, um das Leben der betroffenen Person zu retten, ihre Gesundheit wiederherzustellen oder ihr Leiden zu erleichtern, umgehend erfolgen. Die Einwilligung zur weiteren Teilnahme ist einzuholen, sobald dies möglich und zumutbar ist.

(2) Auf eine klinische Prüfung bei einem Minderjährigen, der an einer Krankheit leidet, zu deren Behandlung das zu prüfende Arzneimittel angewendet werden soll, findet § 40 Abs. 1 bis 4 mit folgender Maßgabe Anwendung:

1. Die Anwendung des zu prüfenden Arzneimittels muss nach den Erkenntnissen der medizinischen Wissenschaft angezeigt sein, um das Leben der betroffenen Person zu retten, ihre Gesundheit wiederherzustellen oder ihr Leiden zu erleichtern, oder
2. a) die klinische Prüfung muss für die Gruppe der Patienten, die an der gleichen Krankheit leiden wie die betroffene Person, mit einem direkten Nutzen verbunden sein,
   b) die Forschung muss für die Bestätigung von Daten, die bei klinischen Prüfungen an anderen Personen oder mittels anderer Forschungsmethoden gewonnen wurden, unbedingt erforderlich sein,
   c) die Forschung muss sich auf einen klinischen Zustand beziehen, unter dem der betroffene Minderjährige leidet und
   d) die Forschung darf für die betroffene Person nur mit einem minimalen Risiko und einer minimalen Belastung verbunden sein; die Forschung weist nur ein minimales Risiko auf, wenn nach Art und Umfang der Intervention zu erwarten ist, dass sie allenfalls zu einer sehr geringfügigen und vorübergehenden Beeinträchtigung der Gesundheit der betroffenen Person führen wird; sie weist eine minimale Belastung auf, wenn zu erwarten ist, dass die Unannehmlichkeiten für die betroffene Person allenfalls vorübergehend auftreten und sehr geringfügig sein werden.

Satz 1 Nr. 2 gilt nicht für Minderjährige, für die nach Erreichen der Volljährigkeit Absatz 3 Anwendung finden würde.

(3) Auf eine klinische Prüfung bei einer volljährigen Person, die nicht in der Lage ist, Wesen, Bedeutung und Tragweite der klinischen Prüfung zu erkennen und ihren Willen hiernach auszurichten und die an einer Krankheit leidet, zu deren Behandlung das zu prüfende Arzneimittel angewendet werden soll, findet § 40 Abs. 1 bis 3 mit folgender Maßgabe Anwendung:

1. Die Anwendung des zu prüfenden Arzneimittels muss nach den Erkenntnissen der medizinischen Wissenschaft angezeigt sein, um das Leben der betroffenen Person zu retten, ihre Gesundheit wiederherzustellen oder ihr Leiden zu erleichtern; außerdem müssen sich derartige Forschungen unmittelbar auf einen lebensbedrohlichen oder sehr geschwächten klinischen Zustand beziehen, in dem sich die betroffene Person befindet, und die klinische Prüfung muss für die betroffene Person mit möglichst wenig Belastungen und anderen vorhersehbaren Risiken verbunden sein; sowohl der Belastungsgrad als auch die Risikoschwelle müssen im Prüfplan eigens definiert und vom Prüfer ständig überprüft

werden. Die klinische Prüfung darf nur durchgeführt werden, wenn die begründete Erwartung besteht, dass der Nutzen der Anwendung des Prüfpräparates für die betroffene Person die Risiken überwiegt oder keine Risiken mit sich bringt.

2. Die Einwilligung wird durch den gesetzlichen Vertreter oder Bevollmächtigten abgegeben, nachdem er entsprechend § 40 Abs. 2 aufgeklärt worden ist. § 40 Abs. 4 Nr. 3 Satz 2, 3 und 5 gilt entsprechend.
3. Die Forschung muss für die Bestätigung von Daten, die bei klinischen Prüfungen an zur Einwilligung nach Aufklärung fähigen Personen oder mittels anderer Forschungsmethoden gewonnen wurden, unbedingt erforderlich sein. § 40 Abs. 4 Nr. 2 gilt entsprechend.
4. Vorteile mit Ausnahme einer angemessenen Entschädigung dürfen nicht gewährt werden.

§ 42 Verfahren bei der Ethik-Kommission, Genehmigungsverfahren bei der Bundesoberbehörde

(1) Die nach § 40 Abs. 1 Satz 2 erforderliche zustimmende Bewertung der Ethik-Kommission ist vom Sponsor bei der nach Landesrecht für den Prüfer zuständigen unabhängigen interdisziplinär besetzten Ethik-Kommission zu beantragen. Wird die klinische Prüfung von mehreren Prüfern durchgeführt, so ist der Antrag bei der für den Hauptprüfer oder Leiter der klinischen Prüfung zuständigen unabhängigen Ethik-Kommission zu stellen. Das Nähere zur Bildung, Zusammensetzung und Finanzierung der Ethik-Kommission wird durch Landesrecht bestimmt. Der Sponsor hat der Ethik-Kommission alle Angaben und Unterlagen vorzulegen, die diese zur Bewertung benötigt. Zur Bewertung der Unterlagen kann die Ethik-Kommission eigene wissenschaftliche Erkenntnisse verwerten, Sachverständige beiziehen oder Gutachten anfordern. Sie hat Sachverständige beizuziehen oder Gutachten anzufordern, wenn es sich um eine klinische Prüfung bei Minderjährigen handelt und sie nicht über eigene Fachkenntnisse auf dem Gebiet der Kinderheilkunde, einschließlich ethischer und psychosozialer Fragen der Kinderheilkunde, verfügt oder wenn es sich um eine klinische Prüfung von xenogenen Arzneimitteln oder Gentherapeutika handelt. Die zustimmende Bewertung darf nur versagt werden, wenn

1. die vorgelegten Unterlagen auch nach Ablauf einer dem Sponsor gesetzten angemessenen Frist zur Ergänzung unvollständig sind,
2. die vorgelegten Unterlagen einschließlich des Prüfplans, der Prüferinformation und der Modalitäten für die Auswahl der Prüfungsteilnehmer nicht dem Stand der wissenschaftlichen Erkenntnisse entsprechen, insbesondere die klinische Prüfung ungeeignet ist, den Nachweis der Unbedenklichkeit oder Wirksamkeit eines Arzneimittels einschließlich einer unterschiedlichen Wirkungsweise bei Frauen und Männern zu erbringen, oder
3. die in § 40 Abs. 1 Satz 3 Nr. 2 bis 9, Abs. 4 und § 41 geregelten Anforderungen nicht erfüllt sind.

Das Nähere wird in der Rechtsverordnung nach Absatz 3 bestimmt. Die Ethik-Kommission hat eine Entscheidung über den Antrag nach Satz 1 innerhalb einer Frist von höchstens 60 Tagen nach Eingang der erforderlichen Unterlagen zu übermitteln, die nach Maßgabe der Rechtsverordnung nach Absatz 3 verlängert oder verkürzt werden kann; für die Prüfung xenogener Arzneimittel gibt es keine zeitliche Begrenzung für den Genehmigungszeitraum.

(2) Die nach § 40 Abs. 1 Satz 2 erforderliche Genehmigung der zuständigen Bundesoberbehörde ist vom Sponsor bei der zuständigen Bundesoberbehörde zu beantragen. Der Sponsor hat dabei alle Angaben und Unterlagen vorzulegen, die diese zur Bewertung benötigt, insbesondere die Ergebnisse der analytischen und der pharmakologisch-toxikologischen Prüfung sowie den Prüfplan und die klinischen Angaben zum Arzneimittel einschließlich der

Prüferinformation. Die Genehmigung darf nur versagt werden, wenn

1. die vorgelegten Unterlagen auch nach Ablauf einer dem Sponsor gesetzten angemessenen Frist zur Ergänzung unvollständig sind,
2. die vorgelegten Unterlagen, insbesondere die Angaben zum Arzneimittel und der Prüfplan einschließlich der Prüferinformation nicht dem Stand der wissenschaftlichen Erkenntnisse entsprechen, insbesondere die klinische Prüfung ungeeignet ist, den Nachweis der Unbedenklichkeit oder Wirksamkeit eines Arzneimittels einschließlich einer unterschiedlichen Wirkungsweise bei Frauen und Männern zu erbringen,
3. die in § 40 Abs. 1 Satz 3 Nr. 1, 2, 2a und 6, bei xenogenen Arzneimitteln auch die in Nummer 8 geregelten Anforderungen insbesondere im Hinblick auf eine Versicherung von Drittrisiken nicht erfüllt sind, oder
4. der zuständigen Bundesoberbehörde Erkenntnisse vorliegen, dass die Prüfeinrichtung für die Durchführung der klinischen Prüfung nicht geeignet ist oder dass von dieser die in Nummer 2 bezeichneten Anforderungen an die klinische Prüfung nicht eingehalten werden können.

Die Genehmigung gilt als erteilt, wenn die zuständige Bundesoberbehörde dem Sponsor innerhalb von höchstens 30 Tagen nach Eingang der Antragsunterlagen keine mit Gründen versehenen Einwände übermittelt. Wenn der Sponsor auf mit Gründen versehene Einwände den Antrag nicht innerhalb einer Frist von höchstens 90 Tagen entsprechend abgeändert hat, gilt der Antrag als abgelehnt. Das Nähere wird in der Rechtsverordnung nach Absatz 3 bestimmt. Abweichend von Satz 4 darf die klinische Prüfung von Arzneimitteln,

1. die unter die Nummer 1 oder 1a des Anhangs der Verordnung (EG) Nr. 726/2004 fallen,
2. die somatische Zelltherapeutika, xenogene Zelltherapeutika, Gentransfer-Arzneimittel für neuartige Therapien, xenogene Arzneimittel sind,
3. die genetisch veränderte Organismen enthalten oder
4. deren Wirkstoff ein biologisches Produkt menschlichen oder tierischen Ursprungs ist oder biologische Bestandteile menschlichen oder tierischen Ursprungs enthält oder zu seiner Herstellung derartige Bestandteile erfordert,

nur begonnen werden, wenn die zuständige Bundesoberbehörde dem Sponsor eine schriftliche Genehmigung erteilt hat. Die zuständige Bundesoberbehörde hat eine Entscheidung über den Antrag auf Genehmigung von Arzneimitteln nach Satz 7 Nr. 2 bis 4 innerhalb einer Frist von höchstens 60 Tagen nach Eingang der in Satz 2 genannten erforderlichen Unterlagen zu treffen, die nach Maßgabe einer Rechtsverordnung nach Absatz 3 verlängert oder verkürzt werden kann; für die Prüfung xenogener Arzneimittel gibt es keine zeitliche Begrenzung für den Genehmigungszeitraum.

(2a) Die für die Genehmigung einer klinischen Prüfung nach Absatz 2 zuständige Bundesoberbehörde unterrichtet die nach Absatz 1 zuständige Ethik-Kommission, sofern ihr Informationen zu anderen klinischen Prüfungen vorliegen, die für die Bewertung der von der Ethik-Kommission begutachteten Prüfung von Bedeutung sind; dies gilt insbesondere für Informationen über abgebrochene oder sonst vorzeitig beendete Prüfungen. Dabei unterbleibt die Übermittlung personenbezogener Daten, ferner sind Betriebs- und Geschäftsgeheimnisse dabei zu wahren.

(3) Das Bundesministerium wird ermächtigt, durch Rechtsverordnung mit Zustimmung des Bundesrates Regelungen zur Gewährleistung der ordnungsgemäßen Durchführung der klinischen Prüfung und der Erzielung dem wissenschaftlichen Erkenntnisstand entsprechender Unterlagen zu treffen. In der Rechtsverordnung können insbesondere Regelungen getroffen werden über:

1. die Aufgaben und Verantwortungsbereiche des Sponsors, der Prüfer oder anderer Personen, die die klinische Prüfung durchführen oder kontrollieren einschließlich von Anzeige-, Dokumentations- und Berichtspflichten insbesondere über Nebenwirkungen und sonstige unerwünschte Ereignisse, die während der Studie auftreten und die Sicherheit der Studienteilnehmer oder die Durchführung der Studie beeinträchtigen könnten,
2. die Aufgaben der und das Verfahren bei Ethik-Kommissionen einschließlich der einzureichenden Unterlagen, auch mit Angaben zur angemessenen Beteiligung von Frauen und Männern als Prüfungsteilnehmerinnen und Prüfungsteilnehmer, der Unterbrechung oder Verlängerung oder Verkürzung der Bearbeitungsfrist und der besonderen Anforderungen an die Ethik-Kommissionen bei klinischen Prüfungen nach § 40 Abs. 4 und § 41 Abs. 2 und 3,
3. die Aufgaben der zuständigen Behörden und das behördliche Genehmigungsverfahren einschließlich der einzureichenden Unterlagen, auch mit Angaben zur angemessenen Beteiligung von Frauen und Männern als Prüfungsteilnehmerinnen und Prüfungsteilnehmer, und der Unterbrechung oder Verlängerung oder Verkürzung der Bearbeitungsfrist, das Verfahren zur Überprüfung von Unterlagen in Betrieben und Einrichtungen sowie die Voraussetzungen und das Verfahren für Rücknahme, Widerruf und Ruhen der Genehmigung oder Untersagung einer klinischen Prüfung,
4. die Anforderungen an die Prüfeinrichtung und das Führen und Aufbewahren von Nachweisen,
5. die Übermittlung von Namen und Sitz des Sponsors und des verantwortlichen Prüfers und nicht personenbezogener Angaben zur klinischen Prüfung von der zuständigen Behörde an eine europäische Datenbank,
6. die Befugnisse zur Erhebung und Verwendung personenbezogener Daten, soweit diese für die Durchführung und Überwachung der klinischen Prüfung oder bei klinischen Prüfungen mit Arzneimitteln, die aus einem gentechnisch veränderten Organismus oder einer Kombination von gentechnisch veränderten Organismen bestehen oder solche enthalten, für die Abwehr von Gefahren für die Gesundheit Dritter oder für die Umwelt in ihrem Wirkungsgefüge erforderlich sind; dies gilt auch für die Verarbeitung von Daten, die nicht in Dateien verarbeitet oder genutzt werden,
7. die Aufgaben und Befugnisse der Behörden zur Abwehr von Gefahren für die Gesundheit Dritter und für die Umwelt in ihrem Wirkungsgefüge bei klinischen Prüfungen mit Arzneimitteln, die aus einem gentechnisch veränderten Organismus oder einer Kombination von gentechnisch veränderten Organismen bestehen oder solche enthalten;

ferner kann die Weiterleitung von Unterlagen und Ausfertigungen der Entscheidungen an die zuständigen Behörden und die für die Prüfer zuständigen Ethik-Kommissionen bestimmt sowie vorgeschrieben werden, dass Unterlagen in mehrfacher Ausfertigung sowie auf elektronischen oder optischen Speichermedien eingereicht werden. In der Rechtsverordnung sind für zugelassene Arzneimittel Ausnahmen entsprechend der Richtlinie 2001/20/EG vorzusehen.

§ 42a Rücknahme, Widerruf und Ruhen der Genehmigung oder der zustimmenden Bewertung

(1) Die Genehmigung ist zurückzunehmen, wenn bekannt wird, dass ein Versagungsgrund nach § 42 Abs. 2 Satz 3 Nr. 1, Nr. 2, oder Nr. 3, oder Nr. 4 bei der Erteilung vorgelegen hat; sie ist zu widerrufen, wenn nachträglich Tatsachen eintreten, die die Versagung nach § 42 Abs. 2 Satz 3 Nr. 2 oder Nr. 3 rechtfertigen würden. In den Fällen des Satzes 1 kann auch das Ruhen der Genehmigung befristet angeordnet werden.

(2) Die zuständige Bundesoberbehörde kann die Genehmigung widerrufen, wenn die Gege-

benheiten der klinischen Prüfung nicht mit den Angaben im Genehmigungsantrag übereinstimmen oder wenn Tatsachen Anlass zu Zweifeln an der Unbedenklichkeit oder der wissenschaftlichen Grundlage der klinischen Prüfung geben. In diesem Fall kann auch das Ruhen der Genehmigung befristet angeordnet werden. Die zuständige Bundesoberbehörde unterrichtet unter Angabe der Gründe unverzüglich die anderen für die Überwachung zuständigen Behörden und Ethik-Kommissionen sowie die Kommission der Europäischen Gemeinschaften und die Europäische Arzneimittel-Agentur.

8.1.2 GCP-Verordnung

Die folgenden ausgewählten Textauszüge der *Verordnung über die Anwendung der Guten Klinischen Praxis bei der Durchführung von klinischen Prüfungen mit Arzneimitteln zur Anwendung am Menschen* (GCP-Verordnung) geben den Stand vom 1. März 2008 wieder. Aktuelle Änderungen können auf der Homepage des Bundesinstituts für Arzneimittel und Medizinprodukte (www.bfarm.de) nachgelesen werden.
Vom 09. August 2004; geändert durch Artikel 1 der Verordnung vom 15. 03. 06 (BGBl. I, S. 542), zuletzt geändert durch Artikel 4 der Verordnung zur Ablösung der Betriebsverordnung für pharmazeutische Unternehmer vom 03. 11. 06 (BGBl. I, S. 2523)

§ 1 Zweck der Verordnung

(1) Zweck dieser Verordnung ist, die Einhaltung der Guten Klinischen Praxis bei der Planung, Durchführung und Dokumentation klinischer Prüfungen am Menschen und der Berichterstattung darüber sicherzustellen. Damit wird gewährleistet, dass die Rechte, die Sicherheit und das Wohlergehen der betroffenen Person geschützt werden und die Ergebnisse der klinischen Prüfung glaubwürdig sind.
(2) Bei klinischen Prüfungen mit Arzneimitteln, die aus einem gentechnisch veränderten Organismus oder einer Kombination von gentechnisch veränderten Organismen bestehen oder solche enthalten, bezweckt diese Verordnung darüber hinaus den Schutz der Gesundheit nicht betroffener Personen und der Umwelt in ihrem Wirkungsgefüge.

§ 2 Anwendungsbereich

Die Verordnung regelt die Aufgaben, Verantwortungsbereiche und Verfahren hinsichtlich der Planung, Genehmigung, Durchführung und Überwachung von klinischen Prüfungen am Menschen nach § 4 Abs. 23 des Arzneimittelgesetzes einschließlich Bioverfügbarkeits- und Bioäquivalenzstudien sowie hinsichtlich ihrer Dokumentation und der Berichterstattung über diese klinischen Prüfungen. Sie regelt außerdem den Schutz der Gesundheit nicht betroffener Personen und umweltbezogene Anforderungen bei klinischen Prüfungen mit Arzneimitteln, die aus einem gentechnisch veränderten Organismus oder einer Kombination von gentechnisch veränderten Organismen bestehen oder solche enthalten.

§ 3 Begriffsbestimmungen

(1) Multizentrische klinische Prüfung ist eine nach einem einzigen Prüfplan durchgeführte klinische Prüfung, die in mehr als einer Prüfstelle erfolgt und daher von mehr als einem Prüfer vorgenommen wird, wobei sich die weiteren Prüfstellen auch in anderen Mitgliedstaaten der Europäischen Union oder in Ländern befinden können, die nicht Mitgliedstaaten der Europäischen Union sind.
(2) Prüfplan ist die Beschreibung der Zielsetzung, Planung, Methodik, statistischen Erwägungen und Organisation einer klinischen Prüfung. Der Begriff schließt nachfolgende Fassungen und Änderungen des Prüfplans ein.
(2a) Betroffene Person ist ein Prüfungsteilnehmer oder eine Prüfungsteilnehmerin, die entweder als Empfänger des Prüfpräparates oder als Mitglied einer Kontrollgruppe an einer klinischen Prüfung teilnimmt.
(2b) Einwilligung nach Aufklärung ist die Entscheidung über die Teilnahme an einer klini-

schen Prüfung, die in Schriftform abgefasst, datiert und unterschrieben werden muss und nach ordnungsgemäßer Unterrichtung über Wesen, Bedeutung, Tragweite und Risiken der Prüfung und nach Erhalt einer entsprechenden Dokumentation freiwillig von einer Person, die ihre Einwilligung geben kann oder aber, wenn die Person hierzu nicht in der Lage ist, von ihrem gesetzlichen Vertreter getroffen wird. Kann die betreffende Person nicht schreiben, so kann in Ausnahmefällen eine mündliche Einwilligung in Anwesenheit von mindestens einem Zeugen erteilt werden.

(2c) Ethik-Kommission ist ein unabhängiges Gremium aus im Gesundheitswesen und in nichtmedizinischen Bereichen tätigen Personen, dessen Aufgabe es ist, den Schutz der Rechte, die Sicherheit und das Wohlergehen von betroffenen Personen im Sinne des Absatzes 2a zu sichern und diesbezüglich Vertrauen der Öffentlichkeit zu schaffen, indem es unter anderem zu dem Prüfplan, der Eignung der Prüfer und der Angemessenheit der Einrichtungen sowie zu den Methoden, die zur Unterrichtung der betroffenen Personen und zur Erlangung ihrer Einwilligung nach Aufklärung benutzt werden und zu dem dabei verwendeten Informationsmaterial Stellung nimmt.

(3) Prüfpräparate sind Darreichungsformen von Wirkstoffen oder Placebos, die in einer klinischen Prüfung am Menschen getestet oder als Vergleichspräparate verwendet oder zum Erzeugen bestimmter Reaktionen am Menschen eingesetzt werden. Hierzu gehören Arzneimittel, die nicht zugelassen sind, und zugelassene Arzneimittel, wenn diese im Rahmen einer klinischen Prüfung am Menschen in einer anderen als der zugelassenen Darreichungsform oder für ein nicht zugelassenes Anwendungsgebiet oder zum Erhalt zusätzlicher Informationen über das zugelassene Arzneimittel eingesetzt werden.

(4) Prüferinformation ist die Zusammenstellung der für die klinische Prüfung am Menschen relevanten klinischen und nichtklinischen Daten über die in der klinischen Prüfung verwendeten Prüfpräparate.

(5) Inspektion ist die von der zuständigen Behörde oder Bundesoberbehörde durchgeführte Überprüfung von Räumlichkeiten, Ausrüstungen, Unterlagen, Aufzeichnungen, Qualitätssicherungssystemen und sonstigen nach Beurteilung der Behörde relevanten Ressourcen, die sich in der Prüfstelle, den Einrichtungen des Sponsors oder des Auftragsforschungsinstituts, den Laboratorien, den Herstellungsstätten von Prüfpräparaten oder in sonstigen Einrichtungen befinden. Sie dient dem Ziel, die Einhaltung der Regeln der Guten Klinischen Praxis (GCP), der Guten Herstellungspraxis (GMP) oder die Übereinstimmung mit den Angaben der Antragsunterlagen zu überprüfen.

(6) Unerwünschtes Ereignis ist jedes nachteilige Vorkommnis, das einer betroffenen Person widerfährt, der ein Prüfpräparat verabreicht wurde, und das nicht notwendigerweise in ursächlichem Zusammenhang mit dieser Behandlung steht.

(7) Nebenwirkung ist jede nachteilige und unbeabsichtigte Reaktion auf ein Prüfpräparat, unabhängig von dessen Dosierung.

(8) Schwerwiegendes unerwünschtes Ereignis oder schwerwiegende Nebenwirkung ist jedes unerwünschte Ereignis oder jede Nebenwirkung, das oder die tödlich oder lebensbedrohend ist, eine stationäre Behandlung oder deren Verlängerung erforderlich macht oder zu bleibender oder schwerwiegender Behinderung oder Invalidität führt oder eine kongenitale Anomalie oder einen Geburtsfehler zur Folge hat.

(9) Unerwartete Nebenwirkung ist eine Nebenwirkung, die nach Art oder Schweregrad nicht mit der vorliegenden Information über das Prüfpräparat übereinstimmt.

(10) Verblindung ist das bewusste Vorenthalten der Information über die Identität eines Prüfpräparates in Übereinstimmung mit den Angaben des Prüfplanes.

(11) Entblindung ist die Offenlegung der Identität eines verblindeten Prüfpräparates.

§ 4 Herstellung und Einfuhr

(1) Die Herstellung, die Freigabe sowie die Einfuhr von Prüfpräparaten regelt die Arzneimittel- und Wirkstoffherstellungsverordnung vom 3. November 2006 (BGBl. I S. 2523) in der jeweils geltenden Fassung. Für die Kennzeichnung von Prüfpräparaten gilt § 5.

(2) Der Sponsor muss sicherstellen, dass die Herstellung und Prüfung des Prüfpräparates den Angaben des bei der zuständigen Bundesoberbehörde nach § 7 Abs. 4 Nr. 1 eingereichten Dossiers zum Prüfpräparat entspricht und die Herstellungsbetriebe und Prüflaboratorien für diese Tätigkeiten geeignet sowie zu deren Ausübung berechtigt sind. Bei Verwendung zugelassener Arzneimittel im Sinne des § 5 Abs. 8 gelten die Anforderungen als erfüllt, soweit der Sponsor bis auf die Kennzeichnung keine weiteren Herstellungsvorgänge unternimmt.

§ 5 Kennzeichnung von Prüfpräparaten

(1) Bei Prüfpräparaten muss die Kennzeichnung den Schutz der betroffenen Personen und die Rückverfolgbarkeit sicherstellen, die Identifizierung des Arzneimittels und der Prüfung ermöglichen und eine ordnungsgemäße Verwendung des Arzneimittels gewährleisten.

(2) Prüfpräparate dürfen außer in den Fällen nach den Absätzen 3 bis 5 oder in sonstigen begründeten Fällen nur in den Verkehr gebracht werden, wenn auf den Behältnissen und, soweit verwendet, auf den äußeren Umhüllungen in gut lesbarer Schrift, allgemein verständlich in deutscher Sprache und auf dauerhafte Weise angegeben sind:

1. Name oder Firma und Anschrift des Sponsors und die seines Auftragnehmers (CRO), soweit er nicht selbst Sponsor ist,
2. Telefonnummer des Sponsors und die seines Auftragnehmers (CRO), soweit er nicht selbst Sponsor ist, sofern die Telefonnummern nicht in einem Begleitdokument aufgeführt sind, das der betroffenen Person auszuhändigen ist,
3. Bezeichnung und Stärke des Prüfpräparates,
4. Chargenbezeichnung mit der Abkürzung »Ch.-B.« oder Code-Nummer der Prüfung,
5. Darreichungsform,
6. Inhalt nach Gewicht, Volumen oder Stückzahl,
7. Art der Anwendung,
8. Dosierungsanleitung mit Einzel- oder Tagesgaben oder diesbezüglicher Verweis auf ein Begleitdokument oder die Anweisung eines Prüfarztes,
9. Dauer der Verwendbarkeit (Verfalldatum mit dem Hinweis »verwendbar bis« oder soweit die Art des Prüfpräparates dies erlaubt, Datum der Nachtestung) unter Angabe von Monat und Jahr,
10. Prüfplancode, der die Identifizierung der klinischen Prüfung, der Prüfstelle, des Prüfers und des Sponsors ermöglicht, sofern nicht in einem Begleitdokument enthalten, das der betroffenen Person ausgehändigt werden kann,
11. von der europäischen Datenbank vergebene EudraCT-Nummer, sofern diese nicht in einem Begleitdokument enthalten ist,
12. Identifizierungscode der betroffenen Person, und, sofern erforderlich, Kennzeichnung der Einnahmesequenz, sofern nicht in einem Begleitdokument enthalten, das der betroffenen Person ausgehändigt werden kann,
13. Hinweis, dass das Arzneimittel zur klinischen Prüfung bestimmt ist,
14. Aufbewahrungs- oder Lagerungshinweise, sofern dies in der Genehmigung für die klinische Prüfung vorgesehen ist,
15. Hinweis, dass das Prüfpräparat unzugänglich für Kinder aufbewahrt werden soll, sofern das Prüfpräparat dazu bestimmt ist, der betroffenen Person ausgehändigt zu werden,
16. besondere Vorsichtsmaßnahmen für die Beseitigung von nicht verwendeten Prüfpräparaten oder sonstige besondere Vorsichtsmaßnahmen, um Gefahren für die Gesundheit nicht betroffener Personen und die Umwelt zu vermeiden, oder Angaben für die Rückgabe.

Wenn Behältnis und äußere Umhüllung fest verbunden sind, ist die Kennzeichnung auf der äußeren Umhüllung ausreichend. Die Angabe nach Satz 1 Nr. 3 kann im Fall einer Verblindung der Prüfpräparate entfallen oder auf geeignete Weise verschlüsselt werden.

(3) Sofern Behältnis und äußere Umhüllung des Prüfpräparates dauernd zusammengehalten werden sollen und die äußere Umhüllung die unter Absatz 2 Satz 1 aufgeführten Angaben aufweist, muss das Behältnis mindestens die Angaben nach Absatz 2 Satz 1 Nr. 1, 3, 4, 5, 6, 7, 10 und 12 aufweisen, die Angabe nach Absatz 2 Satz 1 Nr. 7 kann bei festen oralen Darreichungsformen entfallen. Absatz 2 Satz 3 gilt entsprechend.

(4) Durchdrückpackungen sind mit den Angaben nach Absatz 2 Nr. 1, 3, 4, 7, 10 und 12 zu versehen, die Angabe nach Absatz 2 Satz 1 Nr. 7 kann bei festen oralen Darreichungsformen entfallen. Absatz 2 Satz 3 gilt entsprechend.

(5) Bei Behältnissen von nicht mehr als zehn Milliliter Volumen und bei Ampullen brauchen die Angaben nach Absatz 2 nur auf den äußeren Umhüllungen gemacht zu werden, jedoch müssen sich auf den Behältnissen und den Ampullen mindestens die Angaben nach Absatz 2 Satz 1 Nr. 1, 3, 4, 7, 10 und 12 befinden. Absatz 2 Satz 3 gilt entsprechend.

(6) Angaben nach Absatz 2, die zusätzlich in einer anderen Sprache wiedergegeben werden, müssen in beiden Sprachversionen inhaltsgleich sein. Weitere Angaben sind zulässig, sofern sie mit der Verwendung des Prüfpräparates in Zusammenhang stehen, für die gesundheitliche Aufklärung wichtig sind und den Angaben nach Absatz 2 nicht widersprechen.

(7) Wenn die Dauer der Verwendbarkeit nachträglich verlängert werden soll, ist ein zusätzliches Etikett auf dem Behältnis und, soweit verwendet, auf der äußeren Umhüllung anzubringen, das das neue Verfalldatum oder das Datum der Nachtestung sowie die Chargenbezeichnung aufweist. Mit dem Etikett kann das frühere Datum, nicht aber die bereits vorhandene Chargenbezeichnung überdeckt werden.

(8) Bei Prüfpräparaten, die durch die zuständige Bundesoberbehörde zugelassene Arzneimittel sind oder für die die Kommission der Europäischen Gemeinschaften oder der Rat der Europäischen Union eine Genehmigung für das Inverkehrbringen gemäß Artikel 3 Abs. 1 oder 2 der Verordnung (EG) Nr. 726/2004 des Europäischen Parlaments und des Rates vom 31. März 2004 zur Festlegung von Gemeinschaftsverfahren für die Genehmigung und Überwachung von Human- und Tierarzneimitteln und zur Errichtung einer Europäischen Arzneimittel-Agentur (ABl. EU Nr. L 136 S. 1) erteilt hat, und die ohne zusätzliche Herstellungsmaßnahmen zur Verwendung in der klinischen Prüfung bestimmt sind, kann auf besondere Kennzeichnungen auf den Behältnissen und den äußeren Umhüllungen nach den Absätzen 2 bis 7 verzichtet werden, soweit es das Konzept der klinischen Prüfung erlaubt. Angaben nach Absatz 1 können auch in einem Begleitdokument aufgeführt werden.

§ 6 Entblindung in Notfallsituationen und Rücknahme

Bei verblindeten Prüfpräparaten muss der Sponsor ein Verfahren zur unverzüglichen Entblindung etablieren, das eine sofortige Identifizierung und, sofern erforderlich, eine unverzügliche Rücknahme der Prüfpräparate ermöglicht. Dabei ist sicherzustellen, dass die Identität eines verblindeten Prüfpräparates nur so weit offen gelegt wird, wie dies erforderlich ist.

§ 7 Antragstellung

(1) Der Sponsor reicht in schriftlicher Form bei der für das zu testende Prüfpräparat zuständigen Bundesoberbehörde einen Antrag auf Genehmigung der klinischen Prüfung und bei der zuständigen Ethik-Kommission einen Antrag auf zustimmende Bewertung der klinischen Prüfung ein. Die dem Antrag beizufügenden Unterlagen können in deutscher oder in englischer Sprache abgefasst sein, soweit im Folgenden nichts anderes bestimmt ist. Antrag und Unterlagen sind zusätzlich auf einem elektronischen Datenträger einzureichen. Bei mul-

tizentrischen klinischen Prüfungen, die im Geltungsbereich des Arzneimittelgesetzes in mehr als einer Prüfstelle erfolgen, erhält jede weitere nach Landesrecht für einen Prüfer zuständige Ethik-Kommission (beteiligte Ethik-Kommission) zeitgleich eine Kopie des Antrags und der Unterlagen. Die nach § 42 Abs. 1 Satz 2 des Arzneimittelgesetzes zuständige Ethik-Kommission ist federführend für die Bearbeitung.

(2) Dem Antrag an die zuständige Ethik-Kommission und dem Antrag an die zuständige Bundesoberbehörde müssen vom Antragsteller die folgenden Angaben und Unterlagen beigefügt werden:

1. Kopie des Bestätigungsschreibens für die von der Europäischen Datenbank vergebene EudraCT-Nummer des Prüfplans,
2. vom Sponsor oder seinem Vertreter unterzeichnetes Begleitschreiben in deutscher Sprache, das die EudraCT-Nummer, den Prüfplancode des Sponsors und den Titel der klinischen Prüfung angibt, Besonderheiten der klinischen Prüfung hervorhebt und auf die Fundstellen der diesbezüglichen Informationen in den weiteren Unterlagen verweist,
3. vom Hauptprüfer oder vom Leiter der klinischen Prüfung sowie vom Sponsor oder seinem Vertreter unterzeichneter Prüfplan unter Angabe des vollständigen Titels und des Arbeitstitels der klinischen Prüfung, der EudraCT-Nummer, des Prüfplancodes des Sponsors, der Fassung und des Datums,
4. Name oder Firma und Anschrift des Sponsors und, sofern vorhanden, seines in der Europäischen Union oder in einem Vertragsstaat des Abkommens über den Europäischen Wirtschaftsraum niedergelassenen Vertreters,
5. Namen und Anschriften der Einrichtungen, die als Prüfstelle oder Prüflabor in die klinische Prüfung eingebunden sind, sowie der Hauptprüfer und des Leiters der klinischen Prüfung,
6. Angabe der Berufe von Prüfern, die nicht Arzt sind, der wissenschaftlichen Anforderungen des jeweiligen Berufs und der seine Ausübung voraussetzenden Erfahrungen in der Patientenbetreuung sowie Darlegung, dass der jeweilige Beruf für die Durchführung von Forschungen am Menschen qualifiziert und Darlegung der besonderen Gegebenheiten der klinischen Prüfung, die die Prüfertätigkeit eines Angehörigen des jeweiligen Berufs rechtfertigen,
7. Prüferinformation,
8. Bezeichnung und Charakterisierung der Prüfpräparate und ihrer Wirkstoffe,
9. Gegenstand der klinischen Prüfung und ihre Ziele,
10. Anzahl, Alter und Geschlecht der betroffenen Personen,
11. Erläuterung der Kriterien für die Auswahl der betroffenen Personen sowie der hierzu zu Grunde gelegten statistischen Erwägungen,
12. Begründung dafür, dass die gewählte Geschlechterverteilung in der Gruppe der betroffenen Personen zur Feststellung möglicher geschlechtsspezifischer Unterschiede bei der Wirksamkeit oder Unbedenklichkeit des geprüften Arzneimittels angemessen ist,
13. Plan für eine Weiterbehandlung und medizinische Betreuung der betroffenen Personen nach dem Ende der klinischen Prüfung,
14. mit Gründen versehene Angaben ablehnender Bewertungen der zuständigen Ethik-Kommissionen anderer Mitgliedstaaten der Europäischen Union oder anderer Vertragsstaaten des Abkommens über den Europäischen Wirtschaftsraum sowie Versagungen beantragter Genehmigungen durch die zuständigen Behörden anderer Mitgliedstaaten der Europäischen Union oder anderer Vertragsstaaten des Abkommens über den Europäischen Wirtschaftsraum; sollten zustimmende Bewertungen einer Ethik-Kommission oder eine Genehmigung durch eine zuständige Behörde mit Auflagen versehen worden sein, sind diese anzugeben,
15. die Bestätigung, dass betroffene Personen über die Weitergabe ihrer pseudonymisier-

ten Daten im Rahmen der Dokumentations- und Mitteilungspflichten nach § 12 und § 13 an die dort genannten Empfänger aufgeklärt werden; diese muss eine Erklärung enthalten, dass betroffene Personen, die der Weitergabe nicht zustimmen, nicht in die klinische Prüfung eingeschlossen werden.

(3) Der zuständigen Ethik-Kommission ist ferner vorzulegen:

1. Erläuterung der Bedeutung der klinischen Prüfung,
2. Bewertung und Abwägung der vorhersehbaren Risiken und Nachteile der klinischen Prüfung gegenüber dem erwarteten Nutzen für die betroffenen Personen und zukünftig erkrankte Personen,
3. Rechtfertigung für die Einbeziehung von Personen nach § 40 Abs. 4 und § 41 Abs. 2 und 3 des Arzneimittelgesetzes in die klinische Prüfung,
4. Erklärung zur Einbeziehung möglicherweise vom Sponsor oder Prüfer abhängiger Personen,
5. Angaben zur Finanzierung der klinischen Prüfung,
6. Lebensläufe oder andere geeignete Qualifikationsnachweise der Prüfer,
7. Angaben zu möglichen wirtschaftlichen und anderen Interessen der Prüfer im Zusammenhang mit den Prüfpräparaten,
8. Angaben zur Eignung der Prüfstelle, insbesondere zur Angemessenheit der dort vorhandenen Mittel und Einrichtungen sowie des zur Durchführung der klinischen Prüfung zur Verfügung stehenden Personals und zu Erfahrungen in der Durchführung ähnlicher klinischer Prüfungen,
9. Informationen und Unterlagen, die die betroffenen Personen erhalten, in deutscher Sprache sowie eine Darstellung des Verfahrens der Einwilligung nach Aufklärung,
10. Beschreibung der vorgesehenen Untersuchungsmethoden und eventuelle Abweichungen von den in der medizinischen Praxis üblichen Untersuchungen,
11. Beschreibung der vorgesehenen Verfahrensweise, mit der verhindert werden soll, dass betroffene Personen gleichzeitig an anderen klinischen Prüfungen oder Forschungsprojekten teilnehmen oder vor Ablauf einer erforderlichen Karenzzeit an der klinischen Prüfung teilnehmen,
12. Beschreibung, wie der Gesundheitszustand gesunder betroffener Personen dokumentiert werden soll,
13. Nachweis einer Versicherung nach § 40 Abs. 1 Satz 3 Nr. 8 und Abs. 3 des Arzneimittelgesetzes,
14. hinsichtlich der Vergütung der Prüfer und der Entschädigung der betroffenen Personen getroffene Vereinbarungen,
15. Erklärung zur Einhaltung des Datenschutzes,
16. alle wesentlichen Elemente der zwischen dem Sponsor und der Prüfstelle vorgesehenen Verträge,
17. Kriterien für das Aussetzen oder die vorzeitige Beendigung der klinischen Prüfung,
18. bei multizentrischen klinischen Prüfungen, die im Geltungsbereich des Arzneimittelgesetzes in mehr als einer Prüfstelle erfolgen, eine Liste der Bezeichnungen und Anschriften der beteiligten Ethik-Kommissionen,
19. eine Zusammenfassung der wesentlichen Inhalte des Prüfplans in deutscher Sprache, wenn der Prüfplan nach Absatz 2 Nr. 3 in englischer Sprache vorgelegt wird.

(4) Der zuständigen Bundesoberbehörde ist ferner vorzulegen:

1. das Dossier zum Prüfpräparat mit folgendem Inhalt:
   a) Unterlagen über Qualität und Herstellung,
   b) Unterlagen über die pharmakologisch-toxikologischen Prüfungen,
   c) vorgesehene Kennzeichnung,
   d) Herstellungserlaubnis,
   e) Einfuhrerlaubnis,
   f) Unterlagen über Ergebnisse von bisher durchgeführten klinischen Prüfungen sowie weitere bekannt gewordene klinische Erkenntnisse,
   g) zusammenfassende Nutzen-Risiko-Bewertung;

2. der Nachweis einer Versicherung nach § 40 Abs. 1 Satz 3 Nr. 8 und Abs. 3 des Arzneimittelgesetzes, wenn es sich bei dem Prüfpräparat um ein xenogenes Zelltherapeutikum handelt;
3. bei Prüfpräparaten, die aus einem gentechnisch veränderten Organismus oder einer Kombination von gentechnisch veränderten Organismen bestehen oder solche enthalten, gemäß Anhang II der Richtlinie 2001/18/EG des Europäischen Parlaments und des Rates vom 12. März 2001 über die absichtliche Freisetzung genetisch veränderter Organismen in die Umwelt und zur Aufhebung der Richtlinie 90/220/EWG des Rates (ABl. EG Nr. L 106 S. 1) eine Darlegung und Bewertung der Risiken für die Gesundheit nicht betroffener Personen und die Umwelt sowie eine Darlegung der vorgesehenen Vorkehrungen und gemäß Anhang III dieser Richtlinie Informationen über den gentechnisch veränderten Organismus, Informationen über die Bedingungen der klinischen Prüfung und über die den gentechnisch veränderten Organismus möglicherweise aufnehmende Umwelt, Informationen über die Wechselwirkungen zwischen dem gentechnisch veränderten Organismus und der Umwelt, ein Beobachtungsplan zur Ermittlung der Auswirkungen auf die Gesundheit nicht betroffener Personen und die Umwelt, eine Beschreibung der geplanten Überwachungsmaßnahmen und Angaben über entstehende Reststoffe und ihre Behandlung sowie über Notfallpläne. Der Sponsor kann insoweit auch auf Unterlagen Bezug nehmen, die ein Dritter in einem vorangegangenen Verfahren vorgelegt hat, sofern es sich nicht um vertrauliche Angaben handelt;
4. Bezeichnung und Anschrift der nach § 42 Abs. 1 Satz 1 und 2 des Arzneimittelgesetzes zuständigen Ethik-Kommission und Bezeichnung und Anschrift der zuständigen Behörden anderer Mitgliedstaaten der Europäischen Union und anderer Vertragsstaaten des Abkommens über den Europäischen Wirtschaftsraum, in denen die klinische Prüfung durchgeführt wird.

(5) Abweichend von Absatz 4 Nr. 1 kann anstelle des Dossiers die Zusammenfassung der Merkmale des Arzneimittels (SmPC) vorgelegt werden, wenn es sich bei dem Prüfpräparat um ein Arzneimittel handelt, das in einem Mitgliedstaat der Europäischen Union zugelassen ist oder für das die Kommission der Europäischen Gemeinschaften oder der Rat der Europäischen Union eine Genehmigung für das Inverkehrbringen gemäß Artikel 3 Abs. 1 oder 2 der Verordnung (EG) Nr. 726/2004 des Europäischen Parlaments und des Rates vom 31. März 2004 zur Festlegung von Gemeinschaftsverfahren für die Genehmigung und Überwachung von Human- und Tierarzneimitteln und zur Errichtung einer Europäischen Arzneimittel-Agentur (ABl. EU Nr. L 136 S. 1) erteilt hat und das in der klinischen Prüfung gemäß der Zusammenfassung der Merkmale des Arzneimittels (SmPC) angewendet werden soll. Soll das zugelassene Arzneimittel abweichend von der Zusammenfassung der Merkmale des Arzneimittels (SmPC) angewendet werden, und handelt es sich dabei ausschließlich um eine Abweichung von dem zugelassenen Anwendungsgebiet, so sind in der Regel keine zusätzlichen Daten zu Qualität, zu den Ergebnissen der pharmakologisch-toxikologischen Prüfung und zu klinischen Ergebnissen vorzulegen; bei anderen Abweichungen sind in Abhängigkeit von der Art der Abweichung zusätzliche Daten zu Qualität, zu den Ergebnissen der pharmakologisch-toxikologischen Prüfung und zu klinischen Ergebnissen nur dann vorzulegen, wenn die in der Zusammenfassung der Merkmale des Arzneimittels (SmPC) enthaltenen Angaben für die im Prüfplan vorgesehenen Anwendungsbedingungen nicht ausreichend sind. Wird das zugelassene Arzneimittel oder sein Wirkstoff von einem anderen als dem in der Zusammenfassung der Merkmale des Arzneimittels (SmPC) bezeichneten Hersteller oder nach einem anderen Verfahren hergestellt, so sind in Abhängigkeit von der Art der Änderungen zusätzliche Daten zur

Qualität vorzulegen. Soweit erforderlich, sind darüber hinaus weitere Ergebnisse zu pharmakologisch-toxikologischen Prüfungen und zusätzliche klinische Ergebnisse vorzulegen. Wird das zugelassene Arzneimittel verblindet, so sind in Abhängigkeit von den durchgeführten Maßnahmen zur Verblindung zusätzliche Angaben zur Qualität vorzulegen.

(6) Ist das Prüfpräparat Gegenstand einer dem Sponsor durch die zuständige Bundesoberbehörde bereits genehmigten klinischen Prüfung, so kann der Sponsor auf die im Rahmen des vorhergehenden Genehmigungsverfahrens vorgelegten Unterlagen zum Prüfpräparat Bezug nehmen. Liegen dem Sponsor weitere Ergebnisse zu Qualität und Herstellung, zu pharmakologisch-toxikologischen Prüfungen oder klinische Ergebnisse vor, die nicht Bestandteil der in Bezug genommenen Unterlagen zum Prüfpräparat sind, so sind diese vorzulegen.

(7) Sofern das Prüfpräparat ein Placebo ist, beschränkt sich der Inhalt des Dossiers zum Prüfpräparat auf die Angaben nach Absatz 4 Nr. 1 Buchstabe a.

§ 8 Bewertung durch die Ethik-Kommission

(1) Die nach § 42 Abs. 1 Satz 1 oder 2 des Arzneimittelgesetzes zuständige Ethik-Kommission bestätigt dem Sponsor innerhalb von zehn Tagen den Eingang des ordnungsgemäßen Antrags unter Angabe des Eingangsdatums oder fordert ihn auf, die von ihr benannten Formmängel innerhalb einer Frist von 14 Tagen zu beheben, wenn Unterlagen zum Antrag ohne Begründung hierfür fehlen oder der Antrag aus sonstigen Gründen nicht ordnungsgemäß ist.

(2) Innerhalb der nach § 42 Abs. 1 Satz 9 des Arzneimittelgesetzes geltenden Frist von höchstens 60 Tagen nach Eingang des ordnungsgemäßen Antrags übermittelt die zuständige Ethik-Kommission dem Sponsor und der zuständigen Bundesoberbehörde ihre mit Gründen versehene Bewertung. Während der Prüfung des Antrags auf zustimmende Bewertung kann die zuständige Ethik-Kommission nur ein einziges Mal zusätzliche Informationen vom Sponsor anfordern. Die Frist wird bis zum Eingang der zusätzlichen Informationen gehemmt. Die Hemmung beginnt mit Ablauf des Tages, an dem die Anforderung von der zuständigen Ethik-Kommission abgesendet wurde.

(3) Betrifft der Antrag eine klinische Prüfung, die im Geltungsbereich des Arzneimittelgesetzes nur in einer einzigen Prüfstelle durchgeführt wird, verkürzt sich die in Absatz 2 genannte Frist auf höchstens 30 Tage. Ist diese klinische Prüfung eine klinische Prüfung der Phase I, die als Teil eines mehrere klinische Prüfungen umfassenden Entwicklungsprogramms auf einer von dieser Ethik-Kommission zustimmend bewerteten klinischen Prüfung desselben Entwicklungsprogramms aufbaut, verkürzt sich die Frist auf 14 Tage. Diese Fristverkürzungen gelten nicht bei klinischen Prüfungen der in Absatz 4 genannten Arzneimittel.

(4) Bei klinischen Prüfungen von somatischen Zelltherapeutika und Arzneimitteln, die gentechnisch veränderte Organismen enthalten, verlängert sich die in Absatz 2 genannte Frist auf 90 Tage; eine weitere Verlängerung der Frist auf insgesamt 180 Tage tritt ein, wenn die zuständige Ethik-Kommission zur Vorbereitung ihrer Bewertung Sachverständige beizieht oder Gutachten anfordert. Für die klinische Prüfung von Gentransfer-Arzneimitteln beträgt die Frist höchstens 180 Tage. Für die Prüfung xenogener Zelltherapeutika gibt es keine zeitliche Begrenzung für den Bewertungszeitraum.

(5) Multizentrische klinische Prüfungen, die im Geltungsbereich des Arzneimittelgesetzes in mehr als einer Prüfstelle durchgeführt werden, bewertet die federführende Ethik-Kommission im Benehmen mit den beteiligten Ethik-Kommissionen. Die beteiligten Ethik-Kommissionen prüfen die Qualifikation der Prüfer und die Geeignetheit der Prüfstellen in ihrem Zuständigkeitsbereich. Ihre diesbezügliche Bewertung muss der federführenden Ethik-Kommission innerhalb von 30 Tagen nach Eingang des ordnungsgemäßen Antrags vorliegen.

§ 9 Genehmigung durch die zuständige Bundesoberbehörde

(1) Die zuständige Bundesoberbehörde bestätigt dem Sponsor innerhalb von zehn Tagen den Eingang des ordnungsgemäßen Antrags unter Angabe des Eingangsdatums oder fordert ihn auf, die von ihr benannten Formmängel innerhalb einer Frist von 14 Tagen zu beheben, wenn Unterlagen zum Antrag ohne Begründung hierfür fehlen oder der Antrag aus sonstigen Gründen nicht ordnungsgemäß ist.

(2) Die Prüfung des ordnungsgemäßen Antrags muss innerhalb der nach § 42 Abs. 2 des Arzneimittelgesetzes jeweils geltenden Frist abgeschlossen werden. Übermittelt die zuständige Bundesoberbehörde dem Sponsor mit Gründen versehene Einwände, kann dieser ein einziges Mal den Antrag innerhalb einer Frist von höchstens 90 Tagen nach Zugang entsprechend ändern. Nach Eingang der Änderung übermittelt die zuständige Bundesoberbehörde dem Sponsor innerhalb von 15 Tagen schriftlich die Genehmigung des Antrags oder, unter Angabe von Gründen, dessen endgültige Ablehnung. Die zuständige Ethik-Kommission erhält davon eine Kopie. Bei den in § 42 Abs. 2 Satz 7 Nr. 2 bis 4 des Arzneimittelgesetzes genannten Arzneimitteln beträgt die in Satz 3 genannte Frist 30 Tage. Für die Prüfung xenogener Zelltherapeutika gibt es keine zeitliche Begrenzung für den Genehmigungszeitraum.

(3) Betrifft der Antrag eine klinische Prüfung der Phase I, die als Teil eines mehrere klinische Prüfungen umfassenden Entwicklungsprogramms auf einer durch die zuständige Bundesoberbehörde genehmigten klinischen Prüfung desselben Entwicklungsprogramms aufbaut, verkürzt sich die jeweils geltende Frist auf 14 Tage, sofern dem Antrag die Angaben nach § 7 Abs. 4 Nr. 1 Buchstabe a und b des bereits genehmigten Antrags unverändert zu Grunde liegen. Diese Fristverkürzung gilt nicht bei klinischen Prüfungen der in Absatz 4 genannten Arzneimittel.

(4) Bei klinischen Prüfungen von Gentransfer-Arzneimitteln, somatischen Zelltherapeutika oder Arzneimitteln, die aus einem gentechnisch veränderten Organismus oder einer Kombination von gentechnisch veränderten Organismen bestehen oder solche enthalten, verlängert sich die Frist des § 42 Abs. 2 Satz 8 Halbsatz 1 des Arzneimittelgesetzes auf höchstens 90 Tage; eine weitere Verlängerung der Frist auf insgesamt höchstens 180 Tage tritt ein, wenn die zuständige Bundesoberbehörde zur Vorbereitung ihrer Entscheidung Sachverständige beizieht oder Gutachten anfordert. Für die Prüfung xenogener Zelltherapeutika gibt es keine zeitliche Begrenzung für den Genehmigungszeitraum. Bei Prüfpräparaten, die aus einem gentechnisch veränderten Organismus oder einer Kombination von gentechnisch veränderten Organismen bestehen oder solche enthalten, entscheidet die zuständige Bundesoberbehörde im Benehmen mit dem Bundesamt für gesundheitlichen Verbraucherschutz und Lebensmittelsicherheit; die Genehmigung der klinischen Prüfung durch die zuständige Bundesoberbehörde umfasst die Genehmigung der Freisetzung dieser gentechnisch veränderten Organismen im Rahmen der klinischen Prüfung.

(5) Zur Vorbereitung ihrer Entscheidung kann die zuständige Bundesoberbehörde die im Antrag nach § 42 Abs. 2 Satz 1 und 2 des Arzneimittelgesetzes enthaltenen oder nach § 10 Abs. 1 geänderten Angaben in der Prüfstelle, der Herstellungseinrichtung des Prüfpräparates, den an der Prüfung beteiligten Laboratorien, den Einrichtungen des Sponsors oder in sonstigen Einrichtungen überprüfen. Zu diesem Zweck können Beauftragte der zuständigen Bundesoberbehörde im Benehmen mit der zuständigen Behörde Betriebs- und Geschäftsräume zu den üblichen Geschäftszeiten betreten, Unterlagen einsehen und, soweit es sich nicht um personenbezogene Daten handelt, hieraus Abschriften oder Ablichtungen anfertigen sowie Auskünfte verlangen.

(1) Änderungen einer von der zuständigen Bundesoberbehörde genehmigten oder von der zuständigen Ethik-Kommission zustimmend bewerteten klinischen Prüfung, die geeignet sind,

1. sich auf die Sicherheit der betroffenen Personen auszuwirken,
2. die Auslegung der wissenschaftlichen Dokumente, auf die die Prüfung gestützt wird, oder die wissenschaftliche Aussagekraft der Studienergebnisse zu beeinflussen,
3. die Art der Leitung oder Durchführung der Studie wesentlich zu verändern,
4. die Qualität oder Unbedenklichkeit der Prüfpräparate zu beeinträchtigen oder
5. bei klinischen Prüfungen mit Arzneimitteln, die aus gentechnisch veränderten Organismen bestehen oder diese enthalten, die Risikobewertung für die Gesundheit nicht betroffener Personen und die Umwelt zu verändern,

darf der Sponsor nur vornehmen, wenn diese Änderungen von der zuständigen Ethik-Kommission zustimmend bewertet wurden, soweit sie die Angaben und Unterlagen nach § 7 Abs. 2 oder 3 betreffen, und wenn sie von der zuständigen Bundesoberbehörde genehmigt wurden, soweit sie die Angaben und Unterlagen nach § 7 Abs. 2 oder 4 betreffen. Die zustimmende Bewertung ist bei der zuständigen Ethik-Kommission, die Genehmigung ist bei der zuständigen Bundesoberbehörde zu beantragen. Der Antrag ist zu begründen.

(2) Die zuständige Ethik-Kommission hat eine Entscheidung über den ordnungsgemäßen Antrag auf zustimmende Bewertung der Änderungen innerhalb von 20 Tagen nach Eingang dem Sponsor und der zuständigen Bundesoberbehörde zu übermitteln. Bei multizentrischen klinischen Prüfungen, die im Geltungsbereich des Arzneimittelgesetzes in mehr als einer Prüfstelle durchgeführt werden, bewertet die federführende Ethik-Kommission die Änderungen im Benehmen mit den beteiligten Ethik-Kommissionen. Die beteiligten Ethik-Kommissionen prüfen die Qualifikation der Prüfer und die Geeignetheit der Prüfstellen in ihrem Zuständigkeitsbereich. Bei Arzneimitteln, die somatische Zelltherapeutika oder Gentransfer-Arzneimittel oder Arzneimittel sind, die gentechnisch veränderte Organismen enthalten oder deren Wirkstoff ein biologisches Produkt menschlichen oder tierischen Ursprungs ist oder biologische Bestandteile menschlichen oder tierischen Ursprungs enthält oder zu seiner Herstellung derartige Bestandteile erfordert, beträgt die Frist 35 Tage. Bei xenogenen Zelltherapeutika gibt es keine zeitliche Begrenzung für den Bewertungszeitraum.

(3) Übermittelt die zuständige Bundesoberbehörde dem Sponsor innerhalb von höchstens 20 Tagen nach Eingang des ordnungsgemäßen Änderungsantrags keine mit Gründen versehenen Einwände gegen die Änderungen, so gelten sie als genehmigt. Die zuständige Bundesoberbehörde kann den Sponsor auffordern, die von ihm vorgeschlagenen Änderungen nach ihren Maßgaben abzuändern. Bei Arzneimitteln, die somatische Zelltherapeutika oder Gentransfer-Arzneimittel sind, die gentechnisch veränderte Organismen enthalten oder deren Wirkstoff ein biologisches Produkt menschlichen oder tierischen Ursprungs ist oder biologische Bestandteile menschlichen oder tierischen Ursprungs enthält oder zu seiner Herstellung derartige Bestandteile erfordert, beträgt die Frist 35 Tage. Bei xenogenen Zelltherapeutika gibt es keine zeitliche Begrenzung für den Genehmigungszeitraum.

(4) Zusätzliche Prüfstellen im Geltungsbereich des Arzneimittelgesetzes darf der Sponsor nur dann in die klinische Prüfung einbeziehen, wenn die zuständige Ethik-Kommission, die die klinische Prüfung zustimmend bewertet hat, die Einbeziehung der jeweiligen zusätzlichen Prüfstelle zustimmend bewertet. Dem Antrag auf Erteilung der zustimmenden Bewertung sind die auf die zusätzlichen Prüfstellen bezogenen Angaben nach § 7 Abs. 2 Nr. 5 und 8, Abs. 3 Nr. 4, 6 bis 8, 13, 14, 16 und 18 beizufügen. Jede Ethik-Kommission, die nach Landesrecht für einen Prüfer zuständig ist, der in einer zusätzlichen Prüfstelle für die Durchführung der klinischen Prüfung verantwortlich ist, erhält eine Kopie des ursprünglichen Antrags und der Unterlagen auf zustimmende Bewertung der klinischen Prüfung, der zustimmenden Bewertung der in Satz 1 genannten Ethik-Kom-

mission und des Antrags auf zustimmende Bewertung der Einbeziehung der zusätzlichen Prüfstelle. Die federführende Ethik-Kommission setzt sich mit ihr ins Benehmen. Die zustimmende Bewertung gilt als erteilt, wenn die federführende Ethik-Kommission dem Sponsor nicht innerhalb von 30 Tagen nach Eingang des ordnungsgemäßen Antrags begründete Bedenken übermittelt. Die federführende Ethik-Kommission unterrichtet die zuständige Bundesoberbehörde über die Bewertung.

§ 11 Maßnahmen zum Schutz vor unmittelbarer Gefahr

(1) Unbeschadet des § 10 treffen der Sponsor und der Prüfer unverzüglich alle gebotenen Maßnahmen zum Schutz der betroffenen Personen vor unmittelbarer Gefahr, wenn neue Umstände die Sicherheit der betroffenen Personen beeinträchtigen können.

(2) Bei klinischen Prüfungen mit Arzneimitteln, die aus einem gentechnisch veränderten Organismus oder einer Kombination von gentechnisch veränderten Organismen bestehen oder solche enthalten, treffen der Sponsor und der Prüfer unbeschadet des § 10 alle gebotenen Maßnahmen zum Schutz der Gesundheit nicht betroffener Personen und der Umwelt.

§ 12 Anzeige-, Dokumentations- und Mitteilungspflichten des Prüfers

(1) Der Prüfer fügt seiner Anzeige nach § 67 des Arzneimittelgesetzes bei der zuständigen Behörde für jede von ihm durchgeführte klinische Prüfung die folgenden Angaben bei:

1. Name, Anschrift und Berufsbezeichnung des zur Anzeige verpflichteten Prüfers,
2. Bezeichnung der zuständigen Bundesoberbehörde sowie Datum der erteilten Genehmigung und, sofern zutreffend, Daten von Genehmigungen nachträglicher Änderungen nach § 10 Abs. 1,
3. Bezeichnung und Anschrift der nach § 42 Abs. 1 Satz 1 oder 2 des Arzneimittelgesetzes zuständigen Ethik-Kommission sowie Datum ihrer zustimmenden Bewertung und, sofern zutreffend, Daten von Genehmigungen nachträglicher Änderungen nach § 10 Abs. 1,
4. Bezeichnung und Anschrift der für den Prüfer und die Prüfstelle zuständigen beteiligten Ethik-Kommission sowie Datum ihrer diesbezüglichen Bewertung,
5. EudraCT-Nummer des Prüfplans,
6. Name oder Firma und Anschrift des Sponsors und, sofern zutreffend, seines in der Europäischen Union oder in einem Vertragsstaat des Abkommens über den Europäischen Wirtschaftsraum niedergelassenen Vertreters,
7. Name und Anschrift des Leiters der klinischen Prüfung sowie des Hauptprüfers,
8. Name und Anschrift der Prüflaboratorien und anderer Einrichtungen, die vom Prüfer eingebunden worden sind,
9. vollständiger Titel des Prüfplans einschließlich Prüfplancode und Zielsetzung,
10. zu prüfendes Anwendungsgebiet,
11. Art der klinischen Prüfung und ihrer Durchführung, einschließlich Angaben zu den besonderen Merkmalen betroffener Personen, auf die die besonderen Voraussetzungen nach § 41 des Arzneimittelgesetzes Anwendung finden,
12. geplanter Beginn und voraussichtliche Dauer,
13. Bezeichnung, Stärke, Darreichungsform, arzneilich wirksame Bestandteile und Art der Anwendung des Prüfpräparates,
14. Information, ob Regelungen des Betäubungsmittelrechts, des Gentechnikrechts oder des Strahlenschutzrechts zu beachten sind oder es sich um ein somatisches Gentherapeutikum oder Gendiagnostikum handelt,
15. Anzahl und Art der mitgeführten Vergleichspräparate.

(2) Der Prüfer unterrichtet die zuständige Behörde innerhalb von 90 Tagen über die Beendigung der klinischen Prüfung. Wurde die klinische Prüfung durch den Sponsor abgebrochen oder unterbrochen, erfolgt die Unterrichtung innerhalb von 15 Tagen unter Angabe der Gründe für den Abbruch oder die Unterbrechung.

(3) Der Prüfer kann dem Sponsor die Durchführung der Anzeige bei der zuständigen Behörde übertragen und hat dies zu dokumentieren.
(4) Der Prüfer hat den Sponsor unverzüglich über das Auftreten eines schwerwiegenden unerwünschten Ereignisses, ausgenommen Ereignisse, über die laut Prüfplan oder Prüferinformation nicht unverzüglich berichtet werden muss, zu unterrichten und ihm anschließend einen ausführlichen schriftlichen Bericht zu übermitteln. Personenbezogene Daten sind vor ihrer Übermittlung unter Verwendung des Identifizierungscodes der betroffenen Person zu pseudonymisieren.
(5) Über unerwünschte Ereignisse und unerwartete klinisch-diagnostische Befunde, die im Prüfplan für die Bewertung der klinischen Prüfung als entscheidend bezeichnet sind, unterrichtet der Prüfer den Sponsor innerhalb der im Prüfplan angegebenen Fristen. Absatz 1 Satz 2 gilt entsprechend.
(6) Im Fall des Todes einer betroffenen Person übermittelt der Prüfer der zuständigen Ethik-Kommission, bei multizentrischen Studien auch der beteiligten Ethik-Kommission, der zuständigen Bundesoberbehörde sowie dem Sponsor alle für die Erfüllung ihrer Aufgaben erforderlichen zusätzlichen Auskünfte. Personenbezogene Daten sind vor ihrer Übermittlung unter Verwendung des Identifizierungscodes der betroffenen Person zu pseudonymisieren.
(7) Bei klinischen Prüfungen mit Arzneimitteln, die aus einem gentechnisch veränderten Organismus oder einer Kombination von gentechnisch veränderten Organismen bestehen oder solche enthalten, hat der Prüfer den Sponsor unverzüglich über Beobachtungen von in der Risikobewertung nicht vorgesehenen etwaigen schädlichen Auswirkungen auf die Gesundheit nicht betroffener Personen und die Umwelt zu unterrichten.

§ 13 Dokumentations- und Mitteilungspflichten des Sponsors

(1) Der Sponsor hat alle ihm von den Prüfern mitgeteilten unerwünschten Ereignisse ausführlich zu dokumentieren. Diese Aufzeichnungen werden der zuständigen Bundesoberbehörde und den zuständigen Behörden anderer Mitgliedstaaten der Europäischen Union und anderer Vertragsstaaten des Abkommens über den Europäischen Wirtschaftsraum, in deren Hoheitsgebiet die klinische Prüfung durchgeführt wird, auf Anforderung übermittelt. Personenbezogene Daten sind vor ihrer Übermittlung unter Verwendung des Identifizierungscodes der betroffenen Person zu pseudonymisieren.
(2) Der Sponsor hat über jeden ihm bekannt gewordenen Verdachtsfall einer unerwarteten schwerwiegenden Nebenwirkung unverzüglich, spätestens aber innerhalb von 15 Tagen nach Bekanntwerden, die zuständige Ethik-Kommission, die zuständige Bundesoberbehörde und die zuständigen Behörden anderer Mitgliedstaaten der Europäischen Union und anderer Vertragsstaaten des Abkommens über den Europäischen Wirtschaftsraum, in deren Hoheitsgebiet die klinische Prüfung durchgeführt wird, sowie die an der klinischen Prüfung beteiligten Prüfer zu unterrichten. Personenbezogene Daten sind vor ihrer Übermittlung unter Verwendung des Identifizierungscodes der betroffenen Person zu pseudonymisieren.
(3) Der Sponsor hat bei jedem ihm bekannt gewordenen Verdachtsfall einer unerwarteten schwerwiegenden Nebenwirkung, die zu einem Todesfall geführt hat oder lebensbedrohlich ist, unverzüglich, spätestens aber innerhalb von sieben Tagen nach Bekanntwerden, der zuständigen Ethik-Kommission, der zuständigen Bundesoberbehörde und den zuständigen Behörden anderer Mitgliedstaaten der Europäischen Union und anderer Vertragsstaaten des Abkommens über den Europäischen Wirtschaftsraum, in deren Hoheitsgebiet die klinische Prüfung durchgeführt wird, sowie den an der Prüfung beteiligten Prüfern alle für die Bewertung wichtigen Informationen und innerhalb von höchstens acht weiteren Tagen die weiteren relevanten Informationen zu übermitteln. Personenbezogene Daten sind vor ihrer Übermittlung unter Verwendung des Iden-

tifizierungscodes der betroffenen Person zu pseudonymisieren.

(4) Der Sponsor unterrichtet unverzüglich, spätestens aber innerhalb von 15 Tagen nach Bekanntwerden, die zuständige Bundesoberbehörde, die zuständige Ethik-Kommission und die zuständigen Behörden anderer Mitgliedstaaten der Europäischen Union und anderer Vertragsstaaten des Abkommens über den Europäischen Wirtschaftsraum, in deren Hoheitsgebiet die klinische Prüfung durchgeführt wird, über jeden Sachverhalt, der eine erneute Überprüfung der Nutzen-Risiko-Bewertung des Prüfpräparates erfordert. Hierzu gehören insbesondere

1. Einzelfallberichte von erwarteten schwerwiegenden Nebenwirkungen mit einem unerwarteten Ausgang,
2. eine Erhöhung der Häufigkeit erwarteter schwerwiegender Nebenwirkungen, die als klinisch relevant bewertet wird,
3. Verdachtsfälle schwerwiegender unerwarteter Nebenwirkungen, die sich ereigneten, nachdem die betroffene Person die klinische Prüfung bereits beendet hat,
4. Ereignisse im Zusammenhang mit der Studiendurchführung oder der Entwicklung des Prüfpräparates, die möglicherweise die Sicherheit der betroffenen Personen beeinträchtigen können.

(5) Sofern Maßnahmen nach § 11 ergriffen werden, unterrichtet der Sponsor unverzüglich die zuständige Bundesoberbehörde, die zuständige Behörde, die zuständige Ethik-Kommission und die zuständigen Behörden anderer Mitgliedstaaten der Europäischen Union und anderer Vertragsstaaten des Abkommens über den Europäischen Wirtschaftsraum, in deren Hoheitsgebiet die klinische Prüfung durchgeführt wird, über diese sowie die sie auslösenden Umstände.

(6) Der Sponsor hat der zuständigen Ethik-Kommission, der zuständigen Bundesoberbehörde und den zuständigen Behörden anderer Mitgliedstaaten der Europäischen Union und anderer Vertragsstaaten des Abkommens über den Europäischen Wirtschaftsraum, in deren Hoheitsgebiet die klinische Prüfung durchgeführt wird, während der Dauer der Prüfung einmal jährlich oder auf Verlangen eine Liste aller während der Prüfung aufgetretenen Verdachtsfälle schwerwiegender Nebenwirkungen sowie einen Bericht über die Sicherheit der betroffenen Personen vorzulegen.

(7) Erhält der Sponsor bei klinischen Prüfungen mit Arzneimitteln, die aus einem gentechnisch veränderten Organismus oder einer Kombination von gentechnisch veränderten Organismen bestehen oder solche enthalten, neue Informationen über Gefahren für die Gesundheit nicht betroffener Personen und die Umwelt, hat er diese der zuständigen Bundesoberbehörde unverzüglich mitzuteilen.

(8) Der Sponsor unterrichtet die zuständige Behörde, die zuständige Bundesoberbehörde, die zuständige Ethik-Kommission und die zuständigen Behörden anderer Mitgliedstaaten der Europäischen Union und anderer Vertragsstaaten des Abkommens über den Europäischen Wirtschaftsraum, in deren Hoheitsgebiet die klinische Prüfung durchgeführt wird, innerhalb von 90 Tagen über die Beendigung der klinischen Prüfung. Wurde die klinische Prüfung durch den Sponsor abgebrochen oder unterbrochen, erfolgt die Unterrichtung innerhalb von 15 Tagen unter Angabe der Gründe für den Abbruch oder die Unterbrechung.

(9) Der Sponsor übermittelt der zuständigen Bundesoberbehörde und der zuständigen Ethik-Kommission innerhalb eines Jahres nach Beendigung der klinischen Prüfung eine Zusammenfassung des Berichts über die klinische Prüfung, der alle wesentlichen Ergebnisse der klinischen Prüfung abdeckt.

(10) Der Sponsor stellt sicher, dass die wesentlichen Unterlagen der klinischen Prüfung einschließlich der Prüfbögen nach der Beendigung oder dem Abbruch der Prüfung mindestens zehn Jahre aufbewahrt werden. Andere Vorschriften zur Aufbewahrung von medizinischen Unterlagen bleiben unberührt.

§ 14 Mitteilungspflichten der zuständigen Bundesoberbehörde

(1) Die zuständige Bundesoberbehörde unterrichtet die für die Überwachung zuständigen Behörden, die zuständige Ethik-Kommission sowie die Kommission der Europäischen Gemeinschaften unverzüglich und unter Angabe von Gründen über die Anordnung von Abhilfemaßnahmen nach § 42a Abs. 5 des Arzneimittelgesetzes.

(2) Die zuständige Bundesoberbehörde übermittelt der für die Überwachung jeweils zuständigen Behörde auf Ersuchen alle hierfür benötigten Unterlagen.

(3) Die zuständige Bundesoberbehörde übermittelt Angaben an die bei der Europäischen Arzneimittel-Agentur eingerichtete Europäische Datenbank für klinische Prüfungen (EudraCT-Datenbank), insbesondere

1. Angaben zum Antrag auf Genehmigung der klinischen Prüfung durch die zuständige Bundesoberbehörde,
2. Angaben zum Antrag auf zustimmende Bewertung der klinischen Prüfung durch die zuständige Ethik-Kommission,
3. Änderungen des Antrags auf Genehmigung der klinischen Prüfung nach § 9 Abs. 2 Satz 2,
4. nachträgliche Änderungen nach § 10,
5. Beendigung der klinischen Prüfung,
6. Angaben über durchgeführte Inspektionen zur Überprüfung der Übereinstimmung mit der Guten Klinischen Praxis.

Personenbezogene Daten werden nicht übermittelt.

(4) Auf Anfrage der zuständigen Behörden anderer Mitgliedstaaten der Europäischen Union und anderer Vertragsstaaten des Abkommens über den Europäischen Wirtschaftsraum, der Europäischen Arzneimittel-Agentur oder der Europäischen Kommission übermittelt die zuständige Bundesoberbehörde die Informationen nach Absatz 3, die noch nicht in die EudraCT-Datenbank eingegeben wurden. Personenbezogene Daten werden nicht übermittelt.

(5) Die zuständige Bundesoberbehörde übermittelt Angaben zu allen Verdachtsfällen unerwarteter schwerwiegender Nebenwirkungen eines Prüfpräparates unverzüglich an die bei der Europäischen Arzneimittel-Agentur eingerichtete Eudravigilanz-Datenbank.

(6) Bei klinischen Prüfungen von Arzneimitteln, die aus einem gentechnisch veränderten Organismus oder einer Kombination von gentechnisch veränderten Organismen bestehen oder solche enthalten, unterrichtet die zuständige Bundesoberbehörde die Öffentlichkeit über den hinreichenden Verdacht einer Gefahr für die Gesundheit Dritter oder für die Umwelt in ihrem Wirkungsgefüge einschließlich der zu treffenden Vorsichtsmaßnahmen. Wird in den Fällen des Satzes 1 gemäß § 42a des Arzneimittelgesetzes die Genehmigung zurückgenommen oder widerrufen, das befristete Ruhen der Genehmigung oder eine Änderung der Bedingungen für die klinische Prüfung angeordnet und ist diese Maßnahme unanfechtbar geworden oder sofort vollziehbar, so soll die Öffentlichkeit auch hierüber unterrichtet werden. Die §§ 17a und 28a Abs. 2 Satz 2 und 3, Abs. 3 und 4 des Gentechnikgesetzes in der Fassung der Bekanntmachung vom 16. Dezember 1993 (BGBl. I S. 2066), das zuletzt durch Artikel 1 des Gesetzes vom 17. März 2006 (BGBl. I S. 534) geändert worden ist, gelten entsprechend.

§ 15 Inspektionen

(1) Inspektionen im Rahmen der Überwachung laufender oder bereits abgeschlossener klinischer Prüfungen werden nach § 64 Abs. 1 des Arzneimittelgesetzes durch die zuständige Behörde durchgeführt. Inspektionen zur Überprüfung der Übereinstimmung mit den Angaben aus den Unterlagen nach § 7 oder § 10 oder mit den Unterlagen nach § 22 Abs. 2 Nr. 3 des Arzneimittelgesetzes werden durch die zuständige Bundesoberbehörde durchgeführt.

(2) Die Inspektionen erfolgen im Namen der Europäischen Gemeinschaft. Ihre Ergebnisse werden von den anderen Mitgliedstaaten der Europäischen Union anerkannt. Die zuständige Behörde oder Bundesoberbehörde kann die zuständigen Behörden anderer Mitgliedstaaten um Unterstützung bei der Durchführung von

Inspektionen bitten und ihrerseits bei von diesen Behörden initiierten Inspektionen Unterstützung leisten. Absatz 1 gilt entsprechend.

(3) Vorbehaltlich der zwischen der Europäischen Union und Drittländern getroffenen Vereinbarungen kann die zuständige Bundesoberbehörde einen mit Gründen versehenen Antrag an die Europäische Kommission richten, mit dem in einem Drittland um eine Inspektion der Prüfstelle, der Einrichtungen des Sponsors oder der Einrichtungen des Herstellers gebeten wird. Betrifft die Inspektion ein Arzneimittel, für das ein Antrag auf Zulassung bei der zuständigen Bundesoberbehörde gestellt wurde, kann diese die Inspektion in dem Drittland in eigener Zuständigkeit durchführen.

(4) Betrifft die Inspektion ein Arzneimittel, für das ein Antrag auf Zulassung nach den Verfahren der Verordnung (EG) Nr. 726/2004 des Europäischen Parlaments und des Rates vom 31. März 2004 zur Festlegung von Gemeinschaftsverfahren für die Genehmigung und Überwachung von Human- und Tierarzneimitteln und zur Errichtung einer Europäischen Arzneimittel-Agentur (ABl. EU Nr. L 136 S. 1) gestellt wurde, so unterliegt sie der Koordinierung durch die Europäische Arzneimittel-Agentur; sie wird durch die zuständige Bundesoberbehörde unter Berücksichtigung der von der Europäischen Arzneimittel-Agentur festgelegten Verfahren durchgeführt.

(5) Eine erneute Inspektion ist durchzuführen, wenn sie von der Europäischen Kommission auf Ersuchen eines anderen von der klinischen Prüfung betroffenen Mitgliedstaats oder der Europäischen Arzneimittel-Agentur aus dem Grund gefordert wird, dass sich bei der Überprüfung der Einhaltung der Guten Klinischen Praxis Unterschiede zwischen den einzelnen Mitgliedstaaten der Europäischen Union gezeigt haben.

(6) Die von der zuständigen Behörde durchgeführte Inspektion ist nach schriftlich festgelegtem Verfahren und nach einem im Voraus festgelegten Plan durchzuführen.

(7) Über das Ergebnis der Inspektion ist zeitnah ein Inspektionsbericht anzufertigen, in dem alle wesentlichen Feststellungen der Inspektion, insbesondere Mängel und Beanstandungen aufzunehmen sind. Im Fall einer Inspektion nach § 64 Abs. 1 des Arzneimittelgesetzes sind im Inspektionsbericht zusätzlich Anordnungen zur Abstellung der festgestellten Mängel und Beanstandungen aufzunehmen. Der von der zuständigen Behörde erstellte Inspektionsbericht wird der inspizierten Einrichtung und dem Sponsor mit der Aufforderung zur Abstellung der Mängel und Beanstandungen übermittelt, wobei der Schutz vertraulicher Angaben sicherzustellen ist. Die zuständige Behörde übermittelt der zuständigen Bundesoberbehörde die nach § 14 Abs. 3 Nr. 6 für die Übermittlung an die EudraCT-Datenbank notwendigen Angaben über durchgeführte Inspektionen. Ergibt die Inspektion, dass die Eignung des für die Durchführung der klinischen Prüfung in einer Prüfstelle verantwortlichen Prüfers oder die Eignung der Prüfstelle nicht gegeben sind, wird der Inspektionsbericht der für diesen Prüfer zuständigen Ethik-Kommission, bei multizentrischen klinischen Prüfungen auch der federführenden Ethik-Kommission, zur Verfügung gestellt. Auf begründetes Ersuchen wird der Inspektionsbericht auch der Europäischen Arzneimittel-Agentur und den zuständigen Behörden anderer Mitgliedstaaten der Europäischen Union zur Verfügung gestellt. Die Bewertung der vom Sponsor übermittelten Antwort zur Abstellung der Mängel und Beanstandungen obliegt der zuständigen Behörde nach einem festgelegten Verfahren.

(8) Bei Gefahr im Verzug ordnet die zuständige Behörde die sofortige Unterbrechung der Prüfung an und übermittelt diese Anordnung unverzüglich dem Sponsor und der zuständigen Bundesoberbehörde. Die zuständige Bundesoberbehörde prüft die Einleitung von Maßnahmen nach § 42a des Arzneimittelgesetzes und informiert die zuständigen Behörden über die von ihr ergriffenen Maßnahmen. Die zuständige Behörde kann, soweit erforderlich, weitere Maßnahmen nach § 69 des Arzneimittelgesetzes in eigener Zuständigkeit ergreifen.

(9) Die zuständige Behörde sowie die zuständige Bundesoberbehörde müssen über ein umfassend geplantes und korrekt geführtes Qualitätssicherungssystem verfügen, das zumindest die Organisationsstrukturen, Verantwortlichkeiten und Verfahren beinhaltet. Das Qualitätssicherungssystem ist vollständig zu dokumentieren und seine Funktionstüchtigkeit zu überwachen. Das für die Durchführung der Inspektionen verantwortliche Personal muss in ausreichender Zahl zur Verfügung stehen und für seine Aufgaben qualifiziert sowie unabhängig und frei von kommerziellen, finanziellen oder anderen Zwängen sein, die seine Entscheidung beeinflussen können. Den mit der Überwachung beauftragten Personen soll Gelegenheit gegeben werden, regelmäßig an fachlichen Fortbildungsveranstaltungen teilzunehmen. Die Qualifikation des Personals ist zu überprüfen.

§ 16 Ordnungswidrigkeiten
Ordnungswidrig im Sinne des § 97 Abs. 2 Nr. 31 des Arzneimittelgesetzes handelt, wer vorsätzlich oder fahrlässig

1. entgegen § 12 Abs. 4 Satz 1 oder Abs. 7 oder § 13 Abs. 2 Satz 1 eine Unterrichtung nicht, nicht richtig, nicht vollständig oder nicht rechtzeitig vornimmt,
2. entgegen § 13 Abs. 3 Satz 1 eine Information nicht, nicht richtig, nicht vollständig oder nicht rechtzeitig übermittelt,
3. entgegen § 13 Abs. 6 eine Liste oder einen Bericht nicht, nicht richtig, nicht vollständig oder nicht rechtzeitig vorlegt oder
4. entgegen § 13 Abs. 7 eine Mitteilung nicht, nicht richtig, nicht vollständig oder nicht rechtzeitig macht.

§ 17 Übergangsbestimmungen
Für klinische Prüfungen von Arzneimitteln, für die vor dem 6. August 2004 die nach § 40 Abs. 1 Satz 2 des Arzneimittelgesetzes in der bis zum 6. August 2004 geltenden Fassung erforderlichen Unterlagen der für den Leiter der klinischen Prüfung zuständigen Ethik-Kommission vorgelegt worden sind, finden die Vorschriften dieser Verordnung keine Anwendung.

8.1.3 Europäische Direktive Klinische Prüfung

Die komplette Direktive ist unter www.emea.org zu finden.

8.1.4 Europäische Direktive GCP

Die komplette Direktive ist unter www.emea.org zu finden.

8.1.5 ICH-GCP

Die Leitlinien der ICH-GCP sind auf der Homepage der *International Conference for Harmonisation* (www.ich.org) zu finden.

8.1.6 Medizinproduktegesetz (MPG)

Die folgenden, für die klinische Forschung relevanten Textauszüge des 1., 4. und 5. Abschnitts des Medizinproduktegesetzes (MPG) entsprechen dem Stand vom 25. Mai 2008. Aktuelle Änderungen können auf der Homepage des Bundesinstituts für Arzneimittel und Medizinprodukte (www.bfarm.de) nachgelesen werden.

§ 1 Zweck des Gesetzes
Zweck dieses Gesetzes ist es, den Verkehr mit Medizinprodukten zu regeln und dadurch für die Sicherheit, Eignung und Leistung der Medizinprodukte sowie die Gesundheit und den erforderlichen Schutz der Patienten, Anwender und Dritter zu sorgen.

§ 2 Anwendungsbereich des Gesetzes
(1) Dieses Gesetz gilt für Medizinprodukte und deren Zubehör. Zubehör wird als eigenständiges Medizinprodukt behandelt.
(2) Dieses Gesetz gilt auch für Produkte, die dazu bestimmt sind, Arzneimittel im Sinne des § 2 Abs. 1 des Arzneimittelgesetzes zu verabrei-

chen. Werden die Medizinprodukte nach Satz 1 so in den Verkehr gebracht, dass Medizinprodukt und Arzneimittel ein einheitliches, miteinander verbundenes Produkt bilden, das ausschließlich zur Anwendung in dieser Verbindung bestimmt und nicht wiederverwendbar ist, gilt dieses Gesetz nur insoweit, als das Medizinprodukt die Grundlegenden Anforderungen nach § 7 erfüllen muss, die sicherheits- und leistungsbezogene Produktfunktionen betreffen. Im Übrigen gelten die Vorschriften des Arzneimittelgesetzes.

(3) Die Vorschriften des Atomgesetzes, der Strahlenschutzverordnung, der Röntgenverordnung und des Strahlenschutzvorsorgegesetzes, des Chemikaliengesetzes, der Gefahrstoffverordnung und der Druckbehälterverordnung sowie sowie die Rechtsvorschriften über Geheimhaltung und Datenschutz bleiben unberührt.

(4) Dieses Gesetz gilt nicht für

1. Arzneimittel im Sinne des § 2 Abs. 1 Nr. 2 des Arzneimittelgesetzes,
2. kosmetische Mittel im Sinne des § 4 des Lebensmittel- und Bedarfsgegenständegesetzes,
3. menschliches Blut, Produkte aus menschlichem Blut, menschliches Plasma oder Blutzellen menschlichen Ursprungs oder Produkte, die zum Zeitpunkt des Inverkehrbringens Bluterzeugnisse, -plasma oder -zellen dieser Art enthalten, soweit es sich nicht um Medizinprodukte gemäß § 3 Nr. 3 oder § 3 Nr. 4 handelt,
4. Transplantate oder Gewebe oder Zellen menschlichen Ursprungs und Produkte, die Gewebe oder Zellen menschlichen Ursprungs enthalten oder aus solchen Geweben oder Zellen gewonnen wurden, soweit es sich nicht um Medizinprodukte nach § 3 Nr. 4 handelt,
5. Transplantate oder Gewebe oder Zellen tierischen Ursprungs, es sei denn, ein Produkt wird unter Verwendung von abgetötetem tierischen Gewebe oder von abgetöteten Erzeugnissen hergestellt, die aus tierischen Geweben gewonnen wurden, oder es handelt sich um Medizinprodukte nach § 3 Nr. 4,
6. persönliche Schutzausrüstungen im Sinne der Richtlinie 89/686/EWG des Rates vom 21. Dezember 1989 zur Angleichung der Rechtsvorschriften der Mitgliedstaaten für persönliche Schutzausrüstungen (ABl. EG Nr. L 399, S. 18) in der jeweils geltenden Fassung

§ 3 Begriffsbestimmungen

1. Medizinprodukte sind alle einzeln oder miteinander verbunden verwendeten Instrumente, Apparate, Vorrichtungen, Stoffe und Zubereitungen aus Stoffen oder andere Gegenstände einschließlich der für ein einwandfreies Funktionieren des Medizinproduktes eingesetzten Software, die vom Hersteller zur Anwendung für Menschen mittels ihrer Funktionen zum Zwecke
   a) der Erkennung, Verhütung, Überwachung, Behandlung oder Linderung von Krankheiten,
   b) der Erkennung, Überwachung, Behandlung, Linderung oder Kompensierung von Verletzungen oder Behinderungen,
   c) der Untersuchung, der Ersetzung oder der Veränderung des anatomischen Aufbaus oder eines physiologischen Vorgangs oder
   d) der Empfängnisregelung

   zu dienen bestimmt sind und deren bestimmungsgemäße Hauptwirkung im oder am menschlichen Körper weder durch pharmakologisch oder immunologisch wirkende Mittel noch durch Metabolismus erreicht wird, deren Wirkungsweise aber durch solche Mittel unterstützt werden kann.
2. Medizinprodukte sind auch Produkte nach Nummer 1, die einen Stoff oder eine Zubereitung aus Stoffen enthalten oder auf die solche aufgetragen sind, die bei gesonderter Verwendung als Arzneimittel im Sinne des § 2 Abs. 1 des Arzneimittelgesetzes angesehen werden können und die in Ergänzung zu den Funktionen des Produktes eine Wirkung auf den menschlichen Körper entfalten können.

3. Medizinprodukte sind auch Produkte nach Nummer 1, die als Bestandteil einen Stoff enthalten, der gesondert verwendet als Bestandteil eines Arzneimittels oder Arzneimittel aus menschlichem Blut oder Blutplasma im Sinne des Artikels 1 der Richtlinie 89/381/EWG des Rates vom 14. Juni 1989 zur Erweiterung des Anwendungsbereichs der Richtlinien 65/65/EWG und 75/319/EWG zur Angleichung der Rechts- und Verwaltungsvorschriften über Arzneispezialitäten und zur Festlegung besonderer Vorschriften für Arzneimittel aus menschlichem Blut oder Blutplasma (ABl. EG Nr. 181 S. 44) betrachtet werden und in Ergänzung zu dem Produkt eine Wirkung auf den menschlichen Körper entfalten kann.
4. In-vitro-Diagnostikum ist ein Medizinprodukt, das als Reagenz, Reagenzprodukt, Kalibriermaterial, Kontrollmaterial, Kit, Instrument, Apparat, Gerät oder System einzeln oder in Verbindung miteinander nach der vom Hersteller festgelegten Zweckbestimmung zur In-vitro-Untersuchung von aus dem menschlichen Körper stammenden Proben einschließlich Blut- und Gewebespenden bestimmt ist und ausschließlich oder hauptsächlich dazu dient, Informationen zu liefern
   a) über physiologische oder pathologische Zustände oder
   b) über angeborene Anomalien oder
   c) zur Prüfung auf Unbedenklichkeit oder Verträglichkeit bei den potenziellen Empfängern oder
   d) zur Überwachung therapeutischer Maßnahmen.

   Probenbehältnisse gelten als In-vitro-Diagnostika. Probenbehältnisse sind luftleere oder sonstige Medizinprodukte, die von ihrem Hersteller speziell dafür gefertigt werden, aus dem menschlichen Körper stammende Proben unmittelbar nach ihrer Entnahme aufzunehmen und im Hinblick auf eine In-vitro-Diagnose aufzubewahren. Erzeugnisse für den allgemeinen Laborbedarf gelten nicht als In-vitro-Diagnostika, es sei denn, sie sind aufgrund ihrer Merkmale nach der vom Hersteller festgelegten Zweckbestimmung speziell für In-vitro-Untersuchungen zu verwenden.
5. In-vitro-Diagnostikum zur Eigenanwendung ist ein In-vitro-Diagnostikum, das nach der vom Hersteller festgelegten Zweckbestimmung von Laien in der häuslichen Umgebung angewendet werden kann.
6. Neu Neu im Sinne dieses Gesetzes ist ein In-vitro-Diagnostikum, wenn
   a) ein derartiges Medizinprodukt für den entsprechenden Analyten oder anderen Parameter während der vorangegangenen drei Jahre innerhalb des Europäischen Wirtschaftsraums nicht fortwährend verfügbar war oder
   b) das Verfahren mit einer Analysentechnik arbeitet, die innerhalb des Europäischen Wirtschaftraums während der vorangegangenen drei Jahre nicht fortwährend in Verbindung mit einem bestimmten Analyten oder anderen Parameter verwendet worden ist.
7. Als Kalibrier- und Kontrollmaterial gelten Substanzen, Materialien und Gegenstände, die von ihrem Hersteller vorgesehen sind zum Vergleich von Messdaten oder zur Prüfung der Leistungsmerkmale eines In-vitro-Diagnostikums im Hinblick auf die bestimmungsgemäße Anwendung. Zertifizierte internationale Referenzmaterialien und Materialien, die für externe Qualitätsbewertungsprogramme verwendet werden, sind keine In-vitro-Diagnostika im Sinne dieses Gesetzes.
8. Sonderanfertigung ist ein Medizinprodukt, das nach schriftlicher Verordnung nach spezifischen Auslegungsmerkmalen eigens angefertigt wird und zur ausschließlichen Anwendung bei einem namentlich benannten Patienten bestimmt ist. Das serienmäßig hergestellte Medizinprodukt, das angepasst werden muss, um den spezifischen Anforderungen des Arztes, Zahnarztes oder des sonstigen beruflichen Anwen-

ders zu entsprechen, gilt nicht als Sonderanfertigung.

9. Zubehör für Medizinprodukte sind Gegenstände, Stoffe, Zubereitungen aus Stoffen sowie Software, die selbst keine Medizinprodukte nach Nummer 1 sind, aber vom Hersteller dazu bestimmt sind, mit einem Medizinprodukt verwendet zu werden, damit dieses entsprechend der von ihm festgelegten Zweckbestimmung des Medizinproduktes angewendet werden kann. Invasive, zur Entnahme von Proben aus dem menschlichen Körper zur In-vitro-Untersuchung bestimmte Medizinprodukte sowie Medizinprodukte, die zum Zweck der Probenahme in unmittelbaren Kontakt mit dem menschlichen Körper kommen, gelten nicht als Zubehör für In-vitro-Diagnostika.
10. Zweckbestimmung ist die Verwendung, für die das Medizinprodukt in der Kennzeichnung, der Gebrauchsanweisung oder den Werbematerialien nach den Angaben des in Nummer 15 genannten Personenkreises bestimmt ist.
11. Inverkehrbringen ist jede entgeltliche oder unentgeltliche Abgabe von Medizinprodukten an andere. Erstmaliges Inverkehrbringen ist die erste Abgabe von neuen oder als neu aufbereiteten Medizinprodukten an andere im Europäischen Wirtschaftsraum. Als Inverkehrbringen nach diesem Gesetz gilt nicht
    a) die Abgabe von Medizinprodukten zum Zwecke der klinischen Prüfung,
    b) die Abgabe von In-vitro-Diagnostika für Leistungsbewertungsprüfungen,
    c) die erneute Abgabe eines Medizinproduktes nach seiner Inbetriebnahme an andere, es sei denn, dass es als neu aufbereitet oder wesentlich verändert worden ist.

    Eine Abgabe an andere liegt nicht vor, wenn Medizinprodukte für einen anderen aufbereitet und an diesen zurückgegeben werden.
12. Inbetriebnahme ist der Zeitpunkt, zu dem das Medizinprodukt dem Endanwender als ein Erzeugnis zur Verfügung gestellt worden ist, das erstmals entsprechend seiner Zweckbestimmung im Europäischen Wirtschaftsraum angewendet werden kann. Bei aktiven implantierbaren Medizinprodukten gilt als Inbetriebnahme die Abgabe an das medizinische Personal zur Implantation.
13. Ausstellen ist das Aufstellen oder Vorführen von Medizinprodukten zum Zwecke der Werbung.
14. Die Aufbereitung von bestimmungsgemäß keimarm oder steril zur Anwendung kommenden Medizinprodukten ist die nach deren Inbetriebnahme zum Zwecke der erneuten Anwendung durchgeführte Reinigung, Desinfektion und Sterilisation einschließlich der damit zusammenhängenden Arbeitsschritte sowie die Prüfung und Wiederherstellung der technisch-funktionellen Sicherheit.
15. Hersteller ist die natürliche oder juristische Person, die für die Auslegung, Herstellung, Verpackung und Kennzeichnung eines Medizinproduktes im Hinblick auf das erstmalige Inverkehrbringen im eigenen Namen verantwortlich ist, unabhängig davon, ob diese Tätigkeiten von dieser Person oder stellvertretend für diese von einer dritten Person ausgeführt werden. Die dem Hersteller nach diesem Gesetz obliegenden Verpflichtungen gelten auch für die natürliche oder juristische Person, die ein oder mehrere vorgefertigte Medizinprodukte montiert, abpackt, behandelt, aufbereitet, kennzeichnet oder für die Festlegung der Zweckbestimmung als Medizinprodukte im Hinblick auf das erstmalige Inverkehrbringen im eigenen Namen verantwortlich ist. Dies gilt nicht für natürliche oder juristische Personen, die – ohne Hersteller im Sinne des Satzes 1 zu sein – bereits in Verkehr gebrachte Medizinprodukte für einen namentlich genannten Patienten entsprechend ihrer Zweckbestimmung montieren oder anpassen.
16. Bevollmächtigter ist die im Europäischen Wirtschaftsraum niedergelassene natürliche

oder juristische Person, die vom Hersteller ausdrücklich dazu bestimmt wurde, im Hinblick auf seine Verpflichtungen nach diesem Gesetz in seinem Namen zu handeln und den Behörden und zuständigen Stellen zur Verfügung zu stehen.

17. Fachkreise sind Angehörige der Heilberufe, des Heilgewerbes oder von Einrichtungen, die der Gesundheit dienen, sowie sonstige Personen, soweit sie Medizinprodukte herstellen, prüfen, in der Ausübung ihres Berufes in den Verkehr bringen, implantieren, in Betrieb nehmen, betreiben oder anwenden.
18. Harmonisierte Normen sind solche Normen von Vertragsstaaten des Abkommens über den Europäischen Wirtschaftsraum, die den Normen entsprechen, deren Fundstellen als »harmonisierte Norm« für Medizinprodukte im Amtsblatt der Europäischen Gemeinschaften veröffentlicht werden. Die Fundstellen der diesbezüglichen deutschen Normen werden im Bundesanzeiger bekannt gemacht. Den Normen nach den Sätzen 1 und 2 sind die Medizinprodukte betreffenden Monographien des Europäischen Arzneibuches für Medizinprodukte, deren Fundstellen im Amtsblatt der Europäischen Gemeinschaften veröffentlicht und die als Monographien des Europäischen Arzneibuchs, Amtliche deutsche Ausgabe, im Bundesanzeiger bekannt gemacht werden, gleichgestellt.
19. Gemeinsame Technische Spezifikationen sind solche Spezifikationen, die In-vitro-Diagnostika nach Anhang II Liste A und B der Richtlinie 98/79/EG des Europäischen Parlaments und des Rates vom 27. Oktober 1998 über In-vitro-Diagnostika (ABl. EG Nr. L 331 S. 1) in der jeweils geltenden Fassung betreffen und deren Fundstellen im Amtsblatt der Europäischen Gemeinschaften veröffentlicht und im Bundesanzeiger bekannt gemacht wurden. In diesen Spezifikationen werden Kriterien für die Bewertung und Neubewertung der Leistung, Chargenfreigabekriterien, Referenzmethoden und Referenzmaterialien festgelegt.
20. Benannte Stelle ist die für die Durchführung von Prüfungen und Erteilung von Bescheinigungen im Zusammenhang mit Konformitätsbewertungsverfahren nach Maßgabe der Rechtsverordnung nach § 37 Abs. 1 vorgesehene Stelle, die der Kommission der Europäischen Gemeinschaften und den Vertragsstaaten des Abkommens über den Europäischen Wirtschaftsraum von einem Vertragsstaat des Abkommens über den Europäischen Wirtschaftsraum benannt worden ist.
21. Medizinprodukte aus In-Haus-Herstellung sind Produkte im Sinne der Nummer 1 einschließlich Zubehör, die in einer Gesundheitseinrichtung hergestellt werden, um in der Betriebsstätte oder in Räumen in unmittelbarer Nähe der Betriebsstätte angewendet zu werden, ohne dass sie in den Verkehr gebracht werden oder die Voraussetzungen einer Sonderanfertigung nach § 3 Nr. 8 erfüllen. Satz 1 gilt nicht für In-vitro-Diagnostika, die in professionellem und kommerziellem Rahmen zum Zwecke der medizinischen Analyse hergestellt werden und angewendet werden sollen, ohne in den Verkehr gebracht zu werden. Konformitätsbewertungsverfahren durchführen und eine Erklärung abgeben. Dies gilt entsprechend, wenn Medizinprodukte, die steril angewendet werden, nach dem erstmaligen Inverkehrbringen aufbereitet und an andere abgegeben werden.

(4) Medizinprodukte, Systeme und Behandlungseinheiten gemäß der Absätze 1 und 3 sind nicht mit einer zusätzlichen CE-Kennzeichnung zu versehen. Wer Systeme oder Behandlungseinheiten nach Absatz 1 zusammensetzt oder diese sowie Medizinprodukte nach Absatz 3 sterilisiert, hat dem Medizinprodukt nach Maßgabe des § 7 die nach den Nummern 11 bis 16 des Anhangs 1 der Richtlinie 90/385/EWG, nach Nummer 13 des Anhangs I der Richtlinie 93/42/EWG oder der Nummer 8 des Anhangs I der Richtlinie 98/79/EG erforder-

lichen Informationen beizufügen, die auch die von dem Hersteller der Produkte, die zu dem System oder der Behandlungseinheit zusammengesetzt wurden, mitgelieferten Hinweise enthalten müssen.

§ 19 Klinische Bewertung, Leistungsbewertung

(1) Die Eignung von Medizinprodukten für den vorgesehenen Verwendungszweck ist durch eine klinische Bewertung anhand von klinischen Daten zu belegen, soweit nicht in begründeten Ausnahmefällen andere Daten ausreichend sind. Die klinische Bewertung schließt auch eine Beurteilung von unerwünschten Wirkungen ein und ist zu stützen auf

1. Daten aus der wissenschaftlichen Literatur, die die vorgesehene Anwendung des Medizinproduktes und die dabei zum Einsatz kommenden Techniken behandeln, sowie gegebenenfalls einen schriftlichen Bericht, der eine kritische Würdigung dieser Daten enthält, oder
2. die Ergebnisse aller klinischer Prüfungen.

(2) Die Eignung von In-vitro-Diagnostika für den vorgesehenen Verwendungszweck ist durch eine Leistungsbewertung anhand geeigneter Daten zu belegen. Die Leistungsbewertung ist zu stützen auf

1. Daten aus der wissenschaftlichen Literatur, die die vorgesehene Anwendung des Medizinproduktes und die dabei zum Einsatz kommenden Techniken behandeln, sowie gegebenenfalls einen schriftlichen Bericht, der eine kritische Würdigung dieser Daten enthält, oder
2. die Ergebnisse aller Leistungsbewertungsprüfungen oder sonstigen geeigneten Prüfungen.

§ 20 Allgemeine Voraussetzungen zur klinischen Prüfung

(1) Die klinische Prüfung eines Medizinproduktes darf bei Menschen nur durchgeführt werden, wenn und solange

1. die Risiken, die mit ihr für die Person verbunden sind, bei der sie durchgeführt werden soll, gemessen an der voraussichtlichen Bedeutung des Medizinproduktes für die Heilkunde ärztlich vertretbar sind,
2. die Person, bei der sie durchgeführt werden soll, ihre Einwilligung hierzu erteilt hat, nachdem sie durch einen Arzt, bei für die Zahnheilkunde bestimmten Medizinprodukten auch durch einen Zahnarzt, über Wesen, Bedeutung und Tragweite der klinischen Prüfung aufgeklärt worden ist und mit dieser Einwilligung zugleich erklärt, dass sie mit der im Rahmen der klinischen Prüfung erfolgenden Aufzeichnung von Gesundheitsdaten und mit der Einsichtnahme zu Prüfungszwecken durch Beauftragte des Auftraggebers oder der zuständigen Behörde einverstanden ist,
3. die Person, bei der sie durchgeführt werden soll, nicht auf gerichtliche oder behördliche Anordnung in einer Anstalt verwahrt ist,
4. sie von einem entsprechend qualifizierten und spezialisierten Arzt, bei für die Zahnheilkunde bestimmten Medizinprodukten auch von einem Zahnarzt, oder einer sonstigen entsprechend qualifizierten und befugten Person geleitet wird, die mindestens eine zweijährige Erfahrung in der klinischen Prüfung von Medizinprodukten nachweisen können,
5. soweit erforderlich, eine dem jeweiligen Stand der wissenschaftlichen Erkenntnisse entsprechende biologische Sicherheitsprüfung oder sonstige für die vorgesehene Zweckbestimmung des Medizinproduktes erforderliche Prüfung durchgeführt worden ist,
6. soweit erforderlich, die sicherheitstechnische Unbedenklichkeit für die Anwendung des Medizinproduktes unter Berücksichtigung des Standes der Technik sowie der Arbeitsschutz- und Unfallverhütungsvorschriften nachgewiesen wird,
7. der Leiter der klinischen Prüfung über die Ergebnisse der biologischen Sicherheitsprüfung und der Prüfung der technischen Unbedenklichkeit sowie die voraussichtlich

mit der klinischen Prüfung verbundenen Risiken informiert worden ist,
8. ein dem jeweiligen Stand der wissenschaftlichen Erkenntnisse entsprechender Prüfplan vorhanden ist und
9. für den Fall, dass bei der Durchführung der klinischen Prüfung ein Mensch getötet oder der Körper oder die Gesundheit eines Menschen verletzt oder beeinträchtigt wird, eine Versicherung nach Maßgabe des Absatzes 3 besteht, die auch Leistungen gewährt, wenn kein anderer für den Schaden haftet.

(2) Eine Einwilligung nach Absatz 1 Nr. 2 ist nur wirksam, wenn die Person, die sie abgibt,
1. geschäftsfähig und in der Lage ist, Wesen, Bedeutung und Tragweite der klinischen Prüfung einzusehen und ihren Willen hiernach zu bestimmen und
2. die Einwilligung selbst und schriftlich erteilt hat.

Eine Einwilligung kann jederzeit widerrufen werden.

(3) Die Versicherung nach Absatz 1 Nr. 9 muss zugunsten der von der klinischen Prüfung betroffenen Person bei einem in Deutschland zum Geschäftsbetrieb befugten Versicherer genommen werden. Ihr Umfang muss in einem angemessenen Verhältnis zu den mit der klinischen Prüfung verbundenen Risiken stehen und auf der Grundlage der Risikoabschätzung so festgelegt werden, dass für jeden Fall des Todes oder der dauernden Erwerbsunfähigkeit einer von der klinischen Prüfung betroffenen Person mindestens 500.000 EURO zur Verfügung stehen. Soweit aus der Versicherung geleistet wird, erlischt ein Anspruch auf Schadenersatz.

(4) Auf eine klinische Prüfung bei Minderjährigen finden die Absätze 1 bis 3 mit folgender Maßgabe Anwendung:
1. Das Medizinprodukt muss zum Erkennen oder zum Verhüten von Krankheiten bei Minderjährigen bestimmt sein.
2. Die Anwendung des Medizinproduktes muss nach den Erkenntnissen der medizinischen Wissenschaft angezeigt sein, um bei dem Minderjährigen Krankheiten zu erkennen oder ihn vor Krankheiten zu schützen.
3. Die klinische Prüfung an Erwachsenen darf nach den Erkenntnissen der medizinischen Wissenschaft keine ausreichenden Prüfergebnisse erwarten lassen.
4. Die Einwilligung wird durch den gesetzlichen Vertreter oder Betreuer abgegeben. Sie ist nur wirksam, wenn dieser durch einen Arzt, bei für die Zahnheilkunde bestimmten Medizinprodukten auch durch einen Zahnarzt, über Wesen, Bedeutung und Tragweite der klinischen Prüfung aufgeklärt worden ist. Ist der Minderjährige in der Lage, Wesen, Bedeutung und Tragweite der klinischen Prüfung einzusehen und seinen Willen hiernach zu bestimmen, so ist auch seine schriftliche Einwilligung erforderlich.

(5) Auf eine klinische Prüfung bei Schwangeren oder Stillenden finden die Absätze 1 bis 4 mit folgender Maßgabe Anwendung: Die klinische Prüfung darf nur durchgeführt werden, wenn
1. das Medizinprodukt dazu bestimmt ist, bei schwangeren oder stillenden Frauen oder bei einem ungeborenen Kind Krankheiten zu verhüten, zu erkennen, zu heilen oder zu lindern,
2. die Anwendung des Medizinproduktes nach den Erkenntnissen der medizinischen Wissenschaft angezeigt ist, um bei der schwangeren oder stillenden Frau oder bei einem ungeborenen Kind Krankheiten oder deren Verlauf zu erkennen, Krankheiten zu heilen oder zu lindern oder die schwangere oder stillende Frau oder das ungeborene Kind vor Krankheiten zu schützen,
3. nach den Erkenntnissen der medizinischen Wissenschaft die Durchführung der klinischen Prüfung für das ungeborene Kind keine unvertretbaren Risiken erwarten lässt und
4. die klinische Prüfung nach den Erkenntnissen der medizinischen Wissenschaft nur dann ausreichende Prüfergebnisse erwar-

ten lässt, wenn sie an schwangeren oder stillenden Frauen durchgeführt wird.

(6) Die klinische Prüfung ist vom Auftraggeber der zuständigen Behörde sowie von den beteiligten Prüfeinrichtungen den für sie zuständigen Behörden anzuzeigen. Hat der Auftraggeber seinen Sitz nicht in Deutschland, ist die Anzeige bei der Behörde zu erstatten, in deren Bereich der Leiter der klinischen Prüfung seinen Sitz hat, hat dieser seinen Sitz auch nicht in Deutschland, ist die Anzeige bei der Behörde zu erstatten, in deren Bereich mit der klinischen Prüfung begonnen wird. Die Anzeige durch den Auftraggeber muss bei aktiven implantierbaren Medizinprodukten die Angaben nach Nummer 2.2 des Anhangs 6 der Richtlinie 90/385/EWG und bei sonstigen Medizinprodukten die Angaben nach Nummer 2.2 des Anhangs VIII der Richtlinie 93/42/EWG enthalten. Die Anzeige der beteiligten Prüfeinrichtungen muss den Namen und die Anschrift der Einrichtung sowie Angaben zum Produkt, zum Auftraggeber, zum geplanten Beginn und der vorgesehenen Dauer der Prüfung enthalten. § 25 Abs. 5 und 6 gilt entsprechend. Der Auftraggeber der klinischen Prüfung muss die Angaben nach Satz 3 für aktive implantierbare Medizinprodukte mindestens zehn Jahre, für sonstige Medizinprodukte mindestens fünf Jahre nach Beendigung der Prüfung aufbewahren.

(7) Mit der klinischen Prüfung darf, soweit nicht anderes bestimmt ist, in Deutschland erst begonnen werden, nachdem die Anzeigen nach Absatz 6 Satz 1 erfolgt sind Anzeige nach Absatz 6 Satz 1 erfolgt ist und eine zustimmende Stellungnahme einer unabhängigen und interdisziplinär besetzten sowie beim Bundesinstitut für Arzneimittel und Medizinprodukte registrierten Ethikkommission vorliegt. Bei multizentrischen Studien genügt ein Votum. Aus der Stellungnahme muss hervorgehen, dass die in Absatz 8 Satz 1 genannten Aspekte geprüft sind. Soweit eine zustimmende Stellungnahme einer Ethikkommission nicht vorliegt, kann mit der betreffenden klinischen Prüfung nach Ablauf einer Frist von 60 Tagen nach der Anzeige durch den Auftraggeber begonnen werden, es sei denn, die zuständige Behörde hat innerhalb dieser Frist eine auf Gründe der öffentlichen Gesundheit oder der öffentlichen Ordnung gestützte gegenteilige Entscheidung mitgeteilt.

(8) Die Ethikkommission hat die Aufgabe, den Prüfplan mit den erforderlichen Unterlagen, insbesondere nach ethischen und rechtlichen Gesichtspunkten mit mindestens fünf Mitgliedern mündlich zu beraten und zu prüfen, ob die Voraussetzungen nach Absatz 1 Nr. 1 und 4 bis 9 Absatz 4 Nr. 1 bis 3 und Absatz 5 vorliegen. Eine Registrierung erfolgt nur, wenn in einer veröffentlichten Verfahrensordnung die Mitglieder, die aus medizinischen Sachverständigen und nicht medizinischen Mitgliedern bestehen und die erforderliche Fachkompetenz aufweisen, das Verfahren der Ethikkommission, die Anschrift und eine angemessene Vergütung aufgeführt sind.

§ 21 Besondere Voraussetzungen zur klinischen Prüfung

Auf eine klinische Prüfung bei einer Person, die an einer Krankheit leidet, zu deren Behebung das zu prüfende Medizinprodukt angewendet werden soll, findet § 20 Abs. 1 bis 3 sowie 6 bis 8 mit folgender Maßgabe Anwendung:

1. Die klinische Prüfung darf nur durchgeführt werden, wenn die Anwendung des zu prüfenden Medizinproduktes nach den Erkenntnissen der medizinischen Wissenschaft angezeigt ist, um das Leben des Kranken zu retten, seine Gesundheit wiederherzustellen oder sein Leiden zu erleichtern.
2. Die klinische Prüfung darf auch bei einer Person, die geschäftsunfähig oder in der Geschäftsfähigkeit beschränkt ist, durchgeführt werden. Sie bedarf der Einwilligung des gesetzlichen Vertreters. Daneben bedarf es auch der Einwilligung des Vertretenen, wenn er in der Lage ist, Wesen, Bedeutung und Tragweite der klinischen Prüfung einzusehen und seinen Willen hiernach zu bestimmen.

3. Die Einwilligung des gesetzlichen Vertreters ist nur wirksam, wenn dieser durch einen Arzt, bei für die Zahnheilkunde bestimmten Medizinprodukten auch durch einen Zahnarzt, über Wesen, Bedeutung und Tragweite der klinischen Prüfung aufgeklärt worden ist. Auf den Widerruf findet § 20 Abs. 2 Satz 2 Anwendung. Der Einwilligung des gesetzlichen Vertreters bedarf es so lange nicht, als eine Behandlung ohne Aufschub erforderlich ist, um das Leben des Kranken zu retten, seine Gesundheit wiederherzustellen oder sein Leiden zu erleichtern, und eine Erklärung über die Einwilligung nicht herbeigeführt werden kann.
4. Die Einwilligung des Kranken oder des gesetzlichen Vertreters ist auch wirksam, wenn sie mündlich gegenüber dem behandelnden Arzt, bei für die Zahnheilkunde bestimmten Medizinprodukten auch gegenüber dem behandelnden Zahnarzt, in Gegenwart eines Zeugen abgegeben wird.
5. Die Aufklärung und die Einwilligung des Kranken oder seines gesetzlichen Vertreters können in besonders schweren Fällen entfallen, wenn durch die Aufklärung der Behandlungserfolg nach der Nummer 1 gefährdet würde und ein entgegenstehender Wille des Kranken nicht erkennbar ist.

§ 22 Durchführung der klinischen Prüfung

Neben den §§ 20 und 21 gelten für die Durchführung klinischer Prüfungen von aktiven implantierbaren Medizinprodukten auch die Bestimmungen des Abschnitts 2.3 des Anhangs 7 der Richtlinie 90/385/EWG und für die Durchführung klinischer Prüfungen von sonstigen Medizinprodukten die Bestimmungen des Abschnitts 2.3 des Anhangs X der Richtlinie 93/42/EWG.

§ 23 Ausnahmen zur klinischen Prüfung

Die Bestimmungen der §§ 20 und 21 finden keine Anwendung, wenn eine klinische Prüfung mit Medizinprodukten durchgeführt wird, die nach §§ 6 und 10 die CE-Kennzeichnung tragen dürfen, es sei denn, diese Prüfung hat eine andere Zweckbestimmung des Medizinproduktes zum Inhalt oder es werden zusätzlich invasive oder andere belastende Untersuchungen durchgeführt.

§ 24 Leistungsbewertungsprüfung

(1) Auf Leistungsbewertungsprüfungen von In-vitro-Diagnostika finden die Vorschriften des § 20 Abs. 1 bis 5, 7 und 8 entsprechende Anwendung, wenn
1. eine invasive Probenahme ausschließlich oder in zusätzlicher Menge zum Zwecke der Leistungsbewertung eines In-vitro-Diagnostikums erfolgt oder
2. im Rahmen der Leistungsbewertungsprüfung zusätzlich invasive oder andere belastende Untersuchungen durchgeführt werden oder
3. die im Rahmen der Leistungsbewertung erhaltenen Ergebnisse für die Diagnostik verwendet werden sollen, ohne dass sie mit etablierten Verfahren bestätigt werden können.

In den übrigen Fällen ist die Einwilligung der Person, von der die Proben entnommen werden, erforderlich, soweit das Persönlichkeitsrecht oder kommerzielle Interessen dieser Person berührt sind.

(2) Leistungsbewertungsprüfungen nach Absatz 1 Satz 1 sind vom Auftraggeber der zuständigen Behörde sowie von den beteiligten Prüfeinrichtungen den für sie zuständigen Behörden vor ihrem Beginn anzuzeigen. Die Anzeige durch den Auftraggeber muss die Angaben nach Abschnitt 2 des Anhangs VIII der Richtlinie 98/79/EG enthalten. Hat der Auftraggeber seinen Sitz nicht in Deutschland, ist die Anzeige bei der Behörde zu erstatten, in deren Bereich der Leiter der Leistungsbewertungsprüfung seinen Sitz hat oder, falls dies nicht zutrifft, in deren Bereich mit der Leistungswertungsprüfung begonnen wird. § 25 Abs. 5 und 6 gelten gilt entsprechend. Die Anzeige muss der beteiligten Prüfeinrichtungen muss den Namen und die Anschrift der Einrichtung sowie die Angaben nach Nummer 2 des An-

hangs VIII der Richtlinie 98/79/EG enthalten. § 25 Abs. 5 und 6 gilt entsprechend.
zum Produkt, zum Auftraggeber, zum geplanten Beginn und der vorgesehenen Dauer der Leistungsbewertungsprüfung enthalten.
(3) Der Auftraggeber hat die Angaben nach Absatz 2 Satz 2 mindestens fünf Jahre nach Beendigung der Prüfung aufzubewahren.

§ 25 Allgemeine Anzeigepflicht

(1) Wer als Verantwortlicher im Sinne von § 5 Satz 1 und 2 seinen Sitz in Deutschland hat und Medizinprodukte mit Ausnahme derjenigen nach § 3 Nr. 8 erstmalig in den Verkehr bringt, hat dies vor Aufnahme der Tätigkeit unter Angabe seiner Anschrift der zuständigen Behörde anzuzeigen; dies gilt entsprechend für Betriebe und Einrichtungen, die Medizinprodukte, die bestimmungsgemäß keimarm oder steril zur Anwendung kommen, für andere aufbereiten. Die Anzeige ist um die Bezeichnung des Medizinproduktes zu ergänzen.
(2) Wer Systeme oder Behandlungseinheiten nach § 10 Abs. 1 zusammensetzt oder diese sowie Medizinprodukte nach § 10 Abs. 3 sterilisiert und seinen Sitz in Deutschland hat, hat der zuständigen Behörde unter Angabe seiner Anschrift vor Aufnahme der Tätigkeit die Bezeichnung sowie bei Systemen oder Behandlungseinheiten die Beschreibung der betreffenden Medizinprodukte anzuzeigen.
(3) Wer als Verantwortlicher nach § 5 Satz 1 und 2 seinen Sitz in Deutschland hat und In-vitro-Diagnostika erstmalig in Verkehr bringt, hat der zuständigen Behörde unter Angabe seiner Anschrift vor Aufnahme der Tätigkeit anzuzeigen:

1. die die gemeinsamen technologischen Merkmale und Analyten betreffenden Angaben zu Reagenzien, Medizinprodukten mit Reagenzien und Kalibrier- und Kontrollmaterialien sowie bei sonstigen In-vitro-Diagnostika die geeigneten Angaben,
2. im Falle der In-vitro-Diagnostika gemäß Anhang II der Richtlinie 98/79/EG und der In-vitro-Diagnostika zur Eigenanwendung alle Angaben, die eine Identifizierung dieser In-vitro-Diagnostika ermöglichen, die analytischen und gegebenenfalls diagnostischen Leistungsdaten gemäß Anhang I Abschnitt A Nummer 3 der Richtlinie 98/79/EG, die Ergebnisse der Leistungsbewertung sowie Angaben zu Bescheinigungen,
3. bei einem »neuen In-vitro-Diagnostikum« im Sinne von § 3 Nr. 6 zusätzlich die Angabe, dass es sich um ein »neues In-vitro-Diagnostikum« handelt.

(4) Nachträgliche Änderungen der Angaben nach den Absätzen 1 bis 3 sowie eine Einstellung des Inverkehrbringens sind unverzüglich anzuzeigen.
(5) Die zuständige Behörde übermittelt die Daten gemäß den Absätzen 1 bis 4 dem Deutschen Institut für medizinische Dokumentation und Information zur zentralen Verarbeitung und Nutzung nach § 33. Dieses unterrichtet auf Anfrage die Kommission der Europäischen Gemeinschaften und die anderen Vertragsstaaten des Abkommens über den Europäischen Wirtschaftsraum über Anzeigen nach den Absätzen 1 bis 4.
(6) Näheres zu den Absätzen 1 bis 5 regelt die Rechtsverordnung nach 37 Abs. 8.

§ 26 Durchführung der Überwachung

(1) Betriebe und Einrichtungen mit Sitz in Deutschland, in denen Medizinprodukte hergestellt, klinisch geprüft, einer Leistungsbewertungsprüfung unterzogen, verpackt, ausgestellt, in den Verkehr gebracht, errichtet, betrieben, angewendet oder Medizinprodukte, die bestimmungsgemäß keimarm oder steril zur Anwendung kommen, für andere aufbereitet werden, unterliegen insoweit der Überwachung durch die zuständigen Behörden. Dies gilt auch für Personen, die diese Tätigkeiten geschäftsmäßig ausüben, sowie für Personen oder Personenvereinigungen, die Medizinprodukte für andere sammeln.
(2) Die zuständige Behörde trifft die zur Beseitigung festgestellter oder zur Verhütung künftiger Verstöße notwendigen Maßnahmen. Sie prüft in angemessenem Umfang unter besonderer Berücksichtigung möglicher Risiken, ob

die Voraussetzungen zum Inverkehrbringen und zur Inbetriebnahme erfüllt sind. Sie kann bei hinreichenden Anhaltspunkten für eine unrechtmäßige CE-Kennzeichnung oder eine von dem Medizinprodukt ausgehende Gefahr verlangen, dass der Verantwortliche im Sinne von § 5 das Medizinprodukt von einem Sachverständigen überprüfen lässt. Bei einem In-vitro-Diagnostikum nach § 3 Nr. 6 kann sie zu jedem Zeitpunkt innerhalb von zwei Jahren nach der Anzeige nach § 25 Abs. 3 und in begründeten Fällen die Vorlage eines Berichts über die Erkenntnisse aus den Erfahrungen mit dem neuen In-vitro-Diagnostikum nach dessen erstmaligem Inverkehrbringen verlangen.

(3) Die mit der Überwachung beauftragten Personen sind befugt,

1. Grundstücke, Geschäftsräume, Betriebsräume, Beförderungsmittel und zur Verhütung drohender Gefahr für die öffentliche Sicherheit und Ordnung auch Wohnräume zu den üblichen Geschäftszeiten zu betreten und zu besichtigen, in denen eine Tätigkeit nach Absatz 1 ausgeübt wird; das Grundrecht der Unverletzlichkeit der Wohnung (Artikel 13 des Grundgesetzes) wird insoweit eingeschränkt,
2. Medizinprodukte zu prüfen, insbesondere hierzu in Betrieb nehmen zu lassen, sowie Proben zu entnehmen,
3. Unterlagen über die Entwicklung, Herstellung, Prüfung, klinische Prüfung, Leistungsbewertungsprüfung oder Erwerb, Aufbereitung, Lagerung, Verpackung, Inverkehrbringen und sonstigen Verbleib der Medizinprodukte sowie über das im Verkehr befindliche Werbematerial einzusehen und hieraus in begründeten Fällen Abschriften oder Ablichtungen anzufertigen,
4. alle erforderlichen Auskünfte, insbesondere über die in Nummer 3 genannten Betriebsvorgänge, zu verlangen.

Für Proben, die nicht bei dem Verantwortlichen nach § 5 entnommen werden, ist eine angemessene Entschädigung zu leisten, soweit nicht ausdrücklich darauf verzichtet wird.

(4) Wer der Überwachung nach Absatz 1 unterliegt, hat Maßnahmen nach Absatz 3 Satz 1 Nr. 1 bis 3 zu dulden und die beauftragten Personen sowie die sonstigen in der Überwachung tätigen Personen bei der Erfüllung ihrer Aufgaben zu unterstützen. Dies beinhaltet insbesondere die Verpflichtung, diesen Personen die Medizinprodukte zugänglich zu machen, erforderliche Prüfungen zu gestatten, hierfür benötigte Mitarbeiter und Hilfsmittel bereitzustellen, Auskünfte zu erteilen und Unterlagen vorzulegen.

(5) Der im Rahmen der Überwachung zur Auskunft Verpflichtete kann die Auskunft auf solche Fragen verweigern, deren Beantwortung ihn selbst oder einen seiner in § 383 Abs. 1 Nr. 1 bis 3 der Zivilprozessordnung bezeichneten Angehörigen der Gefahr strafrechtlicher Verfolgung oder eines Verfahrens nach dem Gesetz über Ordnungswidrigkeiten aussetzen würde.

(6) Sachverständige, die im Rahmen des Absatzes 2 prüfen, müssen die dafür notwendige Sachkenntnis besitzen. Die Sachkenntnis kann auch durch ein Zertifikat einer von der zuständigen Behörde akkreditierten Stelle nachgewiesen werden.

(7) Die zuständige Behörde unterrichtet auf Anfrage das Bundesministerium für Gesundheit sowie die zuständigen Behörden der anderen Vertragsstaaten des Abkommens über den Europäischen Wirtschaftsraum über durchgeführte Überprüfungen, deren Ergebnisse sowie die getroffenen Maßnahmen.

§ 27 Verfahren bei unrechtmäßiger und unzulässiger Anbringung der CE-Kennzeichnung

(1) Stellt die zuständige Behörde fest, dass die CE-Kennzeichnung auf einem Medizinprodukt unrechtmäßig angebracht worden ist, ist der Verantwortliche nach § 5 verpflichtet, die Voraussetzungen für das rechtmäßige Anbringen der CE-Kennzeichnung nach Weisung der zuständigen Behörde zu erfüllen. Werden diese Voraussetzungen nicht erfüllt, so hat die zuständige Behörde das Inverkehrbringen dieses

Medizinproduktes einzuschränken, von der Einhaltung bestimmter Auflagen abhängig zu machen, zu untersagen oder zu veranlassen, dass das Medizinprodukt vom Markt genommen wird. Sie unterrichtet davon die übrigen zuständigen Behörden in Deutschland und das Bundesministerium für Gesundheit, das die Kommission der Europäischen Gemeinschaften und die anderen Vertragsstaaten des Abkommens über den Europäischen Wirtschaftsraum hiervon unterrichtet.

(2) Trägt ein Produkt unzulässigerweise die CE-Kennzeichnung als Medizinprodukt, trifft die zuständige Behörde die erforderlichen Maßnahmen nach Absatz 1 Satz 2. Absatz 1 Satz 3 gilt entsprechend.

§ 28 Verfahren zum Schutz vor Risiken

(1) Die nach diesem Gesetz zuständige Behörde trifft alle erforderlichen Maßnahmen zum Schutze der Gesundheit und zur Sicherheit von Patienten, Anwendern und Dritten vor Gefahren durch Medizinprodukte, soweit nicht das Atomgesetz oder eine darauf gestützte Rechtsverordnung für Medizinprodukte, die ionisierende Strahlen erzeugen oder radioaktive Stoffe enthalten, für die danach zuständige Behörde entsprechende Befugnisse vorsieht.

(2) Die zuständige Behörde ist insbesondere befugt, Anordnungen, auch über die Schließung des Betriebs oder der Einrichtung, zu treffen, soweit es zur Abwehr einer drohenden Gefahr für die öffentliche Gesundheit, Sicherheit oder Ordnung geboten ist. Sie kann das Inverkehrbringen, die Inbetriebnahme, das Betreiben, die Anwendung der Medizinprodukte sowie den Beginn oder die weitere Durchführung der klinischen Prüfung oder der Leistungsbewertungsprüfung untersagen, beschränken oder von der Einhaltung bestimmter Auflagen abhängig machen oder den Rückruf oder die Sicherstellung der Medizinprodukte anordnen. Sie unterrichtet hiervon die übrigen zuständigen Behörden in Deutschland, die zuständige Bundesoberbehörde und das Bundesministerium für Gesundheit.

(3) Stellt die zuständige Behörde fest, dass CE-gekennzeichnete Medizinprodukte oder Sonderanfertigungen die Gesundheit oder Sicherheit von Patienten, Anwendern oder Dritten oder deren Eigentum gefährden können, auch wenn sie sachgemäß installiert, instandgehalten oder ihrer Zweckbestimmung entsprechend angewendet werden und trifft sie deshalb Maßnahmen mit dem Ziel, das Medizinprodukt vom Markt zu nehmen oder das Inverkehrbringen oder die Inbetriebnahme zu verbieten oder einzuschränken, teilt sie diese umgehend unter Angabe von Gründen dem Bundesministerium für Gesundheit zur Einleitung eines Schutzklauselverfahrens nach Artikel 7 der Richtlinie 90/385/EWG, Artikel 8 der Richtlinie 93/42/EWG oder Artikel 8 der Richtlinie 98/79/EG mit. In den Gründen ist insbesondere anzugeben, ob die Nichtübereinstimmung mit den Vorschriften dieses Gesetzes zurückzuführen ist auf

1. die Nichteinhaltung der Grundlegenden Anforderungen,
2. eine unzulängliche Anwendung harmonisierter Normen oder Gemeinsamer Technischer Spezifikationen, sofern deren Anwendung behauptet wird, oder
3. einen Mangel der harmonisierten Normen oder Gemeinsamen Technischen Spezifikation selbst.

(4) Die zuständige Behörde kann veranlassen, dass alle, die einer von einem Medizinprodukt ausgehenden Gefahr ausgesetzt sein können, rechtzeitig in geeigneter Form auf diese Gefahr hingewiesen werden. Eine hoheitliche Warnung der Öffentlichkeit ist zulässig, wenn bei Gefahr im Verzug andere ebenso wirksame Maßnahmen nicht oder nicht rechtzeitig getroffen werden können.

(5) Maßnahmen nach Artikel 14b der Richtlinie 93/42/EWG und Artikel 13 der Richtlinie 98/79/EG trifft das Bundesministerium für Gesundheit durch Rechtsverordnung nach § 37 Abs. 6.

§ 29 Medizinprodukte-Beobachtungs- und -Meldesystem

(1) Die zuständige Bundesoberbehörde hat, soweit nicht eine oberste Bundesbehörde im Vollzug des Atomgesetzes oder der auf Grund dieses Gesetzes erlassenen Rechtsverordnungen zuständig ist, zur Verhütung einer Gefährdung der Gesundheit oder der Sicherheit von Patienten, Anwendern oder Dritten die bei der Anwendung oder Verwendung von Medizinprodukten auftretenden Risiken, insbesondere Nebenwirkungen, wechselseitige Beeinflussung mit anderen Stoffen oder Produkten, Gegenanzeigen, Verfälschungen, Funktionsfehler, Fehlfunktionen und technische Mängel zentral zu erfassen, auszuwerten, zu bewerten und insoweit die zu ergreifenden Maßnahmen zu koordinieren, insbesondere, soweit sie folgende Vorkommnisse betreffen:

1. jede Funktionsstörung, jeden Ausfall oder jede Änderung der Merkmale oder der Leistung eines Medizinprodukts sowie jede Unsachgemäßheit der Kennzeichnung oder Gebrauchsanweisung, die direkt oder indirekt zum Tod oder zu einer schwerwiegenden Verschlechterung des Gesundheitszustandes eines Patienten oder eines Anwenders oder einer anderen Person geführt hat oder hätte führen können,
2. jeden Grund technischer oder medizinischer Art, der aufgrund der in Nummer 1 genannten Ursachen durch die Merkmale und die Leistungen eines Medizinprodukts bedingt ist und zum systematischen Rückruf von Medizinprodukten desselben Typs durch den Hersteller geführt hat.

§ 26 Abs. 2 Satz 3 findet entsprechende Anwendung. Die zuständige Bundesoberbehörde teilt das Ergebnis der Bewertung der zuständigen Behörde mit, die über notwendige Maßnahmen entscheidet. Die zuständige Bundesoberbehörde übermittelt Daten aus der Beobachtung, Sammlung, Auswertung und Bewertung von Risiken in Verbindung mit Medizinprodukten an das Deutsche Institut für Arzneimittel und Medizinprodukte zur zentralen Verarbeitung und Nutzung nach § 33. Näheres regelt die Rechtsverordnung nach § 37 Abs. 8.

(2) Soweit dies zur Erfüllung der in Absatz 1 aufgeführten Aufgaben erforderlich ist, dürfen an die danach zuständigen Behörden auch Name, Anschrift und Geburtsdatum von Patienten, Anwendern oder Dritten übermittelt werden. Die nach Absatz 1 zuständige Behörde darf die nach Landesrecht zuständige Behörde auf Ersuchen über die von ihr gemeldeten Fälle und die festgestellten Erkenntnisse in bezug auf personenbezogene Daten unterrichten. Bei der Zusammenarbeit nach Absatz 3 dürfen keine personenbezogenen Daten von Patienten übermittelt werden. Satz 3 gilt auch für die Übermittlung von Daten an das Informationssystem nach § 33.

(3) Die Behörde nach Absatz 1 wirkt bei der Erfüllung der dort genannten Aufgaben mit den Dienststellen der anderen Vertragsstaaten des Abkommens über Europäischen Wirtschaftsraum und der Kommission der Europäischen Gemeinschaften, der Weltgesundheitsorganisation, den für die Gesundheit und den Arbeitsschutz zuständigen Behörden anderer Staaten, den für die Gesundheit, den Arbeitsschutz, den Strahlenschutz und das Mess- und Eichwesen zuständigen Behörden der Länder und den anderen fachlich berührten Bundesoberbehörden, Benannten Stellen in Deutschland, den zuständigen Trägern der gesetzlichen Unfallversicherung, dem Medizinischen Dienst der Spitzenverbände der Krankenkassen, den einschlägigen Fachgesellschaften, den Herstellern und Vertreibern sowie mit anderen Stellen zusammen, die bei der Durchführung ihrer Aufgaben Risiken von Medizinprodukten erfassen. Einzelheiten zur Durchführung der Aufgaben nach § 29 regelt der Sicherheitsplan nach § 37 Abs. 7.

§ 30 Sicherheitsbeauftragter für Medizinprodukte

(1) Wer als Verantwortlicher nach § 5 Abs. 1 und 2 seinen Sitz in Deutschland hat, hat unverzüglich nach Aufnahme der Tätigkeit eine Person mit der zur Ausübung ihrer Tätigkeit

erforderlichen Sachkenntnis und der erforderlichen Zuverlässigkeit als Sicherheitsbeauftragten für Medizinprodukte zu bestimmen.
(2) Der Verantwortliche nach § 5 Satz 1 und 2 hat der zuständigen Behörde den Sicherheitsbeauftragen sowie jeden Wechsel in der Person unverzüglich anzuzeigen. Die zuständige Behörde übermittelt die Daten nach Satz 1 an das Deutsche Institut für medizinische Dokumentation und Information zur zentralen Verarbeitung und Nutzung nach § 33.
(3) Der Nachweis der erforderlichen Sachkenntnis als Sicherheitsbeauftragter für Medizinprodukte wird erbracht durch

1. das Zeugnis über eine abgeschlossene naturwissenschaftliche, medizinische oder technische Hochschulausbildung oder
2. eine andere Ausbildung, die zur Durchführung der unter Absatz 4 genannten Aufgaben befähigt,

und eine mindestens zweijährige Berufserfahrung. Die Sachkenntnis ist auf Verlangen der zuständigen Behörde nachzuweisen.
(4) Der Sicherheitsbeauftragte für Medizinprodukte hat bekannt gewordene Meldungen über Risiken bei Medizinprodukten zu sammeln, zu bewerten und die notwendigen Maßnahmen zu koordinieren. Er ist für die Erfüllung von Anzeigepflichten verantwortlich, soweit sie Medizinprodukterisiken betreffen.
(5) Der Sicherheitsbeauftragte für Medizinprodukte darf wegen der Erfüllung der ihm übertragenen Aufgaben nicht benachteiligt werden.

8.2 Checklisten

8.2.1 Prüfplanleitlinie zur Guten Klinischen Praxis (CPMP/ICH/135/95)

Diese Prüfplanrichtlinie lehnt sich an ICH-GCP an. Sie ist nicht gesetzlich bindend, deshalb können finanzielle Aspekte oder die Regelung zur Publikation auch gänzlich im Vertrag mit dem Sponsor geregelt und beschrieben sein.

Prüfplan und Prüfplanänderungen

- Allgemeine Informationen
- Hintergrundinformationen
- Zielsetzungen und Zweck der klinischen Prüfung
- Prüfdesign
- Auswahl und Ausschluss von Prüfungsteilnehmern
- Behandlung von Prüfungsteilnehmern
- Bewertung der Wirksamkeit
- Bewertung der Sicherheit
- Statistik
- Direkter Zugang zu Originaldaten/-Originaldokumenten
- Qualitätskontrolle und Qualitätssicherung
- Ethik
- Umgang mit den Daten und Aufbewahrung von Aufzeichnungen
- Finanzierung und Versicherung
- Verfahrensweise bei Veröffentlichung

8.2.2 Prüfarztordner (Gliederung)

Der Prüfarztordner ist die Schlüsseldokumentation an der Prüstelle. Er ist vom Prüfer mindestens 15 Jahre nach Abschluss der klinischen Prüfung aufzubewahren. Obgleich die Beschreibung eigentlich nur für klinische Prüfungen nach AMG gilt, lässt sich die Zusammensetzung weitgehend auch für nicht-interventionelle oder andere klinische Forschungsstudien anwenden. Bezüglich der Dokumentation von SUSARs und ähnlichen in großen Mengen anfallenden Unterlagen lassen sich auch elektronische Medien (CD, DVD) in den Prüfarztordner integrieren.

Dokumente vor Beginn der Studie

- Investigator's Brochure
- Unterzeichneter Prüfplan mit Ergänzungen

- Patienteninformation und -einwilligungserklärung (inkl. Zusatzinformationen, Werbemittel)
- Vertrag
- Versicherungsschein Probandenversicherung
- Stellungnahme der Ethikkommission
- Zusammensetzung der Ethikkommission
- Zustimmung der Bundesoberbehörde
- Lebenslauf des Prüfers und seiner Mitarbeiter
- Normalwerte Labor
- Beschreibung technischer Prozeduren
- Muster Prüfpräparate-Etikett
- Hinweise zum Umgang mit Prüfpräparat
- Dokumentation Verbleib Prüfpräparat
- Analysenzertifikat
- Entblindungsprozedur
- Randomisierungsliste (nur bei nicht zentraler Randomisierung)
- Prä-Initiierungs-Monitorbericht
- Initiierungs-Monitorbericht

Dokumente während der Prüfung (zusätzlich zu denen vor Beginn der Studie)

- Update(s) Investigator's Brochure
- Ergänzungen zu Studiendokumenten
- Zusätzliche Stellungnahmen Ethikkommission
- Zusätzliche Stellungnahmen Bundesoberbehörde
- Monitorberichte
- Relevante Kommunikation mit Sponsor
- Unterschriebene Patienten-Einwilligungserklärungen
- Quelldokumente
- Datierte und unterschriebene Prüfbögen
- Dokumentation von Korrekturen am Prüfbogen
- Dokumentation zu erhaltenen Berichten zur Pharmakovigilanz
- Dokumentation zu SUSARs
- Zwischen- und jährliche Berichte an Ethikkommission
- Screening Log für potenzielle Patienten
- Patientenidentifikationsliste
- Patientenrekutierungsliste
- Probeunterschriftenseite
- Dokumentation entnommener und aufbewahrter Körperflüssigkeiten

Dokumente nach Abschluss der Prüfung

- Nachweis von Rückgabe und Vernichtung der Prüfpräparate
- Abgeschlossene Patientenidentifikationsliste
- Ggf. Audit-Zertifikat

8.2.3 Pre-Monitoring Visit Report

Es handelt sich hier um eine minimale Checkliste, um die Eignung einer Prüfstelle vor Beginn der Prüfung zu untersuchen. Obgleich manches telefonisch abgefragt werden kann, wird ein Besuch der Prüfstelle empfohlen. Die Checkliste ist um die spezifischen Aspekte der jeweiligen Prüfung anzupassen. Der Pre-Monitoring Visit Report wird auch als Initiierungs- oder Prä-Initiierungsbesuchsbericht bezeichnet.

- Datum des Besuchs, Prüfstelle, Teilnehmer
- Eignung der Prüfstelle
- Eignung des Prüfers und des Teams, detailliert und in Bezug auf Prüfplan; Erfahrung mit klinischen Prüfungen, GCP-Kenntnisse
- Bereitschaft des Teams und Einstellung zur Studie
- Rekrutierungsplanung
- Konkurrierende Studien?
- Diskussion der gesamten Studie mit Team; wer muss nachgeschult werden?

8.2.4 Monitoring Visit Report

Der Monitoringbericht sollte unmittelbar nach dem Monitorbesuch erstellt werden. Es empfiehlt sich eine elektronische Dokumentation mit anschließendem Versand. Wichtig ist, dass den Monitoren die Begrifflichkeiten klar sind, d.h. wie ein »ja«, ein »nein« oder ein »n.a.«

(not applicable) zu interpretieren sind. Probleme sollten in einem Abschlusskapitel nach Problem, Problemlösungsweg, Verantwortlicher, Plandatum und Realisierungsdatum gegliedert sein. Nicht erledigte Punkte sind (automatisch) auf den nächsten *Monitoring Visit Report* zu übertragen, wenn man kein automatisches Erinnerungssystem für unerledigte Probleme verwendet.

- Datum des Besuchs, Prüfstelle, Teilnehmer
- Status zu Screening, Randomisierung, Dropouts, abgeschlossene Patienten
- Hauptprüfer: Anwesenheit, Inforamtion des Reams, Dokumentation von Delegation, Einhaltung des Püfplans
- Prüfplan, Investigator's Brochure, Patienteninformation: neue Versionen?
- Veränderungen an der Prüfstelle und der Zusammensetzung des Teams
- Prüfmuster: Prozesse überprüft, Bilanz Input/Output überprüft?
- Labor und sonstige Proben
- Patienteneinwilligungserklärungen: vollständig und korrekt?
- Source Data Verification (SDV): bei welchen Patienten wie weit?
- Schwerwiegende unerwünschte Begleiterscheinungen: dokumentiert? Gemeldet?
- Prüfplanverletzungen
- Nächster Monitoringbesuch
- Probleme, Liste neue/alte; Problem; Problemlösungsweg; Verantwortlichkeit; geplanter Termin der Problemlösung; effektiver Termin der Problemlösung
- Zusätzliche Bemerkungen (Klartext)

8.2.5 Close-out Visit Report

Dieser Bericht ist bei jeder Prüfstelle zu erstellen, die Patienten eingeschlossen hat. Wird eine Prüfstelle geschlossen, bei der keine Prüftätigkeit stattgefunden hat, so kann das Material auch ohne formellen Besuch zurückgeholt werden.

- Durchsicht der letzten CRF Seiten
- Klärung der letzten Queries
- Aktualisierung des Prüfarztordners
- AE/SAE-Follow-up
- Rückgabe der Prüfmedikation, Notfallumschläge, Material
- Sicherstellung der Archivierung
- finanzieller Abschluss

8.2.6 Antrag bei Behörde inkl. EUDRACT-Nummer

Von der Website des BfArM kann das Muster zum Ausfüllen heruntergeladen werden (www.bfarm.de).

8.2.7 Fax bei schwerwiegenden unerwünschten Ereignissen

Im Folgenden sind die für eine solche Meldung essenziellen Punkte angegeben; sie richten sich nach den für Spontanmeldungen üblichen CIOMS-Bögen. Liegen zunächst unvollständige Angaben vor, sollte ein speziell entwickeltes Formular als Follow-up verwendet werden, das die bereits angegebenen Aspekte nicht noch einmal angeben muss.

- Begleitschreiben, Zwischenfallsreport (u. a. Studientitel, EudraCT-Nummer, Prüfplancode, Zuordnung der Meldung nach GCP-V, AE-Beschreibung [Ereignisbeschreibung, Beginn, relevante klinischen Daten, Therapiemaßnahmen, Ausgang, Weiterbeobachtung, Entblindung], Angaben zur Prüfsubstanz [Beginn, Dosierung, letzte Applikation, ggf. Daten zur Reexposition], Angaben zur Begleitmedikation [Beginn, Dosierung, letzte Applikation], Anamnese [Vor- und Begleiterkrankungen], epikritische Wertung, ggf. Obduktionsbericht; sinnvolle tabellarische Auflistung mit Zuordnung von Erst- und Folgeberichten
- Angaben des Prüfers und des Sponsors zur Kausalität (*possible* oder *probable*, oder keines von beiden) (Berücksichtigung der pharmakologisch-toxikologischen Eigenschaften der Prüfsubstanz, der Begleitmedi-

kation und Komorbiditäten), wenn nicht schon oben angegeben

- Stellungnahme des Sponsors, ob
  - die Nutzen-Risiko-Relation verändert ist,
  - Konsequenzen für die Studie notwendig sind,
  - Änderungen der Patienteninformation erfolgen,
  - Prüfärzte über die neue Datenlage bzw. die Konsequenzen informiert sind.

8.3 Formularvorlagen

8.3.1 Prüfarztvertrag

Vorlagen zum Ausdrucken sind online unter www.schattauer.de/herschel-2468.html zu finden.

8.3.2 Patientenaufklärung und -einverständniserklärung

Vorlage zum Ausdrucken ist online unter www.schattauer.de/herschel-2468.html zu finden.

8.4 Formeln zur Fallzahlberechnung

Die folgenden Formeln sollten bei kategorischen/binomialen (»qualitativ«) und bei kontinuierlichen Variablen (»quantitativ«) verwendet werden. Entscheidend sind die (medizinischen) Angaben, etwa zu erwartenden Häufigkeiten, die evidenzbasiert sein sollten, um eine realitätsnahe Fallzahlberechnung zu ermöglichen.

Studie mit einem qualitativen Endpunkt (binär, z. B. Eintreten eines bestimmten Ereignisses)

P_1 = Wahrscheinlichkeit des Ereignisses unter Behandlung 1 in Prozent
P_2 = Wahrscheinlichkeit des Ereignisses unter Behandlung 2 in Prozent
α = Testniveau für Fehler 1. Art, z. B. 0,05
β = Testniveau für Fehler 2. Art, z. B. 0,1

$$N = \frac{P_1\,(100-P_1) + P_2\,(100-P_2)}{(P_2-P_1)\,(P_2-P_1)} \cdot f(\alpha, \beta)$$

Die Funktion f lässt sich aus statistischen Tafeln ablesen; für α 0,05 und β 0,1 beträgt es 10,5; für β 0,2 beträgt sie 7,9.

Studie mit einem quantitativen Endpunkt

μ_1 = mittlerer Wert für den Endpunkt unter Behandlung 1
μ_2 = mittlerer Wert für den Endpunkt unter Behandlung 2
σ = Standardabweichung des Endpunkts

$$N = \frac{2\,\sigma^2}{(\mu_2-\mu_2)\,(\mu_2-\mu_1)} \cdot f(\alpha, \beta)$$

Bei einem $\alpha = 0{,}05$ und Power 80 % vereinfacht sich die Formel zu:

$$N = 16 \cdot \frac{\sigma^2}{d^2}$$

$d = \mu_1 - \mu_2$

9 Literatur und Links

9.1 Literatur

Al-Marzouki S, Evans S, Marshall T, Roberts I. Are these data real? Statistical methods for the detection of data fabrication in clinical trials. BMJ 2005; 33: 267–70.

Altman DG, Gardner MJ. Calculating confidence intervals for regression and correlation. Br Med J (Clin Res Ed) 1988; 296: 1238–42.

Altman DG, Royston P. The cost of dichotomising continuous variables. BMJ 2006; 332: 1080.

Andersen M, Kragstrup J, Sondergaard J. How conducting a clinical trial affects physicians' guideline adherence and drug preferences. JAMA 2006; 295: 2759–64.

Appelbaum PS, Grisso T. Assessing patients' capacities to consent to treatment. N Engl J Med 1988; 319: 1635–8.

Armitage P. Importance of prognostic factors in the analysis of data from clinical trials. Control Clin Trials 1981; 1: 347–53.

Armitage P, Berry, G. Statistical methods in medical research. 2nd ed. Blackwell 1988.

Bailar JC, 3rd, Mosteller F. Guidelines for statistical reporting in articles for medical journals. Amplifications and explanations. Ann Intern Med 1988; 108: 266–73.

Bang H, Ni L, Davis CE. Assessment of blinding in clinical trials. Control Clin Trials 2004; 25: 143–56.

Bate A, Lindquist M, Edwards IR, Orre R. A data mining approach for signal detection and analysis. Drug Saf 2002; 25: 393–7.

Bauer P, Kohne K. Evaluation of experiments with adaptive interim analyses. Biometrics. 1994; 50: 1029–41.

Behrens T, Ahrens, W. Epidemiologische Stuiden als Teil des HTA-Bewertungsprozesses. Journal [serial on the Internet] 2006; 49.

Benson K, Hartz AJ. A comparison of observational studies and randomized, controlled trials. N Engl J Med 2000; 342: 1878–86.

Berger VW, Weinstein S. Ensuring the comparability of comparison groups: is randomization enough? Control Clin Trials 2004; 25: 515–24.

Berry DA. Bayesian statistics. Med Decis Making 2006; 26: 429–30.

Bestehorn K. [Medical registries]. Med Klin (Munich) 2005; 100: 722–8.

BfArM. Gemeinsame Empfehlungen des BfArM und des PEI zur Planung, Durchführung und Auswertung von Anwendungsbeobachtungen 2007.

BfArM/PEI. 3. Bekanntmachung zur klinischen Prüfung von Arzneimitteln am Menschen 2006; 67.

Bland JM, Altman DG. Statistical methods for assessing agreement between two methods of clinical measurement. Lancet 1986; 1: 307–10.

Bogaty P, Brophy J. Increasing burden of treatment in the acute coronary syndromes: is it justified? Lancet 2003; 361: 1813–6.

Bonell C, Oakley A, Hargreaves J, Strange V, Rees R. Assessment of generalisability in trials of health interventions: suggested framework and systematic review. BMJ 2006; 333: 346–9.

Bossuyt PM, Reitsma JB, Bruns DE, Gatsonis CA, Glasziou PP, Irwig LM, et al. The STARD statement for reporting studies of diagnostic accuracy: explanation and elaboration. Clin Chem 2003; 49: 7–18.

Braun W, Heldner, S, Beckerling, A. Validation is not always validation: systems, data, and methods. Applied Clinical Trials 2004: 34–9.

Brown L. Project management checklists and cost-management project case study. In: Brown L, Grundy, T., editor. Project management for the pharmaceutical industry. London: Gower 2004.

Bulpitt CJ. Subgroup analysis. Lancet 1988; 2: 31–4.

Califf RM, Morse MA, Wittes J, Goodman SN, Nelson DK, DeMets DL, et al. Toward protecting the safety of participants in clinical trials. Control Clin Trials 2003; 24: 256–71.

Campbell MJ, Gardner MJ. Calculating confidence intervals for some non-parametric analyses. Br Med J (Clin Res Ed) 1988; 296: 1454–6.

Campbell MJ, Julious SA, Altman DG. Estimating sample sizes for binary, ordered categorical, and continuous outcomes in two group comparisons. BMJ 1995; 311: 1145–8.

Canner PL. How much data should be collected in a clinical trial? Experience of the coronary drug project. Stat Med 1984; 3: 423–33.

Carter RE. Application of stochastic processes to participant recruitment in clinical trials. Control Clin Trials 2004; 25: 429–36.

CDISC Clinical research glossary. Applied Clinical Trials. 2006 December: 26–55.

Chalmers I. Well informed uncertainties about the effects of treatments. BMJ 2004; 328: 475–6.

CHMP. Guideline on clinical trials in small populations 2006a.

CHMP. Reflection paper on methodological issues in confirmatory trials with flexible design and analysis plan. EMEA 2006b: 9.

CHMP. Report of the CHMP working group on benefit-risk assessment models and methods 2007; 1–16.

CHMP. Reflection paper on methodological issues in confirmatory clinical trials planned with an adaptive design. EMEA 2007; 10.

Cleveland WS, McGill, R. The many faxces of a scatterplot. J Am Statist Assoc 1984; 79: 807–22.

Coull AJ, Lovett JK, Rothwell PM. Population based study of early risk of stroke after transient ischaemic attack or minor stroke: implications for public education and organisation of services. BMJ 2004; 328: 326.

Cunningham D, Starling N, Rao S, Iveson T, Nicolson M, Coxon F, et al. Capecitabine and oxaliplatin for advanced esophagogastric cancer. N Engl J Med 2008; 358: 36–46.

D'Agostino RB, Jr., D'Agostino RB, Sr. Estimating treatment effects using observational data. JAMA. 2007; 297: 314–6.

DAMOCLES Study Group. A proposed charter for clinical trial data monitoring committees: helping them to do their job well. Lancet. 2005 Feb 19–25; 365(9460): 711–22.

Davenport RJ, Dennis MS, Warlow CP. Effect of correcting outcome data for case mix: an example from stroke medicine. BMJ 1996; 312: 1503–5.

Davies HTO, Crombie, I. K. What is meta-analysis. 2003 [updated 2003; cited]; Available from: www.evidence-based-medicine.co.uk.

Doust JA, Pietrzak E, Dobson A, Glasziou P. How well does B-type natriuretic peptide predict death and cardiac events in patients with heart failure: systematic review. BMJ 2005; 330: 625.

Dumville JC, Torgerson DJ, Hewitt CE. Reporting attrition in randomised controlled trials. BMJ 2006; 332: 969–71.

El Emam K. Deploying mobile devices in clinical trials. Applied Clinical Trials 2006; 52–6.

European Commission. Detailed Guidance on the collection, verification and presentation of adverse reaction reports arising from clinical trials on medicinal products for human use, April 2006; http://ec.europa.eu/enterprise/pharmaceuticals/eudralex/vol-10/21_susar_rev2_2006_04_11.pdf.

Fava GA, Ruini C, Sonino N. Treatment of recurrent depression: a sequential psychotherapeutic and psychopharmacological approach. CNS Drugs 2003; 17: 1109–17.

Feinstein A. The role of observational studies in the evaluation of therapy. Stat Med 1984; 3: 341–5.

Feinstein AR. An additional basic science for clinical medicine: IV. The development of clinimetrics. Ann Intern Med 1983; 990: 843–8.

Feinstein AR. An additional basic science for clinical medicine: III. The challenges of comparison and measurement. Ann Intern Med 1983; 99: 705–12.

Feinstein AR. An additional basic science for clinical medicine: II. The limitations of randomized trials. Ann Intern Med 1983; 99: 544–50.

Feinstein AR. An additional basic science for clinical medicine: I. The constraining fundamental paradigms. Ann Intern Med 1983; 99: 393–7.

Feinstein AR, Horwitz RI. Double standards, scientific methods, and epidemiologic research. N Engl J Med 1982; 307: 1611–7.

Feinstein AR, Josephy BR, Wells CK. Scientific and clinical problems in indexes of functional disability. Ann Intern Med 1986; 105: 413–20.

Fleming TR, Harrington DP, O'Brien PC. Designs for group sequential tests. Control Clin Trials 1984; 5: 348–61.

Flory J, Emanuel E. Interventions to improve research participants' understanding in informed consent for research: a systematic review. JAMA 2004; 292: 1593–601.

Gail MH, Tan, W.Y., Piantadosi, S. Tests for no treatment effect in randomized controlled trials. Biometrika 1988; 75: 57–66.

Gandon Y, Olivie D, Guyader D, Aube C, Oberti F, Sebille V, et al. Non-invasive assessment of hepatic iron stores by MRI. Lancet 2004; 363: 357–62.

Geraedts M. Was ist Versorgungsforschung und was kann sie (nicht) leisten – 10 Thesen. Vortrag bei GlaxoSmithKline 2006.

Glare P, Virik K, Jones M, Hudson M, Eychmuller S, Simes J, et al. A systematic review of physicians' survival predictions in terminally ill cancer patients. BMJ 2003; 327: 195–8.

Godfrey K. Statistics in practice. Comparing the means of several groups. N Engl J Med 1985; 313: 1450–6.

Goldratt EM, Cox F. The Goal. Aldershot, Hampshire, England; Burlington, VT: Gower 1994.

Goldratt EM. Critical Chain. Aldershot, Hampshire, England; Burlington, VT: Gower 1997.

Gotzsche PC. Believability of relative risks and odds ratios in abstracts: cross sectional study. BMJ 2006; 333: 231–4.

Granger BB, Swedberg K, Ekman I, Granger CB, Olofsson B, McMurray JJ, et al. Adherence to candesartan and placebo and outcomes in chronic heart failure in the CHARM programme: double-blind, randomised, controlled clinical trial. Lancet 2005; 366: 2005–11.

Grann A, Grann VR. The case for randomized trials in cancer treatment: new is not always better. JAMA 2005; 293: 1001–3.

Grant JM. The fetal heart rate trace is normal, isn't it? Observer agreement of categorical assessments. Lancet 1991; 337: 215–8.

Greenland S, Robins JM. Conceptual problems in the definition and interpretation of attributable fractions. Am J Epidemiol 1988; 128: 1185–97.

Griffin JP. Predictive value of animal toxicity studies. In: Walker SR, Dayan, A.D. (eds). Long-term animal studies. Lancester, Boston: MTP Press 1988; 107–16.

Guidance for Industry. Good Pharmacovigilance Practices and Pharmacoepidemiologic Assessment. 2005. p. 1–22.

Hall DB, Meier U, Diener HC. A group sequential adaptive treatment assignment design for proof of concept and dose selection in headache trials. Contemp Clin Trials 2005; 26: 349–64.

Halperin S. Spurious correlations-causes and cures. Psychoneuroendocrinology 1986; 11: 3–13.

Hamilton SA. Dynamically allocating treatment when the cost of goods is high and drug supply is limited. Control Clin Trials 2000; 21: 44–53.

Hauben M, Zhou X. Quantitative methods in pharmacovigilance: focus on signal detection. Drug Saf 2003; 26: 159–86.

Häussler B, Ecker, T. Gesundheitsökonomische Entscheidungsanalyse und Modelle. DZKF 2005: 16–21.

Hewitt C, Hahn S, Torgerson DJ, Watson J, Bland JM. Adequacy and reporting of allocation concealment: review of recent trials published in four general medical journals. BMJ 2005; 330: 1057–8.

Hippisley-Cox J, Coupland C. Effect of combinations of drugs on all cause mortality in patients with ischaemic heart disease: nested case-control analysis. BMJ 2005; 330: 1059–63.

Hochhauser M. Informed consent: reading and understanding are not the same. Applied Clinical Trials 2004: 42–8.

Holbrook A, Goldsmith C. Innovation and placebos in research: a new design of clinical trial. Lancet 2003; 362: 2036–7.

Holzer G, Bröll H, Resch H, Pietschmann P, Sieghart S, Dobnig H, Erlacher L, Finkenstedt G, Pecherstorfer M, Pirich C. J Miner Stoffwechs 2007; 14: 45–8.

Hope CJ, Wu, J., Tu, W., Young, J., Murray, M.D. Barriers to adherence in elderly heart failure patients. DIA Journal 2004; 38: 331–41.

Hopper JL, Bishop DT, Easton DF. Population-based family studies in genetic epidemiology. Lancet 2005; 366: 1397–406.

Hrobjartsson A. What are the main methodological problems in the estimation of placebo effects? J Clin Epidemiol 2002; 55: 430–5.

Ilyin SE, Belkowski SM, Plata-Salaman CR. Biomarker discovery and validation: technologies and integrative approaches. Trends Biotechnol 2004; 22: 411–6.

Internet resources guide. Applied Clinical Trials. 2006 October: 74–6.

Ioannidis JP. Contradicted and initially stronger effects in highly cited clinical research. JAMA 2006; 294(2): 218–28.

Ioannidis JP, Haidich AB, Pappa M, Pantazis N, Kokori SI, Tektonidou MG, et al. Comparison of evidence of treatment effects in randomized and nonrandomized studies. JAMA 2001; 286: 821–30.

Iyer S, Doucette, W.R. Factors influencing physician recommendation for imatinib mesylate in chronic phase myeloid leukemia. DIA Journal 2006; 40: 141–53.

Joly P, Mouquet H, Roujeau JC, D'Incan M, Gilbert D, Jacquot S, et al. A single cycle of rituximab for the treatment of severe pemphigus. N Engl J Med 2007; 357: 545–52.

Jones JK. A Bayesian approach to causality assessment. Psychopharmacol Bull 1987; 23: 395–9.

Jones TA, Sautter M, Van Gaal LF, Jones NP. Addition of rosiglitazone to metformin is most effective in obese, insulin- resistent patients with type 2-diabetes. Diabetes, Obesity and Metabolism 2003; 5: 163–70.

Jungk A. Mit richtigen CRO-Verträgen unnötigen Streit vermeiden. DZKF 2004: 34–7.

Kahneman D, Tversky, A. Intuitive prediction: biases and corrective procedures. Management Science 1979.

Kalish LA, Begg CB. Treatment allocation methods in clinical trials: a review. Stat Med 1985; 4: 129–44.

Kammerer PE. Rezepte für erfolgreiche Prüfertreffen, Teil II. DZKF 2003; 5/6: 38–41.

Kammerer PE. Zeitmanagement am Prüfzentrum. DZKF 2005 a; 9/10:65–9.

Kammerer PE. Erfolgreiche Rekrutierung von Patienten. DZKF 2005 b; 1/2: 40–6.

Kammerer PE. Professionelles VIP-Management, Teil I. DZKF 2005 c; 3/4: 64–72.

Kammerer PE. Professionelles VIP-Management, Teil II. DZKF 2005 d; 7/8: 64–71.

Kaplan EL, Meier, P. Nonparamteric estimation from incomplete observations. Am Statist Ass J 1958; 53: 457–81.

Kaptchuk TJ, Stason WB, Davis RB, Legedza AR, Schnyer RN, Kerr CE, et al. Sham device v inert pill: randomised controlled trial of two placebo treatments. BMJ 2006; 332: 391–7.

Karrison TG, Huo D, Chappell R. A group sequential, response-adaptive design for randomized clinical trials. Control Clin Trials 2003; 24: 506–22.

Katz DA. Associating genes to drug response. DIA Journal 2002; 36: 751–61.

Kelloff GJ, Sigman CC. New science-based endpoints to accelerate oncology drug development. Eur J Cancer 2005; 41: 491–501.

Kerr D, McBride, R., Shemanski, L. Data monitoring committees in practice. Applied Clinical Trials 2004.

Kleist P. Composite endpoints: proceed with caution. Applied Clinical Trials 2006: 50–6.

Konopka N. Archiving EDC data: further challenges for compliance. EPC 2004.

Kumar A, Soares H, Wells R, Clarke M, Hozo I, Bleyer A, et al. Are experimental treatments for cancer in children superior to established treatments? Observational study of randomised controlled trials by the Children's Oncology Group. BMJ 2005; 331: 1295.

Lanfear DE, Jones PG, Marsh S, Cresci S, McLeod HL, Spertus JA. Beta2-adrenergic receptor genotype and survival among patients receiving beta-blocker therapy after an acute coronary syndrome. JAMA 2005; 294: 1526–33.

Lauritsen K, Degl' Innocenti A, Hendel L, Praest J, Lytje MF, Clemmensen-Rotne K, et al. Symptom recording in a randomised clinical trial: paper diaries vs. electronic or telephone data capture. Control Clin Trials 2004; 25: 585–97.

Lenk C, Radenbach K, Dahl M, Wiesemann C. Non-therapeutic research with minors: how do chairpersons of

German research ethics committees decide? J Med Ethics 2004; 30: 85–7.
Lesko L. A regulatory perspective on validation of surrogate endpoints. DIA Journal 2007; 41: 587–94.
Lexchin J, Bero LA, Djulbegovic B, Clark O. Pharmaceutical industry sponsorship and research outcome and quality: systematic review. BMJ 2003; 326: 1167–70.
Liauw W, Williams, K., Day, R. Protocol appraisal: a study site's viewpoint. Applied Clinical Trials 2004: 34–42.
Lin YL, Chern, H.D., Chu, M.L. Pacebo-controlled trials are as ethical as active controlled trials even if effective therapies exist. DIA Journal 2002; 36: 739–41.
Lopez-Carrero C, Arriaza E, Bolanos E, Ciudad A, Municio M, Ramos J, et al. Internet in clinical research based on a pilot experience. Contemp Clin Trials 2005; 26: 234–43.
Lubsen J, Hoes A, Grobbee D. Implications of trial results: the potentially misleading notions of number needed to treat and average duration of life gained. Lancet 2000; 356: 1757–9.
Lubsen J, Kirwan BA. Combined endpoints: can we use them? Stat Med 2002; 21: 2959–70.
Machin D, Gardner MJ. Calculating confidence intervals for survival time analyses. Br Med J (Clin Res Ed) 1988; 296: 1369–71.
MacKenzie CR, Charlson ME. Standards for the use of ordinal scales in clinical trials. Br Med J (Clin Res Ed) 1986; 292: 40–3.
Maclure M, Willett WC. Misinterpretation and misuse of the kappa statistic. Am J Epidemiol 1987; 126: 161–9.
Malik F. Führen, leisten, leben: Wirksames Management für eine neue Zeit. Frankfurt/Main: Campus Verlag 2006.
Mantel N, Haenszel W. Statistical aspects of the analysis of data from retrospective studies of disease. J Natl Cancer Inst 1959; 22: 719–48.
Marks RG. Validating electronic source data in clinical trials. Control Clin Trials 2004; 25: 437–46.
Marshall BJ, Warren JR. Unidentified curved bacillus on gastric epithelium in active chronic gastritis. Lancet 1983; 1: 1273–5.
McAlister FA, Straus SE, Sackett DL, Altman DG. Analysis and reporting of factorial trials: a systematic review. JAMA 2003; 289: 2545–53.
McCune SK, Mathis LL, Cocchetto DM, Ball K, Rodriguez W. Safer, better, more appropriate: clinical trial design for pediatric drug labels. DIA Journal 2006; 40: 185–95.
Mihalko SL, Brenes GA, Farmer DF, Katula JA, Balkrishnan R, Bowen DJ. Challenges and innovations in enhancing adherence. Control Clin Trials 2004; 25: 447–57.
Miller ER, Murphy, J. Implementing adaptive randomizations. Applied Clinical Trials 2006; 40–8.
Miskin B, Neuer, A. QA for the investigative site. Applied Clinical Trials 2004; 52–8.
Moher D, Schulz KF, Altman DG. The CONSORT statement: revised recommendations for improving the quality of reports of parallel-group randomised trials. Lancet 2001; 357: 1191–4.
Monnier L, Mas E, Ginet C, Michel F, Villon L, Cristol JP, et al. Activation of oxidative stress by acute glucose fluctuations compared with sustained chronic hyperglycemia in patients with type 2 diabetes. JAMA 2006; 295: 1681–7.
Montagne M. Social pharmacology: integrating pharmaceutical and social science research on drug effects. DIA Journal 2004; 38: 315–20.
Montori VM, Devereaux PJ, Adhikari NK, Burns KE, Eggert CH, Briel M, et al. Randomized trials stopped early for benefit: a systematic review. JAMA 2005; 294: 2203–9.
Montori VM, Jaeschke R, Schunemann HJ, Bhandari M, Brozek JL, Devereaux PJ, et al. Users' guide to detecting misleading claims in clinical research reports. BMJ 2004; 329: 1093–6.
Montori VM, Permanyer-Miralda G, Ferreira-Gonzalez I, Busse JW, Pacheco-Huergo V, Bryant D, et al. Validity of composite end points in clinical trials. BMJ 2005; 330: 594–6.
Moscucci M, Byrne L, Weintraub M, Cox C. Blinding, unblinding, and the placebo effect: an analysis of patients' guesses of treatment assignment in a double-blind clinical trial. Clin Pharmacol Ther 1987; 41: 259–65.
Moses LE. The series of consecutive cases as a device for assessing outcomes of intervention. N Engl J Med 1984; 311: 705–10.
Moses LE, Emerson JD, Hosseini H. Analyzing data from ordered categories. N Engl J Med 1984; 311: 442–8.
Mosteller F, Tukey JW. Data analysis and regression: a second course in statistics. Addison-Wesley, Reading, MA, 1977.
Murphy D. Pediatric trials: the impact of U.S. legislative and regulatory efforts. Applied Clinical Trials 2005: 38–42.
Murphy JD, Hofer, J.D. Establishing shelf life, expiry limits, and release limits. DIA Journal 2002; 36: 769–81.
Neutel CI. The dilemma of using humans as research subjects: an assessment of risks and benefits. DIA Journal 2004; 58: 113–26.
Nguyen TH, Tran TH, Thwaites G, Ly VC, Dinh XS, Ho Dang TN, et al. Dexamethasone in Vietnamese adolescents and adults with bacterial meningitis. N Engl J Med 2007; 357: 2431–40.
Peppercorn JM, Weeks JC, Cook EF, Joffe S. Comparison of outcomes in cancer patients treated within and outside clinical trials: conceptual framework and structured review. Lancet 2004; 363: 263–70.
Piaggio G, Elbourne DR, Altman DG, Pocock SJ, Evans SJ. Reporting of noninferiority and equivalence randomized trials: an extension of the CONSORT statement. JAMA 2006; 295: 1152–60.
Pien HH, Fischman AJ, Thrall JH, Sorensen AG. Using imaging biomarkers to accelerate drug development

and clinical trials. Drug Discov Today 2005; 10: 259–66.

Pildal J, Chan AW, Hrobjartsson A, Forfang E, Altman DG, Gotzsche PC. Comparison of descriptions of allocation concealment in trial protocols and the published reports: cohort study. BMJ 2005; 330: 1049.

Pledger G. The role of a placebo-treated control group in combination drug trials. Control Clin Trials 1989; 10: 97–107.

Pocock SJ. When (not) to stop a clinical trial for benefit. JAMA 2005; 294: 2228–30.

Pocock SJ. The simplest statistical test: how to check for a difference between treatments. BMJ 2006; 332: 1256–8.

Pocock SJ, Collier TJ, Dandreo KJ, de Stavola BL, Goldman MB, Kalish LA, et al. Issues in the reporting of epidemiological studies: a survey of recent practice. BMJ 2004; 329: 883.

Poeta ML, Manola J, Goldwasser MA, Forastiere A, Benoit N, Califano JA, et al. TP53 mutations and survival in squamous-cell carcinoma of the head and neck. N Engl J Med 2007; 357: 2552–61.

Reid MC, Lachs MS, Feinstein AR. Use of methodological standards in diagnostic test research. Getting better but still not good. JAMA 1995; 274: 645–51.

Reitberg DP, Weiss, S.L., del Rio, E. Advances in single-patient trials for drug treatment optimisation and risk management. DIA Journal 2005; 39: 119–24.

Rembold CM, Watson D. Posttest probability calculation by weights. A simple form of Bayes' theorem. Ann Intern Med 1988; 108: 115–20.

Rodgers AT. Pharmacoeconomic claims: a NICE experience? 2006.

Rose K. Pediatric drug development. Applied Clinical Trials 2005; 50–2.

Rothwell PM. Can overall results of clinical trials be applied to all patients? Lancet 1995; 345: 1616–9.

Rounds OE. The bio-pharmaceutical industry: analysis of the evolving impact of e-enabled technologies. DIA Journal 2005; 39: 321–33.

Rutjes AW, Reitsma JB, Di Nisio M, Smidt N, van Rijn JC, Bossuyt PM. Evidence of bias and variation in diagnostic accuracy studies. CMAJ 2006; 174: 469–76.

Ruvuna F. Unequal center sizes, sample size, and power in multicenter clinical trials. DIA Journal 2004; 38: 387–94.

Schöffski O. Nutzen, Bewertung von Arzneimitteln und Gesundheitsökonomie. DZKF 2006 (3/4).

Senn SJ. Falsificationism and clinical trials. Stat Med 1991; 10: 1679–92.

Sever PS, Dahlof B, Poulter NR, Wedel H, Beevers G, Caulfield M, for the ASCOT investigators. Prevention of coronary and stroke events with atorvastatin in hypertensive patients who have average or lower-than-average cholesterol concentrations, in the Anglo-Scandinavian Cardiac Outcomes Trial – Lipid Lowering Arm (ASCOT-LLA): a multicentre randomised controlled trial. Lancet 2003; 361: 1149–58.

Shalowitz DI, Miller FG. Disclosing individual results of clinical research: implications of respect for participants. JAMA 2005; 294: 737–40.

Sheiner LB, Benet LZ. Premarketing observational studies of population pharmacokinetics of new drugs. Clin Pharmacol Ther 1985; 38: 481–7.

Sim I, Chan AW, Gulmezoglu AM, Evans T, Pang T. Clinical trial registration: transparency is the watchword. Lancet 2006; 367: 1631–3.

Simon R. Confidence intervals for reporting results of clinical trials. Ann Intern Med 1986; 105: 429–35.

Singh BN, Connolly SJ, Crijns HJ, Roy D, Kowey PR, Capucci A, et al. Dronedarone for maintenance of sinus rhythm in atrial fibrillation or flutter. N Engl J Med 2007; 357: 987–99.

Slutsky AS, Lavery JV. Data safety and monitoring boards. N Engl J Med 2004; 350: 1143–7.

Smit-Marshall P. Recruitment strategies: a European perspective. Applied Clinical Trials 2006: 44–52.

Sox HC, Jr. Probability theory in the use of diagnostic tests. An introduction to critical study of the literature. Ann Intern Med 1986; 104: 60–6.

Spodick DH. Randomized controlled clinical trials: The behavioral case. JAMA 1982; 247: 2258–60.

Spodick DH. Randomize the first patient: scientific, ethical, and behavioral bases. Am J Cardiol 1983; 51: 916–7.

Stafford RS, Furberg CD, Finkelstein SN, Cockburn IM, Alehegn T, Ma J. Impact of clinical trial results on national trends in alpha-blocker prescribing, 1996–2002. JAMA 2004; 291: 54–62.

Steg PG, Lopez-Sendon J, Lopez de Sa E, Goodman SG, Gore JM, Anderson FA, Jr., et al. External validity of clinical trials in acute myocardial infarction. Arch Intern Med 2007; 167: 68–73.

Strom BL, Miettinen OS, Melmon KL. Postmarketing studies of drug efficacy: when must they be randomized? Clin Pharmacol Ther 1983; 34: 1–7.

Stukel TA, Fisher ES, Wennberg DE, Alter DA, Gottlieb DJ, Vermeulen MJ. Analysis of observational studies in the presence of treatment selection bias: effects of invasive cardiac management on AMI survival using propensity score and instrumental variable methods. JAMA 2007; 297: 278–85.

Szarfman A, Tonning JM, Doraiswamy PM. Pharmacovigilance in the 21st century: new systematic tools for an old problem. Pharmacotherapy 2004; 24: 1099–104.

Tattersfield AE, Hall IP. Are beta2-adrenoceptor polymorphisms important in asthma – an unravelling story. Lancet 2004; 364: 1464–6.

Trespalacios G. Collaborating for CT systems validation. Applied Clinical Trials 2006; 74–6.

Tunis SR, Stryer DB, Clancy CM. Practical clinical trials: increasing the value of clinical research for decision making in clinical and health policy. JAMA 2003; 290: 1624–32.

Tversky A, Kahneman D. Judgment under Uncertainty: Heuristics and Biases. Science 1974; 185: 1124–31.

VFA-Empfehlungen zur Verbesserung der Qualität und Transparenz von nicht interventionellen Studien, 2007, www.vfa.de.

Vist GE, Hagen KB, Devereaux PJ, Bryant D, Kristoffersen DT, Oxman AD. Systematic review to determine whether participation in a trial influences outcome. BMJ 2005; 330: 1175.

von Elm E, Altman DG, Egger M, Pocock SJ, Gotzsche PC, Vandenbroucke JP. Strengthening the Reporting of Observational Studies in Epidemiology (STROBE) statement: guidelines for reporting observational studies. BMJ 2007; 335: 806–8.

von Elm E, Egger M. The scandal of poor epidemiological research. BMJ 2004; 329: 868–9.

Walsh BT, Seidman SN, Sysko R, Gould M. Placebo response in studies of major depression: variable, substantial, and growing. JAMA 2002; 287: 1840–7.

Wendler D, Belsky L, Thompson KM, Emanuel EJ. Quantifying the federal minimal risk standard: implications for pediatric research without a prospect of direct benefit. JAMA 2005; 294: 826–32.

Whiting P, Harbord R, Main C, Deeks JJ, Filippini G, Egger M, et al. Accuracy of magnetic resonance imaging for the diagnosis of multiple sclerosis: systematic review. BMJ 2006; 332: 875–84.

Wiegman A, de Groot E, Hutten BA, Rodenburg J, Gort J, Bakker HD, et al. Arterial intima-media thickness in children heterozygous for familial hypercholesterolaemia. Lancet 2004; 363: 369–70.

Woolsey JD. Combating poster fatigue: how to use visual grammar and analysis to effect better visual communications. Trends Neurosci 1989; 12: 325–32.

Wurst TA, Guernsey, B.G. Drug development on rails. Applied Clinical Trials 2006; 52–66.

9.2 Weiterführende Literatur

9.2.1 Allgemein

Brown L, Grundy T. Project management for the pharmaceutical industry. Aldershot, Hampshire, England; Burlington, VT: Gower 2004.

Buttgereit F, Doering G, Schaeffler A, Witte S, Sierakowski S, Gromnica-Ihle E et al. Efficacy of modified-release versus standard prednisone to reduce duration of morning stiffness of the joints in rheumatoid arthritis (CAPRA-1): a double-blind, randomised controlled trial. Lancet 2008; 371: 205–14.

Charlson ME, Horwitz RI. Applying results of randomised trials to clinical practice: impact of losses before randomisation. Br Med J (Clin Res Ed) 1984; 289: 1281–4.

Eberhardt R. Monitoring und Management klinischer Studien: mit ICH, AMG, MPG und EU-Richtlinien: ein Handbuch für die Praxis. 2. Aufl. Aulendorf: Editio Cantor Verlag 1999.

Feinstein AR. Clinical biostatistics. St. Louis: Mosby 1977.

Feinstein AR. Clinical epidemiology: the architecture of clinical research. Philadelphia: Saunders 1985.

Feinstein AR. Clinimetrics. New Haven: Yale University Press 1987.

Feinstein AR. Principles of medical statistics. Boca Raton: Chapman & Hall/CRC Press 2002.

Gliklich RE, Dreyer, N.A. Registries for evaluating patient outcomes: a user's guide. AHRQ 2007.

Gudat U. Assessing safety in clinical trials. Applied Clinical Trials 2006; 66 72.

Harnischmacher U. Checkliste und Leitfaden zur Patienteneinwilligung: Grundlagen und Anleitung für die klinische Forschung. Berlin: Medizinisch Wissenschaftliche Verlagsgesellschaft 2006.

Immich H. Medizinische Statistik: eine Einführungsvorlesung. Stuttgart, New York: Schattauer 1974.

Kahn HA. An introduction to epidemiologic methods. New York: Oxford University Press 1983.

Machin D, Campbell MJ. Design of studies for medical research. Chichester, West Sussex, England; Hoboken, NJ: Wiley 2005.

Machin D, Day S, Green SB. Textbook of clinical trials. 2nd ed. Chichester, West Sussex, England; Hoboken, NJ: John Wiley & Sons 2006.

Martini P. Methodenlehre der therapeutischen Untersuchung. Berlin: Springer 1932.

Martini P. Methodenlehre der therapeutisch-klinischen Forschung. 3. Aufl. Berlin: Springer 1953.

Meinert L, Ward, H. Press one for safety. Applied Clinical Trials 2007: 46–60.

Pocock SJ. Clinical trials: a practical approach. Chichester, New York: Wiley 1983.

Rasmussen JN, Chong A, Alter DA. Relationship between adherence to evidence-based pharmacotherapy and long-term mortality after acute myocardial infarction. JAMA 2007; 297: 177–86.

Sackett DL. Clinical epidemiology: a basic science for clinical medicine. 2nd ed. Boston: Little Brown 1991.

Schwarz JA. Leitfaden klinische Prüfungen von Arzneimitteln und Medizinprodukten: Good Clinical Practice – Planung – Organisation – Durchführung und Dokumentation. 3. Aufl. Aulendorf: Editio Cantor Verlag 2005.

Sehouli J. Umgang mit onkologischen Studien im klinischen Alltag: ein Handbuch für Ärzte. Hamburg: Akademos 2002.

Silman AJ, Macfarlane GJ. Epidemiological studies: a practical guide. 2nd ed., Cambridge, New York: Cambridge University Press 2002.

Stapff M. Arzneimittelstudien: ein Handbuch zur Durchführung von klinischen Prüfungen speziell für Ärzte

und medizinisches Assistenzpersonal. 3. Aufl. München, New York: Zuckschwerdt 2004.
Streiner DL, Norman GR. PDQ epidemiology. 2nd ed., St. Louis: Mosby 1996.
Strom BL. Pharmacoepidemiology. 4th ed., Chichester, Hoboken, NJ: J. Wiley 2005.
Van Belle G, Fisher L. Biostatistics: a methodology for the health sciences. 2nd ed., Hoboken, N.J.: Wiley-Interscience 2004.

9.2.2 Biostatistik

Literatur zur Fallzahlberechnung

Altman DG. Practical statistics for medical research. Boca Raton: Chapman & Hall/CRC Press 1991.
Armitage P, Berry G, Matthews JNS. Statistical methods in medical research. 4th ed., Oxford: Blackwell 2002.
Bland M. An introduction to medical statistics. 3rd ed., Oxford: Oxford University Press 2000.
Bland JM, Altman DG. One and two sided tests of significance. Brit Med J 1994; 309: 248.
Schoenfeld DA, Richter JR. Nomograms for calculating the number of patients needed for a clinical trial with survival as an endpoint. Biometrics 1982; 38: 163–70.
Simon RM, Korn EL, McShane LM, Radmacher MD, Wright GW, Zhao Y. Design and analysis of DNA microarray investigations. Berlin: Springer Verlag 2006.
Van Belle G, Fisher L. Biostatistics: a methodology for the health sciences. 2nd ed., Hoboken, N.J.: Wiley-Interscience 2004.
Continuous data: Machin D, Campbell MJ. Statistical tables for the design of clinical studies. 2nd ed., Oxford: Blackwell 1998.
Categorical data: Lemeshow S, Hosmer DW, Klar J, Lwanga SK. Adequacy of sample size in health studies. Chichester; Hoboken, NJ: J. Wiley 1996.
Sequential trials: Whitehead, J. The design and analysis of sequential clinical trials. Revised 2nd ed., Chichester; Hoboken, NJ: J. Wiley 1997.
Equivalence trials: Pocock SJ. Clinical trials: A practical approach. Chichester; Hoboken, NJ: J. Wiley 1983.

Links zur Fallzahlberechnungsprogramme

Sample size calculations simplified:
http://www.JerryDallal.com/LHSP/size2.htm
Statistics guide for research grant applicants, St. George's Hospital Medical School: http://www.sghms.ac.uk/depts/phs/guide/size.htm

9.3 Links

9.3.1 Literatur

Quelle	Link
Applied Clinical Trials	www.actmagazine.com
Arzneimitteltelegramm	www.arznei-telegramm.de
Ärzteblatt	www.aerzteblatt.de
Ärztezeitung	www.aerztezeitung.de
Ärztliche Praxis	www.aerztlichepraxis.de
BDA Manuale	www.ifap.de
BertelsmannSpringerMedizinOnline	www.bsmo.de
Deutsche Apotheker Zeitung (DAZ)	www.deutscher-apotheker-verlag.de/DAZ
Deutsche Zeitschrift für Klinische Forschung (DZKF)	www.dzkf.de
Medizin Recht	www.MedizinRecht.de
Medscape	www.medscape.com

9.3.2 Behörden

Quelle	Link
BfArM	www.bfarm.de
Bundesinstitut für Gesundheitswesen Österreich (ÖBIG)	www.oebig.at
Bundesinstitut für Qualität und Wirtschaftlichkeit im Gesundheitswesen (IQWiG)	www.iqwig.de
Bundesministerium für Gesundheit	www.bmg.bund.de
Deutscher Bundesrat	www.bundesrat.de
Deutscher Bundestag	www.bundestag.de
EU-Amtsblatt/Europa-Lex	www.eur-lex.europa.eu
EU-Kommission	www.ec.europa.eu
Europäisches Parlament	www.europarl.eu
European Medicines Agency (EMEA)	www.emea.org
Paul-Ehrlich-Institut (PEI)	www.pei.de
Robert Koch Institut (RKI)	www.rki.de

9.3.3 Verbände und Gesellschaften

Quelle	Link
Akademie für Ethik in der Medizin	www.aem-online.de
Arbeitsgemeinschaft der Wissenschaftlichen Medizinischen Fachgesellschaften e.V. (AWMF)	www.awmf-online.de
Arbeitsgemeinschaft für angewandte Humanpharmakologie e.V. (AGAH)	www.agah-web.de/index.htm
Arbeitskreis Medizinischer Ethik-Kommissionen in der Bundesrepublik Deutschland	www.ak-med-ethik-komm.de
Arzneimittelkommission der deutschen Ärzteschaft	www.akdae.de
Bundesärztekammer	www.bundesaerztekammer.de
Bundesverband der Arzneimittel-Hersteller e.V. (BAH)	www.bah-bonn.de
Bundesverband der Pharmazeutischen Industrie (BPI)	www.bpi.de
Bundesverband Medizinischer Auftragsinstitute e.V. (BVMA)	www.bvma.de
Cochrane Zentrum	www.cochrane.de
Deutsche Gesellschaft für experimentelle und klinische Pharmakologie und Toxikologie (DGPT)	www.dgpt-online.de
Deutsche Gesellschaft für Gute Forschungspraxis e.V. (DGGF)	www.dggf.de
Deutsche Gesellschaft für Klinische Pharmakologie und Therapie e.V. (DGKliPha)	www.dgklipha.de
Deutsche Gesellschaft für Medizinische Informatik, Biometrie und Epidemiologie e.V. (GMDS)	www.gmds.de
Deutsche Gesellschaft für Pharmazeutische Medizin e.V.	www.dgpharmed.de
Deutsche Gesellschaft für Regulatorische Angelegenheiten e.V. (DGRA)	www.dgra.de
Deutsche Krankenhausgesellschaft	www.dkgev.de
Deutscher Generikaverband e.V.	www.generika.de
Deutscher Verband Medizinischer Dokumentare e.V. (DVMD)	www.dvmd.de

Quelle	Link
Deutsches Gesundheitsnetz	www.dgn.de
Deutsches Netzwerk Evidenzbasierte Medizin e.V.	www.ebm-netzwerk.de
European Society of Toxicology (Eurotox)	www.eurotox.com
Faculty of Pharmaceutical Medicine	www.fpm.org.uk
Gesellschaft für Recht und Politik im Gesundheitswesen e.V. (GRPG)	www.grpg.de
Gesellschaft für Qualitätssicherung in der Medizin mbH (GQmed)	www.gqmed.com
Gesundheitspolitik	www.Gesundheitspolitik.net
Koordinationszentren Klinische Studien (KKS)	www.kks-info.de
Mitteleuropäische Gesellschaft für Regulatory Affairs e.V. (MEGRA)	www.megra.org
Pharmaportal.com	www.pharmaportal.com
Pro Generica e.V.	www.progenerika.de
Schweiz Interpharma (Verband der forschenden pharmazeutischen Firmen der Schweiz)	www.interpharma.ch
Study Nurse	www.studynurse.de
U.S. Food and Drug Administration (FDA)	www.fda.gov
Verband Biologie, Biowissenschaften und Biomedizin in Deutschland (VBIO)	www.vbio.de
Verband der forschenden Arzneimittelhersteller (VFA)	www.vfa.de
Verbindung der Schweizer Ärztinnen und Ärzte (FMH)	www.fmh.ch.
World Health Organisation (WHO)	www.who.int
Zentralstelle der Länder für Gesundheitsschutz bei Arzneimitteln und Medizinprodukten (ZLG)	www.zlg.de

Glossar

Begriff	Erklärung
Abjudication Committee	Bewertungskomitee, z. B. für nicht eindeutige Endpunkte, in klinischen Prüfungen
Academic Research Organisation (ARO)	Akademische Studiengruppe (zur Durchführung von klinischen Studien)
Adaptive Design	Statistisches Design, bei dem in Abhängigkeit von Zwischenergebnissen die Zuteilung zu den Behandlungsarmen erfolgt
Adherence	Dauer der Einnahme eines Medikaments durch einen Patienten
Advisory Board	Beratungsgremium
Advisory Committee	Beratende Kommission
Amendment	Ergänzung, z. B. eines Prüfplans
Annual Safety Report (ASR)	Jahresbericht zur Verträglichkeit einer Substanz
Attributable Mortality	Zuordbare Mortalität
Audit Trail	Auditspur, zum Nachweis der Aktivität von Nutzern im auditierten System
Balanced Scorecard	Managementinstrument, bei der von allgemeinen Zielen Kenngrößen abgeleitet und als Kennziffern regelmäßig nachverfolgt werden
Baseline Complaint	Beschwerden, die zu Beginn einer klinischen Prüfung bereits vorhanden sind
Bayesian Confidence Propagation Neural Network (BCPNN)	Analysenmethode des Signal-Rausch-Verhältnisses mithilfe neuraler Netzwerke
Clinical Equipoise	Annahme, dass zwei verschiedene Therapien wahrscheinlich gleichwertig sind
Clinical Investigator's Brochure (CIB)	Prüfsubstanzdokumentation, muss mindestens einmal im Jahr editiert und ergänzt werden; für den Prüfer
Clinical Research Organisation (CRO)	Auftragsforschungsinstitut, meist kommerziell organisiert
Clinical Trial Application (CTA)	Dossier zur Einreichung für eine klinische Prüfung in der EU
Clinical Trial Register	Register zur Dokumentation von laufenden Studien mit Kernkennziffern und Daten, z. B. www.ClinicalTrials.gov
Clinical Trial Report Register	Öffentlich zugängliche Internet-Datenbank, in der Kurzberichte von klinischen Prüfungen verzeichnet sind
Clinimetrics	Methodik zur Messbarmachung klinischer Parameter, von Alvan Feinstein geprägt
Co-Accountability	Gemeinsame Verantwortung
Committee for Human Medicinal Products (CHMP)	Zulassungskommission der EMEA für Humanarzneimittel
Committee for Proprietary Medicinal Products (CPMP)	Frühere Zulassungskommission der EMEA (vor Aufspaltung in Human-CHMP- und Tierarzneimittel-CVMP)
Committee for Veterinary Medicinal Products (CVMP)	Zulassungskommission der EMEA für Tierarzneimittel
Common Technical Dossier (CTD)	Zulassungsdossier (EMEA)

Begriff	Erklärung
Compassionate Use	im Deutschen: Heilversuch; nicht unumstritten, da Grenzen zur klinischen Prüfung fließend sein können
Competent Authority	Bundesoberbehörden
Competitive Recruiting	Patientenrekrutierung im Wettbewerb, zwischen Kliniken oder ganzen Ländern, bei einer multizentrischen Studie
Compliance	Einnahmetreue des Patienten bezüglich der Medikation
Composite Endpoint	Kombinierter Endpunkt
Crossover	Design, bei dem alle Patienten alle Behandlungen im Wechsel erhalten
Customer Relationship Management (CRM)	Management von Kundenbeziehungen
Customer Satisfaction Index (CSI)	Kundezufriedenheitsindex, ermittelt aus der Zufriedenheit mit und der Relevanz eines erfragten Items
Cut-off	Grenzwert, der bei der Analyse als oberer oder untere Grenze dient
Dashboard	Anzeigetafel, meist für die wichtigsten Erfolgsparameter
Data Mining	Sammeln von Daten in einer Form, so dass sie zu Analysen leicht herangezogen werden können
Data Safety Monitoring Plan	Plan zur Überwachung der klinischen Prüfung durch ein internes oder externes Komitee, mit der Möglichkeit, auf Änderungen der Risikosituation angemessen zu reagieren
Dear-Investigator-Letter (DIL)	Brief an Prüfer (USA) über wichtige Änderungen zur Nutzen-Risiko-Abwägung o. a. sicherheitsrelevante Daten
Diagnosis-related Group (DRG)	Diagnose-bezogene Abrechnungsgruppe bei der Abrechnung der Kliniken
Disease-free Survival	Krankheitsfreies Überlebensintervall
Double Dummy	Design, bei dem der Patient die Substanz sowie ein mit dem Vergleichspräparat identisches Placebo erhält; immer dann, wenn man nicht direkt verblinden kann
Drop-Out	Ausfall, ausscheidender Patient einer Studie
Drug Accountability	Nachweis des Prüfpräparateverbleibs
Dry run	»Trockenübung«, z. B. um Prüfbögen auf ihre Brauchbarkeit vor der Studie zu testen
Electronic Submission	Elektronischer (Zulassungs-)Antrag
Enterprise Resource Planning (ERP)	Planungssystem für wichtige Aktivitäten von Unternehmen, inbes. Finanzwesen, z. B. SAP
European Medicines Evaluation Agency (EMEA)	Europäische Arzneimittelzulassungsbehörde
European Pharmaceutical Assessment Report (EPAR)	Kurzfassung der Grundlagen einer Zulassung durch die EMEA
Exercise Capacity	Test zur Messung der Leistungsfähigkeit des Herz-Kreislauf-Systems
Expanded Acees	Studie einfacher Struktur, durch die vor der Zulassung viele Patienten in der vorgesehenen Indikation unverblindet behandelt werden
Fair Market Value = Fairer Marktwert	Preis, der als fair erachtet wird, wobei finanzielle Exzesse nicht akzeptiert sind, z. B. als Prüferhonorar
Field Manual	Dienstvorschrift
Field Monitoring	Monitoring bei epidemiologischen Studien

Begriff	Erklärung
Financial Disclosure	Finanzielle Offenlegung wirtschaftlicher Verfechtung oder Abhängigkeit des Prüfers oder seiner Familie vom Sponsor, z. B. Aktienbesitz über 25 000 US $
Food and Drug Agency (FDA)	Arzneimittelzulassungsbehörde der USA
For-Cause Audit	Audit aus gegebenem Anlass, etwa bei Verdacht auf Betrug
Force Field Analysis	Analyse der Kräfte, die einen Bereich bestimmen
Freedom of Information Act	Gesetz über den freien Zugang zu Information (USA)
Freelancer	Freiberuflicher (oft: Monitor)
Frequentist	Bezeichnung der konventionellen Statistik, im Gegensatz zu den Anhängern der Bayes'schen Statistik
Full Time Equivalent (FTE)	Rechengröße für personelle Ressourcen, wobei von einer ganztägig arbeitenden Person ausgegangen wird
Fully Loaded Cost	Vollkostenrechnung für Mitarbeiter, d. h. alle darauf bezogenen Kosten werden der Person zugerechnet, z. B. Miete, IT-Kosten
Futility	Nutzlosigkeit; hier: Berechnung um zu zeigen, dass eine Fortführung der Studie kaum zu dem erreichten Ziel führt, meist als Zwischenanalyse
Futility Analysis	s. Futility
GANTT Chart	Balkendiagramm, bei dem untereinander Prozesse in ihrer Dauer und Folge/Abhängigkeit dargestellt werden
Global Outsourcing	Globale Vergabe von Aufträgen nach außen
Good Clinical Practice (GCP) Gute Klinische Praxis	Regelwerk zur ethisch und wissenschaftlich korrekten Planung, Durchführung und Auswertung klinischer Prüfungen, teils durch ICH, teils durch Gesetzgeber
Good Epidemiological Practice (GEP) = Gute Epidemiologische Praxis	Regelwerk zur korrekten Planung, Durchführung und Auswertung epidemiologischer Studien
Good Laboratory Practice (GLP) = Gute Laborpraxis	Empfehlungen zur korrekten Planung, Durchführung und Berichterstattung nicht klinischer Untersuchungen, z. B. Toxikologie
Good Manufacturing Practice (GMP) = Gute Herstellungspraxis	Richtlinien zur standardisierten Herstellung von Arzneimitteln (auch zur klin. Prüfung)
Good Practice Sharing	Austausch von optimalen Prozessen
Hard Law	Gesetze mit bindendem Charakter, auch Verordnungen mit Bindekraft
Health Technology Assessment	Technologieabschätzung im Gesundheitswesen
ICH Guideline	Richtlinie der ICH
Independent Data Monitoring Committee (IDMC)	Unabhängiges Komitee zur Bewertung der Daten; in der Regel externes Komitee, das bei einer klinischen Prüfung regelmäßig anhand auch entblindeter Daten eine Nutzen-Risiko-Analyse vornimmt und Empfehlungen an den Sponsor gibt
Informed Consent	Aufklärung und Zustimmung des Patienten
Insourcing	Übertragung von Aufgaben an Leiharbeiter
Institutional Review Board (IRB)	(In den USA) Kommission an einer Klinik oder zuständig für mehrere Kliniken oder Ärzte, um über die ethische und wissenschaftliche Qualität eines Forschungsvorhabens zu befinden; Entscheidung gilt nur lokal und hat keinen Präzedenzcharakter
Intent to Treat	Analyse der Ergebnisse einer klinischen Prüfung unter Einbeziehung aller Patienten, solange sie mindestens eine Dosis des Prüfpräparats erhalten haben

Begriff	Erklärung
Internal consultant	Interner Berater, im Gegensatz zum externen Berater ein Mitarbeiter des Unternehmens, der z. B. andere Unternehmensteile berät
International Conference for Harmonisation (ICH)	In den späten 80er Jahren gegründetes übernationales Organ, in dem Experten, Industrie und Zulassungsbehörden aus Nordamerika, Japan und Europa an der Standardisierung der klinischen Forschung und Entwicklung arbeiten
Interrelationship Analysis	Abhängigkeitsanalyse
Investigational Medical Product Dossier (IMPD)	Daten zu der zu prüfenden Substanz des CTA
Investigational New Drug (IND)	Prüfsubstanz nach Definition der FDA
Investigational New Drug Safety Report (INDSR)	Sicherheitsbericht über den Verdacht einer schwerwiegenden Nebenwirkung aus klinischer Prüfung (FDA)
Investigator-initiated Trial (IIT)	Klinische Prüfung, bei der der Prüfer (oder seine Institution) auch Sponsor ist
Investigator's Brochure	Dokument für den Prüfer, das alle (prä-)klinischen Daten einer Substanz in Kurzform enthält, meist 50–150 Seiten
Investigator-sponsored Trial (IST)	Klinische Prüfung, bei der der Prüfer auch Sponsor ist (synonym IIT)
Key Opinion Leader (KOL)	Wichtiger Meinungsbildner, auch Key External Expert (KEE)
Last Intervention Point	Zeitpunkt während der Rekrutierung von Patienten, zu dem man noch eingreifen kann und die Rekrutierungszeit nicht verlängern muss
Lead User	Nutzer mit Expertenkenntnissen
Lifecycle Management	Management eines Arzneimittels durch seinen gesamten Lebenszyklus
Likelihood Ratio	Abhängige Wahrscheinlichkeit, wird bei Diagnostika-Studien angewandt
Local Outsourcing	Vergabe von Aufträgen nach draußen durch Tochterfirma im Land
Matched Pairs	Methode bei Studien, bei der zu jedem Subjekt ein ähnliches Vergleichssubjekt gefunden wird
Microdosing	Gabe von Kleinstmengen am Menschen, für die keine ausführliche Toxikologie notwendig wird
Minimally Adverse Biological Effect Level (MABEL)	Konzentration, bei der erstmals biologische Wirkungen gemessen wurden
Multi Criteria Decision Analysis	Entscheidungsanalyse, der viele Kriterien zugrunde liegen
Named Patient Access	Zugang für einzelne Patienten zu einem Arzneimittel vor der Zulassung, in Deutschland im Rahmen von Heilversuchen
National Institutes of Health (NIH)	Nationales Institut für Gesundheit, Forschungsinstitut in Bethesda, Maryland (USA)
Near Incident	Nahe Vorkommnisse, im MPG bei drohenden Risiken verwendet
New Chemical Entity (NCE)	Neue chemische Substanz
New Drug Application (NDA)	Zulassungsantrag für neues Arzneimittel nach FDA
No Adverse Effect Level (NOAEL)	Konzentration unterhalb derer, bei welcher Nebenwirkungen gesehen wurden
Note for Guidance	Nicht bindende Empfehlung von EU-Gremien
No Value Added Time	Zeit, in der kein Wert geschaffen wird
Number Needed to Treat (NNT)	Anzahl Patienten, die behandelt werden müssen, um einen Responder zu haben
Off-Label	Außerhalb der in der Zulassung beschriebenen Umstände erfolgende Anwendung eines Arzneimittels

Begriff	Erklärung
Offshoring	Vergabe von Aufträgen an Firmen entfernter Geografien
Orphan Drug Act	Gesetz in den USA, um die Medikamentenentwicklung für seltene Erkrankungen zu fördern (< 200 Patienten pro 1 Mio. Einwohner); analoges gilt in der EU
Outcomes Study	Klinische Prüfung, bei der ein klinischer Endpunkt wie Überleben oder Freiheit von Symptomen im Vordergrund steht
Outsourcing	Vergabe von Aufträgen nach draußen
Overhead	Zusatzmarge, etwa von Klinikverwaltungen gewünscht, bewegt sich zwischen Null und 40 % des Auftragswerts
Paediatric Investigation Plan (PIP)	Prüfkonzept an Kindern; verpflichtend für alle neuen Substanzen, die für Kinder zugelassen werden oder auch an Kindern angewandt werden könnten
Pareto Diagram	Diagramm zur Veranschaulichung des Beitrags verschiedener Faktoren zu einem Output, z. B. 80/20
Patient Disposition	Patientenverteilung nach Behandlungsgruppen, Ausfällen bei Screening oder während Studie usw.
Periodic Investigator Safety Report (PISR)	Periodischer Bericht zur Verträglichkeit einer Substanz
Periodic Safety Update Report	Periodischer Sicherheitsbericht, z. B. im Quartal
Perverse Incentive	Anreiz, der etwas anderes, meist schlechteres erreicht, als man beabsichtigt hat
Pharmakogenomik	Genetische Untersuchungen, meist an menschlichem Erbgut; wird synonym zu Pharmakogenetik gebraucht
Piggyback-Technik	Erfassung zusätzlicher Parameter, indem sie auf eine eigentlich dafür nicht gedachte Studie aufgesetzt und dort gemessen werden
Pivotal Study	Für die Zulassung (bei der FDA) entscheidende Studie(n) der Phase III
Play the Winner	Statistische Methodik, bei der Patienten denjenigen Behandlungsrahmen vermehrt zugeordnet werden, die ein positives Ergebnis bei früheren Patienten hatten
Policy	Dokument über das Vorgehen bei bestimmten Prozessen, weniger genau als eine SOP
Post-Authorisation Safety Study (PASS)	Verträglichkeitsstudie nach Erteilen der Zulassung
Practice Research	Praxisforschung
Principal Investigator (PI)	Hauptprüfer (in den USA auch der Leiter einer Prüfstelle)
Profit-and-Risk Sharing	Teilung von Gewinnen und Risiken, etwa bei der Preisfindung teurer Arzneimittel zwischen Herstellern und Krankenkassen
Proof of Concept (POC)	Nachweis durch eine Studie, dass das Prüfkonzept biologisch richtig sein könnte
Proportional Hazards	Relation der Risiken, die eingetreten sind, mit denen, die erwartet wurden
Qualified Person	Von der EU bezeichneter Expertenstatus, der z. B. Prüfpräparate freigeben darf
Quality Adjusted Life Year (QALY)	Durch Erhebung von Parametern der Lebensqualität modifizierte Lebenserwartung, bei der Einbußen in der Lebensqualität den Wert verringern
Quality of Life (QoL)	Lebensqualität
Quick Win	Rasche Gewinne, etwa bei Veränderungen diejenigen Maßnahmen, die ohne großen Aufwand sichtbare Vorteile bringen

Begriff	Erklärung
RACI Chart	Verfahren, bei der die Zuständigkeiten bei einem Prozess schematisch beschrieben werden: R = macht die Arbeit; A = ist verantwortlich; C = muss vorher konsultiert werden; I = muss informiert werden
Randomisierung	Zufällige Zuteilung der Behandlung zu den Patienten
Random Walk	Statistische Methodik, bei der nach Zwischenergebnissen mit unterschiedlichen Wahrscheinlichkeiten Patienten unterschiedlichen Dosierungen oder Behandlungsarmen zugeordnet werden
Rater Training	Training von Untersuchern, etwa zur exakten Bewertung anhand psychiatrischer Skalen; dient zur Verringerung der Variablität zwischen den einzelnen Untersuchern
Recall Bias	Verzerrung bei epidemiologischen Studien durch unterschiedliche Fähigkeit, sich an etwas zu erinnern
Receiver Operator Characteristics	Kurve zur Ermittlung der Güte eines Tests
Regulatory Affairs	Zulassungsabteilung
Regulation	Entscheidung (auf EU-Ebene), direkte Bindewirkung für Mitgliedstaaten
Remote Data Capture	Datenerfassung außerhalb des Unternehmens, z. B. durch den Prüfer
Response Surface	Bei faktoriellem Design entstehen n*m Zellen, die eine Fläche bilden, wobei der Erfolg einer Kombination die Fläche nach oben „ausbeult"
Responder	Patient, der erfolgreich auf ein Medikament reagiert
Risk sharing	Prinzip, dass beide Partner Anteile des Risikos übernehmen
Safe Haven	Sicherer Hafen; bedeutet beim Datenschutz ein Gebiet, in dem die strengeren Regeln der EU gelten
Safety Report	Bericht zur Verträglichkeit und Sicherheit einer Substanz oder eines Medizinprodukts
Sealed Bid	Geschlossene Auktion/Angebotsabgabe
Serendipity	Zufall bei der Entdeckung, im Gegensatz zu den „planbaren" Erfindungen
Serious Adverse Event (SAE)	Schwerwiegende unerwünschte Begleiterscheinung
Set-Up-Cost	Kosten zum Aufsetzen, z. B. einer klinischen Prüfung in einer Klinik
Site Management Organisation (SMO)	Organisation, die ortsgebunden klinische Prüfungen organisiert, jedoch nicht monitoriert; kann auch Studienzentren betreiben
Soft Law	Gutachterliche Meinungen und Verpflichtungen ohne Gesetzescharakter, über die ein breiter Konsens in der „Community" besteht
Source Data Clarification Agreement	Erklärung zur Feststellung, welches die Quelldaten sind und wo diese aufzufinden sind
Source Data Verification (SDV)	Quelldatenverifizierung, zur Sicherstellung der Datenrichtigkeit und -qualität
Summary Basis of Approval (SBA)	Kurzfassung der Grundlagen einer Zulassung durch die FDA
Suspected Unexpected Serious Adverse Reaction (SUSAR)	Verdacht auf eine schwerwiegende unerwartete Nebenwirkung
Stakeholder	Begriff für alle Personen und Institutionen, die an einem Vorgang ein eigenes Interesse haben (könnten)
Standard Operating Procedure (SOP)	Standardisierte Arbeitsanweisung

Begriff	Erklärung
Steering Committee	Steuerungskomitee, oft bei klinischen Studien; meist externe Experten oder Meinungsbildner
Study Nurse	Studienschwester, Studienkoordinator, Begriff ist dehnbar
Substantial Amendment	Wesentliche Ergänzung, d.h. alle Ergänzungen zu Prüfplan oder IB, die die Nutzen-Risiko-Bewertung oder die wissenschaftliche Wertigkeit zum Ziel haben; müssen von EK und BOB genehmigt werden
Survival Analysis	Statistische Methode zur Analyse der Erreichung eines bestimmten Endpunkts, z.B. Tod
SWOT-Analyse	Stärken-Schwächen-Chancen-Risiken-Analyse, meist als Vierfeldertafel
Time-and-Event Chart	Tabelle, die in den Zeilen Aktivitäten und Parameter, in den Spalten bestimmte Zeitpunkte, z.B. Patientenvisiten erhält
Time to Progression	Zeit bis zum Fortschreiten (einer Erkrankung)
Tracking	Nachgehen, etwa zur Überprüfung wie viele Patienten in eine Studie aufgenommen wurden
Translational Medicine	Bereich der klinischen Forschung, bei der am Patienten physiologische und biochemische Konzepte (mit)untersucht werden, z.B. bildgebende Verfahren oder Biomarker
Transparent Uniform Risk Benefit Overview	Risiko-Nutzen-Analysetechnik der WHO
Train the Trainer	Verfahren, bei dem nicht alle direkt trainiert werden, sondern nur weitere Trainer, denen dann diese Aufgabe obliegt
Treatment-emergent	Z.B. Nebenwirkungen, die erst nach Beginn der Behandlung auftreten
Unique Entry Point (UEP)	Einheitlicher Eingangspunkt, z.B. für Daten, Briefe
Value Added Time	Zeit, die Wert schafft
Wait-and-See	Abwarten und beobachten (als Strategie bei bestimmten Nebenwirkungen)
Work-Up Bias	Bias bei der Aufarbeitung von Daten, kommt in der Epidemiologie vor

Sachverzeichnis

A

B

C

D

E

F

G

H

I

L

M

N

O

P

Q

R

S

T

U

V

W

Y

Z